H. Krebs

Eigenbluttherapie

Harald Krebs

Eigenbluttherapie

Methoden   Indikationen   Praxis

4. Auflage

 URBAN & FISCHER   München · Jena

Zuschriften und Kritik an:
Urban & Fischer, Lektorat Ganzheitsmedizin, Karlstraße 45, 80333 München

Wichtiger Hinweis für den Benutzer

Die Erkenntnisse in der Medizin unterliegen laufendem Wandel durch Forschung und klinische Erfahrungen. Der Autor dieses Werkes hat große Sorgfalt darauf verwendet, daß die in diesem Werk gemachten therapeutischen Angaben (insbesondere hinsichtlich Indikation, Dosierung und unerwünschten Wirkungen) dem derzeitigen Wissensstand entsprechen. Das entbindet den Nutzer dieses Werkes aber nicht von der Verpflichtung, anhand der Beipackzettel zu verschreibender Präparate zu überprüfen, ob die dort gemachten Angaben von denen in diesem Buch abweichen und seine Verordnung in eigener Verantwortung zu treffen.

Die Deutsche Bibliothek – CIP-Einheitsaufnahme

Krebs, Harald:
Eigenbluttherapie : Methoden, Indikationen, Praxis / Harald Krebs. –
4., vollst. Überarb. Aufl. – München ; Jena : Urban und Fischer, 1999
   ISBN 3-437-55480-8

Planung: Dr. med. Sabine Schmidt, München
Lektorat: HP Andreas Beutel, München
Herstellung: Birgit Dahl, München
Satz: Laupp & Göbel GmbH, Nehren
Druck und Bindung: Franz Spiegel Buch GmbH, Ulm
Grafiken: Gerda Raichle, Ulm
Umschlaggestaltung: prepress ulm GmbH, Ulm
Titelphotographie: MEV Verlag, Augsburg
Gedruckt auf 100 g/qm, Praximatt 1,15 f. Volumen

Aktuelle Informationen finden Sie im Internet unter den Adressen:
Urban & Fischer: http://www.urbanfischer.de

Dieses Buch ist meinen Eltern in Dankbarkeit gewidmet

Vorwort zur 4. Auflage

Die Eigenbluttherapie wurde und wird häufig in der Naturheilpraxis angewandt. Deshalb liegen zahlreiche Erfahrungsberichte und Artikel zu dieser Behandlungsart vor. Die unterschiedlichen Beobachtungen und Erkenntnisse der einzelnen Behandler wurden ausgewertet und in dem vorliegenden Buch berücksichtigt. Vor allem wurden eigene jahrelange Erfahrungen mit eingebracht.

Der wachsenden Bedeutung der Behandlung mit Vitamin C, insbesondere in Kombination mit Eigenblutanwendungen, wurde u. a. durch ein eigenes Kapitel Rechnung getragen.

Die Anwendungsmöglichkeiten von Eigenblut beim kranken Menschen sind so vielfältig, daß dieses Buch niemals den Anspruch auf Vollständigkeit erheben wird, es soll vielmehr die Grundlage der Eigenblutbehandlung darstellen und somit dem Behandler den Einstieg in diese Behandlungsform erleichtern.

Meinen besonderen Dank möchte ich Frau Dr. Sabine Schmidt und Herrn Andreas Beutel vom Lektorat sowie der Herstellerin Frau Birgit Dahl aussprechen, die durch Vorschläge, Hinweise und Gestaltung des Buches wertvolle Hilfe geleistet haben.

Nagold, im Juni 1999   *Harald Krebs*

Inhaltsverzeichnis

1 Einführung

1.1 Anfänge der Eigenbluttherapie

Im alten chinesischen Reich galt das Blut als Symbol des Lebens, es war der Inbegriff von Lebenskraft. Bereits im 3. vorchristlichen Jahrhundert finden wir in der Neiking, einem chinesischen Arzneibuch, die ersten Hinweise über die Anwendung von Tier- und Menschenblut bei den unterschiedlichen Erkrankungen. Bemerkenswert ist eine besondere, von den alten chinesischen Ärzten wohldurchdachte Form der Blutbehandlung, die an die heutige Form der „Umstimmungstherapie" erinnert. Sie behandelten Patienten, die an chronischen Erkrankungen litten, durch Beibringen von zahlreichen Nadelstichen und erzielten somit u. a. eine subkutane Blutung. Wir sehen hier unschwer die ersten Ansatzpunkte der Eigenbluttherapie im heutigen Sinne, denn die so erzielten Hautblutungen waren genaugenommen nichts anderes als subkutane Injektionen von kleinsten Mengen Blut. Die ebenfalls praktizierte Kneifmassage – eine sehr wirkungsvolle, aber schmerzhafte Prozedur –, die mit einer nachfolgenden Hämatombildung verbunden war, wurde insbesondere bei Pneumonien, fieberhaften Infekten, Ekzemen und Appetitlosigkeit angewendet. Ein Verfahren, das bis heute in der chinesischen Volksheilkunde seinen Platz hat. Auch diese Methode ist unter dem Begriff „Umstimmungs- oder Reizkörpertherapie" einzustufen.

1.2 Weiterentwicklung/Etablierung in Europa

Es mußten Jahrtausende vergehen, bis in der abendländischen Medizin die Erkenntnis reifte, daß das aus dem Organismus entnommene und sofort zurückinjizierte Blut zu einer Aktivierung der körpereigenen Abwehrkräfte führt und damit Heilungsprozesse in Gang gesetzt werden können. Mit Beginn einer exakten, auf Versuch und Ergebnis ausgerichteten naturwissenschaftlichen Medizin sträubte man sich gegen alle Methoden, die zwar einem uralten ärztlichen Erfahrungsschatz entstammten, aber zunächst ohne wissenschaftlichen Hintergrund waren.
Das Verständnis wurde erst geweckt, nachdem man Einblicke und Kenntnisse in den physiologischen Ablauf fand und erkannte, daß im Blut ungeahnte Kräfte schlummern.

Die Anwendung von unverändertem Eigenblut

Erste Erfahrungen

Von den ersten Versuchen mit unverändertem Eigenblut berichtete 1876 *Schede*, der bei chirurgischer Wundversorgung Eigenblut in die Wunde gab und dadurch einen wesentlich günstigeren Heilungsverlauf beobachten konnte. Die eigentlichen Begründer der Eigenblutinjektionen waren die in Amerika lebenden, schwedischen Ärzte *Grafstrom* und *Elfstrom*. Sie injizierten im Jahre 1898 erstmals kochsalzverdünntes Eigenblut, zunächst bei Pneumonien, später auch bei Tuberkulose und sahen sehr gute Erfolge. Sie begründeten die Wirkung mit den im Blut zirkulierenden „immunisatorischen" Stoffen.

1905 erkannte *August Bier*, daß eine Fraktur weitaus schneller heilte, wenn sich an der Bruchstelle ein Hämatom entwickelte. Bei verzögerter Heilungstendenz, vorwiegend bei Gefahr der Pseudarthrosenbildung, injizierte Bier aufgrund dieser Feststellung mit einer langen Kanüle Eigenblut zwischen die Frakturenden (→ Abb. 1.1). Dabei beobachtete er im Bereich der Bruchstelle eine zunehmende Rötung und ödematöse Schwellung mit zunehmender Druckschmerzhaftigkeit, alles Symptome, die auf eine Entzündung hindeuteten. Noch Tage nach der Injektion war eine erhöhte Körpertemperatur nachzuweisen. Diese Beobachtungen führten bei August Bier zu der Erkenntnis: „Auch das eigene Blut macht bei der Zersetzung Entzündung und, was schon lange bekannt war, Fieber, die beiden elementaren Reaktionen, die sich niemals voneinander trennen lassen."

In den folgenden Jahren wurde die von Bier empfohlene Eigenblutbehandlung vorwiegend zur Ausheilung der Pseudarthrosen angewandt.

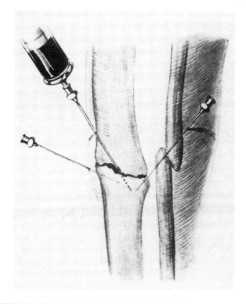

Abb. 1.1.   Bluteinspritzung in eine Knochenbruchstelle.

1910 versuchten *Linser* und *A. Mayer*, die schwer zu beeinflussenden Schwangerschaftsdermatosen durch Eigenserumtherapie zu lindern. Im Jahre 1912 empfiehlt *Nowotny* die Eigenblutinjektion auch zur Behandlung der verschiedenen Infektionskrankheiten, überwiegend zur Therapie des Erysipels.

Wissenschaftliche Erforschung

In der Folgezeit erschienen eine Reihe wissenschaftlicher Publikationen zu dem Thema Reizkörpertherapie. Durch die 1912 veröffentlichte Arbeit von *R. Schmidt* „Über Arzneimittel der unspezifischen Proteinkörpertherapie" erhielt die Eigenblutbehandlung ihre wissenschaftliche Basis. Von nun an gewann diese Therapieform immer mehr Anhänger. So war es vor allen Dingen der Dermatologe *Spiethoff*, der von 1913 an alle im dermatologischen Bereich gemachten Erfahrungen mit Eigenblutinjektionen sammelte und publizierte. Damit schuf er die Grundlagen für die Eigenblutbehandlung, die bis heute noch allgemeine Gültigkeit haben. Die eingehenden Untersuchungen von *Vorschütz* und *Tenckhoff* im Jahre 1922 zum Thema Eigenblutbehandlung bestätigten die bislang gemachten Erfahrungen und erhärteten dadurch die wissenschaftlichen Arbeiten von R. Schmidt und Spiethoff. Die Eigenblutbehandlung wird populär und zum Allgemeingut. Sie findet nunmehr auch Anwendung in anderen medizinischen Disziplinen. Anläßlich von Kongressen wird zunehmend über die Eigenblutbehandlung referiert, so z. B. auf dem 47. Chirurgenkongreß 1923. Die Therapie mit Eigenblut wird zum Thema vieler Dissertationen. Weitere Bestätigung findet diese Therapieform durch die Veröffentlichung von *F. Hoff* „Unspezifische Therapie und natürliche Abwehrvorgänge" und durch das von *Koeniger* geschriebene Buch „Krankenbehandlung durch Umstimmung".

Die Anwendung von verändertem Eigenblut

Angeregt durch die inzwischen in stattlicher Anzahl erschienenen Veröffentlichungen zum Thema „Eigenbluttherapie", wurden eine Reihe von Modifikationen in der Anwendung des Eigenblutes entwickelt und der Therapie zugeführt.

UV-Bestrahlung

Nachdem *Dziembowski* als erster den Versuch unternommen hatte, bei Tumoren röntgen-bestrahltes Eigenblut zu injizieren, war es *Havlicek*, der im Jahre 1934 die Eigenblutbehandlung mit ultraviolett-bestrahltem Eigenblut durchführte. Zu diesem Zweck wurde aus der Vene 10 ml Blut entnommen und in ein steriles Reagenzglas gefüllt, in das zur UV-Bestrahlung ein Hochdruckbrenner (→ Abb. 1.2, Bactophos-Lampe) getaucht wurde. Nach einer gewissen Bestrahlungszeit wurde das Blut intramuskulär reinjiziert. Die von Havlicek erwähnten Erfolge mit der von ihm entwickelten extrakorporalen Hämotherapie wurden später von ernstzunehmenden Wissenschaftlern bestätigt, so z. B. von *Kulenkampff, Sehrt* und *Frühauf*. Sie konnten durch umfangreiche Eigenblutanwendungen den Erfolg dieser Therapiemethode bestätigen und durch zahlreiche Veröffentlichungen den Nachweis der Wirksamkeit festhalten.
In Anlehnung an das von Havlicek entwickelte Verfahren bestrahlte Forster im Jahre 1942 das Blut vor der Reinjektion mit Kurzwellen. Er behandelte damit in erster

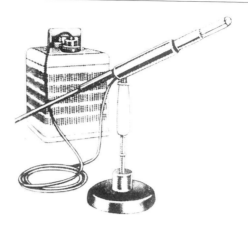

Abb. 1.2. Bactophos-Lampe zur UV-Bestrahlung des Blutes nach Havlicek.

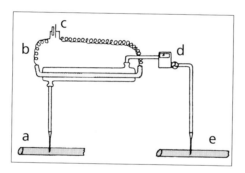

Abb. 1.3. Apparat zur UV-Bestrahlung des Blutes nach Delaville. **a)** Vene zur Blutentnahme, **b)** UV-Brenner, **c)** Strom, **d)** Pumpe, **e)** Vene zur Reinfusion.

Linie Allergien und erzielte gute Ergebnisse. In den 50er Jahren entwickelte der Franzose *Delaville* ein Verfahren, wobei aus der Vene entnommenes Blut an einem röhrenförmigen UV-Brenner entlanggeführt und mittels einer Pumpe wieder in die Vene zurückgeleitet wird (→ Abb. 1.3).

Sauerstoff-Zufuhr

Bald darauf entwickelte *Kast* eine Methode, bei der das Blut mit UV-Licht bestrahlt und gleichzeitig Sauerstoff zugeführt wird. *Wehrli* beschäftigte sich von 1925–1927 gemeinsam mit *Cassagrande* erstmals mit dem Problem, die Wirkung der Eigenblutbehandlung durch eine UV-Bestrahlung in einer Quarzspritze zu verstärken. Damit legte Wehrli den Grundstein für die heutige Hämatogene Oxydationstherapie (HOT).

Ein besonderes Verdienst um die Eigenbluttherapie gebührt dem Mainzer Arzt *Hans Haferkamp*, der in unermüdlicher Kleinstarbeit, die bis zum Jahre 1951 angefallene Literatur und Veröffentlichungen zum Thema „Eigenblutbehandlung" zusammengetragen und ausgewertet hatte, um sein umfassendes Buch „Die Eigenbluttherapie" zu schreiben.

Entwicklung des Hämoaktivator-N

In der Reihe der Pioniere, die sich um die Eigenbluttherapie verdient gemacht haben, darf der Name *Viktor Höveler* nicht fehlen. Etwa 1955 begann er damit, die Behandlung mit Nativblut zu variieren. Dabei ließ Höveler sich von dem Gedanken leiten, daß wenn man dem Körper sein Blut in „aufgeschlossener" Form wieder anbietet, eine Wirkungssteigerung zu erzielen sein müßte. Durch die bereits vorliegenden wissenschaftlich begründeten Erkenntnisse über die Wirkung von Sauerstoff und UV-Bestrahlung auf das aus der Vene entnommene Blut kam es letztlich zur Entwicklung des Hämoaktivator-N, ein Gerät zur extrakorporalen Hämotherapie. Mit der Entwicklung dieses Gerätes hat Höveler die Möglichkeit geschaffen, einen erheblich höheren Stimulationseffekt zu erzielen, als dies durch die Anwendung von unverändertem Eigenblut möglich ist. Hervorzuheben ist außerdem – neben der optimalen Wirkung bei vielen Erkrankungen – die Gewähr für Gefahrlosigkeit und Verträglichkeit.

Die Zusammenfassung der Geschichte der Eigenblutbehandlung macht bereits deutlich, daß der uralte Glaube an die im Lebenssaft schlummernden Heilkräfte seine Berechtigung hat. Und wenn Goethe Mephistopheles sagen läßt: „Blut ist ein ganz besonderer Saft", dann kann die tiefe Wahrheit dieser Worte niemand besser verstehen, wie der heutige Mensch in unserem aufgeklärten Zeitalter. Was der Mensch schon auf der niedrigsten Stufe der Kultur in früher Urzeit dunkel ahnte, was man in Aberglauben und mystisches Dunkel, in Hexenwahn und Irrlehre kleidete, die Wissenschaft unserer Zeit hat die tausendfältigen Aufgaben und Kräfte des Blutes offenbart, sie hat unzählige Geheimnisse enträtseln können.

---

2 Grundlagen der Eigenbluttherapie

2.1 Lokale Wirkung

Unmittelbar nach einer Eigenblutinjektion kommt es an der Injektionsstelle zu lokalen Entzündungsvorgängen, die mit den typischen Symptomen Rubor (Rötung), Calor (Erwärmung), Tumor (Schwellung) und Dolor (Schmerz) einhergehen. Diese Entzündung ist Auslöser einer Kette von zellulären und humoralen Folgereaktionen, die letztendlich die körpereigenen Abwehrkräfte mobilisieren. Diese

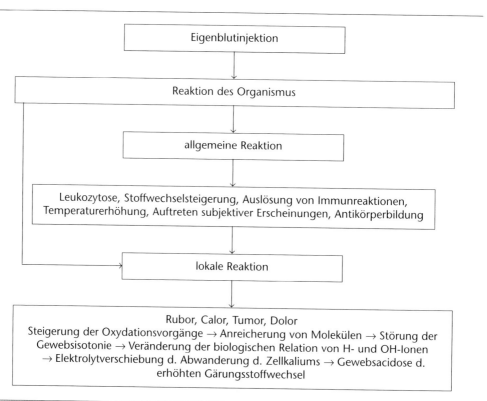

Abb. 2.1. Reaktionen nach injiziertem Eigenblut.

Prozesse sind im Gegensatz zur oben beschriebenen Entzündungsreaktion nicht sichtbar. Folgende lokale Reaktionen konnten durch wissenschaftliche Untersuchungen belegt werden:

- Im Injektionsbereich werden Oxydationsvorgänge erheblich gesteigert.
- Durch Zerstörung von Zellmembranen bricht der Energiehaushalt dieser Zellen zusammen. Es kommt zur Anreicherung von Molekülen und damit zur Störung der Gewebsisotonie.
- Die biologische Relation von H^+- und OH^--Ionen geht infolge der zunehmenden Konzentration von H^+-Ionen verloren (Übersäuerung).
- Es tritt eine Elektrolytverschiebung durch Abwanderung des Zellkaliums in den Interzellularraum ein, während Natrium und Wasser in die Gewebselemente einströmen.
- Folge ist eine zunehmende Gewebsazidose mit einem verstärkten Plasmaeinstrom und einem lymphatischen Abtransport.

Durch die Aktivierung der lokalen Abwehr kommt es rund um das injizierte Injektionsmaterial zur Ausbildung von drei mikroskopisch klar zu unterscheidenden Zonen. Von innen nach außen unterscheidet man:

- Resorptionszone
- Lympho-plasmozelluläre Zone
- Faserzone

Es kann davon ausgegangen werden, daß die lympho-plasmozelluläre Zone Ausgangspunkt der das Immunsystem aktivierenden Mechanismen ist.

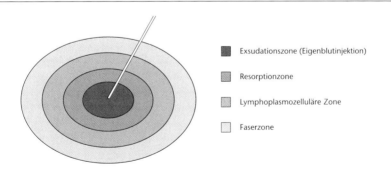

Exsudationszone (Eigenblutinjektion)

Resorptionzone

Lymphoplasmozelluläre Zone

Faserzone

Abb. 2.2.   Lokale Eigenblutreaktion.

2.2 Vorstellungen zum Wirkungsmechanismus der Eigenbluttherapie

Viele Erkrankungen vermag der Organismus allein durch seine natürlichen Abwehrkräfte zu überwinden. Es gehört zum Wesen des lebenden menschlichen Organismus, daß er durch seine angeborene Fähigkeit zur Selbstregulation in der Lage ist, Abweichungen von dem gesunden Gleichgewicht der Kräfte zu kompensieren. Störungen in einzelnen Lebensvorgängen werden durch Umstellung bestimmter Funktionen und durch Aktivierung der natürlichen Abwehrvorgänge reguliert. Der Gedanke, daß bei Heilungsvorgängen natürliche Heilungskräfte unentbehrlich sind – bei Hufeland und August Bier stand dies im Mittelpunkt ihres ärztlichen Denkens –, hat im Bewußtsein vieler Ärzte an Bedeutung verloren. Oftmals wird die ärztliche Aufgabe nur unter dem Blickwinkel der Organpathologie betrachtet, in dem Sinne, daß in einer Erkrankung nur eine örtliche, pathologisch-anatomische Schädigung gesehen wird, die behoben werden muß und es wird rein schematisch, ausgehend von der diagnostizierten Krankheitsbezeichnung, das entsprechende Medikament eingesetzt. Bei dieser Therapieform wird nur allzuoft die Grundsituation des Organismus übersehen und den natürlichen Abwehrsystemen des Körpers keinerlei Bedeutung beigemessen. Die Erkenntnis, daß der Organismus durchaus in der Lage ist, durch Immunaktivierung zur Gesundung beizutragen, wird vergessen oder verdrängt. Dabei ist es kein Geringerer als F. Hoff, der bereits in seiner Veröffentlichung aus dem Jahre 1930 „Unspezifische Therapie und natürliche Abwehrvorgänge" immer wieder auf den Nutzen natürlicher Abwehrvorgänge im Organismus und die Wirkungsweise der Regulationseinrichtungen hingewiesen hat. In seinen gesamten Veröffentlichungen weist F. Hoff immer wieder auf die Bedeutung der natürlichen Heilungsvorgänge hin und warnt davor, bei den großen Erfolgen der spezifischen Therapie mit modernen Heilmitteln, diese angeborene Abwehrregulation außer acht zu lassen. Denn daß überhaupt die Heilung einer Krankheit möglich ist, so F. Hoff, verdanken wir den natürlichen Heilungsvorgängen des Organismus. Eine Meinung, die im vollen Umfange auch von Gerhard Domagk vertreten wurde. In dem Auf und Ab der Meinungen und Schulen jener Zeit bildete ein Mann einen ruhenden Pol für die Betrachtung und Wirkungsweise der Eigenbluttherapie – *August Bier*. Der Gedanke, daß bei einer Krankheit natürliche Heilungsvorgänge unabdingbar sind und durch gezielte „Reiztherapie" Heilungsprozesse beschleunigt werden können, haben August Bier veranlaßt, die Eigenbluttherapie in verschiedenen Varianten bei unterschiedlichen Krankheitszuständen anzuwenden. August Bier ging bei der von ihm praktizierten Eigenblutbehandlung noch von der Vorstellung aus, daß die nach der Eigenblutinjektion freigesetzten Eiweißverbindungen als Reizstoffe im Organismus wirksam werden, dadurch eine „akute Entzündung" in Verbindung mit Temperaturerhöhung (Abwehrreaktion) auslösen und somit Heilungsprozesse in Gang setzen. Bei seinen Injektionen machte er sich die Arndt-Schulz-Regel zum Grundsatz: Schwache Reize fachen die Lebenstätigkeit an, mittelstarke hemmen sie und starke heben sie auf. Ein Richtmaß, das für jeden Eigenbluttherapeuten auch heute noch seine Gültigkeit hat. Ebenso vertrat Spiethoff die Meinung, daß durch eine Eigenblutinjektion eine Reizwirkung ausgelöst werde und eine Körpersensibilisierung erfolge. Spiethoffs Hypothese wurde durch experimentelle Untersuchungen von *H. Much* und *Ravaud* bestätigt. Nicht unwesentlich ist auch die Untersuchung von *Schürer-Waldheim*, der nach Eigenblutinjektionen eine Leistungszunahme des RES beobachten konnte. Er stellte fest, daß nach einer Injektion von 40–50 ml Eigenblut die Monozytenzahl von 5 % auf 22 % anstieg und damit eine deutlich wahrnehmbare Veränderung der Reaktionslage im Organismus eintrat. Damit stellte er klar, daß bei jeder Eigenblutinjektion das RES in eine gesteigerte Aktivitätsphase gerät, was sich hauptsächlich in der Aktivierung des Mesenchyms deutlich zeigt und in einer verstärkten Bildung histiozytärer Zellen (Anstieg der Monozytenzahl) nach außen hin sichtbar wird. Auch andere Autoren weisen darauf hin, daß nach intramuskulärer Injektion von Eigenblut das Immungedächtnis des Organismus geweckt wird und damit Killerzellen und weitere Leukozyten vermehrt auftreten.

Die Eigenblutinjektion führt im Organismus zu einer Veränderung der Reaktionslage, was in einer Zunahme der Immunkörper im Blut seinen Ausdruck findet. Es kommt so zu einer Resistenzsteigerung des Gesamtorganismus, zu einer Anhebung der allgemeinen Abwehrlage, was die Heilungsfähigkeit günstig beeinflußt.

F. Hoff bezeichnete die unspezifische Reiztherapie, zu der er auch die Eigenbluttherapie zählte, als „Stoß ins vegetative System". Der Organismus beantwortet jeden Reiz, der auf die Regulationssysteme einwirkt mit einer allgemeinen vegetativen Reaktion. Je nach Stärke und Art des Reizes kann die Gegenreaktion des Körpers stärker oder schwächer ausfallen, wobei aber immer das Wirkungsprinzip der vegetativen Gesamtumschaltung erkennbar wird.

Durch experimentelle Untersuchungen konnte F. Hoff die ablaufenden vegetativen Reaktionen nach parenteraler Anwendung verschiedener Reizmittel festhalten:

Vegetative Gesamtumschaltung nach F. Hoff	
allgemeines Abwehrsyndrom	**lokales Abwehrsyndrom – Entzündung**
Fieber	Entzündungshyperthermie (Calor)
allgemeine Azidose	Entzündungsazidose
Umsatzsteigerung	lokale Stoffwechselsteigerung
erhöhte Kreislaufleistung	Entzündungshyperämie (Rubor)
Leukozytose	entzündliche Zellinfiltration, Abszeß
gesetzmäßige Reaktionsfolge der Leukozyten	gesetzmäßige Reaktionsfolge der entzündlichen Zellreaktion
gesteigerte Fibrinolyse	Proteolyse und gesteigerte Glykolyse
Freisetzung niedermolekularer Eiweißbruchstücke	Freisetzung niedermolekularer Eiweißbruchstücke
Phagozytose und Bakterizidie im Blut	osmotische Hypertonie
	Phagozytose und Bakterizidie im Entzündungsgebiet

Tab. 2.1

Das zirkulierende Blut ist in erster Linie Transportmittel für zahlreiche Stoffe, wobei der Sauerstofftransport die fundamentale Funktion darstellt. Daneben ist das Blut für die Umverteilung von Nährstoffen, Elektrolyten, Vitaminen sowie für die Ausscheidung von Kohlendioxyd, Stoffwechselabfallprodukten usw. zuständig. Gleichzeitig enthält das menschliche Blut eine Vielzahl individueller Informationen, z. B. über durchgemachte Erkrankungen, vorhandene Resttoxine von überstandenen Infektionen, Stoffwechselablagerungen, aber auch ganz spezifische Antikörper, mitunter auch Bakterien. Zur Erfüllung dieser vielfältigen Aufgaben darf das Blut seinen funktionellen Raum – das Gefäßsystem – nicht verlassen. Gelangen Blutbestandteile außerhalb des Gefäßsystems, treten Abwehrmaßnahmen im Sinne einer Entzündung auf; hier wird das Blut selbst zum pathogenen Reiz. Wird in diesem Zustand Blut aus dem Gefäßsystem – das neben vielen lebenswichtigen Bestandteilen auch Antigene, Toxine evtl. Bakterien enthält – entnommen und eine subkutane bzw. intramuskuläre Injektion durchgeführt, so tritt eine Aktivierung der Abwehrstoffe ein; es kommt zur Immunstimulierung.

Das entnommene Blut wird vom Organismus nicht mehr als körpereigen angesehen und gleichsam als Fremdkörper reinjiziert. Dadurch werden Erinnerungsbilder im Körper geweckt. Das Blut wird zum Informationsträger für das Immunsystem – mit der Folge, daß die Abwehrsituation optimiert wird.

Durch die Eigenblutinjektionen werden die therapeutischen Informationen einer „erneuten Infektion" über Gewebsrezeptoren und Zellmembranen aufgenommen. Dadurch ist es durchaus möglich, einen bestehenden chronischen Krankheitsprozeß in einen akuten Zustand zurückzuführen; dies zeigt sich in einer vertretbaren und für den Kranken erträglichen Erstverschlimmerung. Aufgrund dieser herbeigeführten Situation wird ein erneutes Aufleben der Abwehrkräfte erreicht, mit dem Ziel, Heilungsprozesse einzuleiten. Der Einfluß des injizierten Eigenblutes auf die vegetative Gleichgewichtslage ist gewaltig und entspricht in etwa den von F. Hoff zusammengefaßten Phasen der vegetativen Gesamtumschaltung.

Das Prinzip der vegetativen Gesamtumschaltung nach F. Hoff	
1. Phase	**2. Phase**
Fieberanstieg, Fieberhöhe	Fieberabfall
Leukozytenanstieg	Leukozytenabfall
Myeloische Tendenz	Lymphatische Tendenz
Abfall der Eosinophilen	Anstieg der Eosinophilen
Retikulozytenanstieg	Retikulozytenabfall
Abfall der Alkalireserve (Azidose)	Anstieg der Alkalireserve
Anstieg des Gesamtstoffwechsels	Abfall des Gesamtstoffwechsels
Anstieg des Serumeiweißes	Abfall des Serumeiweißes
Abfall des Albumin/Globulin-Quotienten	Anstieg des Albumin/Globulin-Quotienten
Anstieg des Blutzuckers	Abfall des Blutzuckers
Abfall des Blutfettes	Anstieg des Blutfettes
Abfall des Blutcholesterins	Anstieg des Blutcholesterins
Anstieg der Blutketonkörper	Abfall der Blutketonkörper
Anstieg des Serumkreatinins	Abfall des Serumkreatinins

→

Anstieg des Stoffwechsels und der Aktivität der einzelnen neutrophilen Zellen Abfall des Kalium/Kalzium-Quotienten Abfall des Properdins Anstieg der fibrinolytischen Aktivität Abfall des Plasmaeisens Anstieg des Plasmakupfers **Übergewicht des Sympathikus** (Aktivierung der Immunmodulation)	Abfall des Stoffwechsels und der Aktivität der einzelnen neutrophilen Zellen Anstieg des Kalium/Kalzium-Quotienten Anstieg des Properdins Abfall der fibrinolytischen Aktivität Anstieg des Plasmaeisens Abfall des Plasmakupfers **Übergewicht des Parasympathikus** (Heilungstendenz)

Tab. 2.2

Aus der Tabelle 2.2 wird ersichtlich, daß die 1. Phase ein deutliches Übergewicht des Sympathikus zeigt, während die 2. Phase mit einem Übergewicht des Parasymphatikus einhergeht. Bei genauer Betrachtung kann man feststellen, daß in der 1. Phase eine Verschiebung der Ausgangswerte verschiedener vegetativer Parameter in eine bestimmte Richtung stattfindet, während in der 2. Phase eine Verschiebung in die entgegengesetzte Richtung folgt. Letztlich werden die normalen Ausgangswerte wieder hergestellt.

Die von F. Hoff untersuchten Vorgänge der vegetativen Gesamtumschaltung machen deutlich, daß die Eigenblutinjektionen eine Veränderung der Reaktionslage im Organismus bewirken und daß die körpereigene Abwehr tiefgreifend über die Einwirkung auf das retikulohistiozytäre System und die lymphoretikuläre Abwehrzone gestärkt und trainiert wird.

Bereits *Drittel* und *Freund* haben durch verschiedene Versuche nachgewiesen, daß am Zustandekommen der Eigenblutwirkung das vegetative Nervensystem beteiligt ist. *Weichardt* begründete das Fieber, den Anstieg der Leukozyten, die Antikörperbildung nach Eigenblutinjektionen damit, daß durch Aktivierung der Zellen Spaltprodukte im Organismus entstehen, die eine Umstimmung und damit verbunden eine Leistungssteigerung bewirken. Er bezeichnete diesen Vorgang als Protoplasmaaktivierung.

Lange Zeit wurde die Frage diskutiert, ob die Eigenbluttherapie eine Stimulierung der spezifischen oder unspezifischen Abwehr auslöst. Die von *Vorschütz* und *Löhr* durchgeführten Untersuchungen ergaben, daß spezifische **und** unspezifische Abwehrmaßnahmen zusammenwirken.

Vorschütz setzte sich auch mit dem Gedanken auseinander, warum eine kleine Menge entnommenen und reinjizierten Blutes in der Lage ist, das an Quantität weit überwiegende toxinhaltige Blut zu immunisieren. Er kam auf Grund seiner Beobachtungen zu der Überzeugung, daß hier die von Löhr zusammengetragenen

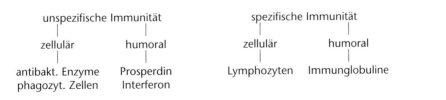

Abb. 2.3. Schematische Darstellung der spezifischen und unspezifischen Abwehr.

Punkte der Proteinkörpertherapie ausschlaggebend seien. Damit erhielt die Eigenbluttherapie auch eine unspezifische Komponente.

Zusammenfassung der Wirkungen der Eigenbluttherapie (nach Vorschütz/Löhr):

- Temperatursturz nach einem Optimum an hochmolekularen Peptonen
- Beschleunigung der Blutgerinnung und Blutsenkungszeit der Erythrozyten
- Reizung des vegetativen Nervensystems
- antiphlogistische Wirkung
- Wirkung auf die glatte Muskulatur, anfangs sedierend, später tonisierend
- Reizung des erythroblastischen und myeloischen Systems
- Vermehrung von Antikörpern als omnizellulärer Vorgang
- Vermehrung der Globuline
- Verstärkte Drüsentätigkeit
- Veränderung des Eiweißgehaltes der roten Blutzellen
- Erweiterung des von der Injektionsstelle aus zunächst erreichten Kapillarsystems
- Vermehrung der proteolytischen Fermente

2.3 Indikationen und Kontraindikationen

Die Eigenblutbehandlung übt eine sehr positive Wirkung auf das Allgemeinbefinden aus. Viele Patienten fühlen sich nach der Behandlung vital, energiegeladen und
leistungsfähiger. Der Schlaf wird länger und tiefer, depressive Zustände werden
deutlich gebessert. Diese Beobachtungen kann man insbesondere bei seelischen
und körperlichen Mißempfindungen während des Klimateriums machen. Interessant ist auch die Feststellung, daß durch die Behandlung – hauptsächlich bei den
chronisch Kranken – der Gesundungswille und der Lebensmut positiv beeinflußt
werden. Auch die analgetische Wirksamkeit, vorwiegend bei Erkrankungen des
rheumatischen Formenkreises ist sehr eindrucksvoll. Bei chronischen Schmerzzuständen ist die Schmerzreduzierung nach Applikation von aktiviertem Eigenblut
nach Dr. med. Höveler beträchtlich größer als bei der Verabreichung von Nativblut.
Hier kann nach einer gewissen Behandlungszeit die Einnahme stark wirkender
Analgetika erheblich reduziert bzw. ganz eingestellt werden. Eine weitere Wirkung
der Eigenblutbehandlung sieht man bei Erschöpfungszuständen. Die oftmals damit
verbundene Appetitlosigkeit, zunehmende Abmagerung, Durchfälle oder Obstipation, manisch-depressive Einstellung und rasche Ermüdbarkeit können außerordentlich gut beeinflußt werden. Dabei kann man immer wieder beobachten, daß die
Wirkung des Eigenblutes auf das Allgemeinbefinden bei Vagotonikern und vegetativ stigmatisierten Patienten besonders überzeugend ist. Eine Aussage, die bereits
von *Litzner*, *Stahl* und *Haferkamp* getroffen wurde und die sich in der praktischen
Anwendung immer wieder bestätigt.
Auffallend ist auch das Phänomen, daß die Patienten, die über einen längeren Zeitraum mit Eigenblut behandelt wurden, wesentlich besser auf Medikamente ansprechen. Das bedeutet, daß mit Nebenwirkungen verbundene Medikamente erheblich

reduziert werden können und damit die negativen Auswirkungen erst gar nicht zum Tragen kommen. Bereits Haferkamp wies auf die Kombinationsmöglichkeit von Sulfonamiden bzw. Antibiotika mit Eigenblut hin und hob in erster Linie die Einschränkung dieser beiden Mittel in Verbindung mit Eigenblutinjektionen hervor.

Indikationen der Eigenblutbehandlung

- vermindertes Allgemeinbefinden, physisch und psychisch
- depressive Zustände, insbesondere während des Klimakteriums
- Schlafstörungen
- reduzierter Appetit
- allgemeine Rekonvaleszenzförderung
- chronische Schmerzzustände (analgetische Wirkung)
- Nachlassen der Drüsentätigkeit
- Entzündungen (antiphlogistische Wirkung)
- Reduzierung stark wirkender Arzneigaben
- Auffinden von Herden

Gelegentlich ist zu beobachten, daß nach einigen Eigenblutinjektionen die Patienten über Herdreaktionen klagen. Diese sind erwünscht, weil somit bislang unerkannte, „versteckte" lokalisierte Erkrankungen zum Vorschein kommen und somit einer Behandlung zugänglich werden. Besonders auffallend sind die Herdreaktionen im Kopfbereich. Das kann sich äußern in:
- Zahnbeschwerden
  Ursachen: Zahnfokus, Zysten, Zahnfistel
  Abklärung: durch Zahnarzt
- Kopfschmerzen über dem Auge
  Ursachen: Verdacht auf chronische Kieferhöhlen-, Siebbein- oder Stirnhöhlenentzündung
  Abklärung: durch HNO-Arzt
- Schmerzen im Bereich des Oberkiefers
  Ursachen: Kieferhöhlenentzündung, insbesondere im Verlaufe einer Grippe
  Abklärung: durch HNO-Arzt
- Schmerzen im Hinterkopf
  Ursachen: Verdacht auf eine Keilbeinhöhlenentzündung
  Abklärung: durch HNO-Arzt

Kontraindikationen der Eigenbluttherapie

Für Eigenblutinjektionen bestehen nur wenige Kontraindikationen:
- **aktive tuberkulöse Prozesse:** Eigenblutinjektionen sind hier nicht angezeigt, da jede noch so geringe Reizung schädlich sein kann.
- **schwere kachektische Zustände:** Die Injektion von Eigenblut hat eine erhebliche Kreislaufbelastung zur Folge und eine Immunmodulation kann nicht mehr bewirkt werden.
- **Thrombophlebitis:** Es besteht der begründete Verdacht, daß nach Eigenblutinjektionen das Gerinnungssystem durch Fibrinaktivierung im Sinne einer Hyper-

koagulabilität beeinflußt und eine Thrombose, mit der Gefahr einer Embolie, begünstigt wird.
- **destruktive Endstadien:** Die Belastung für den toxinüberschwemmten und kaum noch reagierenden Organismus wäre zu gewaltig. Auch ist bei irreversiblen Schäden die Anwendung sinnlos.

2.4 Nebenwirkungen und Erstverschlimmerung

2.4.1 Nebenwirkungen

Seit den Anfängen der Eigenblutbehandlung wurden die verschiedensten Modifikationen versucht, in der Hoffnung, damit noch bessere Heilungserfolge erzielen zu können. Leider wurden manche Fehler gemacht. Man dachte quantitativ und handelte nach dem Motto: Viel hilft viel!

Es mußte gefährliche Reaktionen und Mißerfolge geben, wenn man 10, 20, 30 ml oder noch mehr Blut intramuskulär reinjizierte. Dieser Stoß in das Vegetativum war so gewaltig, daß der Organismus mit einem Kreislaufzusammenbruch reagierte. Es hat Jahre gedauert, bis sich auch hier die Erkenntnis durchsetzte, daß nur der biologische Reiz für den Erfolg ausschlaggebend ist. Schon die geringste Menge Blut enthält die für den Patienten individuelle Information über seine Krankheiten, die zur Mobilisierung seiner körpereigenen Abwehr notwendig ist.

Im allgemeinen sollten zu Beginn einer Eigenblutbehandlung nur kleine Mengen Blut zur Injektion verabfolgt und 5,0 ml nicht überschritten werden. Denn, wie bereits erwähnt, geringe Mengen Blut reichen für die Information an den Organismus völlig aus. Größere Mengen reinjizierten Eigenblutes können unangenehme Allgemeinreaktionen, zum Beispiel einen schweren **Kreislaufkollaps**, auslösen.

Aber auch kleinere Mengen Eigenblut können durchaus Reaktionen im Organismus auslösen, die je nach Krankheitsgeschehen mehr oder weniger intensiv in Erscheinung treten:
- **Fieber**; bei Verabreichung von 2–5 ml Nativblut; klingt nach etwa 2 bis 3 Stunden wieder ab (bei Berufstätigen die Eigenblutbehandlung deshalb in den Abendstunden)
- **Müdigkeit**, **Schlappheit** und ein verstärktes **Krankheitsgefühl** für einige Tage
- **leichte Lokalreaktion** an der Injektionsstelle in Form einer Rötung (unbedeutend)

Wichtig ist die Aufklärung des Patienten darüber, daß es sich hierbei um Abwehrreaktionen des Organismus handelt, die zur Wiedererlangung der Gesundheit notwendig sind.

In der Praxis hat es sich als zweckmäßig erwiesen, wenn der Patient vor Beginn der Eigenblutbehandlung ein Informationsblatt erhält, in dem die Wirkungsweise der Eigenbluttherapie kurz erläutert und die möglicherweise auftretenden Reaktionen dargestellt sind.

2.4.2 Erstverschlimmerung

Bei dermatologischen Erkrankungen ist zu Beginn der Behandlung eine „Negativphase" zu beobachten, d. h., es kommt nach den ersten Eigenblutinjektionen zu einer unter Umständen erheblichen Erstverschlimmerung. Die gleiche Reaktionsweise ist häufig auch bei Allergien festzustellen. Bei richtiger Dosierung und Beachtung der Injektionsintervalle werden Erstverschlimmerungen relativ rasch behoben, d. h. die „Negativphase" geht über in eine „Positivphase".

Hin und wieder können auch eine versteckte chronische Appendizitis oder eine chronische Adnexitis kurzzeitig aufflackern und Beschwerden verursachen. Gleiches gilt für die Prostatitis. All diese Reaktionen sind Antwort des Organismus auf die beginnende Abwehrfunktion.

2.5 Regeln der Eigenblutinjektion

Zu beachten sind alle Kautelen im Umgang mit dem Injektionsmaterial und dem Blut bezüglich der Sterilität, so sollten vom Therapeuten zum Selbstschutz grundsätzlich Handschuhe getragen werden. Der Erfolg einer Eigenbluttherapie ist abhängig davon, ob die nachfolgenden Kriterien beachtet und eingehalten werden:

- Die Injektionsdurchführung erfolgt „lege artis" (→ Kap. 3, Praktische Durchführung). *Bei Nichtbeachtung:* Gefahr einer Abszeßbildung.
- Anfangs kleinste Mengen Blut entnehmen und reinjizieren. *Bei Nichtbeachtung:* Eine ausgedehnte Herdreaktion, Erstverschlimmerung oder Kreislaufkollaps ist möglich.
- Die Injektion wird frühestens am 3. bis 5. Tag – mit Ausnahme einiger akuter Erkrankungen – wiederholt. *Bei Nichtbeachtung:* Gefahr einer Blockade der Abwehrregulation, die Regenerationsmaßnahmen werden vereitelt.
- Die Reaktionen des Kranken auf die Behandlung müssen genau beobachtet werden, um die Reaktionslage und v. a. Änderungen der Reaktionsbereitschaft zu registrieren. *Bei Nichtbeachtung:* Für die Planung des weiteren Behandlungsverlaufes fehlen die notwendigen Anhaltspunkte.
- Die Eigenblutkur sollte, bei kurzen Behandlungsintervallen, einen begrenzten Zeitraum nicht überschreiten. *Bei Nichtbeachtung:* Die Reaktionsfähigkeit des Organismus wird erschöpft.

3 Praktische Durchführung

3.1 Punktions- und Injektionstechniken

3.1.1 Venenpunktion zur Blutentnahme

Im Prinzip können alle oberflächlich verlaufenden, gut darstellbaren Venen punktiert werden. Am besten geeignet sind die Oberflächenvenen im Bereich des Unterarmes. Die Venen der Ellenbeuge (V. mediana cubiti, V. cephalica und V. basilica) haben in der Regel ein relativ großes Kaliber und sind daher problemlos zugänglich. Bei älteren Patienten sind die Venen des Handrückens oftmals sehr gut sichtbar. Sie sollten aber nur in Ausnahmefällen punktiert werden, da in diesem Bereich die Schmerzempfindung sehr viel größer ist. Bei schlechten Venenverhältnissen kann zuvor ein warmes Handbad verabfolgt oder ein heißer Wickel angelegt werden. Wenn der Unterarm und die Hand in einem feuchtwarmen Umschlag gewickelt sind, läßt man den Arm anschließend einige Minuten frei hängen. Auch Bewegungen, wie Öffnen und Schließen der Faust, können die Venenpunktion erleichtern.

Vorgehen

- Vor und nach der Venenpunktion Hände waschen.
- Voraussetzung für eine optimale Venenpunktion ist die richtige Lagerung des zu punktierenden Armes. Grundsätzlich sollte der Patient sich hinlegen.
- Alle zur Punktion in Frage kommenden Venen müssen in Ruhe inspiziert und vor der Desinfektion mit Sorgfalt der Reihe nach palpiert werden.
- Tupfer mit Hautdesinfektionslösung anfeuchten und im Umkreis der Vene evtl. vorhandene gröbere Verunreinigungen entfernen; zweite Desinfektion der Einstichstelle durch kurzes Besprühen mit Hautdesinfektionslösung: 30–60 Sekunden einwirken lassen.
- Während der Einwirkungszeit der Desinfektionsmittel Einmalhandschuhe anziehen und Spritze durch Aufsetzen der Kanüle für die Blutentnahme vorbereiten.
- Stauschlauch am Oberarm anlegen. *Cave:* Die Blutentnahme sollte unter möglichst geringer Stauung erfolgen, da ansonsten der arterielle Zufluß behindert wird.
  Anstelle der üblichen Staubinde kann auch eine Blutdruckmanschette verwendet werden, die bis zu einem knapp unterhalb des diastolischen Blutdrucks liegenden Wert aufgeblasen wird.

- Punktion der Vene: Schnell durch die Haut zu gehen, das bedeutet für den Patienten wenig Schmerz; dann langsam und gefühlvoll die Vene punktieren. *Cave:* Nicht die Vene durchstechen!
- Blutabnahme: Langsam und stetig Blut ansaugen.
- Stauung lösen, **dann** erst Punktionskanüle zurückziehen; Kanüle schnell entfernen, Tupfer auf Einstichstelle drücken und Arm für kurze Zeit senkrecht in die Höhe halten. Erst wenn die Blutung sicher steht, wird ein Heftpflaster aufgeklebt.

3.1.2 Intramuskuläre Injektion

Indikationen

Häufigste Methode zur Applikation von Nativblut und aktiviertem Eigenblut. Mit Ausnahme von Vitaminsubstanzen und fettigen Injektionslösungen kann theoretisch jedes intramuskulär zu verabreichende Medikament der Blutlösung beigefügt werden. Hierbei wird zunächst das Medikament in der Spritze aufgezogen und anschließend das Blut hinzugefügt. Nach Aufziehen des Medikamentes und z. B. der Blutlösung aus dem Hämoaktivator-N muß zur Injektion unbedingt die Kanüle gewechselt werden.

Kontraindikationen

Kontraindiziert ist die intramuskuläre Injektion bei Blutungsneigung, z. B. bei Patienten unter Antikoagulationstherapie. Ferner sollte die Injektion in entzündliche bzw. degenerativ veränderte Muskelgebiete, wie z. B. bei Myositis oder Systematrophien, vermieden werden. Das gleiche gilt für gelähmte Muskelbereiche, so z. B. beim Schlaganfall.

Vorgehen

Die Injektionsstelle wird so ausgewählt, daß Nerven und Gefäße nicht verletzt werden können. Am besten geeignet zur Injektion ist die Glutäalmuskulatur, wobei zwei verschiedene Injektionsvarianten möglich sind.

1. Injektion in den oberen äußeren Quadranten: Im Bereich des oberen äußeren Quadranten liegt eine mäßige Gefäß- und Nervenversorgung vor, so daß die Gefahr von Komplikationen weitgehend ausgeschaltet wird.

2. Ventroglutäale Injektion nach v. Hochstetter: Diese Form der Injektion ist die Methode der Wahl. Hier liegt der Injektionsort wesentlich weiter ventral und etwas höher, als bei der Injektion in den oberen äußeren Quadranten. Die Gefahr, daß wichtige Nerven oder Gefäße getroffen werden, ist bei richtiger Ausführung der Injektion ausgeschlossen. Außerdem wird das Aufliegen auf der Einstichstelle weitgehend ausgeschaltet, Schmerzen und Reibungen sind geringer. Das betreffende Muskelgebiet befindet sich zwischen drei Knochenhöckern, die meistens gut ertastet werden können: die **Spina iliaca anterior superior**, die **Eminentia christae iliacae** und der **Trochanter major**. Zur Bestimmung des Injektionsortes wird die Zeigefingerkuppe auf die Spina iliaca anterior superior gelegt und der Mittelfinger der Hand maximal gespreizt. Die Kuppe des Mittelfingers erreicht bei entsprechender Handlänge den oberen Beckenkamm. Der geeignete Injektionspunkt liegt in dem

Dreieck zwischen den Grundgliedern von Zeige- und Mittelfinger. Bei dieser Injektionstechnik muß beachtete werden, daß auf der rechten Gesäßhälfte die linke Hand und auf der linken Gesäßhälfte die rechte Hand benutzt wird.

Für beide Injektionsvarianten gilt:

- Jede intramuskuläre Injektion wird am seitlich liegenden Patienten ausgeführt.
- Die Kanülenstärke ist abhängig von den Fettpolstern des Patienten. In der Regel verwendet man die Stärken Nr. 1, Nr. 2 oder Nr. 12. Bei sehr beleibten Patienten die Spezial-i. m.-Kanüle 0,90 × 70 mm.
- Nach der Desinfektion der Einstichstelle erfolgt genau senkrecht zur Hautoberfläche die Injektion. Die Kanüle soll rasch durch die Haut geführt werden. In der Regel genügt eine Einstichtiefe von 2 bis 3 cm; bei entsprechendem Fettpolster muß tiefer gespritzt werden. Wird der Darmbeinknochen getroffen, so zieht man die Nadel vor der Injektion ca. $\frac{1}{2}$ bis 1 cm zurück.
- Nach dem Aspirieren wird das Eigenblut **langsam** (!) injiziert. Evtl. Schmerzangaben durch den Patienten sind zu beachten. Wenn die Spritze leer ist, übt man mit dem Tupfer einen Gegendruck aus, während man die Kanüle schnell und gerade herauszieht.
- Durch die anschließende Hautdesinfektion wird gleichzeitig das Gewebe zur besseren Verteilung des Eigenblutes leicht massiert. Mit einem kleinen hautfreundlichen Heftpflaster wird die Injektionsstelle abgedeckt.
  Bei Frauen sollte darauf geachtet werden, daß auf der Injektionsseite kein Hormonpflaster aufgeklebt wurde. In diesem Fall sollte die Injektion auf die andere Gesäßseite erfolgen.

Die Injektion ist, wenn man sie langsam und ohne starken Druck durchführt, fast schmerzlos.

3.1.3   Subkutane Injektion

Bei der subkutanen Injektion wird das Eigenblut unter die Haut, in das Unterhautzellgewebe injiziert. Sie gilt als die sicherste Methode der Eigenblutinjektion (weniger Nebenwirkungen als bei intramuskulärer Injektion, → 2.4.1 + 3.1.2). Es besteht außerdem der Vorteil einer verlangsamten Resorption durch Depotbildung, was sich bei chronischen Fällen als sehr hilfreich erwiesen hat.

Indikationen

Besonders chronische Fälle; bei bestimmten Erkrankungen können Eigenblutinjektionen auch gleichzeitig subkutan und intraglutäal erfolgen. So hat es sich z. B. beim Herpes zoster (→ 4.18.2) bewährt, wenn man beim ersten Auftreten von Herpesbläschen, das befallene Gebiet subkutan infiltriert. Auch bei chronischer Gastritis, Hepato- oder Pankreopathien hat sich neben der intramuskulären Injektion auch die subkutane Applikation in Verbindung mit entsprechenden Ampullenpräparaten bewährt. Hierbei wird 1 Querfinger unterhalb des Xyphoid und entlang der beiden Rippenbögen injiziert. Weitere Therapierichtlinien sind in den jeweiligen Kapiteln angegeben.

Kontraindikationen

Keine bekannt.

Vorgehen

Zur Injektion genügen Kanülen der Größe Nr. 14 oder Nr. 18. Kanülen der Größe Nr. 20 sollten für subkutane Eigenblutinjektionen nicht verwendet werden, da sie sehr schnell verstopfen.

- Der Patient liegt völlig ruhig und entspannt auf der Liege.
- Die bevorzugten Applikationsstellen sind
  am Oberarm die medio-laterale Seite des M. biceps brachii
  am Oberschenkel die medio-laterale Seite des M. quadriceps femoris
  die Umgebung des Bauchnabels.
- Die entsprechende Körperpartie wird freigelegt und das Hautfeld gut desinfiziert.
- Das leicht verschiebbare Unterhautzellgewebe wird vor der Injektion mit zwei Fingern angehoben. Dann sticht man genau senkrecht zur Hautoberfläche ein. Nach der Aspiration erfolgt langsam die Injektion.
- Nach der Verabfolgung des Eigenblutes drückt man den Tupfer leicht auf die Einstichstelle und zieht die Nadel schnell heraus.
- Die Einstichstelle wird nochmals desinfiziert und durch leichte Massage mit dem Tupfer das injizierte Eigenblut schneller verteilt. Mit einem hautfreundlichen Heftpflaster wird die Wunde verschlossen.

3.1.4 Intrakutane Injektion

Indikationen

Diese Anwendungsform erfolgt v. a. als zusätzliche Maßnahme bei der Behandlung von Wirbelsäulenschäden (→ 4.17.2). Neben der intraglutäalen Verabreichung können beiderseits durchgeführte intrakutane paravertebrale Injektionen, in Kombination mit entsprechenden Ampullenpräparaten, eine Erleichterung bringen oder die Beschwerdefreiheit beschleunigen.

Weitere Indikationen einer intrakutanen Injektion sind die Testinjektion bei allergischen Erkrankungen, die einschleichende Therapie bei schweren chronischen Erkrankungen sowie Vermeidung von starken Erstverschlimmerungen.

Kontraindikationen

Keine bekannt.

Vorgehen

Für eine intrakutane Eigenblutinjektion wird eine Kanüle Nr. 18 oder in diesem speziellen Fall eine Kanüle Nr. 20 benutzt. Da bei der intrakutanen Injektion nur geringe Mengen Blut injiziert werden, ist die Gefahr des Verstopfens nicht so groß, wie z. B. bei der subkutanen Injektion.

Die Vorbereitung und die Desinfektion der Hautbezirke entspricht dem bereits beschriebenen. Die Spritze wird zur Injektion fast horizontal gehalten und die Kanüle

unmittelbar (nur wenige Millimeter) unter die Hornschicht der Oberhaut einge-
führt. Schon bei der Injektion von 0,1 ml muß eine deutliche Quaddel sichtbar werden.

3.2 Lokale Anwendung

Indikationen

Zur Wundbehandlung, hauptsächlich beim Ulcus cruris (➜ 4.18.12) und bei Deku-
bitalgeschwüren (➜ 4.18.13), hat sich die zusätzliche Applikation von Nativblut
(➜ 3.4.1) oder aktiviertem Eigenblut (➜ 3.4.10) in die vorliegende Wunde besonders gut bewährt. Das Granulationsgewebe ist nämlich für den zeitlichen Ablauf
und das Schicksal des Wundheilungsvorganges von entscheidender Bedeutung.
Nach Abstellen der lokalen und systemischen Ursachen kann die Granulationsbildung durch lokale Anwendung des Eigenblutes wesentlich verbessert werden.
Voraussetzung der lokalen Therapie ist die gründliche Wundreinigung **vor** Thera-
piebeginn. Ansonsten besteht erhöhte Gefahr von Sekundärinfektionen!

Vorgehen

Nach der intramuskulären Injektion von Nativblut oder aktiviertem Eigenblut werden 1 – 3 ml – je nach Tiefe und Ausmaß der Wunde – direkt in die Wundöffnung ein-
geträufelt. Mit einer nicht festklebenden Auflage wird die Wunde verbunden. Nach
zwei Tagen erfolgt ein erneuter Verbandswechsel und eine Wiederholung der örtlichen Eigenblutgabe. Sobald die Granulation in Gang gebracht ist, kann die Lokal-
behandlung entfallen.

3.3 Dosierung und Behandlungsintervalle

Für eine erfolgreiche Eigenblutbehandlung ist die richtige Dosierung und das an-
gemessene Behandlungsintervall von sehr weittragender Bedeutung. Wird die Dosis zu groß oder die Intervalle zu kurz gewählt, so besteht die große Gefahr, daß die
Funktion des Abwehrsystems nicht gesteigert, sondern erheblich blockiert wird. Die
Folge ist eine Therapieblockade erheblichen Ausmaßes. Andererseits müssen bestimmte Erkrankungen mit hohen Dosen und kurzen Intervallen behandelt werden,
um überhaupt eine Reaktion des Organismus zu erzielen.

Falsch gewählte Dosierungen und zu kurze oder zu lange Injektionsintervalle
sind oftmals die Ursachen dafür, daß manche Therapeuten keine oder nur un-
genügende Erfolge bei der Eigenbluttherapie haben.

Man muß bei der Behandlung mit Eigenblut von drei grundsätzlichen Überlegungen ausgehen und demgemäß die Menge des zu injizierenden Eigenblutes und die erforderlichen Intervalle festlegen:

- Handelt es sich um eine akute oder chronische Erkrankung?
- Wie ist die konstitutionelle Veranlagung des Patienten und die Reaktion nach der ersten Eigenblutinjektion?
- Wie entwickelt sich die Reaktionslage des Patienten?

Reaktionstage

Königer hat immer wieder darauf hingewiesen, daß durch eine Umstimmungsbehandlung eine Erregbarkeitsänderung beim Patienten ausgelöst wird. Es ist daher von großer Wichtigkeit, den Anstieg und den Abfall dieser Schwankungen (Reaktionstage) aufmerksam zu registrieren, um den richtigen Augenblick für die Fortführung der Behandlung zu erfassen.

Auch wir können auf Grund eingehender Untersuchungen unserer Patienten, die mit Eigenblut behandelt wurden, sogenannte „Reaktionstage" nach Eigenblutinjektionen feststellen. Sie erscheinen mit der Präzision eines Uhrwerkes und sind hauptsächlich bei chronischen Erkrankungen in aller Deutlichkeit wahrnehmbar.

Es treten nach der ersten intramuskulär verabfolgten Injektion bei chronischen Erkrankungen in bestimmter Zeitfolge Erstverschlimmerungen auf:
- 6 bis 8 Stunden später
- am 2. Tag in derselben Stunde
- am 4., 6. und 9. Tag (im Sinne einer Erstverschlimmerung)
An diesen Tagen werden keine Wiederholungsinjektionen durchgeführt!

Weitere Reaktionstage, man spricht von Nachschwankungen, können nach der ersten Eigenblutinjektion bei chronischen Erkrankungen am 11., 13., 17., 18., 23., 24., ja in manchen chronischen Fällen noch am 27., 28. und 30. Tag nach einer einzigen Injektion von Nativblut auftreten. Reaktionstage dieser Art findet man am häufigsten bei Allergikern, Patienten mit vornehmlich allergischen Dermatosen und bei Patienten mit chronischer Polyarthritis.

Bei Vorliegen einer hyperergischen Reaktionslage ist es empfehlenswert, zunächst eine intrakutane Injektion mit Eigenblut, die vorher mit physiologischer Kochsalzlösung verdünnt wurde, durchzuführen. Die Verdünnung sollte 1:10 betragen. Dadurch wird jede Komplikation, die in Verbindung mit einer hyperergischen Reaktion auftreten kann, unterbunden. Ferner üben kleine unspezifische Reize eine therapeutisch günstige Herdreaktion aus, während stärkere Reize mit der Gefahr einer provokatorischen Erstverschlimmerung des Krankheitszustandes verbunden sein können.

Dosierungsrichtlinien

Für die Praxis hat sich die von Haferkamp empfohlene Dosierungsrichtlinie als sehr praktikabel erwiesen:

Man beginnt mit 0,1 ml Blut intrakutan. Treten dabei keine nennenswerten Reaktionen auf, steigert man die Menge etwa jeden 2. bzw. 3. Tag um 0,1 ml, bis man bei

0,5 ml angelangt ist. Die weiteren Injektionen, die etwa jeden 3. Tag um 0,1 ml vermehrt werden, erfolgen subkutan, solange bis man 1,0 ml erreicht hat. Nun wird jeweils um 1,0 ml gesteigert und je nach Befinden des Patienten alle 5 Tage intramuskulär injiziert. Dabei soll eine Einzeldosis von 5,0 ml Nativblut nicht überschritten werden.

Empfohlene Eigenblutinjektionen nach Haferkamp (konventionelle Methode)		
Injektionstage	Injektionsmenge	Injektionsart
1. Tag	0,1 ml Nativblut	intrakutan
5. Tag	0,2 ml Nativblut	intrakutan
11. Tag	0,3 ml Nativblut	intrakutan
16. Tag	0,4 ml Nativblut	intrakutan
21. Tag	0,5 ml Nativblut	subkutan
26. Tag	0,6 ml Nativblut	subkutan
31. Tag	0,7 ml Nativblut	subkutan
36. Tag	0,8 ml Nativblut	subkutan
41. Tag	0,9 ml Nativblut	subkutan
46. Tag	1,0 ml Nativblut	intramuskulär

Die weiteren Injektionen erfolgen im Abstand von 10 Tagen bis eine Einzeldosis von 5,0 ml erreicht ist.

Modifizierte Eigenblutbehandlung nach H. Krebs (erweiterte Methode)		
Injektionstage	Injektionsmenge	Injektionsart
1. Tag	0,5 ml Nativblut	intramuskulär
5. Tag	0,5 ml Nativblut	intramuskulär
11. Tag	1,0 ml Nativblut	intramuskulär
16. Tag	1,0 ml Nativblut	intramuskulär
21. Tag	1,5 ml Nativblut	intramuskulär
26. Tag	2,0 ml Nativblut	intramuskulär
31. Tag	2,5 ml Nativblut	intramuskulär
36. Tag	3,0 ml Nativblut	intramuskulär
41. Tag	4,0 ml Nativblut	intramuskulär
46. Tag	5,0 ml Nativblut	intramuskulär

Die nachfolgenden Injektionen erfolgen im Abstand von 8–10 Tagen und werden in rückläufiger Dosierung, d. h. von 5,0 ml bis zum Ausgangswert von 0,5 ml Nativblut verabreicht.

Diese Form der Therapie hat sich bei allergischen Dermatosen bestens bewährt. Grundsätzlich kann man bei der Injektion von Eigenblut davon ausgehen, daß nur kleine Mengen Blut notwendig sind, um dem Organismus die erforderliche Information zu übermitteln und den biologischen Reiz auszulösen. Die Praxis zeigt immer wieder, daß 0,5 ml bis 2,0 ml Blut zur Injektion im allgemeinen ausreichen. Die Menge von 5,0 ml Eigenblut soll nicht überschritten werden.

Behandlungsintervalle

Für die Behandlungsintervalle gilt die Regel:
Je akuter der Zustand, desto öfter,
je chronischer der Zustand, desto seltener soll die Behandlung erfolgen.

Die Intervalle, so schreibt Haferkamp, bilden einen integrierten Bestandteil der Therapie. Von der Größe des Intervalls wird nicht nur die Stärke der Wirkung einer bestimmten Dosis, sondern auch die Art der Wirkung oft entscheidend bestimmt.
So erfordern z. B. die akuten Infektionen eine kontinuierliche polytrope Umstimmung. Hier kann man durch schnell aufeinanderfolgende ansteigende Dosen einen nachhaltig günstigen Einfluß auf den Organismus ausüben. Bei den mehr chronisch verlaufenden Erkrankungen hat sich die Anwendung im großen Intervall und kleinsten Dosen am besten bewährt. Hier werden wöchentlich zunächst zwei, später eine Injektion verabfolgt. Auf längere Sicht gesehen wird 14tägig oder dreiwöchentlich je eine Injektion appliziert.
Bei den ausgesprochen chronisch verlaufenden Krankheitszuständen hat man den besten Erfolg, wenn ein Intervall von zunächst fünf Tagen, später 8–10 oder 14 Tagen gewählt wird.
Interessant ist die Beobachtung, daß bei Eigenblutinjektionen, die in größeren Intervallen durchgeführt werden, eine hohe Empfindlichkeit der Patienten gegenüber kleinsten Mengen Eigenblut besteht. Diese Erfahrung haben bereits *Zimmer* und *Prinz* bei der Behandlung von rheumatischen Erkrankungen sammeln können; sie haben ihre Patienten in großen Intervallen von 14 Tagen oder drei Wochen mit kleinsten Mengen (0,3–0,5 ml) Nativblut behandelt.
Ich weise noch einmal darauf hin, für die Applikation weiterer Eigenblutinjektionen muß immer sehr sorgfältig das jeweils zweckmäßige Behandlungsintervall ausgewählt und die Menge des zu injizierenden Eigenblutes dem veränderten Erregbarkeitszustand und damit der veränderten Immunsituation angepaßt werden. Das setzt aber voraus, daß jede veränderte Reaktion vom Patienten registriert und dem Behandler auch mitgeteilt wird.

Die Intervalle bilden einen integrierten Bestandteil der Therapie; von der Größe des Intervalls wird nicht nur die Stärke der Wirkung einer bestimmten Dosis, sondern auch die Art der Wirkung entscheidend bestimmt. Die Intervalldistanz und die richtig gewählte Dosis ist maßgebend für den Erfolg einer Eigenbluttherapie.

3.4 Methoden der Eigenbluttherapie

Während ursprünglich das Blut so zur Anwendung gelangte, wie es dem Körper entnommen wurde (→ 3.4.1, unverändertes Eigenblut), schuf man im Laufe der Jahre eine ganze Reihe von Modifikationen mit dem Ziel, noch bessere Heilerfolge zu erzielen:

- Haemolysiertes Eigenblut (➔ 3.4.2)
- Defibriniertes Eigenblut (➔ 3.4.3)
- Eigenserumtherapie (➔ 3.4.4)
- Kurzwellen-bestrahltes Eigenblut (➔ 3.4.5)
- Ultraviolett-bestrahltes Eigenblut (➔ 3.4.6)
- Potenziertes Eigenblut (➔ 3.4.7)
- Aktiviertes Eigenbluthämolysat nach K. Windstosser (➔ 3.4.8)
- Auto-Sanguis-Stufentherapie nach Reckeweg (➔ 3.4.9)
- Eigenbluttherapie mit dem Hämoaktivator-N nach V. Höveler (➔ 3.4.10)

3.4.1 Unverändertes Eigenblut

Die Anwendung von Nativblut, also unverändertem Eigenblut, ist heute die am meisten durchgeführte Behandlungsart mit Eigenblut in der Praxis. Sie eignet sich bei vielen Formen akuter und chronischer Krankheitsprozesse und kann jederzeit und ohne viel Aufwand durchgeführt werden. Allerdings sollte vor der ersten Injektion die zu injizierende Eigenblutmenge, orientierend am Krankheitsbild des Patienten, sorgfältig ausgewählt werden und später müssen sich die Injektionsintervalle an der Reaktion des Kranken ausrichten.

In den meisten Fällen wird zu Beginn der Behandlung 0,5 bis 1,0 ml Eigenblut zur Injektion verwendet und letztendlich 2,0 bis 3,0 ml Nativblut in entsprechenden Intervallen appliziert. Je nach Krankheitsbild können geeignete Ampullenpräparate hinzugefügt werden, wobei stets darauf zu achten ist, daß keine Mischung von Ampullen unterschiedlicher Firmen erfolgt, weil in Verbindung mit dem hinzugefügten Eigenblut z. B. Ausfällungen nicht festgestellt werden können. Durch solche unkontrollierbaren Maßnahmen kann es zu einem anaphylaktischen Schock kommen, der dann fälschlicherweise der Eigenbluttherapie angelastet wird.

Eine Eigenblutinjektion ohne Fremdzusätze kann niemals zu einem anaphylaktischen Schock führen. Allerdings kann bei unsachgemäßer Durchführung, z. B. Nativblutinjektionen von mehr als 5 ml, ein Kreislaufkollaps auftreten. Vermutet wird, daß die große Menge von injiziertem Eigenblut zu einer zu starken Stimulation des Vegetativums führt („Stoß ins Vegetativum").

3.4.2 Haemolysiertes Eigenblut

Die haemolysierte Eigenblutbehandlung hat nur wenig Anerkennung und Verbreitung gefunden. Obwohl diese Form der modifizierten Eigenblutbehandlung hauptsächlich im dermatologischen Bereich gute bis sehr gute Erfolge zeigt.

Herstellung

Es erfolgt eine Mischung von 1,5 ml Nativblut mit 0,5 ml sterilem Aqua destillata (Ampuwa® Ampullen). Die Mischung wird anschließend ca. 1 Minute geschüttelt.

Diese Regel muß unbedingt sehr gewissenhaft eingehalten werden. Ist das Blut mit dem destillierten Wasser richtig durchgemischt, wird die Blutlösung ganz dunkel, ja schwarz, das typische Kriterium einer deutlichen Hämolyse.

Applikation

Das haemolysierte Eigenblut wird intramuskulär reinjiziert.

Basistherapie bei akuten Hauterkrankungen mit haemolysiertem Eigenblut		
Injektionstage	Injektionsmenge	Häufigkeit der Injektion
1. Woche	1,5 ml Nativblut plus 1,0 ml Ampuwa®	3mal wöchentlich intramuskulär
2.–3. Woche	1,5 ml Nativblut plus 1,0 ml Ampuwa®	2mal wöchentlich intramuskulär
4.–6. Woche	1,5 ml Nativblut plus 1,0 ml Ampuwa®	1mal wöchentlich intramuskulär
ab 7. Woche	1,5 ml Nativblut plus 1,0 ml Ampuwa®	1mal 14tägig intramuskulär

Basistherapie bei chronischen Hauterkrankungen mit haemolysiertem Eigenblut		
Injektionstage	Injektionsmenge	Häufigkeit der Injektion
1. Woche	2,0 ml Nativblut plus 1,0 ml Ampuwa®	2mal wöchentlich intramuskulär
2.–3. Woche	2,0 ml Nativblut plus 1,0 ml Ampuwa®	1mal wöchentlich intramuskulär
4.–6. Woche	2,0 ml Nativblut plus 1,0 ml Ampuwa®	1mal 14tägig intramuskulär
ab 7. Woche	2,0 ml Nativblut plus 1,0 ml Ampuwa®	1mal drei- bzw. vierwöchentlich intramuskulär

Bewertung

Die Wirksamkeit der haemolysierten Eigenbluttherapie dürfte in der Freisetzung von Ingredienzen aus den Erythrozyten zu sehen sein. Die durch die Haemolyse freigesetzten Substanzen, z. B. Enzyme, haben nicht nur eine außerordentlich starke Wirkung auf die Bildungsstätten der Erythrozyten, sondern bewirken bei den unterschiedlichen dermatologischen Erkrankungen gute bis sehr gute Verbesserungen des Krankheitsbildes bzw. Heilungen. Besonders eindrucksvoll sind die Erfolge mit haemolysiertem Eigenblut bei Furunkulose, Akne vulgaris, Schweißdrüsenabszessen, Pyodermien, Prurigo, Pruritus und versuchsweise bei Sklerodermie. In vielen ausweglosen Fällen ist die Behandlung mit haemolysiertem Eigenblut ein letzter Therapieversuch, der nicht selten Erfolg zeigt.

Anmerkung

Koschade und Haferkamp haben vorwiegend bei Allergikern neben der Injektion von haemolysiertem Eigenblut auch den Versuch unternommen, das von dem Patienten entnommene Blut nach den homöopathischen Regeln zu potenzieren. Bei akuten Zuständen wurden „Verdünnungen" von D1–D2 intramuskulär injiziert, bei chronischen D3–D4. Zur Verdünnung wurde Aqua bidestillata (Ampuwa®) verwendet.

3.4.3 Defibriniertes Eigenblut

Herstellung

10 ml venöses Blut wird in ein steriles Glasgefäß gegeben und mit einem sterilen Quirl so lange gerührt, bis sich alle Faserstoffe an dem Quirl niedergeschlagen haben.

Applikation

2–3 ml des defibrinierten Blutes werden entweder sofort oder erst nach Stunden am liegenden Patienten langsam intravenös injiziert.

Bewertung

Auch wenn die Wirkung dieser Methode bei vielen Erkrankungen recht überzeugend war, so ist sie wegen der vielen Komplikationen bzw. Nebenwirkungen wie Kopfschmerzen, Ohrensausen, Schwindel, Kollaps oder Schockzustände abzulehnen.

3.4.4 Eigenserumtherapie

Herstellung

40–50 ml entnommenes Venenblut werden in einem sterilen Glasgefäß kühl und möglichst dunkel aufbewahrt. Nach einigen Stunden hat sich das Serum vom Blut abgesetzt und das Serum kann vorsichtig in ein steriles Reagenzglas abgegossen werden.

Applikation

0,2–0,3 ml intravenös, intramuskulär oder subkutan.

Bewertung

Auch diese Methode muß heute als überholt angesehen werden, denn die massiven Erstverschlimmerungen bzw. bedrohlichen Komplikationen stehen in keinem Verhältnis zum Erfolg.

3.4.5 Kurzwellen-bestrahltes Eigenblut

Diese Methode wurde von *Forster* entwickelt und von *Haferkamp* vielfach angewandt.

Herstellung

8 ml Blut wurden mit 2 ml Natrium citrat 3,8 % vermischt und anschließend 15 Minuten in einem 6-m-Kurzwellenfeld bei einem Elektrodenabstand von ca. 3 cm bestrahlt.

Applikation

Nach Abkühlung des Blutes erfolgte die intramuskuläre Injektion.

Bewertung

Ein Verfahren, das heute ohne Bedeutung ist.

3.4.6 Ultraviolett-bestrahltes Eigenblut

Seit 1928 ist die Reinjektion ultraviolett-bestrahlten Eigenblutes als Behandlungsmethode am Menschen bekannt. So konstruierte zunächst *Havlicek* eine UV-Lampe, die unter Rührbewegungen einige Minuten in das entnommene Eigenblut eingetaucht wurde. Er stellte bei den damit behandelten Patienten, hinsichtlich der Abwehrsteigerung und Umstimmung, eine wesentlich stärkere Wirkung fest. Nach Havlicek weisen durch ihre sehr eingehenden Arbeiten vor allem *Haferkamp*, *Frühauf*, *Kulenkampff* und *Sehrt* auf die Bedeutung dieser Methode hin. In den USA stieß die Möglichkeit der Therapie mit bestrahltem Eigenblut auf sehr große Resonanz, auch unter dem Aspckt, daß an mit „Septicemia" erkrankten Hunden sehr gute Resultate erzielt wurden. Unter dem Eindruck zahlreicher Erfolge – auch in der Humanmedizin – breitete sich die Therapie mit UV-bestrahltem Eigenblut in den USA immer mehr aus. In Europa stieß diese Methode erst auf größeres Interesse, nachdem *Wehrli* ein modifiziertes Verfahren der UV-bestrahlten Hämotherapie publizierte, bei dem zunächst eine zusätzliche Sauerstoffsättigung des venösen Blutes das therapeutische Wirkprinzip darstellen sollte. Im Jahre 1957 wurde durch Wehrli das erste für die Praxis brauchbare Gerät zur Hämatogenen Oxydationstherapie geschaffen.

Bewertung

Die Wirksamkeit des UV-bestrahlten Eigenblutes in seinen verschiedenen Modifikationen wurde inzwischen vielfach bestätigt. Neben *Albers*, *Kollath* und *Wennig* sind es vor allen auch *Pischinger*, *Perger* und *Lutz* die Untersuchungen von weittragender Bedeutung durchgeführt haben.

3.4.7 Potenziertes Eigenblut

Die Methode des potenzierten Eigenblutes wurde von der Kinderärztin *Imhäuser* wieder in Erinnerung gebracht und hat sich vorzugsweise in der Kinderheilkunde außerordentlich bewährt. Nach dem Prinzip „Gleiches mit Gleichem" zu behandeln, sieht Imhäuser im menschlichen Blut eine Arznei, die bei entsprechender Potenzierung bei mancherlei Erkrankungen eine schnelle, sichere und komplikationsfreie Heilung bewirkt oder einen Heilungsprozeß einleitet. Nach Reckeweg enthält das Blut, als das große „Transportband des Organismus", auch zahlreiche Homotoxine, die durch eine entsprechende Verdünnung ihre „Gift"-Wirkung verlieren, aber therapeutisch hochaktiv werden und somit „Gegengift"-spezifische Heilreaktionen auslösen.

Herstellung

Man benötigt dazu mehrere 10 ml-Fläschchen mit Ausguß und 25–30%igen Alkohol. Es ist wichtig, die Fläschchen von 1 bis 10 zu kennzeichnen.
1. Schritt: In jedes Fläschchen werden 100 Tropfen Alkohol abgezählt.
2. Schritt: Nun gibt man in das Fläschchen Nr. 1 einen Tropfen Patientenblut und schüttelt 15mal gut durch. Das somit erhaltene potenzierte Eigenblut stellt eine Eigenblutnosode in C1 dar.
3. Schritt: Zur weiteren Potenzierung geben wir aus dem Fläschchen Nr. 1 einen Tropfen in das Fläschchen Nr. 2 und schütteln 15mal gut durch. Wir erhalten somit eine Eigenblutnosode in C2.
4. Schritt: Nach den o. g. Beispielen wird weiterverfahren, solange bis die gewünschte Potenz erreicht ist.
Die so hergestellte Eigenblutnosode ist mehrere Monate haltbar.

Blutentnahme: Wenn es möglich ist, soll der Bluttropfen mit einer 18er Kanüle aus der Vene entnommen werden, denn im venösen Blut ist der Anteil der Reizstoffe und damit die Informationen für den Organismus wesentlich höher als z. B. im Kapillarblut.
Bei schlechten Venenverhältnissen oder sehr unruhigen Kindern wird das Blut mittels einer Blutlanzette aus dem Ohrläppchen gewonnen.

Applikation

Es werden wöchentlich 1×5 Tropfen unverdünnt auf die Zunge gegeben – von einigen Sonderfällen abgesehen. Die Verabfolgung sollte stets am gleichen Wochentag geschehen, damit die Kontinuität der Einnahme gewahrt bleibt.

1. Einnahmeschema, z. B. bei infektanfälligen Kindern		
Einnahmezeitraum	Menge	Häufigkeit
1.–6. Woche	5 Tropfen auf die Zunge	1mal wöchentlich z. B. C5
7.–13. Woche	5 Tropfen auf die Zunge	1mal wöchentlich z. B. C7
14.–20. Woche	5 Tropfen auf die Zunge	1mal wöchentlich z. B. C9
21.–27. Woche	5 Tropfen auf die Zunge	1mal wöchentlich z. B. C12
28.–34. Woche	5 Tropfen auf die Zunge	1mal wöchentlich z. B. C15

Wichtig: Die Eingangspotenzen sind, von wenigen Ausnahmen abgesehen, entweder C5 oder C7. Bei manchen Erkrankungen muß nach geraumer Zeit, in der Regel nach sechs Wochen, die Eigenblutnosode höher potenziert werden. *Dies geschieht immer durch eine erneute Blutentnahme,* denn der Körper erfährt durch die Behandlung eine Änderung und das zuerst abgenommene Blut ist nicht mehr adäquat. Die Än-

derung der Potenz wird notwendig, weil ein Organismus, der für längere Zeit einer bestimmten Reizwirkung ausgesetzt wurde, nicht mehr ausreichend reagiert und somit der Erfolg in Frage gestellt wird. Wird dann zu einer höheren Potenz übergegangen, setzt plötzlich die alte Reaktionsbereitschaft des Körpers wieder ein.
Wichtig ist ferner, daß die vorgegebenen Einnahmeintervalle eingehalten werden. Anderenfalls können v. a. bei dermatologischen Erkrankungen und allergischen Dispositionen sehr starke Erstverschlimmerungen auftreten.

> Bei akuten Erscheinungen ist der Ablauf der Reaktion meist schnell, d. h. die Einnahmeintervalle kurz; bei chronischen Erkrankungen ist der Ablauf der Reaktion dagegen langsam, daher sind die Einnahmeintervalle länger.

2. Einnahmeschema, z. B. bei Windpocken mit starkem Juckreiz der Haut		
Einnahmezeitraum	Menge	Häufigkeit
für einen Tag am 2. Tag am 3. Tag dann fortlaufend 3tägig insgesamt 14 Tage	2 Tropfen auf die Zunge geben 5 Tropfen auf die Zunge geben 5 Tropfen auf die Zunge geben 5 Tropfen auf die Zunge geben	2 stündlich eine Gabe C7 1 Gabe C7 1 Gabe C7 jeweils 1 Gabe C7

Bewertung

Die Domäne der Behandlung mit potenziertem Eigenblut sind die subakuten und chronischen Erkrankungen. Allerdings ist diese Methode kein Allheilmittel, aber eine Möglichkeit, chronische Erkrankungen durchgreifend zu beeinflussen. Dabei ist die Einfachheit des Verfahrens faszinierend.
Beim erwachsenen Patienten ist die Wirkung des potenzierten Eigenblutes nur von geringer Bedeutung. Im Gegensatz zum kranken Kind sind es nur wenige Erkrankungen, bei denen es sinnvoll erscheint, zur Therapieunterstützung potenziertes Eigenblut zu verabreichen. Ausschlaggebend dafür ist sicherlich, daß der kindliche Organismus noch in der Lage ist, viel sensibler auf Reizstoffe zu reagieren.

3.4.8 Aktiviertes Eigenbluthämolysat nach Dr. med. K. Windstosser

In den fünfziger Jahren wurde von *K. Windstosser* eine Modifikation der Eigenblutbehandlung entwickelt. Er fügte dem Nativblut einen Serumaktivator – nach Dr. Theurer – hinzu und hatte dadurch eine besonders wirksame Zubereitungsform von verändertem Eigenblut zu Verfügung. Es handelte sich bei dem Serumaktivator um ein komplexes Aluminiumhydroxyd, das Antikörper und Abwehrfermente im Eigenblut zu Vollantigenen komplettiert und dadurch spezifische Gegenregulationen im sensibilisierten Organismus auslöst. Gleichzeitig hat es konservierende Eigenschaften.

Herstellung

Zur Herstellung werden 4 sterile 20 ml Durchstechflaschen benötigt. Im ersten Fläschchen befinden sich 4 ml Aqua bidest. (Ampuwa®), versehen mit einer 0,5%igen Natrium citr.-Lösung. Die übrigen drei Flaschen enthalten jeweils 8 ml isotonische Kochsalzlösung.

In das erste Fläschchen mit Natrium citr. 0,5 % wird 1 bis 2 ml Patientenblut und 1 ml Serumaktivator nach Dr. Theurer gegeben und sofort kräftig geschüttelt. Es tritt innerhalb kurzer Zeit eine völlige Hämolyse ein. Anschließend wird die so zubereitete Lösung des ersten Fläschchens 24 Stunden kühl gestellt. Im Anschluß daran wird von der überstehenden klaren Flüssigkeit 1 ml in das nächste Fläschchen mit isotonischer Kochsalzlösung gegeben, umgeschüttelt, davon wieder 1 ml in das nächste Fläschchen usw. Von dem so zubereiteten Inhalt des letzten, vierten Fläschchens erhält der Patient seine ersten Injektionen.

Applikation

Windstosser empfahl grundsätzlich mit 0,1 ml aktiviertem Eigenbluthämolysat intrakutan zu beginnen, um dadurch evtl. auftretenden Erstreaktionen besser begegnen zu können.

Entsteht um die hirsekorngroße Hauptquaddel innerhalb 24 bis 48 Stunden kein größerer entzündlicher Hof als von ca. 1 cm Durchmesser, so kann die nächste Injektion am 2. oder 3. Tag erfolgen. Falls eine stärkere örtliche oder Allgemeinreaktion auftritt, erfolgt die nächste Injektion am fünften oder sechsten Tag. Leichte Temperaturerhöhungen bis etwa 38 Grad Celsius sind als normale Reaktion zu betrachten und bedürfen keiner Berücksichtigung.

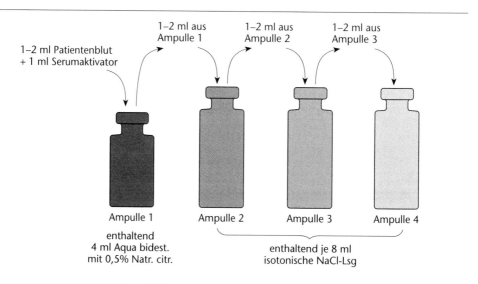

Abb. 3.1.   Herstellung von aktiviertem Eigenbluthämolysat nach Dr. med. K. Windstosser.

Die zweite und dritte Injektion wird ebenfalls intrakutan, jeweils in doppelter Dosis, also 0,2 ml und 0,4 ml aktiviertes Eigenbluthämolysat, appliziert. Je nach Reaktionslage des Patienten betragen die Injektionsintervalle drei bis vier Tage.

Injektionsschema für aktiviertes Eigenbluthämolysat		
Injektionsintervalle und Verdünnungsstufen	Injektionsmenge	Injektionsart
Fläschchen Nr. 4		
1. Injektion (Testinjektion)	0,1 ml Eigenbluthämolysat	intrakutan
3–4 Tage später 2. Injektion	0,2 ml Eigenbluthämolysat	intrakutan
3–4 Tage später 3. Injektion	0,4 ml Eigenbluthämolysat	subkutan
3–4 Tage später 4. Injektion	0,5 ml Eigenbluthämolysat	subkutan
3–4 Tage später 5. Injektion	1,0 ml Eigenbluthämolysat	intramuskulär
3–4 Tage später 6. Injektion	2,0 ml Eigenbluthämolysat	intramuskulär
Fläschchen Nr. 3		
3–4 Tage später 7. Injektion	0,5 ml Eigenbluthämolysat	subkutan
3–4 Tage später 8. Injektion	1,0 ml Eigenbluthämolysat	intramuskulär
3–4 Tage später 9. Injektion	2,0 ml Eigenbluthämolysat	intramuskulär
Fläschchen Nr. 2		
3–4 Tage später 10. Injektion	0,5 ml Eigenbluthämolysat	intramuskulär
3–4 Tage später 11. Injektion	1,0 ml Eigenbluthämolysat	intramuskulär
3–4 Tage später 12. Injektion	2,0 ml Eigenbluthämolysat	intramuskulär

Die Stammlösung aus dem Fläschchen Nr. 1 wird im allgemeinen nicht injiziert. Erfahrungsgemäß ist die Injektionstherapie nach dieser Injektionsserie abgeschlossen. Sollte eine Fortsetzung der Injektionsserie erforderlich sein, muß eine neue Verdünnungsreihe hergestellt werden, die nach dem angeführten Muster weiterhin injiziert werden sollte.

In besonders schwierigen Fällen oder bei chronischen Erkrankungen empfahl Windstosser zur Herstellung der Stammlösung 5,0 ml Aqua bidest (Ampuwa®), 0,5 ml Eigenblut und 2,0 ml Serumaktivator nach Dr. Theurer. Dadurch war es möglich, die jeweils letzte Injektionsdosis zu erhöhen unter Berücksichtigung eines verlängerten Injektionsintervalls von fünf bis sieben Tagen gegenüber der vorletzten Injektion.

Bewertung

Windstosser konnte durch diese Kombinationsmöglichkeiten eine gesteigerte Wirkung bei vielen Erkrankungen beobachten, insbesondere bei arteriosklerotischen Hypertonikern, bei rheumatisch-arthritischen Veränderungen, bei Blutbildungsstörungen sowie bei unterschiedlichen Dermatosen. Auffallend war auch der positive Einfluß des aktivierten Eigenbluthämolysats bei Leukozytose, Leukopenie und Lymphopenie. Ferner wurden sehr gute Ergebnisse bei dentalen Herdgeschehen beobachtet.

Im Verlaufe der Therapie können die Blutsenkungswerte infolge der Eiweißresorption erheblich nach oben ansteigen. Es ist daher empfehlenswert, die Blutsenkung vier Wochen nach Abschluß der Injektionsbehandlung mit aktiviertem Eigenbluthämolysat zu wiederholen und dann zu bewerten.

3.4.9   Die Auto-Sanguis-Stufentherapie nach Reckeweg

Der Vollständigkeit halber muß in diesem Zusammenhang auch die von Reckeweg entwickelte Methode der Auto-Sanguis-Stufentherapie genannt werden. Die ausführliche Beschreibung dieser wirkungsvollen Therapie ist in der Ordinatio Antihomotoxica et Materia Medica, herausgegeben von der wissenschaftlichen Abteilung der Biologischen Heilmittel Heel GmbH, Baden-Baden, nachzulesen.

Herstellung und Applikation

Stufe 1

Nachdem man aus der Vene einen Tropfen Blut entnommen hat (bei schlechten Venenverhältnissen genügt ein Bluttropfen aus der Fingerbeere oder aus dem Ohrläppchen), zieht man in die gleiche Spritze ein indiziertes Suis-Organpräparat, Injeel- oder Compositum-Präparat auf. Es sollten dabei nicht mehr als drei Ampullenpräparate aufgezogen werden. Anschließend schüttelt man etwa 15mal den Spritzeninhalt kräftig durch – im Sinne des homöopathischen Potenzierens. Sodann injiziert man die so erhaltene erste Verdünnung subkutan oder intramuskulär.

Stufe 2

Anschließend wird die gleiche Spritze so gut wie möglich ausgespritzt, so daß sich im Konus der Spritze nur noch Spuren der Injektionsflüssigkeit der ersten Stufe befinden. Nachfolgend werden 1 bis 2 Ampullen indizierte Präparate, z. B.: Composita oder Injeele, eventuell auch höhere Potenzen, aufgezogen und gleichfalls 15mal kräftig verschüttelt. Die darauffolgende Injektion wird intramuskulär, subkutan oder wenn es erforderlich erscheint auch segmental oder intrakutan in Akupunkturpunkte appliziert.

Stufe 3

Die gleiche Spritze wird wieder so gut wie möglich ausgespritzt. Abermals werden geeignete Präparate aufgezogen und der Spritzeninhalt 15mal kräftig geschüttelt. Die anschließende Injektion kann intramuskulär, subkutan oder intrakutan erfolgen.

Stufe 4

Die 4. Stufe wird gleichermaßen mit weiteren geeigneten Ampullen zubereitet und nach dem bereits bekannten Schema appliziert.
Die Injektionsintervalle sollten mindestens 4–5 Tage betragen, um dem Körper eine Reaktionsmöglichkeit zu geben. Später werden die Wiederholungsinjektionen in noch größeren Zeitabständen durchgeführt. Ausschlaggebend ist auch hier das Krankheitsbild und die Reaktionslage des Patienten.

Injektionsschema bei chronischen Dermatosen		
Injektionstage	**Injektionsmenge**	**Injektionsart**
1. Woche Montag und Freitag	Stufe 1–4 nach beschriebenem Schema	intramuskulär oder subkutan
2. Woche Freitag	Stufe 1–4 nach beschriebenem Schema	intramuskulär oder subkutan oder intrakutan (z. B. Akupunkturpunkte)

→

3. Woche Freitag	Stufe 1–4 nach beschriebenem Schema	intramuskulär oder subkutan oder intrakutan (z. B. Akupunkturpunkte)
4. Woche Freitag	Stufe 1–4 nach beschriebenem Schema	intramuskulär oder subkutan oder intrakutan (z. B. Akupunkturpunkte)
nachfolgende Injektionen erfolgen 14tägig	Stufe 1–4 nach beschriebenem Schema	intramuskulär oder subkutan oder intrakutan (z. B. Akupunkturpunkte)

Bewertung

Diese Methode zeigt bei genauer Durchführung und Indikation hervorragende Ergebnisse und bewährt sich hauptsächlich bei Autoaggressionskrankheiten. Die richtige und gezielte Anwendung dieser Eigenbluttherapie bewirkt eine intensive Anregung der Körperentgiftung, eine Stabilisierung der Zellmembran und zeigt einen regenerativen und antiphlogistischen Effekt.

3.4.10 Die Eigenbluttherapie mit dem Hämoaktivator-N nach Dr. med. Höveler

Angeregt durch die Arbeiten von u. a. *Wehrli*, *Steinbart* und *Haferkamp* und letztendlich durch die eigenen Praxiserfahrungen mit der Eigenbluttherapie, entwickelte *Höveler* vor über 40 Jahren den nach ihm benannten Hämoaktivator. In seinem Buch „Eigenbluttherapie", Karl Haug Verlag Heidelberg, 4. Auflage 1985, ist die Methode und deren praktische Ausführung eingehend dargestellt.

Herstellung

Bei der Herstellung von aktiviertem Eigenblut wird 0,2 ml venöses Blut nach Zusatz von 1,0 ml Aqua bidest (Ampuwa®) in ein steriles Quarzglas mit 20 ml physiologischer Kochsalzlösung gegeben und 0,5 ml H_2O_2 3%ig hinzugefügt. Nach leichter Handverschüttelung wird das Becherglas in den Hämoaktivator-N eingesetzt. Die zur Durchführung der Elektrolyse notwendigen Platinen werden in ihrer gesamten Länge ausgeglüht und die Elektrode in den Steckkontakt des Hämoaktivators-N eingesetzt; dabei tauchen die Platinen in die Blut-Salz-Lösung ein. Mit der Zeituhr werden für 15 Minuten die drei wichtigen Funktionen des Gerätes eingeschaltet:

- Elektrolyse
- UV-Bestrahlung
- Verschüttelung

Durch die Zugabe von 0,5 ml Wasserstoffperoxyd 3 % spaltet sich unter Schaumbildung sofort O_2 ab. Die Einwirkung des ultravioletten Lichtes läßt u. a. Ozonperoxydasen entstehen. Durch das Eintauchen der beiden Platinelektroden in das Blutgemisch wird ein Gleichstrom von 10 mA/20 V durch das Gemisch geschickt. Dadurch erfolgt eine Dissoziation in H und O_2 und gleichzeitig wird eine Ionisie-

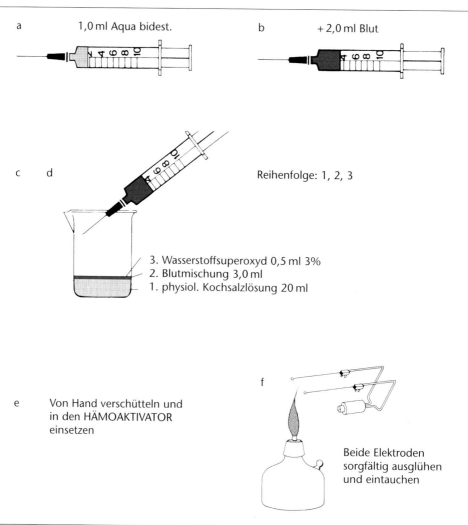

Abb. 3.2.　Herstellung des aktivierten Eigenblutes mit dem Hämoaktivator nach Dr. med. V. Höveler. **a)** 1 ml Aqua bidest (Ampuwa® Ampullen) aufziehen **b)** mit dieser Spritze 2 ml Blut aus der Vene entnehmen **c)** diese Mischung in ein steriles Becherglas, gefüllt mit 20 ml physiologischer Kochsalzlösung, geben **d)** 0,5 ml Wasserstoffsuperoxyd zugeben **e)** das Becherglas wird nach leichter Handverschüttelung in den Hämoaktivator eingesetzt **f)** beide Platin-Elektroden werden ausgeglüht und in die Blut-Salz-Lösung eingetaucht.

rung in Gang gesetzt. Bei diesem Vorgang entsteht O_3, das am Geruch deutlich wahrnehmbar ist. Durch diese komplexe Aufbereitung des Blutes im Hämoaktivator-N wird eine Freisetzung von therapeutisch hochwirksamen Ingredienzen erreicht, deren Wirkungsmechanismen inzwischen weitgehend bekannt sind. Auf diese Art und Weise wird das Blut zu einem immunstimulierenden Material, das stets adäquat der augenblicklichen Situation des Patienten ist.

In Zusammenarbeit mit der Universität Essen, Abteilung Apparatebau, Prof. Dr. Paul Schmidt, wurde 1986 eine neue Konzeption des Gerätes entwickelt. Die UV-Lichtquelle (253,7 nm) wurde nach unten in das Gerät verlegt und damit die direkte Bestrahlung der in einem Quarzglas befindlichen Blut-Salz-Lösung ermöglicht. Durch experimentell gefundene Verschüttelungsfrequenzen wird eine vollständige Durchmischung und daher auch eine totale Durchstrahlung der ganzen Blut-Salz-Lösung mit UV-Licht erreicht. Angesichts vollständig sterilisierbarer Elektroden ist auch die Gefahr von Aidsübertragungen u. ä. unterbunden. Neue wissenchaftliche Erkenntnisse und die Erfahrung der Praktiker im Umgang mit dem Hämoaktivator-N waren Veranlassung zu dieser veränderten Konzeption.

Applikation

Zur Injektion werden 5–10 ml der aktivierten Blutmischung entnommen und tief intraglutäal injiziert.

Die aktivierte Eigenblutlösung kann nach Fertigstellung durch verschiedene Zusätze, z. B. Phytopharmaka, angereichert werden. Dadurch wird die Umstimmung auf humoralem und auf vegetativem Wege schneller erreicht und die Veränderung der Reaktionslage für den Organismus rasch wahrnehmbar. So können die Zusätze u. a. aus Nosoden, homöopathischen Einzelmitteln oder Kombinationspräparaten bestehen. Das ausgewählte Medikament wird zunächst aufgezogen und die aktivierte Eigenblutlösung bis zur 10-ml-Markierung aufgefüllt.

Nicht vergessen: Zur Injektion die Kanüle wechseln!

Bei einigen Erkrankungen ist es völlig ausreichend, wenn aktiviertes Eigenblut ohne jeglichen medikamentösen Zusatz verabreicht wird. Dazu zählen einige dermatologische Erkrankungen wie z. B. Neurodermitis oder Urtikaria. Auch bei der akuten Pollinose ist die Verabreichung von aktiviertem Eigenblut ohne jeglichen medikamentösen Zusatz angezeigt.

Injektionsschema bei chronischen Erkrankungen		
Injektionsintervall	Injektionsmenge	Injektionsart
1. Woche 2mal wöchentlich	5–8 ml aktivierte Eigenblutlösung	intramuskulär
2.–6. Woche 1mal wöchentlich	5–8 ml aktivierte Eigenblutlösung	intramuskulär
im Anschluß daran 1mal monatlich Auffrischung	5–8 ml aktivierte Eigenblutlösung	intramuskulär

Bewertung

Nach Höveler muß man von einer stimulierenden Methode verlangen, daß folgende Kriterien erfüllt werden:
- Stimulierung der Proliferation der T-Lymphozyten
- Reifung der B- und T-Lymphozyten
- Stimulierung der Aktivität der Helfer- und Suppressorzellen
- Stimulierung der Aktivität der natürlichen Killerzellen

- Stimulierung der zytotoxischen Aktivität der T-Lymphozyten
- Stimulierung der Makrophagenaktivität

Hier liegt nun der Ansatzpunkt der Behandlung mit „aktiviertem Eigenblut". Was durch Erfahrung seit langen Jahren bekannt war, konnte im Januar 1987 im Institut für Strahlenanalysen – Dr. Popp, Kaiserslautern, experimentell bestätigt werden: Aktiviertes Eigenblut besitzt einen erheblich höheren Stimulationseffekt auf das ganze Immunsystem als unverändertes Eigenblut (gemessen nach der „Low-level-luminiscens-Methode").

4 Praktische Therapie

Bei manchen Erkrankungen ist die alleinige Anwendung von Eigenblut in seinen unterschiedlichen Applikationsformen ausreichend, um den Heilungsprozeß in Gang zu setzen, während bei anderen Erkrankungen die Eigenblutbehandlung als unterstützende Maßnahme oder Roborans angewendet wird.

Durch eine sachgerecht durchgeführte Eigenbluttherapie kommen die verordneten Medikamente erst richtig zur Entfaltung, da der Organismus in vielen Fällen empfänglicher für Arzneimittel wird, d. h. empfindlicher auf Arzneimittel reagiert. Dadurch können in relativ kurzer Zeit stark wirkende und mit erheblichen Nebenwirkungen verbundene Arzneimittel reduziert oder ganz abgesetzt werden. Vielerlei chronische Krankheiten lassen sich durch die Eigenbluttherapie günstig beeinflussen und durch diese Umstimmungsmaßnahme wird oftmals eine deutliche Besserung oder eine Heilung erreicht.

In den nachfolgenden Abschnitten werden eine Vielzahl von Therapieempfehlungen gegeben. Bei den aufgeführten Behandlungsbeispielen und Arzneimittelangaben handelt es sich um Empfehlungen, die keinen Anspruch auf Vollständigkeit erheben.

4.1 Erkrankungen der Nase

4.1.1 Akute Rhinitis

Bei beginnender Erkältung, mit den typischen Symptomen einer Schleimhautreizung, wie z. B. kitzelndes, kratzendes Gefühl in Nase und Rachen mit Niesreiz und Beeinträchtigung des Allgemeinbefindens, kann unbedenklich die Eigenblutbehandlung eingeleitet werden. Im Anfangsstadium gelingt es in den meisten Fällen mit einer einzigen Eigenblutinjektion den grippalen Infekt zu kupieren. Die Symptome wie Abgeschlagenheit, Gliederschmerzen, Appetitlosigkeit usw. werden sehr häufig nach der ersten Injektion schlagartig gebessert. Durch entsprechende Medikamentenzusätze zur Eigenblutinjektion kann die Wirksamkeit wesentlich erhöht werden. Vor allen Dingen dann, wenn der Beginn der ersten Symptome nur wenige Stunden zurückliegt. Treten bei Familienmitgliedern mehrfach grippale Infekte auf, können die nicht erkrankten Familienangehörigen prophylaktisch eine Eigenblutinjektion erhalten.

▶ **Potenziertes Eigenblut für Kinder**

Akute Infektionen, so auch die akute Rhinitis, lassen sich bei Kindern durch potenziertes Eigenblut recht gut beeinflussen. Diese milde Behandlungsform ist besonders dann angezeigt, wenn es sich um geschwächte Kinder handelt oder evtl. Komplikationen zu erwarten sind. Wenn die Erkrankung bereits fortgeschritten ist, erfolgt eine Unterstützung der potenzierten Eigenbluttherapie durch Medikamente.

Häufigkeit	Eigenblutpotenz	Dosierung
1. und 2. Tag	Anfertigung einer C5 Potenz	3–5 Tropfen auf die Zunge
3. bis 20. Tag	Anfertigung einer C7 Potenz	3–5 Tropfen auf die Zunge

Zusatztherapie

* **Quentakehl® D5 Tropfen:** morgens und mittags je 5–8 gtt. vor den Mahlzeiten
* **Quentakehl® D3 Supp.:** vor dem Schlafengehen 1 Supp. einführen
* **Vitamin C:** in jedes Saftgetränk, das dem Kind verabreicht wird, fügt man eine kleine Messerspitze voll Ascorbinsäurepulver hinzu
* **Inhalationen:** auf ein Liter kochendes Wasser gibt man 1–2 gtt. eines der folgenden ätherischen Öle:
  - Basilikumöl
  - Zypressenöl
  - Eukalyptusöl
  - Rosmarinöl
  Im Zimmer verdampfen lassen
* **bei Neigung zur Bronchitis:** Cerivikehl® Tropfen, Relivora® Komplex aa 30.0 M. D. S. 4 × tgl. 10 gtt.

▶ Eigenblutinjektion

Im Anfangsstadium verabfolgt man je nach Kräftelage und Alter des Patienten 3,0 bis 5,0 ml Eigenblut intramuskulär. Diese Injektion wird unter Umständen nach 24 Stunden wiederholt.

Wichtig: Den Patienten darauf hinweisen, daß es kurzfristig zum Anstieg der Körpertemperatur kommen kann und eine verstärkte Müdigkeit eintritt.

Zu Beginn einer akuten Rhinitis hat sich auch die Applikation folgender Eigenblutmischung bewährt:

2,0 ml Eigenblut plus 1–2 Ampullen Quentakehl® D5 Ampullen.

Eine Wiederholung der Injektion erfolgt, wenn es notwendig erscheint, nach 24 Stunden.

Im fortgeschrittenen Stadium bewährt sich eine Mischung mit:
* 0,5 ml Eigenblut plus Traumeel® S, Engystol® N, Gripp-Heel®
  Alternativ:
* 0,5 ml Eigenblut plus Pascotox forte-Injektopas®, Juniperus Injektopas®, Infekt II Injektopas®

Diese Mischung wird nach 24 Stunden bzw. 48 Stunden noch einmal wiederholt.

▶ Eigenblutbehandlung mit dem Hämoaktivator-N nach Dr. med. Höveler

Insbesondere bei beginnenden grippalen Erscheinungen, wie der akuten Rhinitis, erreicht man mit der Injektion von aktiviertem Eigenblut eine sehr schnelle spürbare Hilfe:

10 ml aktivierte Eigenblutlösung intraglutäal. Wiederholung der Injektion am 2. bzw. am 3. Tag.

Bei fortgeschrittenem Erscheinungsbild werden 3mal wöchentlich eine Injektion mit 10 ml aktiviertem Eigenblut verabreicht. Insgesamt 6–10 Injektionen.

Zusatztherapie

- **Ortitruw® Tropfen**, **Original-Tinktur Truw®** aa 50.0, M. D. S. stdl. 30–50 gtt. mit Flüssigkeit einnehmen, später Einnahmemodus reduzieren
- **Tropfenmischung:** Eupatorium oplx, Asclepias oplx, Arnica oplx aa 50.0 M. D. S. stdl. 10 gtt. oder morgens 1 EL voll in ein Glas Wasser geben und über den Tag verteilt trinken
- **Species diaphoretica**
  - entweder als Einzeldroge, z. B. Lindenblütentee oder Holunderblütentee (1 TL auf 1 Tasse als Aufguß) oder
  - in bewährter Mischung: Flores Sambuci, Flores Tiliae, Flores Chamomillae aa ad 100.0 M. f. spec. M. D. S. 1 TL auf 1 Tasse als Aufguß
- **Vitamin C:** in jedes Saftgetränk, das der Kranke tagsüber trinkt, wird eine Messerspitze Ascorbinsäure Plv. hinzugegeben.
- **Einreibung**
  - Palatol® Salbe N, mehrfach tgl. auf Brust und Rücken richtig einmassieren oder alternativ
  - Mischung aus verschiedenen ätherischen Ölen: Thymi aetherol 2.5, Eucalypti aetherol. 2.5, Pini pumilion. aetherol 2.5, Camphorae olei ad 30,0 M. D. S. 2 × tgl. 10 gtt. zur Einreibung von Brust und Rücken

4.1.2 Chronische Rhinitis

Es handelt sich um chronische Irritations- oder Entzündungszustände der Nasenschleimhaut, die sich als äußerst unangenehme Erscheinung darstellen können. Neben einer behinderten Nasenatmung kommt es zu einer zähen, schleimigen und farblosen Sekretion, die als Schleimhautstraße im Rachen sichtbar ist. In schweren Fällen kommt es zur Herabsetzung der Konzentration und des Leistungsvermögens. Bisweilen treten Kopfdruck und Kopfschmerzen auf. Die Ursachen sind vielfältiger Natur. So z. B. rezidivierende akute Entzündungen mit zunehmender irreversibler Schädigung der Mukosa; chronische Reize, wie z. B. Chemikalien, Staub oder Tabakrauch; ferner endokrine Störungen, z. B. Diabetes mellitus oder Schilddrüsenerkrankungen.

▶ **Eigenblutbehandlung mit dem Hämoaktivator-N nach Dr. med. Höveler**

Dieses chronische und sehr lästige Krankheitsgeschehen läßt sich durch die aktivierte Eigenbluttherapie gut beeinflussen. Die vielfältigen Einflußnahmen des aktivierten Eigenblutes auf die unterschiedlichen Körper- und Stoffwechselfunktionen können bei diesem Geschehen als Regulativ wirken.

| 1. und 3. Woche
Injektion am Montag und Freitag | 5 ml aktivierte Eigenblutlösung plus
Mucosa cps., Natrium-Homaccord® |
| 2. und 4. Woche
Injektion am Montag und Freitag | 5 ml aktivierte Eigenblutlösung plus
Tonsilla cps., Lymphomyosot® |

Die weiteren Injektionen werden einmal wöchentlich unter wechselnder Beifügung der Ampullen-präparate verabreicht. Nach insgesamt 15 Injektionen erfolgt bis auf weiteres eine monatliche Auffrischungsinjektion.

Zusatztherapie

- **Euphorbium compositum-Nasentropfen S:** mehrfach täglich in die Nase sprühen
- **Utilin® Kps. stark:** montags 1 Kps. nüchtern einnehmen und 3 Stunden nüchtern bleiben
- **Recarcin® Kps.:** freitags 1 Kps. nüchtern einnehmen und 3 Stunden nüchtern bleiben
- **Vitamin C:** Ascorbinsäure Plv. 3 × tgl. 1 TL über den Tag verteilt mit Saft einnehmen
- **bei trockenen Nasenschleimhäuten:** Hypericum D3 20.0, Sticta pulmonaria D2, Nux moschata D3, Kalium carbonicum D3 aa 10.0, M. D. S. 3 × tgl. 15 gtt. eine Stunde nach dem Essen auf die Zunge geben, über einen Zeitraum von 8 Wochen

4.1.3 Allergische Rhinitis

Pollinose (Heuschnupfen)

Die häufigste Form der allergischen Rhinitis ist die Pollinose. Sie ist eine Inhalationsallergie und wird durch Pflanzenpollen ausgelöst. Sie zählt zu den häufigsten allergischen Erkrankungen. Wegen der im Vordergrund stehenden Reaktionen der Schleimhäute im Bereich der oberen Luftwege ist die Bezeichnung „Heuschnupfen" am meisten verbreitet. Die Pollinose kommt oft familiär gehäuft vor, so daß eine erbliche Disposition angenommen wird. Die Erkrankung setzt in der Regel eine mehrjährige Pollenexposition zur Sensibilisierung voraus. Dadurch sind klinische Erscheinungen vor dem 5. Lebensjahr relativ selten. Am häufigsten sind Erkrankungen zwischen dem 15. und 25. Lebensjahr zu beobachten.

Klinisches Bild: Die Erkrankung beginnt zunächst mit leichtem Juckreiz der Binde- und Nasenschleimhaut. Oftmals treten juckende, brennende oder kratzende Empfindungen im Rachen auf. Langsam steigern sich die Symptome bis zum Vollbild des Heuschnupfens mit häufigen Niesanfällen und reichlich wäßrigem Sekret. Durch Anschwellen der Nasenschleimhaut tritt eine Behinderung der Nasenatmung ein. Fast immer ist die Augenbindehaut mitbeteiligt. Es entwickelt sich ein quälender Juckreiz der Augen, der stets mit Augenreiben beantwortet wird. Die Bindehaut ist stark gerötet, z. T. glasig geschwollen. Die Tränensekretion ist sehr intensiv und vielfach tritt Lichtempfindlichkeit auf. In schweren Fällen kann eine Beteiligung der unteren Luftwege erfolgen und zwar in Form einer spastischen Bronchitis, einer Bronchiolitis oder eines Asthma bronchiale. Das Allgemeinbefinden ist mehr oder weniger stark beeinträchtigt. So treten nicht selten Konzentrationsstörungen, Unruhe und starke Reizbarkeit auf. Die Leistungsfähigkeit ist erheblich reduziert. In Ausnahmefällen ist eine Temperatursteigerung möglich.

Zeitliches Auftreten: Die Pollinose verschlimmert sich vor allem bei trockenem, sonnigem und windigem Wetter, weil dadurch der Pollenflug begünstigt wird. Regen und kühles Wetter bessern vorübergehend die allergischen Beschwerden. Das Pollenjahr beginnt im Februar mit der Haselnuß und endet mit der Goldrute im September. In der Pollensaison zwischen den Frühjahrs und Sommermonaten enthält 1 Kubikmeter Luft etwa 3000 Pollen. Der Wind ist in der Lage die Pollen bis zu 100 km weit zu tragen.

Komplikationen: Die starke Beanspruchung der Nasenschleimhaut macht sie wesentlich anfälliger für Infektionen mit nachfolgenden hartnäckigen, bakteriellen Nebenhöhlenentzündungen. Außerdem wird das Auftreten von Polypen begünstigt. Die Häufigkeit der aufgezählten Komplikationen ist abhängig von der Dauer der Erkrankung. Neben den typischen Symptomen können auch echte Migräneanfälle, Gelenkschmerzen, Magen-Darm-Störungen oder eine Dermatitis auftreten.

Therapie und Prophylaxe: In der Behandlung und vor allen Dingen in der Prophylaxe des Heuschnupfens bieten sich heute eine Vielzahl von Möglichkeiten an, die bei gezielter und konsequenter Anwendung auch Erfolg versprechen und vor allen Dingen nebenwirkungsarm sind.

▶ **Potenziertes Eigenblut für Kinder**

Bei den ersten Anzeichen des Heuschnupfens hat sich folgendes Schema bewährt:

Häufigkeit	Eigenblutpotenz	Dosierung
1×/Woche über 6 Wochen	Anfertigung einer C7 Potenz	5 Tropfen auf die Zunge
1×/Woche über 6 Wochen	Anfertigung einer C9 Potenz	5 Tropfen auf die Zunge
14tägig über 12 Wochen	Anfertigung einer C12 Potenz	5 Tropfen auf die Zunge
Die Kur kann nach einem Jahr wiederholt werden.		

Nach der ersten Gabe der Eigenblutnosode in C7 kann durchaus eine starke Reaktion auftreten, die sich in Form eines erheblichen „Fließschnupfens" bemerkbar macht. Aber bereits nach der 2. und 3. Gabe von C7 ist eine deutliche Besserung zu verzeichnen. Für alle Pollinosepatienten gilt, für mindestens acht Wochen Kuhmilch, Kuhmilchprodukte, Eier und Eierprodukte zu meiden. Es muß auf eine eiweißarme Kost geachtet werden. Jeder Allergiker muß angehalten werden, sich nach den Ernährungsrichtlinien von *Dr. Konrad Werthmann* zu orientieren. Jedes Gramm tierisches Eiweiß, das erneut in den menschlichen Organismus über den Verdauungsweg eingeschleust wird, führt zu einem erneuten Anstieg des IgE-Spiegels und damit zu einer Verschlimmerung der Allergie. Auch der Verzehr von Süßigkeiten sollte eingeschränkt werden, um das Immunsystem in seiner Aktivität nicht zu bremsen.

Zusatztherapie

- **Sankombi® D5 Tropfen:** vor dem Frühstück 8–10 gtt. auf die Zunge geben
- **Ruberkehl® D5 Tropfen:** vor dem Schlafengehen 8–10 gtt. auf die Zunge geben

- **Phönix Antitox:** 2 Tage 2stündlich 5–20 gtt. (je nach Alter), ab 3. Tag 3 × tgl. 10–20 gtt. fortlaufend
- **Vitamin C:**

Kinder mit Heuschnupfen werden angehalten, neben den üblichen Medikamenten täglich höhere Dosen Ascorbinsäure einzunehmen. Im Histaminstoffwechsel spielt Vitamin C eine nicht unbedeutende Rolle. Es wurde beobachtet, daß Ascorbinsäure in den Abbau und die Ausscheidung von Histamin eingreift; denn sobald der Vitamin-C-Gehalt im Organismus herabgesetzt ist, werden erhöhte Plasmaspiegel an Histamin gefunden.

Neben den erforderlichen Umstimmungsmaßnahmen sollte der Patient, wenn er in einer Akutphase zur Behandlung kommt, zu Hause an zwei oder drei aufeinanderfolgenden Tagen ein Vollbad mit Ascorbinsäure durchführen.

Vitamin-C-Vollbad
- Auf ein Vollbad werden 3 gehäufte EL Ascorbinsäure Plv. gegeben
- Badedauer: 20 Minuten
- Badetemperatur: 35 °C

Nach dem Bad 20–30 Minuten nachruhen.

Bei Kindern kommt es nach dem Baden in Ascorbinsäure manchmal zu einer trockenen Haut. Durch Anwendung einer guten Hautsalbe, die man am nächsten Tag aufträgt, können die Folgen einer trockenen Haut behoben werden:

Eucerin cum aqua   75.0
Ungt. cereum ad   125.0
M. D. S. Hautcreme 1–2 × tgl. den ganzen Körper einreiben

▶ **Eigenblutinjektion**

Bei vorliegender Pollinose sollte die Umstimmungstherapie sehr frühzeitig beginnen, d. h. bereits im Oktober.

Behandlungsbeginn im Oktober	
1. Injektion	1,0 ml Eigenblut plus 0,2 ml Cupridum® DHU
2. Injektion 14 Tage später	1,0 ml Eigenblut plus 0,5 ml Cupridum® DHU
3. Injektion 14 Tage später	2,0 ml Eigenblut plus 0,5 ml Cupridum® DHU
4. Injektion 14 Tage später	1,0 ml Eigenblut plus 2,0 ml Cupridum® DHU
5. Injektion 4 Wochen später	1,0 ml Eigenblut plus 2,0 ml Cupridum® DHU
Die vierwöchentliche Wiederholungsinjektion erfolgt bis Mai/Juni.	

Die meisten Pollinose-Patienten kommen erst im Januar, zu einer Zeit, wo bereits die ersten Heuschnupfenanfälle auftreten.

Behandlungsbeginn im Januar	
1. Injektion	1,0 ml Eigenblut plus 1 Ampulle Allergie-Injektopas®
2. Injektion 14 Tage später	1,5 ml Eigenblut plus 1 Ampulle Allergie-Injektopas®
3. und 4. Injektion je 14 Tage später	2,0 ml Eigenblut plus 1 Ampulle Allergie-Injektopas®
5. und 6. Injektion je 14 Tage später	3,0 ml Eigenblut plus 1 Ampulle Allergie-Injektopas®
Im Anschluß daran erfolgt vierwöchentlich eine Wiederholungsinjektion von 3,0 ml Eigenblut unter Hinzufügung einer Ampulle Allergie-Injektopas®. Die Wiederholungsinjektionen werden bis Juli/August durchgeführt.	

Zusatztherapie

* **Ruberkehl® D5 Tropfen Sanum:** vor dem Schlafengehen 10 Tropfen auf die Zunge geben
* **Phönix Antitox:** 3 × tgl. 20 Tropfen
* **Synerga® Lösung:** 2–3 × tgl. 1 TL vor den Mahlzeiten mit etwas Flüssigkeit einnehmen
* **Mischinjektion i. m.:** 1 Ampulle Citrokehl® Sanum und 1 Ampulle Ruberkehl® D5

▶ Eigenblutbehandlung mit dem Hämoaktivator-N nach Dr. med. Höveler

Bereits *Haferkamp* gibt in seinem Buch „Eigenbluttherapie" den Hinweis, daß die Injektionen von UV-bestrahltem Eigenblut beim akuten Heuschnupfen wesentlich intensiver wirken. So schreibt er u. a. „am besten wirken anscheinend hier die Injektionen von bestrahltem Eigenblut. Die Mehrzahl der Fälle wurde schon nach 2–3 Injektionen „trocken". Besonders schwere Fälle, die seit vielen Jahren rezidivierten und die erst nach vollem Ausbruch des Schnupfens in Behandlung traten, bedurften 6–8 Injektionen."

Die Aktivierung des Eigenblutes durch den Hämoaktivator-N verstärkt die Wirkung des reinjizierten Blutes noch um ein vielfaches.

Akutes Stadium

1.–4. Tag	10 ml aktivierte Eigenblutlösung
Wenn überhaupt erforderlich, erfolgt ab 5. Tag ausschleichende Behandlung, d. h. nur noch jeden 3., 5. bzw. 7. Tag eine Injektion von aktiviertem Eigenblut bis zur vollständigen Behebung der Symptome.	

Chronisches Stadium

Sinnvoll ist die Durchführung einer Kur mit aktiviertem Eigenblut. Hierbei werden im Laufe von 6 bis 8 Wochen 12–15 Injektionen verabfolgt. Die Behandlung sollte nach Möglichkeit sehr frühzeitig beginnen, d. h. bereits im Oktober.

Beginn im Oktober	
1.– 6. Woche Injektion am Montag und Freitag	8 ml aktivierte Eigenblutlösung plus 1 Ampulle Allergie-Injektopas® oder Acirufan®

Nach diesem Schema werden die Injektionen bis zur Beendigung der Kur durchgeführt. Anschließend kann vierwöchentlich eine „Auffrischungsinjektion" erfolgen. Dies ist um so wichtiger, wenn der Heuschnupfen bereits seit Jahren besteht.

Beginn im Januar	
1. und 2. Woche Injektion am Montag und Freitag	8 ml aktivierte Eigenblutlösung plus 1 Ampulle Allergie-Injektopas® oder Acirufan®
3. und 4. Woche Injektion nur am Freitag	8 ml aktivierte Eigenblutlösung plus 1 Ampulle Allergie-Injektopas® oder Acirufan®

Die anschließenden Injektionen werden 14tägig injiziert. Insgesamt können 12 bis 15 aktivierte Eigenblutinjektionen appliziert werden. Später erfolgt vierwöchentlich eine Auffrischungsinjektion.

Zusatztherapie

- **Ruberkehl® D5 Tropfen Sanum:** vor dem Schlafengehen 10 Tropfen auf die Zunge geben
- **Phönix Antitox:** 3 × tgl. 20 Tropfen
- **Synerga® Lösung:** 2–3 × tgl. 1 TL vor den Mahlzeiten mit etwas Flüssigkeit einnehmen
- **Vitamin C:** 3 TL Ascorbinsäure Plv. über den ganzen Tag verteilt mit Saft einnehmen
  Durch die Wirkung auf das Immunsystem und durch einen Anti-Histamin-Effekt, den die Ascorbinsäure im Organismus entwickelt, kann Vitamin C sehr hilfreich sein. Allerdings müssen, um einen optimalen Effekt zu erreichen, sehr hohe Dosen Vitamin C verabreicht werden.

Auch wenn der Patient erst im Januar seine Eigenblutinjektionen erhält, bewirkt diese komplexe Therapie unwahrscheinlich viel. Es treten auch zur stärksten Heuschnupfenzeit kaum noch Reaktionen auf und wenn doch, dann halten diese Reaktionen nur kurzfristig an.

Allergische Rhinitis anderer Ursache

Neben den saisonal bedingten Pollenallergien kommen, unabhängig von der Jahreszeit, verschiedene Inhalationsallergene wie z. B. Tierhaare, Hausstaub, Schimmelpilze, Zimmerpflanzen, berufsbedingte Stäube als auslösende Ursache für eine allergische Rhinitis in Betracht. Aber auch Nahrungsmittelallergene, bakterielle Allergene und Parasiten können eine Rhinitis allergica zur Folge haben.

▶ Potenziertes Eigenblut für Kinder

Bei einer bestehenden Rhinitis allergica wird die nachfolgende Therapie eingesetzt.

Häufigkeit	Eigenblutpotenz	Dosierung
1×/Woche über 6 Wochen	Anfertigung einer C7 Potenz	5 Tropfen auf die Zunge
1×/Woche über 6 Wochen	Anfertigung einer C9 Potenz	5 Tropfen auf die Zunge
14tägig über 12 Wochen	Anfertigung einer C12 Potenz	5 Tropfen auf die Zunge

Die Kur kann nach einem Jahr wiederholt werden. Nach der ersten Gabe der Eigenblutnosode in C7 kann durchaus eine starke Reaktion auftreten, die sich in Form eines erheblichen „Fließschnupfens" bemerkbar macht. Aber bereits nach der 2. und 3. Gabe von C7 ist eine deutliche Besserung zu verzeichnen.

Zusatztherapie

* **Fortakehl® D5 Tbl. Sanum:** 1 × tgl. 1 Tbl. vor dem Schlafengehen im Mund zergehen lassen
* **Utilin® S Kps. schwach, Latensin® Kps. schwach, Recarcin® Kps.:** im dreitägigen Wechsel eine Kps. nüchtern einnehmen und 3 Stunden nüchtern bleiben

▶ Eigenblutinjektion

Eigenblutinjektionen, zunächst in kurzen und später in größeren Intervallen appliziert, können eine allergische Rhinitis deutlich bessern und auch einen Stillstand dieser unangenehmen Reizerscheinung bewirken.

1. und 2. Woche Injektion am Montag und Freitag	0,5 ml Eigenblut plus Mucokehl® D6 Nigersan® D6
3. und 4. Woche Injektion nur am Freitag	0,5 ml Eigenblut plus Mucokehl® D6 Nigersan® D6

Bei deutlicher Besserung des Zustandes werden die Injektionsintervalle vergrößert. Auch hier sollte zunächst einmal monatlich eine Auffrischungsinjektion erfolgen.

Zusatztherapie

Sind die provozierenden Allergene bekannt, kann man den Versuch machen, z. B. aus Hausstaub, Tierhaar oder sonstigen Substanzen nach den Vorschriften des

Homöopathischen Arzneibuches eine Arznei in der 4. Dezimalpotenz herzustellen.

Methode der Herstellung (nach Dr. med. V. Höveler):

Bei Verdacht auf bestehende Tierhaarallergie läßt man sich vom Patienten einen kleinen Büschel Tierhaare mitbringen. Die Tierhaare werden in eine weithalsige Flasche von 100 ml gegeben und mit 60%igem Alkohol bis zu einem Überstand von 3 cm übergossen. Die Mischung läßt man nun 24 Stunden stehen und verschüttelt sie in dieser Zeit möglichst oft von Hand.

Nach 24 Stunden entnimmt man 1 ml dieser Substanz und füllt mit physiologischer Kochsalzlösung ad 10 ml auf. Nunmehr wird diese Menge 15mal von Hand verschüttelt. Wir haben nun die D1 unserer Arznei. Dieser Ablauf wird noch dreimal wiederholt, bis eine Lösung in D4 fertiggestellt ist. Von dieser Arznei werden 2 × tgl. 8 gtt. perlingual eingenommen.

▶ **Eigenblutbehandlung mit dem Hämoaktivator-N nach Dr. med. Höveler**

In der Behandlung der allergischen Rhinitis hat sich auch die von Höveler entwickelte Eigenblutmethode mit dem Hämoaktivator-N als sehr wirkungsvolle Therapie bewährt. Die verschiedenen Funktionen, die bei Aufbereitung des Blutes im Hämoaktivator-N ablaufen, verstärken die Wirkung des reinjizierten Blutes noch um ein vielfaches. Insgesamt werden 12–15 Injektionen mit aktiviertem Eigenblut durchgeführt.

1.–3. Woche Injektionen am Montag und Freitag	8 ml aktivierte Eigenblutlösung plus 1 Ampulle Allergie-Injektopas® oder Acirufan® gleichzeitig auf die andere Gesäßseite 1 Amp. Citrokehl® u. 1 Amp. Relivora® Komplex intramuskulär
Die nachfolgenden Injektionen erfolgen nur noch einmal wöchentlich. Als weitere Maßnahme ist eine monatliche Auffrischungsinjektion sinnvoll.	

4.1.4   Vasomotorische Rhinitis

Die Rhinopathia vasomotorica non allergica wird nicht durch Allergene sondern durch thermische, mechanische oder chemische Reize ausgelöst. Daneben können hormonale und psychische Reizzustände oder Erwartungsneurosen den „nervösen Fließschnupfen" bewirken. Es handelt sich stets um eine vegetative Störung der Gefäße der Nasenschleimhaut durch Ungleichgewicht des Sympathikus und des Parasympathikus.

▶ **Eigenblutbehandlung mit dem Hämoaktivator-N nach Dr. med. Höveler**

Bei diesem in der Regel sehr therapieresistenten Krankheitsgeschehen erlebt man bei der Anwendung von aktiviertem Eigenblut im Wechsel mit einem intravenös verabfolgten Cholinpräparat oftmals schlagartigen Erfolg.

1., 3. und 5. Woche Injektion am Montag und Freitag	8 ml aktivierte Eigenblutlösung plus Psychoneurotikum-Ampullen
2., 4. und 6. Woche Injektion am Montag und Freitag	keine Eigenblutinjektion – dafür jeweils 1 Ampulle neurotropan® Phönix i. v. verabreichen
Zunächst für einige Zeit in vierwöchentlichen Abständen die wechselnden Injektionen beibehalten. Auch wenn der Zustand schlagartig behoben wird!	

Zusatztherapie

* **Euphorbium compositum-Nasentropfen S:** mehrfach täglich in die Nase sprühen
* **Phosetamin® Filmtbl.:** 3 × tgl. 1 Tbl., nach 14 Tagen reduzieren auf 2 × tgl. 1 Tbl., nach weiteren 14 Tagen reduzieren auf 1 × tgl. 1 Tbl.

4.1.5 Nasenpolypen

Nasenpolypen sind gutartige, gestielte oder breitbasig aufsitzende Wucherungen der Nasenschleimhaut oder der Nasennebenhöhlen. Häufige Schleimhautallergien, chronische Rhinitis oder chronische Nebenhöhlenentzündungen sind Auslöser dieses Erscheinungsbildes.
Es kommt zur trockenen Nasenschleimhaut und zur mechanischen Verlegung der Nasenatmung. Die daraus resultierenden Folgen sind Schnarchen, Kopfdruck und eine zunehmende Verschleimung des Rachens. Bei Kindern kommt es nicht selten zu Entwicklungsstörungen. Vielfach kann man folgende Trias vorfinden: Aspirinallergie, Polyposis nasi und Asthma bronchiale.

▶ Potenziertes Eigenblut für Kinder

Bei rezidivierender Polyposis in der Nase ist die Begleittherapie durch potenziertes Eigenblut bei Kindern sehr hilfreich.

Häufigkeit	Eigenblutpotenz	Dosierung
1×/Woche über 6 Wochen	Anfertigung einer C7 Potenz	5 Tropfen auf die Zunge
1×/Woche über 6 Wochen	Anfertigung einer C9 Potenz	5 Tropfen auf die Zunge
14tägig über 12 Wochen	Anfertigung einer C12 Potenz	5 Tropfen auf die Zunge
Die Kur sollte nach 6 Monaten wiederholt werden.		

Zusatztherapie

* **Phönix Aufbautherapie für Kinder:** Mercurius solubilis Phcp, Dulcamara S Phcp und Acidum nitricum S Phcp; die Einnahme erfolgt in wechselnder Medikation im dreitägigen Rhythmus mit jeweils 3 × tgl. 5/10/15 Globuli je nach Alter
* **Sankombi® D5 Tropfen:** morgens und mittags je 5 gtt. auf die Zunge geben
* **Biosanum Polyposum:** 4 × tgl. 5/10/15 gtt. je nach Alter

- **Rebas® D4 Supp.:** vor dem Schlafengehen 1 Supp. einführen
- **lokale Maßnahmen** (Rezeptur nach Dr. med. Zoubek): 1 EL Eichenrinde wird mit $\frac{1}{2}$ Liter Wasser eine Stunde bei kleiner Hitze gekocht, nach Abkühlung morgens und abends je 2 gtt. mit einer Pipette in jedes Nasenloch einträufeln
- **bei sehr hartnäckigen Fällen:** Bovisan D5 Kps. Sanum; die Einnahme erfolgt einmal wöchentlich vor dem Schlafengehen, später 14tägig für die Dauer von 6 Monaten

▶ Eigenblutinjektion

Eigenblutinjektionen mit geeigneten Medikamentenzusätzen können erheblich zur Rezidivprophylaxe beitragen. Die Behandlungskur sollte etwa 15 Eigenblutinjektionen umfassen.

1. und 2. Woche Injektion am Montag und Freitag	0,5 ml Eigenblut plus Mucokehl® D5 Nigersan® D6
3.–5. Woche Injektion am Montag und Freitag	1,0 ml Eigenblut plus Mucokehl® D5 Nigersan® D6
Weitere Injektionen erfolgen zunächst 14tägig und dann 3wöchentlich. Möglicherweise ist es notwendig, diese Eigenblutbehandlung nach einem halben Jahr zu wiederholen.	

Zusatztherapie

- **Euphorbium compositum-Nasentropfen S:** mehrfach täglich in die Nase sprühen
- **Utilin® Kps. stark:** montags 1 Kps. nüchtern einnehmen und 3 Stunden nüchtern bleiben
- **Recarcin® Kps.:** freitags 1 Kps. nüchtern einnehmen und 3 Stunden nüchtern bleiben
- **Rebas® D4 Kps. Sanum:** 3 × tgl. 1 Kps. vor den Mahlzeiten einnehmen
- **Vitamin C:** 3 × tgl. 1 TL Ascorbinsäure Plv. über den Tag verteilt mit Saft einnehmen
- **bei trockenen Nasenschleimhäuten:** Hypericum D3 20.0, Sticta pulmonaria D2, Nux moschata D3, Kalium carbonicum D3 aa 10.0, M. D. S. 3 × tgl. 15 gtt. eine Stunde nach dem Essen auf die Zunge geben über einen Zeitraum von 8 Wochen

▶ Eigenblutbehandlung mit dem Hämoaktivator-N nach Dr. med. Höveler

Rezidivierende Nasenpolypen stellen eine weitere Indikation für die Behandlung mit aktiviertem Eigenblut dar. Durch die Aktivierung des Blutes wird die Wirkung des reinjizierten Blutes um ein vielfaches verstärkt und dadurch die Immunmodulation mobilisiert.

1.–6. Woche Injektion am Montag und Freitag	6 ml aktivierte Eigenblutlösung plus Mucokehl® D5 Nigersan® D6
Monatlich erfolgt für die nächste Zeit eine Auffrischungsinjektion, um dadurch eine Stabilisierung des Zustandes zu erreichen.	

Eine **Zusatztherapie** wie unter „Eigenblutinjektion" ist sinnvoll.

▶ Prä- und postoperative Therapie

Patienten, die zu Rezidiven neigen oder bereits zum wiederholten Male einer Operation entgegensehen, können prä- und postoperativ folgende Injektion erhalten, vor allen Dingen dann, wenn aus Zeitgründen eine Eigenblutbehandlung nicht mehr möglich ist.

Anfang der Woche: eine Ampulle Utilin® schwach–stark intramuskulär

Ende der Woche: intramuskuläre Mischinjektion von je 1 Ampulle Psorinoheel®, Aurumheel®, Hormeel®, Calcium jodatum Injeel, Thuja Injeel, Lemna minor Injeel und Marum verum Injeel

Diese Injektionsbehandlung kann postoperativ weitergeführt werden. Sofern eine Eigenblutbehandlung durchgeführt werden soll, entfällt diese Injektionsbehandlung.

Zusatztherapie

* **Rebas® D4 Kps.:** 3 × tgl. 1 Kps. vor den Mahlzeiten
* **Marum verum D2 Tbl.:** 3 × tgl. 1 Tbl. im Mund zergehen lassen
* **Tropfenmischung:** Kattwiga Synergon 20 Dil. 20.0, Teucrium scorod. D2 Dil. 10.0, Lemna minor D3 Dil. 10.0, Sanguinaria D2 Dil. 20.0, M. D. S. 3 × tgl. 20 gtt. nach den Mahlzeiten einnehmen
* **Vitamin C:** 2 TL Ascorbinsäure Plv. über den Tag verteilt mit Saft einnehmen

4.2 Erkrankungen der Nasennebenhöhlen

Entzündungen der Nasennebenhöhlen sind ein häufiges Erscheinungsbild in der Praxis. Man schätzt, daß in Europa etwa 6 bis 7 % der Bevölkerung an einer chronischen Sinusitis leidet. Während beim Erwachsenen am häufigsten die Kieferhöhle betroffen ist, finden wir bei Kindern oftmalig einen Befall des Siebbeins. Wenn man bedenkt, welche Auswirkungen Fokalherde auf Organerkrankungen haben, sollte jedem Therapeuten daran gelegen sein, jegliche Form von Nebenhöhlenentzündungen restlos auszukurieren. Dazu bieten sich die unterschiedlichen Eigenblutbehandlungen geradewegs an.

4.2.1 Akute Sinusitis frontalis

Die Ursachen sind nicht selten Behinderungen der Abflußwege aus den Nebenhöhlen durch enge Nasenverhältnisse wie z. B. Nasenpolypen oder Septumverformungen. Auch das Eindringen von gechlortem Wasser im Schwimmbad kann Entzündungen im Nebenhöhlenbereich auslösen, ebenso Infektionskrankheiten

oder auch erkrankte Zahnwurzeln. Die zunehmenden Druckschmerzen im Kopfbereich, die ganz besonders heftig beim Bücken oder Heben auftreten, die Abgeschlagenheit und die zunehmenden Konzentrationsstörungen sowie ein sehr oft
auftretender einseitiger Schnupfen lassen eine Nebenhöhlenentzündung vermuten.

▶ Potenziertes Eigenblut für Kinder

Die akute Nebenhöhlenentzündung läßt sich bei Kindern durch potenziertes Eigenblut gut beeinflussen. Schon nach wenigen Gaben stellt sich eine deutliche Besserung ein.

Häufigkeit	Eigenblutpotenz	Dosierung
1×/Tag über 10 Tage	Anfertigung einer C7 Potenz	3 × 5–10 gtt. (je nach Alter)
1×/Tag über 10 Tage	Anfertigung einer C9 Potenz	3 × 5–10 gtt. (je nach Alter)
1×/Tag über 10 Tage	Anfertigung einer C12 Potenz	3 × 5–10 gtt. (je nach Alter)

Nach dem zweiten oder dritten Tag kommt es zu einem verstärkten Schnupfen,
dabei kann das Sekret farblos und von wechselnder Viskosität sein, jedoch ist der
Schnupfen meist eitrig, gelb oder auch grünlich gefärbt. Dabei erfolgt der Abfluß
nicht nur aus der Nase, sondern auch rachenwärts, was an einer deutlichen Schleimhautstraße im hinteren Rachenraum sichtbar wird.

▶ Eigenblutinjektion

Die Verabreichung von 2,0 ml Nativblut intramuskulär, kann kurzfristig Herdreaktionen bewirken, die auf bestimmte Erkrankungen im Nebenhöhlenbereich hinweisen:
Kopfschmerzen über dem Auge → Verdacht auf Kieferhöhlen-, Siebbein- oder
Stirnhöhlenentzündung
Schmerzen im Bereich der Oberkiefergegend → Verdacht auf Kieferhöhlenentzündung, vorwiegend im Verlaufe einer Grippe
Schmerzen im Hinterkopf oder in der Schläfenregion → Verdacht auf Keilbeinhöhlenentzündung

1. und 2. Woche Injektion am Montag, Mittwoch und Freitag	0,5 ml Eigenblut plus 3 Ampullen Notakehl® D5
3. Woche Injektion am Montag, Mittwoch und Freitag	0,5 ml Eigenblut plus 2 Ampullen Notakehl® D5

Zusatztherapie

- **Quentakehl® D4 Kps.:** 3 × tgl. 1 Kps. vor den Mahlzeiten einnehmen
- **Tropfenmischung:** Phönix Hydrargyrum, Phönix Lymphophön aa 50.0, M. D. S.
  3 × tgl. 20 gtt.
- **Vitamin C:** 2 TL Ascorbinsäure Plv. über den Tag verteilt mit Saft einnehmen

- **lokale Maßnahmen:** mehrfach täglich schleimhautabschwellende Nasentropfen verabreichen wie z. B. Rapako® S Truw oder Euphorbium compositum-Nasentropfen S Heel
- **Inhalationen**
  - Fol. Menthae piperitae, Fol. Salviae, Flor. Violae odoratae, Herba Basilici aa 30.0, M. f. spec., D. S. 1 EL auf 1 Liter Wasser kurz aufkochen und drei Minuten ziehen lassen, 2–3mal tgl. für 10 Minuten inhalieren.
  - Eukalyptusöl 10.0, Kiefernöl 0.5, Thymianöl 0.3, Lavendelöl 0.2, M. D. S. einige Tropfen dieser Mischung in eine Schüssel mit kochendem Wasser geben und 2 × tgl. 20 Minuten inhalieren.

▶ Eigenblutbehandlung mit dem Hämoaktivator-N nach Dr. med. Höveler

1.–4. Woche Injektion am Montag, Mittwoch und Freitag	8 ml aktivierte Eigenblutlösung plus 2 Ampullen Notakehl® D5

Eine **Zusatztherapie** wie unter „Eigenblutinjektion" ist sinnvoll.

4.2.2 Chronische Sinusitis frontalis

Jede auslösende Ursache einer akuten Nebenhöhlenentzündung kann eine chronische Nebenhöhlenentzündung bewirken.

Zeitweise auftretende Kopfschmerzen oder Druckgefühl im Stirnbereich, chronischer Schnupfen oder Neigung zur Schlaflosigkeit müssen an eine chronische Sinusitis denken lassen und sollte stets bei Verdacht fachärztlich untersucht werden.

▶ Potenziertes Eigenblut für Kinder

Gemäß dem Grundsatz „im akuten Stadium öfters geben und im chronischen Stadium seltener verabreichen" wird die potenzierte Eigenbluttherapie durchgeführt.

Häufigkeit	Eigenblutpotenz	Dosierung
1×/Woche über 6 Wochen	Anfertigung einer C7 Potenz	5 Tropfen auf die Zunge
1×/Woche über 6 Wochen	Anfertigung einer C9 Potenz	5 Tropfen auf die Zunge
1×/Woche über 6 Wochen	Anfertigung einer C12 Potenz	5 Tropfen auf die Zunge
1×/Woche über 6 Wochen	Anfertigung einer C15 Potenz	5 Tropfen auf die Zunge

Zusatztherapie

- **Utilin® S Kps. stark:** Kapselinhalt montags und freitags nüchtern in den Rachenraum streuen und eine Stunde nüchtern bleiben. Die Einnahme erfolgt für die Dauer von acht Wochen.

- **Rebas® D4 Supp.:** vor dem Schlafengehen 1 Supp. einführen
- **Vitamin C:** 2 TL Ascorbinsäure Plv. über den Tag verteilt mit Saft einnehmen
- **lokale Maßnahmen:** Pefrakehl® D5 Tropfen, Notakehl® D5 Tropfen; im täglichen Wechsel 2 Tropfen in jede Nasenöffnung geben nach vier Wochen: Mucokehl® D5 Tropfen und Nigersan® D5 Tropfen; im täglichen Wechsel 2 Tropfen in jede Nasenöffnung geben
- **Inhalationen:** Fol. Menthae piperitae, Fol. Salviae, Flor. Violae odoratae, Herba Basilici aa 30.0, M. f. spec., D. S. 1 EL auf 1 Liter Wasser kurz aufkochen und drei Minuten ziehen lassen. 2mal tgl. für 10 Minuten inhalieren
- **Spülungen:** Auch Spülungen der Nase mit Emser Salz® sind sehr hilfreich. Dabei wird ein gestrichener Teelöffel Emser Salz® in $\frac{1}{4}$ Liter lauwarmen Wasser aufgelöst und die Flüssigkeit mehrfach täglich in die Nase hochgezogen. Wer damit Schwierigkeiten hat, kann mit einer Pipette mehrfach täglich 5–10 gtt. in jedes Nasenloch geben.

▶ Eigenblutinjektion

Die Verabreichung von 2,0 ml Nativblut intramuskulär, kann kurzfristig Herdreaktionen bewirken, die auf bestimmte Erkrankungen im Nebenhöhlenbereich hinweisen:

Kopfschmerzen über dem Auge → Verdacht auf Kieferhöhlen-, Siebbein- oder Stirnhöhlenentzündung

Schmerzen im Bereich der Oberkiefergegend → Verdacht auf Kieferhöhlenentzündung, vorwiegend im Verlaufe einer Grippe

Schmerzen im Hinterkopf oder in der Schläfenregion → Verdacht auf Keilbeinhöhlenentzündung

Die Injektionen werden nach folgendem Schema durchgeführt, insgesamt sollten 12–15 Injektionen verabfolgt werden.

1. und 2. Woche Injektion am Montag und Freitag	2,0 ml Eigenblut plus 1 Ampulle Quentakehl® D5 (bei Blutentnahme 1 Ampulle Quentakehl® D5 intravenös injizieren)
3. und 4. Woche Injektion am Freitag	2,0 ml Eigenblut plus 1 Ampulle Quentakehl® D5 (bei Blutentnahme 1 Ampulle Quentakehl® D5 intravenös injizieren)
Die Injektionen werden dann 14tägig fortgeführt.	

Zahlreiche Patienten die unter einer chronischen Sinusitis leiden, haben einen erheblichen Vitamin-C-Defizit. Es ist daher, wie bei allen chronischen Erkrankungen im HNO-Bereich, sehr nützlich, dem Patienten neben der Eigenbluttherapie 30 g Vitamin C in entsprechender Verdünnung zu infundieren. Es ist völlig ausreichend, wenn man etwa 5 Infusionen verabreicht (Durchführung der Vitamin-C-Infusionen ➔ 5.2.1).

Eine **Zusatztherapie** wie unter „Potenziertes Eigenblut für Kinder" ist sinnvoll.

▶ **Eigenblutbehandlung mit dem Hämoaktivator-N nach Dr. med. Höveler**

1. Woche Injektion am Montag und Freitag	8 ml aktivierte Eigenblutlösung plus 1 Ampulle Quentakehl® D5
2. und 3. Woche Injektion am Montag und Freitag	8 ml aktivierte Eigenblutlösung plus 1 Ampulle Ruberkehl® D5
4. und 5. Woche Injektion am Freitag	8 ml aktivierte Eigenblutlösung plus 1 Ampulle Ruberkehl® D5
Die nachfolgenden Injektionen erfolgen im 14tägigen bzw. dreiwöchentlichen Abstand mit je einer Injektion. Später sollte für einen längeren Zeitraum monatlich eine Auffrischungsinjektion erfolgen.	

Eine **Zusatztherapie** wie unter „Potenziertes Eigenblut für Kinder" ist sinnvoll.

4.2.3 Akute Sinusitis maxillaris

Auffallend sind bei diesem Krankheitsgeschehen häufig die Schmerzen im mittleren Gesichtsbereich. Die betroffene Kieferhöhle ist klopfempfindlich über der Wange, bisweilen ist die betroffene Gesichtshälfte stärker gerötet.

▶ **Potenziertes Eigenblut für Kinder**

Die akute Nebenhöhlenentzündung läßt sich bei Kindern durch potenziertes Eigenblut gut beeinflussen. Schon nach wenigen Gaben stellt sich eine deutliche Besserung ein.

Häufigkeit	Eigenblutpotenz	Dosierung
1×/Tag über 10 Tage	Anfertigung einer C7 Potenz	3 × 5–10 gtt. (je nach Alter)
1×/Tag über 10 Tage	Anfertigung einer C9 Potenz	3 × 5–10 gtt. (je nach Alter)
1×/Tag über 10 Tage	Anfertigung einer C12 Potenz	3 × 5–10 gtt. (je nach Alter)

Nach dem zweiten oder dritten Tag kommt es zu einem verstärkten Schnupfen, dabei kann das Sekret farblos und von wechselnder Viskosität sein, jedoch ist der Schnupfen meist eitrig, gelb oder auch grünlich gefärbt. Dabei erfolgt der Abfluß nicht nur aus der Nase, sondern auch rachenwärts, was an einer deutlichen Schleimhautstraße im hinteren Rachenraum sichtbar wird.

▶ **Eigenblutinjektion**

Folgendes Therapieschema hat sich bewährt:

1. und 2. Woche Injektion am Montag, Mittwoch und Freitag	0,5 ml Eigenblut plus 3 Ampullen Notakehl® D5
3. Woche Injektion am Montag, Mittwoch und Freitag	0,5 ml Eigenblut plus 2 Ampullen Notakehl® D5

Zusatztherapie

* **Notakehl® D4 Kps.:** 3 × tgl. 1 Kps. vor den Mahlzeiten einnehmen
* **Vitamin C:** 2 TL Ascorbinsäure Plv. über den Tag verteilt mit Saft einnehmen
* **Tropfenmischung:** Phönix Hydrargyrum, Phönix Lymphophön aa 50.0, M. D. S. 3 × tgl. 20 gtt.

▶ Eigenblutbehandlung mit dem Hämoaktivator-N nach Dr. med. Höveler

1.–4. Woche Injektion am Montag, Mittwoch und Freitag	8 ml aktivierte Eigenblutlösung plus 1 Ampulle Notakehl® D5
Monatlich eine Auffrischungsinjektion durchführen.	

Eine **Zusatztherapie** wie unter „Eigenblutinjektion" ist sinnvoll.

4.2.4 Chronische Sinusitis maxillaris

Meist Zufallsbefund, da nur sehr geringe Schmerzen bestehen und dadurch das Krankheitsgeschehen oftmals übersehen wird. Es besteht bei zahlreichen Patienten mit diesem Erscheinungsbild eine chronische Rhinitis, die überwiegend als allergisches Geschehen betrachtet und behandelt wird.

▶ Potenziertes Eigenblut für Kinder

Gemäß dem Grundsatz „im akuten Stadium öfters geben und im chronischen Stadium seltener verabreichen", wird die potenzierte Eigenbluttherapie durchgeführt.

Häufigkeit	Eigenblutpotenz	Dosierung
1×/Woche über 6 Wochen	Anfertigung einer C7 Potenz	5 Tropfen auf die Zunge
1×/Woche über 6 Wochen	Anfertigung einer C9 Potenz	5 Tropfen auf die Zunge
1×/Woche über 6 Wochen	Anfertigung einer C12 Potenz	5 Tropfen auf die Zunge
1×/Woche über 6 Wochen	Anfertigung einer C15 Potenz	5 Tropfen auf die Zunge

▶ Eigenblutinjektion

Die intramuskuläre Verabreichung von 2,0 ml Nativblut kann kurzfristig Herdreaktionen bewirken, die auf bestimmte Erkrankungen im Nebenhöhlenbereich hinweisen:

Kopfschmerzen über dem Auge → Verdacht auf Kieferhöhlen-, Siebbein- oder Stirnhöhlenentzündung

Schmerzen im Bereich der Oberkiefergegend → Verdacht auf Kieferhöhlenentzündung, vorwiegend im Verlaufe einer Grippe

Schmerzen im Hinterkopf oder in der Schläfenregion → Verdacht auf Keilbeinhöhlenentzündung

Die Injektionen werden nach folgendem Schema durchgeführt, insgesamt sollten 12–15 Injektionen verabfolgt werden.

1. und 2. Woche Injektion am Montag und Freitag	2,0 ml Eigenblut plus 2 Ampullen Notakehl® D5
3. und 4. Woche Injektion am Freitag	2,0 ml Eigenblut plus 2 Ampullen Notakehl® D5
Die Injektionen werden anschließend 14tägig fortgeführt.	

Zahlreiche Patienten, die unter einer chronischen Sinusitis leiden, haben einen erheblichen Vitamin-C-Defizit. Es ist daher, wie bei allen chronischen Erkrankungen im HNO-Bereich, sehr nützlich, dem Patienten neben der Eigenbluttherapie 30 g Vitamin C in entsprechender Verdünnung zu infundieren. Es ist völlig ausreichend, wenn man etwa 5 Infusionen verabreicht (Durchführung der Vitamin-C-Infusionen → 5.2.1).

▶ **Eigenblutbehandlung mit dem Hämoaktivator-N nach Dr. med. Höveler**

1.–3. Woche Injektion am Montag und Freitag	8 ml aktivierte Eigenblutlösung plus 2 Ampullen Notakehl® D5
4.–6. Woche Injektion am Freitag	8 ml aktivierte Eigenblutlösung plus 2 Ampullen Notakehl® D5
Die nachfolgenden Injektionen erfolgen im 14tägigen bzw. dreiwöchentlichen Abstand mit je einer Injektion. Später sollte für einen längeren Zeitraum monatlich eine Auffrischungsinjektion erfolgen.	

4.2.5 Pansinusitis

Bei Erkrankung aller Nebenhöhlen spricht man von einer Pansinusitis. Sie kann ein- oder beidseitig auftreten. Außergewöhnliche Krankheitsbilder verlangen auch außergewöhnliche Behandlungsmethoden.

▶ **Haemolysiertes Eigenblut**

1.–4. Woche Injektion am Montag und Freitag	1,0 ml Ampuwa® plus 1,5 ml Nativblut

Wichtig: Nach der Blutentnahme muß die Mischung ca. 1 Minute durchgemischt werden. Erst dann erfolgt die Injektion. Bitte den Patienten darauf aufmerksam machen, daß es zu einer starken Schleimproduktion kommen kann und möglicherweise ein starker Fließschnupfen einsetzt. Bei diesen Patienten ist es unumgänglich, daß man im Blut den Zinkgehalt und auch den Vitamin-C-Spiegel bestimmen läßt.

Da beide Werte erfahrungsgemäß häufig weit unter der Norm sind, muß unbedingt eine Substitution dieser beiden lebenswichtigen Stoffe erfolgen.

Zusatztherapie

- **Notakehl® D4 Kps.:** 3 × tgl. 1 Kps. vor den Mahlzeiten einnehmen, 1 Kps. vor dem Schlafengehen
- **Utilin® S Kps. stark:** montags 1 Kps. nüchtern einnehmen und 3 Stunden nüchtern bleiben
- **Recarcin® Kps.:** freitags 1 Kps. nüchtern einnehmen und 3 Stunden nüchtern bleiben
- **Vitamin C:** 2 TL Ascorbinsäure Plv. über den Tag verteilt mit Saft einnehmen

4.3 Erkrankungen des Mundes und Rachens

Die zahlreichen Erkrankungen des Mundes und des Rachens lassen sich durch die unterschiedlichen Eigenblutverfahren gut beeinflussen. Die vielfältigen Wirkungen des Eigenblutes auf die unterschiedlichen Stoffwechselaktivitäten, die Wiederbelebung der Immunmodulation und damit die Aktivierung des gesamten Abwehrsystems lassen manche chronische Erkrankung im Mund oder Rachenbereich abklingen und ausheilen.

4.3.1 Mundwinkelrhagaden

Winzige Einrisse im Bereich der Mundwinkel verursachen Schmerzen und leichte Blutungen beim Mundöffnen. Die Ursachen können unterschiedlicher Natur sein, so z. B. Candida-Infektionen, schlecht sitzende Zahnprothesen, Diabetes mellitus, Eisenmangelanämie, Fehlen von Vitamin-B-Verbindungen, banale Infektionen oder allgemein eine schlechte Abwehrsituation.

▶ **Eigenblutinjektion**

1.–4. Woche Injektion am Montag, Mittwoch und Freitag	2,0 ml Eigenblut plus 1 Ampulle Thymoject®

Zusatztherapie

- **Ultra Preventive III Kps. Douglas Labor:** 3 × tgl. 1 Kps. nach den Mahlzeiten einnehmen
- **Vitamin C:** 2 TL Ascorbinsäure Plv. über den Tag verteilt mit Saft einnehmen
- **lokale Maßnahme:** Condurango Urtinktur 3 × tgl. auf die betroffenen Stellen auftragen.

▶ **Eigenblutbehandlung mit dem Hämoaktivator-N nach Dr. med. Höveler**

1.–4. Woche Injektion am Montag, Mittwoch und Freitag	8 ml aktiviertes Eigenblut plus 1 Ampulle Thymoject®

Im Anschluß daran kann, wenn es erforderlich erscheint, monatlich eine Auffrischungsinjektion erfolgen.
Eine **Zusatztherapie** wie unter „Eigenblutinjektion" ist sinnvoll.

4.3.2 Stomatitis

Stomatitis diffusa

Im Bereich der Mundschleimhaut entstehen zahlreiche kleine, sehr schmerzhafte Knötchen und Bläschen mit oberflächlichen Epitheldefekten und Blutungen. Die Patienten klagen über ein Brennen und Kratzen im Rachen, über Geschmacksstörungen und verstärkten Speichelfluß.
Auslösende Ursachen können sein:
- bakterielle, mykotische oder virale Erkrankung
- Sekundärinfektionen aufgrund anderer Erkrankungen, wie z.B. zyklische Infektionskrankheiten, Stoffwechsel- oder Blutkrankheiten, Metallvergiftungen, Nahrungsmittelunverträglichkeiten

Therapie wie unter Stomatitis aphtosa.

Stomatitis aphthosa

Inmitten der Wangenschleimhaut und Lippen findet man kleine, gelbliche, fibrinöse Beläge aufweisende, flache Erosionen mit rotem Hof. Sie sind äußerst schmerzhaft und heilen nur langsam ab. Die Ursache ist noch sehr umstritten. Mit Sicherheit spielen neben einer allergischen Komponente auch bakterielle, mykotische oder virale Erkrankungen eine nicht unerhebliche Rolle bei der Entstehung dieses Krankheitsbildes.

▶ **Eigenblutinjektion**

Zunächst ist die Entstehungsursache abzuklären, erst dann kann mit einer gezielten Eigenbluttherapie begonnen werden. In vielen Fällen ist ein Befall der Mundschleimhaut mit Candidaerregern die auslösende Ursache. In diesen Fällen ist die nachfolgende Therapie angezeigt.

1.–4. Woche Injektion am Montag, Mittwoch und Freitag	0,5 ml Eigenblut plus 1 Ampulle Albicansan® D5 i.m., gleichzeitig 1 Ampulle Albicansan® D5 intravenös
Bei Verdacht einer Virusinfektion werden die Albicansan® D5 Ampullen durch Quentakehl® D5 Ampullen ersetzt.	

Zusatztherapie

* **Albicansan® D4 Kps.:** 1 Kps. vor dem Frühstück und 1 Kps. vor dem Schlafengehen; bei Verdacht einer Virusinfektion werden anstelle von Albicansan® D4 Kps. Quentakehl® D4 Kps. verabreicht
* **Mercurius sublimatus corrosivus D4 Tbl.:** 3 × tgl. 1 Tbl. im Mund zergehen lassen
* **Tropfenmischung:** Phönix Antitox, Phönix Lymphophön aa 50.0, M. D. S. 4 × tgl. 20 gtt. mit Flüssigkeit einnehmen
* **Vitamin C:** 2 TL Ascorbinsäure Plv. über den Tag verteilt mit Saft einnehmen; im fortgeschrittenen Stadium zunächst für zwei Tage Vitamin C infundieren, pro Infusion 15 g Vitamin C (➔ 5.2.1)
* **Mundspülungen**
  – Arnika D2 Dil., 20 gtt. in $\frac{1}{4}$ Liter abgekochtes warmes Wasser geben, täglich mehrfach gurgeln und dann trinken
  – Tormentilltinktur, Arnikatinktur aa 20.0. M. D. S. 1 TL auf 1 Glas Wasser geben und mehrmals täglich den Mund spülen
  – Phönix Kalantol-A, D. S. 2 TL auf ein Glas abgekochtes Wasser geben und mehrmals täglich den Mund spülen
  – Frct. Myrtilli, Rhiz. Tormentillae aa 50.0, M. f. spec. D. S. 3 EL mit $\frac{1}{2}$ Liter Wasser 5 Minuten kochen, abkühlen lassen und den Mund mehrmals täglich spülen Der Hauptanteil in diesen beiden Heilpflanzen ist Gerbstoff, dessen adstringierende Wirkung neben der Schmerzlinderung auch Heilungsprozesse einleitet.

▶ **Eigenblutbehandlung mit dem Hämoaktivator-N nach Dr. med. Höveler**

1.–4. Woche Injektion am Montag, Mittwoch und Freitag	8 ml aktivierte Eigenblutlösung plus 1 Ampulle Albicansan® D5
Bei bestehendem Verdacht einer Virusinfektion werden die Albicansan® D5 Ampullen mit Quentakehl® D5 Ampullen ausgetauscht.	

Eine **Zusatztherapie** wie unter „Eigenblutinjektion" ist sinnvoll.

4.3.3 Mykose der Mundschleimhaut

Pilzinfektionen (Candidiasis) in der Mundhöhle treten vorwiegend bei abwehrgeschwächten, pflegebedürftigen Kranken, nach Antibiotikatherapie, nach Einnahme von Kortikosteroiden oder Zytostatika und nach Strahlentherapie auf. Es kommt in der Mundhöhle zu typischen membranartigen, weißlichen und nur wenig festhaftenden Belägen, die beim Versuch des Abwischens leicht Blutungen auslösen.

Sehr oft kann man einen Mitbefall der Mundwinkel feststellen, was sich durch Mundwinkelrhagaden äußerlich darstellt. Auch die Zunge ist vielfach betroffen und dadurch in ihrer Funktion beeinträchtigt.

▶ Injektionstherapie ohne Eigenblut

Bei ausgeprägtem Pilzbefall der Mundschleimhaut, aber auch des Verdauungsapparates, hat sich die nachfolgende Injektionstherapie als Basis eindrucksvoll bewährt.

1. intramuskuläre Mischinjektion	1 Ampulle Mucokehl® D5 1 Ampulle Utilin® schwach 1 Ampulle Ubichinon cps. Heel
2. intramuskuläre Mischinjektion drei bis vier Tage nach der ersten Injektion	1 Ampulle Utilin® stark 1 Ampulle Recarcin® schwach 1 Ampulle Ubichinon cps. Heel
3. intramuskuläre Mischinjektion zwei bis drei Wochen nach der zweiten Injektion	1 Ampulle Utilin® stark 1 Ampulle Recarcin® stark 1 Ampulle Ubichinon cps. Heel

Nach der zweiten und dritten Injektion kann an der Injektionsstelle eine Reaktion in Form einer mehr oder weniger starken Hautrötung bzw. eines Schmerzes auftreten. Die Reaktionen bilden sich nach zwei Tagen wieder vollständig zurück.

Zusatztherapie

* **Fortakehl® D5 Tbl.:** drei Tage nach der ersten Injektion für 14 Tage 2 × täglich 1 Tbl. eine Stunde nach dem Essen im Mund zergehen lassen; zwei Wochen später Fortakehl® D5 Tbl. absetzen und dafür **Pefrakehl® D5 Tropfen:** 1 × tgl. 10 Tropfen für die Dauer von acht Wochen verabreichen
* **Mundspülungen**
  – Tormentilltinktur, Arnikatinktur aa 20.0 M. D. S. 1 TL auf 1 Glas Wasser geben und mehrmals täglich den Mund spülen
  – Phönix Kalantol-A, D. S. 2 TL auf ein Glas abgekochtes Wasser geben und mehrmals täglich den Mund spülen
  – Tinct. Salviae, Tinct. Tormentillae aa 50.0 M. D. S. 1 TL auf ein Glas abgekochtes Wasser geben und mehrmals täglich den Mund spülen

▶ Eigenblutinjektion

Zur Regeneration und Stabilisierung des Immunsystems sollte sich eine Eigenbluttherapie anschließen:

1.–5. Woche Injektion am Montag und Freitag	0,5 ml Eigenblut plus 2 Ampullen Rebas® D4

▶ Eigenblutbehandlung mit dem Hämoaktivator-N nach Dr. med. Höveler

Durch den wesentlich höheren Stimulationseffekt des aktivierten Eigenblutes auf das gesamte Immunsystem ist die Zufügung von jeweils nur einer Ampulle Rebas® D4 völlig ausreichend. Anstelle von Rebas® D4 Ampullen kann auch ein hochwertiges Thymuspräparat hinzugefügt werden.

1.–6. Woche Injektion am Montag und Freitag	8 ml aktivierte Eigenblutlösung plus 1 Ampulle Rebas® D4

Soor bei Kindern

Neben den unterschiedlichen oralen Medikationen ist eine begleitende Eigenblut-behandlung mit potenziertem Eigenblut sehr wichtig, hauptsächlich auch dann, wenn bereits mehrfach Soorinfektionen aufgetreten waren.

▶ Potenziertes Eigenblut für Kinder

Gemäß dem Grundsatz „im akuten Stadium öfters geben und im chronischen Sta-dium seltener verabreichen" wird die potenzierte Eigenbluttherapie durchgeführt.

Häufigkeit	Eigenblutpotenz	Dosierung
1×/Tag über 2 Wochen	Anfertigung einer C7 Potenz	5 Tropfen auf die Zunge
1×/Tag über 2 Wochen	Anfertigung einer C9 Potenz	5 Tropfen auf die Zunge
1×/Tag über 4 Wochen	Anfertigung einer C12 Potenz	5 Tropfen auf die Zunge
1×/Tag über 4 Wochen	Anfertigung einer C15 Potenz	5 Tropfen auf die Zunge

Diese Kur kann durchaus nach 6–8 Monaten noch einmal wiederholt werden.

Zusatztherapie

* **bei Schulkinder:** Fortakehl® D5 Tbl. 2 × tgl. 1 Tbl. eine Stunde nach den Mahl-zeiten im Mund zergehen lassen; nach 10 Tagen Fortakehl® durch Pefrakehl® D5 Tropfen ersetzen und 1 × tgl. 8–10 gtt. in den Mund geben
* **bei Kleinkinder:** Fortakehl® D5 Tropfen 1 × tgl. 6–8 gtt. in den Mund geben; nach 10 Tagen Fortakehl® durch Pefrakehl® D5 Tropfen ersetzen und 1 × tgl. 6–8 gtt. in den Mund geben
* **bei Säuglingen:** Fortakehl® D5 Tropfen 1 × tgl. 3–5 gtt. in den Mund geben; nach 10 Tagen Fortakehl® durch Pefrakehl® D5 Tropfen ersetzen und 1 × tgl. 3–5 gtt. in den Mund geben

4.3.4 Chronisch rezidivierende Aphthosis

Bei diesem sehr diffizilen Erscheinungsbild findet man in den meisten Fällen einen sehr niedrigen Vitamin-C-Blutspiegel. Die Folgen dieses Mangels sind eine ver-zögerte Makrophagenaktivität, eine reduzierte Stimulierung der Immunglobulin-Synthese und des Komplement-Systems sowie eine verminderte Stimulierung der Interferon-Synthese. Das sind nur einige wesentliche Aufgaben, die u. a. durch Vitamin C im Organismus bewältigt werden müssen. Es ist daher von erheblicher Bedeutung das Vitamin C möglichst schnell wieder aufzufüllen und dies geschieht am sichersten durch eine Infusionstherapie mit Vitamin C.

▶ **Vitamin-C-Infusion**

Wochentag	1. Woche	2. Woche	3. Woche	4. Woche
Montag, Mittwoch und Freitag	250 ml NaCl plus 15 g Vitamin C	500 ml NaCl plus 30 g Vitamin C	500 ml NaCl plus 30 g Vitamin C	500 ml NaCl plus 30 g Vitamin C

Zur Vitamin-C-Infusionstherapie grundsätzlich nur das Vitamin C der Firma Pascoe verwenden, da hier weder Stabilisatoren noch Konservierungsstoffe zugesetzt sind. Grundsätzlich nach jeder Vitamin-C-Infusion die höher als 15 g verabfolgt wurde, nach Beendigung der Infusion eine Ampulle Ubichinon cps Heel intramuskulär verabreichen. Ubichinon hält die Zellmembranen funktionsfähig, indem es sich direkt in deren Membrandoppelschichten einlagert. Damit Vitamin C in höherer Konzentration auch die Zellen durchdringt und dort seine Wirkung entfalten kann, benötigt man intakte Membranen.

Später kann sich eine Eigenbluttherapie anschließen. Wobei hier überwiegend die aktivierte Eigenbluttherapie zum Einsatz kommt.

▶ **Eigenblutbehandlung mit dem Hämoaktivator-N nach Dr. med. Höveler**

1.–4. Woche Injektion am Montag, Mittwoch und Freitag	8 ml aktivierte Eigenblutlösung plus 1 Ampulle eines Thymuspräparates

Zusatztherapie

* **Albicansan® D4 Kps.:** 1 Kps. vor dem Frühstück und 1 Kps. vor dem Schlafengehen; bei Verdacht einer Virusinfektion werden anstelle von Albicansan® D4 Kps **Quentakehl® D4 Kps.** verabreicht
* **Ultra Preventive III Kps. Douglas Labor:** 3 × tgl. 1 Kps. nach dem Essen einnehmen
* **Tropfenmischung:** Phönix Antitox, Phönix Lymphophön aa 50.0, M. D. S. 4 × tgl. 20 gtt. mit Flüssigkeit einnehmen
* **Vitamin C:** 2 TL Ascorbinsäure Plv. über den Tag verteilt mit Saft einnehmen

4.3.5 Gingivitis

Häufig ausgelöst durch Zahnstein, mangelnde Mundhygiene, schlecht sitzende Zahnprothesen, bakterielle Infektionen. Aber auch als Lokalreaktion bei Blut- und Stoffwechselerkrankungen, Nikotinabusus und aufgrund toxischer Belastungen durch Schwermetalle. Es kommt zu oberflächlichen Entzündungen des Zahnfleischsaumes und zu Zahnfleischbluten. Schließlich treten Schmerzen bei der Nahrungszerkleinerung im Mund auf.

Zunächst sollte der Patient 2mal wöchentlich eine Infusionstherapie mit 15 g Vitamin C erhalten (➔ 5.2.1), insgesamt über einen Zeitraum von vier Wochen. Im Anschluß daran erfolgt eine Eigenblutbehandlung.

▶ **Eigenblutinjektion**

1.–5. Woche Injektion am Montag und Freitag	0,5 ml Eigenblut plus 1 Ampulle Pascotox forte-Injektopas®

Zusatztherapie

- **Utilin® Kps. schwach–stark:** montags 1 Kps. nüchtern einnehmen und drei Stunden nüchtern bleiben
- **Recarcin® Kps.:** freitags 1 Kps. nüchtern einnehmen und drei Stunden nüchtern bleiben
- **Vitamin C:** 2 TL Ascorbinsäure Plv. über den Tag verteilt mit Saft einnehmen; anstelle von Ascorbinsäure Plv. kann auch die nachfolgende Rezeptur verwendet werden: Acidum ascorbicum 100.0, Natrium bicarbonicum Plv. 48.0, Sorbitol Lösung 70 % 200.0, Aqua purificata ad 600.0, M. D. S. täglich 2 TL voll mit Flüssigkeit verdünnt einnehmen
- **Einreibung:** 2 × tgl. das Zahnfleisch mit 3–5 gtt. Notakehl® D5 Tropfen im täglichen Wechsel mit Pefrakehl® D5 Tropfen einreiben

> Der Patient muß, wenn nicht bereits durch den Zahnarzt geschehen, auf die richtige und mehrmals täglich durchzuführende Zahnpflege hingewiesen werden. Für die Zahnpflege hat sich u. a. die von Weleda entwickelte *Sole-Zahncreme* bestens bewährt. Außerdem sollte der Patient auf eine ausgewogene und gesunde Ernährung aufmerksam gemacht werden.

4.3.6 Allergische Glossitis

Das auffallende Symptom ist das Zungenbrennen, vor allem an der Zungenspitze und an den Zungenrändern, mit plötzlich einsetzender Rötung, Schwellung und zunehmenden Spannungsschmerz. Im Extremfall kann es zur Ausbildung eines Quincke-Ödems kommen. Auslösende Allergene sind Medikamente oder Nahrungsmittel der unterschiedlichsten Art.

▶ **Haemolysiertes Eigenblut**

1.–4. Woche Injektion am Montag und Freitag	1,0 ml Ampuwa® plus 1,5 ml Eigenblut

Wichtig: Das Injektionspräparat und das entnommene Eigenblut muß ca. 1 Minute durchgemischt werden. Erst dann erfolgt die Injektion.

▶ **Eigenblutinjektion**

1.–5. Woche Injektion am Montag und Freitag	0,5 ml Eigenblut plus 1 Ampulle Acirufan®

Zusatztherapie

- **Synerga® Lösung** oder **Colibiogen® oral:** 3 × tgl. 1 TL voll mit etwas Flüssigkeit verdünnt vor den Mahlzeiten einnehmen

▶ **Eigenblutbehandlung mit dem Hämoaktivator-N nach Dr. med. Höveler**

1.–6. Woche Injektion am Montag und Freitag	8 ml aktivierte Eigenblutlösung plus 1 Ampulle Colibiogen® inj. N

Eine **Zusatztherapie** wie unter „Eigenblutinjektion" ist sinnvoll.

4.3.7 Pharyngitis

Akute Pharyngitis

Beim akuten Rachenkatarrh steht die Virusinfektion gegenüber der bakteriellen im Vordergrund. Es kommt zur Rötung und Schwellung der Rachenschleimhaut mit Bildung eitrigen, oft zähen Schleims. Der Patient klagt über Brennen und Kratzen im Hals und oftmals über heftige Schluckbeschwerden, die bis in die Ohren ausstrahlen können. Schüttelfrost und Temperaturanstieg können hinzukommen. Das Allgemeinbefinden ist mehr oder minder stark beeinträchtigt.

▶ **Eigenblutinjektion**

Bei akuter Erkrankung ist die intramuskuläre Injektion von 2,0 ml Eigenblut plus 1 Ampulle Quentakehl® D5 angezeigt, bei gleichzeitiger intravenösen Injektion von 1 Ampulle Quentakehl® D5. Eine Wiederholung der Injektion erfolgt nach 24 bzw. 48 Stunden.
Bei fortgeschrittenem Geschehen sollte vor der ersten Injektion von Quentakehl® D5, 15 g Vitamin C infundiert werden. Auch diese Infusion wird nach 24 bzw. 48 Stunden wiederholt.

▶ **Eigenblutbehandlung mit dem Hämoaktivator-N nach Dr. med. Höveler**

Beim Auftreten der ersten Symptome werden 5 ml bis 10 ml aktivierte Eigenblutlösung intraglutäal injiziert. Eine Wiederholung der Injektion erfolgt am 2. bzw. 3. Tag. Ist der Krankheitsprozeß weiter fortgeschritten, werden 3 × wöchentlich eine Injektion mit aktivierter Eigenblutlösung intraglutäal injiziert. Je nach Ausmaß der Erkrankung und Begleitumstände sind 6 bis 10 Injektionen notwendig. Durch die Zufügung eines geeigneten Präparates zur Abwehrsteigerung, wird der Heilungsverlauf begünstigt.

Chronische Pharyngitis

Neben den infektiösen Ursachen können z. B. physikalische und chemische Reize, ätzende Dämpfe, Rauch und Gase oder Alkohol- und Tabakmißbrauch eine Rolle spielen und somit die Grundlage für eine chronische Pharyngitis darstellen. Sobald die Ursache erkannt ist, kann mit Hilfe der aktivierten Eigenblutbehandlung durch eine gezielte Langzeittherapie der chronische Zustand in vielen Fällen behoben werden.

▶ Eigenblutbehandlung mit dem Hämoaktivator-N nach Dr. med. Höveler

Es werden über einen Zeitraum von sechs bis acht Wochen 12–15 Eigenblutlösungen appliziert. Anschließend wird monatlich eine Auffrischungsinjektion verabreicht, um den Zustand zu stabilisieren. Als Medikation kann dem aktivierten Eigenblut jeweils 1 Ampulle Fortakehl® D5 beigefügt werden. Sicherlich ist es sehr hilfreich, nach jeder Blutentnahme 15 g Vitamin C intravenös zu verabreichen.
Weiterhin sollte zur Behebung des chronischen Zustandes zunächst einmal wöchentlich später 14tägig, eine Mischinjektion, bestehend aus 1 Ampulle Sanukehl® Pseu D5 und 1 Ampulle Citrokehl® Sanum, intramuskulär injiziert werden.

Zusatztherapie

- **Notakehl® D5 Tropfen** und **Pefrakehl® D5 Tropfen:** im täglichen Wechsel vor dem Frühstück 10 Tropfen einnehmen
- **Utilin® Kps. schwach** und **Latensin® schwach Kps.:** im dreitägigen Wechsel vor dem Schlafengehen den Inhalt einer Kapsel in den Rachen streuen
- **Sanuvis®:** auf ein Glas abgekochtes Wasser 2 TL Sanuvis geben und anschließend den Mund damit spülen; täglich über einen Zeitraum von sechs Wochen

4.3.8 Angina tonsillaris

Die Anginen sind vorzugsweise eine Krankheit des jugendlichen Alters. Nach dem 35. Lebensjahr treten sie seltener auf. Bei unzureichender Widerstandskraft in der kalten Jahreszeit, durch den Einfluß von Kälte und Nässe, kann es zur Entzündung der Gaumenmandeln kommen. Wenn auch die Anginen in der kälteren Jahreszeit vorkommen, so können einzelne Erkrankungen auch in der heißen Jahreszeit auftreten.

Angina catarrhalis

Bei dieser einfachen katarrhalischen Entzündung der Rachenorgane kommt es zu einer mehr oder weniger starken Rötung der Schleimhaut mit einer deutlich wahrnehmbaren Schwellung an den Gaumenbögen und am Zäpfchen. Es bestehen starke Schluckbeschwerden. Jedoch finden wir bei der Angina catarrhalis keine Beläge auf den Tonsillen. Die regionären Lymphknoten zeigen meist nur eine geringe Anschwellung. Die katarrhalische Angina ist die leichteste Form der Mandelentzündung.

▶ **Potenziertes Eigenblut für Kinder**

Häufigkeit	Eigenblutpotenz	Dosierung
1. und 2. Tag	Anfertigung einer C5 Potenz	1 × tgl. 3 Tropfen auf die Zunge
ab 3.Tag im 3tägigen Abstand bis zur völligen Genesung	Anfertigung einer C7 Potenz	1 × tgl. 3 Tropfen auf die Zunge

Zusatztherapie

- **Mucedokehl® D4 Kps.:** vor dem Frühstück 2 Kps. und vor dem Schlafengehen 1 Kps. einnehmen
- **Mucedokehl® D3 Supp.:** morgens und abends je 1 Supp. einführen
- **Mundspülung:** ½ TL Emser Salz®, 20 Tropfen Salviathymol® N, 20 Tropfen Symbioflor® 1 in ein Glas abgekochtes Wasser, anschließend 3 × täglich den Mund spülen; über einen Zeitraum von sechs Wochen durchführen

> Als Folge einer Infektion im Rachenraum kommt es stets zu Veränderungen des Rachenmilieus, was immer wieder zu rezidivierenden Infektionen im Nasen-Rachen-Raum führen kann. Es hat sich daher als sehr sinnvoll erwiesen, nach überstandener Infektion die Rachenflora wieder aufzubauen.

▶ **Eigenblutinjektion**

Die unterschiedlichen Anginaformen sind ein wichtiges Indikationsgebiet für die Eigenblutbehandlung. Nicht selten kann man beobachten, daß unmittelbar nach der ersten Eigenblutinjektion eine merkliche Besserung eintritt. Das Allgemeinbefinden bessert sich wieder, die Halsschmerzen gehen zurück, die Temperatur hält noch kurzzeitig an, um dann langsam abzufallen. Ferner kann man immer wieder die Beobachtung machen, daß nach Eigenblutinjektionen die zeitliche Dauer der bestehenden Angina um ein wesentliches verkürzt wurde.

Am günstigsten wirkt die Injektion von 5,0 ml Nativblut intramuskulär. Die Injektion wird nach 24–48 Stunden wiederholt. Es werden dem Eigenblut keinerlei Medikamente hinzugefügt.

Zusatztherapie

Nach Ausheilung einer Angina tonsillaris und zur Vermeidung von Nacherkrankungen:
- **Utilin® Kps. schwach–stark:** montags 1 Kps. nüchtern einnehmen und drei Stunden nüchtern bleiben
- **Recarcin® Kps.:** freitags 1 Kps. nüchtern einnehmen und drei Stunden nüchtern bleiben
- **Vitamin C:** 2 × tgl. 1 TL Ascorbinsäure Plv. mit Saft verdünnt einnehmen

▶ **Eigenblutbehandlung mit dem Hämoaktivator-N nach Dr. med. Höveler**

Die Wirksamkeit des aktivierten Eigenblutes ist auch bei der Behandlung dieses Krankheitsgeschehens sehr deutlich wahrnehmbar. Hier werden die Injektionen kurzfristig aufeinanderfolgend, ohne jegliche Ampullenzusätze, appliziert:

1., 2. und 5. Tag: 10 ml aktiviertes Eigenblut intramuskulär

Weitere Injektionen können in der Folge 2mal wöchentlich verabreicht werden, um dadurch möglicherweise auftretende Komplikationen, die bei jeder Form der Angina auftreten können, zu unterbinden.
Eine **Zusatztherapie** wie unter „Eigenblutinjektion" ist sinnvoll.

Angina lacunaris

Ausgelöst durch β-hämolysierende Streptokokken, seltener Staphylokokken, Pneumokokken und anderen Bakterien kann sich eine Angina lacunaris entwickeln. Neben der deutlichen Schwellung und Rötung sind die Tonsillen von stippchenförmigen, grau-weißlichen Belägen bedeckt. Neben den örtlichen Beschwerden bestehen fast immer ausgeprägte Allgemeinsymptome wie Krankheitsgefühl, Fieber, Kopfschmerzen und Abgeschlagenheit. Außerdem kommt es zur Schwellung der regionären Lymphknoten.

▶ **Potenziertes Eigenblut für Kinder**

Häufigkeit	Eigenblutpotenz	Dosierung
1. und 2. Tag	Anfertigung einer C5 Potenz	1 × tgl. 3 Tropfen auf die Zunge
ab 3. Tag im 3tägigen Abstand bis zur völligen Genesung	Anfertigung einer C7 Potenz	1 × tgl. 3 Tropfen auf die Zunge

Zusatztherapie

- **Notakehl® D4 Kps.:** 3 × tgl. 1 Kps. vor dem Essen einnehmen. Eine sehr wirkungsvolle Methode ist das Öffnen der Kapsel und das Streuen des Kapselinhaltes in den Rachenraum.
- **Arnika-Heel® Tropfen:** stdl. 10 gtt. mit etwas Flüssigkeit einnehmen
- **Mercurius Heel® S Tbl.:** stdl. 1 Tbl. im Mund zergehen lassen
- **Phönix Kalantol-A:** mehrfach tgl. Halswickel anlegen
- **zum Gurgeln:** Frct. Foeniculi 5.0, Fol. Menthae piperit., Flor. Chamomillae, Fol. Salviae aa 15.0, M. f. spec. D. S. 1 TL auf 1 Tasse als Aufguß, 5 Minuten ziehen lassen, mehrmals täglich gurgeln

▶ **Eigenblutinjektion**

Die Eigenblutbehandlung hat sich bei den unterschiedlichen Formen der Angina sehr gut bewährt. So machten *Nourney* und *Thun* die Feststellung, daß nach Eigenblutinjektionen ein sehr rasches Abklingen der Temperatur und der subjektiven

Beschwerden eintraten. In fast allen Fällen konnte am Tage nach der Eigenblutinjektion ein Abfall der Temperatur von 39–40 °C auf 37 °C verzeichnet werden. Mit dem Abfall der Temperatur besserten sich auch das Allgemeinbefinden und der Appetit.

Durchführung der Eigenblutinjektionen:

1., 2., 5. und 9. Tag: 5,0 ml Eigenblut intramuskulär

Die nachfolgenden Eigenblutinjektionen werden 2mal wöchentlich bis zur vollständigen Ausheilung verabreicht.

Alternativ:

1.–3. Tag: 2–3 Ampullen Notakehl® D5 intravenös
zusätzlich 1 Ampulle Notakehl® D5 plus
0,5 ml Nativblut intramuskulär

Die Verabfolgung weiterer Injektionen richtet sich nach dem Genesungsprozeß des Patienten.

Zusatztherapie

Nach Ausheilung einer Angina und zur Vermeidung von Folgeerkrankungen sollten über einen Zeitraum von 2 Monaten folgende Medikamente verordnet werden:
- **Utilin® Kps. schwach–stark:** montags 1 Kps. nüchtern einnehmen und drei Stunden nüchtern bleiben
- **Recarcin® Kps.:** freitags 1 Kps. nüchtern einnehmen und drei Stunden nüchtern bleiben
- **Vitamin C:** 2 × tgl. 1–2 TL Ascorbinsäure Plv. mit Saft über den Tag verteilt einnehmen
- **Mundspülung:** ½ TL Emser Salz®, 20 Tropfen Salviathymol® N, 20 Tropfen Symbioflor® 1 in ein Glas abgekochtes Wasser, anschließend 3 × täglich den Mund spülen. Diese Maßnahme sollte über einen Zeitraum von sechs Wochen durchgeführt werden

▶ Eigenblutbehandlung mit dem Hämoaktivator-N nach Dr. med. Höveler

1., 2., 5. und 7. Tag	10 ml aktivierte Eigenblutlösung
Die nachfolgenden Injektionen werden in größeren Intervallen injiziert.	

Durch die Methode der aktivierten Eigenbluttherapie ist die bei einer Angina bestehenden Gefahr von Komplikationen weitgehend ausgeschlossen.
Bei schwerer Angina hat sich folgendes Verfahren der aktivierten Eigenbluttherapie bewährt:

1., 3. und 5. Tag: intravenöse Mischinjektion von Hepar sulfuris Injeel forte, Mercurius solubilis Injeel forte, Phytolacca Injeel und Lycopodium Injeel; zweidrittel dieser Mischung wird intravenös injiziert, das letzte Drittel wird mit 5,0 ml aktiviertem Eigenblut vermischt und intraglutäal verabreicht

9. Tag: 5,0 ml aktiviertes Eigenblut plus 1 Ampulle Pascotox forte-Injektopas®

Die weiteren Injektionen werden unter Beimischung eines Echinaceapräparates in größeren Abständen injiziert. Insgesamt sollten 12–15 Injektionen mit aktiviertem Eigenblut erfolgen, um durch die Stärkung der Eigenabwehr die blockierten Abwehrmechanismen wieder in Gang zu setzen.

Eine **Zusatztherapie** wie unter „Eigenblutinjektion" ist sinnvoll.

Als Folge einer Infektion im Rachenraum kommt es stets zu Veränderungen des Rachenmilieus, was immer wieder zu rezidivierenden Infektionen im Nasen-Rachen-Raum führen kann. Es hat sich daher als sehr sinnvoll erwiesen, nach überstandener Infektion die Rachenflora wieder aufzubauen.

4.3.9 Pfeiffer-Drüsenfieber

Diese durch das Epstein-Barr-Virus ausgelöste Infektion geht mit starker Lymphknotenschwellung an Kieferwinkeln und Hals und später generalisiert einher. Die durch das Krankheitsbild auftretende Angina zeigt sehr oft pseudomembranöse Beläge, die vermutlich durch eine Candidamykose ausgelöst werden. Hinzu kommen Leber- und Milzschwellungen, Fieber, möglichenfalls ein flüchtiges Exanthem und ein starkes Krankheitsgefühl.

Cave: Bei schwerem Krankheitsverlauf oder bei Komplikationen ist die Einweisung in ein Krankenhaus erforderlich.

▶ **Potenziertes Eigenblut für Kinder**

Häufigkeit	Eigenblutpotenz	Dosierung
jeden 2. Tag über 4 Wochen	Anfertigung einer C7 Potenz	1 × 3 Tropfen auf die Zunge
jeden 2. Tag über 4 Wochen	Anfertigung einer C9 Potenz	1 × 3 Tropfen auf die Zunge
jeden 2. Tag über 4 Wochen	Anfertigung einer C12 Potenz	1 × 3 Tropfen auf die Zunge
jeden 2. Tag über 4 Wochen	Anfertigung einer C15 Potenz	1 × 3 Tropfen auf die Zunge

▶ **Eigenblutinjektion**

1. und 3. Tag: 3 Ampullen Quentakehl® D5 intravenös
anschließend
0,5 ml Nativblut plus
1 Ampulle Quentakehl® D5 intramuskulär

2. und 5. Tag: 3 Ampullen Pinikehl® D5 intravenös
anschließend
0,5 ml Nativblut plus
1 Ampulle Pinikehl® D5 intramuskulär

Die weiteren Injektionen richten sich nach dem Verlauf des Krankheitsbildes.

Zusatztherapie

- **Quentakehl® D4 Kps.** im täglichen Wechsel mit **Pinikehl® D4 Kps.:** zu Beginn der Erkrankung 3 × tgl. 2 Kps. vor den Mahlzeiten einnehmen, nach einigen Tagen morgens 2 Kps. nüchtern und vor dem Schlafengehen 1 Kps. einnehmen
- **Vitamin C:** 2 TL Ascorbinsäure Plv. über den Tag verteilt mit Saft einnehmen
- **bei bestehender Schleimhautmykose:**
  - morgens und abends ein Exmykehl® D3 Supp. einführen
  - auf ein Glas abgekochtes Wasser 2 TL Sanuvis® geben und anschließend den Mund täglich mehrfach spülen; diese Maßnahme sollte über einen Zeitraum von drei bis vier Wochen durchgeführt werden.

▶ **Eigenblutbehandlung mit dem Hämoaktivator-N nach Dr. med. Höveler**

Zur Anregung der humoralen Immunmodulation und zur Vermeidung von Spätkomplikationen hat sich folgendes Schema bewährt:

1.–6. Woche Injektion am Montag und Freitag	5 ml aktivierte Eigenblutlösung plus 1 Ampulle Rebas® D4 1 Ampulle Engystol® N 1 Ampulle Lymphomyosot®

Zusatztherapie

- **Utilin® Kps. schwach–stark:** montags 1 Kps. nüchtern einnehmen und drei Stunden nüchtern bleiben
- **Latensin® Kps. schwach–stark:** mittwochs 1 Kps. nüchtern einnehmen und drei Stunden nüchtern bleiben
- **Recarcin® Kps.:** freitags 1 Kps. nüchtern einnehmen und drei Stunden nüchtern bleiben

Nach Beendigung des akuten Krankheitsverlaufs muß eine konsequente Nachbehandlung erfolgen, vor allem deshalb, weil die Patienten später über zeitweilig auftretendes Fieber, Infektanfälligkeit oder erhebliche vegetative Störungen klagen.

4.4 Erkrankungen des Larynx und der Trachea

Behinderte Nasenatmung, Nasennebenhöhlenentzündungen und chronische Mandelentzündungen sind häufig Ursachen einer absteigenden Infektion und somit Auslöser für eine Laryngitis oder auch für eine Tracheitis. Ferner können chemische Reize und das Einatmen von Staub oder Gasen derartige Entzündungen bewirken. Nicht zu vergessen die unterschiedlichen allergischen Noxen. Die Folgen sind Heiserkeit, Reizhusten, Schmerzen und Temperaturerhöhung.

4.4.1 Akute Laryngitis

Patienten klagen über Heiserkeit, teilweise über Aphonie. Es besteht ein Hustenreiz, der Schmerzen im Kehlkopfbereich bewirkt.

▶ **Eigenblutinjektion**

Schema A:

1.–3. Tag: 0,5 ml Eigenblut plus
1 Ampulle Arnika Injeel
1 Ampulle Phosphor-Homaccord®
1 Ampulle Aurum triphyllum Injeel

Weitere Injektionen sind nur dann erforderlich, wenn sich der akute Zustand nur langsam bessert.
Folgende Rezepturen ergänzen Schema A:
- Arnika-Heel®, Phosphor-Homaccord® aa 50.0, M. D. S. stdl. 10 gtt. mit etwas Flüssigkeit verdünnt einnehmen, später 4 × tgl. 20 gtt. bis zur endgültigen Behebung der Beschwerden oder:
- Tussilago Komplex Nestmann, Kreosotum Komplex Nestmann, Eupatorium Komplex Nestmann aa 50.0, M. D. S. stdl. 20 gtt. mit etwas Flüssigkeit verdünnt einnehmen, später 4 × tgl. 20 gtt. bis zur endgültigen Behebung der Beschwerden

Schema B:

1. und 2. Tag: 1 Ampulle Quentakehl® D5 intravenös
zusätzlich
0,5 ml Eigenblut plus
1 Ampulle Quentakehl® D5 intramuskulär
zusätzlich auf die andere Gesäßseite 1 Ampulle Pascotox forte-Injektopas® intramuskulär

Folgende Rezepturen ergänzen Schema B:
- Cerivikehl® Sanum, Relivora® Komplex Sanum aa 30.0, M. D. S. 4 × tgl. 30 gtt. mit etwas Wasser einnehmen
- Notakehl® D4 Kps.: 2 Kps. morgens vor dem Frühstück und vor dem Schlafengehen einnehmen

Zusatztherapie für Schema A und B

- **kalte Halswickel** mit Enelbin®-Paste N oder Quark
- **feuchtkalte Umschläge** mit Wasser und darübergewickelten Schal
- **Dampfinhalation** mit Wacholderöl
Eine alte Kaffee- oder Teekanne wird mit 1 l kochendem Wasser gefüllt. In das kochende Wasser geben wir 10–15 gtt. Wacholderöl. Auf die Kannenöffnung wird ein Trichter so aufgestellt, daß der verlängerte Teil des Trichters in den Mund genommen und somit der Dampf mit dem ätherischen Öl inhaliert werden kann. Alternativ Inhalation von Kamillendämpfen.
- **Rauchverbot**
- **ausreichende Flüssigkeitszufuhr**

▶ **Eigenblutbehandlung mit dem Hämoaktivator-N nach Dr. med. Höveler**

1.–4. Woche Injektion am Montag, Mittwoch und Freitag	5,0 ml aktivierte Eigenblutlösung plus 1 Ampulle Phosphor-Homaccord®

Dem aktivierten Eigenblut werden in diesem Fall keine weiteren Zusätze hinzugefügt, da durch die Aufbereitung des Blutes die körpereigenen Regulationsmechanismen so aktiviert werden, daß die vorhandenen Krankheitssymptome schnell abklingen.
Eine **Zusatztherapie** wie unter „Eigenblutinjektion" ist sinnvoll.

4.4.2 Chronische Laryngitis

Alkohol- und Nikotinabusus, Einwirkung von Reizstoffen oder starke Inanspruchnahme der Stimme fördern eine chronische Laryngitis.

> **❗ Jede länger als 3 Wochen bestehende Heiserkeit ist krebsverdächtig und muß differentialdiagnostisch abgeklärt werden.**

▶ **Eigenblutbehandlung mit dem Hämoaktivator-N nach Dr. med. Höveler**

Bei vielen chronischen Erkrankungen besitzt das aktivierte Eigenblut einen erheblich höheren Stimulationseffekt auf das ganze Immunsystem als unverändertes Eigenblut (gemessen nach der „Low level Luminiscence Methode" als verläßlicher Parameter). Ein Beispiel dafür bietet die Anwendung des Hämoaktivators bei der Behandlung der chronischen Laryngitis. Dabei hat die Praxis gezeigt, daß eine kurmäßige Anwendung von etwa 12–15 Injektionen zweckmäßig ist. Anschließend sollte über einen gewissen Zeitraum monatlich eine Auffrischungsinjektion erfolgen.
Für jeden Sänger ist die kurmäßige Anwendung einer aktivierten Eigenbluttherapie nach dem nachfolgendem Schema zur Regeneration und Pflege seiner Stimmbänder zweckmäßig.

1.–7. Woche Injektion am Montag und Freitag	5,0 ml aktivierte Eigenblutlösung plus 1 Ampulle Phosphor-Homaccord®

4.4.3 Kruppsyndrom

Der echte Krupp ist heute, nachdem die Diphtherie nur gelegentlich auftritt, sehr selten geworden. Es handelt sich um eine Stenosierung der Atemwege, ausgelöst durch die Ausbreitung der Diphtheriebeläge, die sich vom Rachen ausgehend in Richtung Larynx ausbreiten können. Sehr viel häufiger tritt der Pseudokrupp auf. Die Zunahme dieser besonderen Form der Laryngitis ist sehr auffällig. Betroffen sind vorwiegend Kinder zwischen dem zweiten und vierten Lebensjahr. Dem dramatischen Geschehen geht eine Erkältung voraus mit Schnupfen und trockenem Husten. Gegen Mitternacht wacht das Kind plötzlich mit einem bellenden Husten auf, der zu einer zunehmenden Atemnot führt. Durch eine plötzlich auftretende Schleimhautschwellung der absteigenden Atemwege tritt ein inspiratorischer Stridor auf, der den Eindruck erweckt, das Kind sei dem Ersticken nahe.

Es werden viele Ursachen diskutiert, die für die Zunahme dieses Krankheitsbildes verantwortlich sein sollen, so u.a. die Zunahme der Umweltverschmutzung. Es muß aber besonders hervorgehoben werden, daß der Pseudokrupp vorwiegend bei solchen Kindern auftritt, die eine allergische Disposition zeigen.

▶ Potenziertes Eigenblut für Kinder

Kinder, die zu Pseudokruppanfällen neigen und eine Allergiebereitschaft aufweisen, müssen eine umfassende Therapie erfahren:

Häufigkeit	Eigenblutpotenz	Dosierung
1×/Woche über 6 Wochen	Anfertigung einer C7 Potenz	5 Tropfen auf die Zunge
1×/Woche über 6 Wochen	Anfertigung einer C9 Potenz	5 Tropfen auf die Zunge
1×/Woche über 6 Wochen	Anfertigung einer C12 Potenz	5 Tropfen auf die Zunge
1×/Woche über 6 Wochen	Anfertigung einer C15 Potenz	5 Tropfen auf die Zunge

- Im akuten Anfall 5 gtt. Aconit D30 Dil. in den Mund geben.
- Entwickelt sich der Anfall langsam und ist vorhersehbar, dann 1 Tbl. Spongia D3 im Mund zergehen lassen.
- Für den Extremfall sollte ein Cortisonpräparat wie Rectodelt® Supp. oder Kortikoidspray verfügbar sein.

▶ Eigenblutbehandlung mit dem Hämoaktivator-N nach Dr. med. Höveler

Bei älteren Kindern mit allergischer Diathese ist die Durchführung der aktivierten Eigenbluttherapie sehr zweckmäßig und von großem Nutzen.

1.–4. Woche Injektionen am Montag, Mittwoch und Freitag	5,0 ml aktivierte Eigenblutlösung plus 1 Ampulle Allergie-Injektopas®
Monatlich kann über einen längeren Zeitraum eine Auffrischungsinjektion verabreicht werden.	

4.4.4 Akute Tracheitis

Sie tritt in den meisten Fällen als Begleiterkrankung bei einer Laryngitis oder Bronchitis auf, weniger als selbständige virogene Erscheinung. Symptomatisch tritt Husten auf, der hinter dem Sternum Schmerzen auslöst. Es kann vermehrt Auswurf auftreten, der evtl. eitrig ist.

▶ **Eigenblutinjektion Schema A**

1.–3. Tag: 0,5 ml Eigenblut plus
1 Ampulle Arnika Injeel
1 Ampulle Phosphor-Homaccord®
1 Ampulle Aurum triphyllum Injeel

Weitere Injektionen sind nur dann erforderlich, wenn sich der akute Zustand nur langsam bessert.

Zusatztherapie

- **Arnika-Heel®, Phosphor-Homaccord®** aa 50.0 M. D. S. stdl. 10 gtt. mit etwas Flüssigkeit verdünnt einnehmen, später 4 × tgl. 20 gtt. bis zur endgültigen Behebung der Beschwerden
- **Tropfenmischung:** Tussilago Komplex Nestmann, Kreosotum Komplex Nestmann, Eupatorium Komplex Nestmann aa 50.0 M. D. S. stdl. 20 gtt. mit etwas Flüssigkeit verdünnt einnehmen später 4 × tgl. 20 gtt. bis zur endgültigen Behebung der Beschwerden

▶ **Eigenblutinjektion Schema B**

1. und 2. Tag: 1 Ampulle Quentakehl® D5 intravenös
zusätzlich
0,5 ml Eigenblut plus
1 Ampulle Quentakehl® D5 intramuskulär
zusätzlich
auf die andere Gesäßseite 1 Ampulle Pascotox forte-Injektopas® intramuskulär

Zusatztherapie

- **Notakehl® D4 Kps.:** 2 Kps. morgens vor dem Frühstück und vor dem Schlafengehen einnehmen
- **Tropfenmischung:** Cerivikehl® Sanum, Relivora® Komplex Sanum aa 30.0, M. D. S. 4 × tgl. 30 gtt. mit etwas Wasser einnehmen

4.4.5 Infektanfälligkeit

Hartnäckige und immer wiederkehrende Infekte sind eine Domäne der Eigenbluttherapie. Vor allen Dingen auch dann, wenn im Laufe des Lebens die körpereigene Abwehrkräfte nachlassen oder wenn nach Abklingen einer akuten Erscheinung Restsymptome zurückbleiben oder die Erholungsphase nur zögernd eintritt. Es ist bekannt, daß sowohl beim älteren Menschen als auch beim Kleinkind ein mehr oder weniger ausgeprägter grippaler Infekt sehr unheilsame und mitunter gefährliche Komplikationen auslösen kann (➜ 4.20.1, Infektanfälligkeit im Kindesalter).
Die erste therapeutische Maßnahme besteht darin, zu prüfen, ob evtl. vorhandene Störfelder den Therapieverlauf und damit die Heilungstendenz stören.

Zu den wichtigsten Störfaktoren gehören:
- Zahnherde (→ 4.23)
- Dysbiosen (→ 4.23)
- chronische Appendizitis und chronische Nebenhöhlenentzündungen (→ 4.23 + 4.2)

Durch Behebung der Störzonen, die ja oftmals durch Eigenblutinjektionen sich erstmals bemerkbar machen, tritt in den meisten Fällen eine Lösung der Regulationsstarre ein und schon allein dadurch bessert sich so manche chronische Infektion. Die Stärkung des Immunsystems erfolgt durch eine konsequent durchgeführte Eigenbluttherapie.

▶ Eigenblutinjektion

Gemäß dem Grundsatz der Arndt-Schulz-Regel werden die Eigenblutinjektionen umso seltener verabfolgt, je chronischer der Zustand ist. Also wählt man zur Injektion bei chronischen Infekten Abstände von zunächst 7 Tagen – siebenmal – und führt dann die Behandlung in Abständen von 14 Tagen fort; etwa auch siebenmal.

Zum Beispiel:

Im 7tägigen Abstand
1. Injektion: 0,2 ml Nativblut plus 1 Ampulle Pascotox forte-Injektopas® i.m.
2. Injektion: 0,3 ml Nativblut plus 1 Ampulle Pascotox forte-Injektopas® i.m.
3. Injektion: 0,4 ml Nativblut plus 1 Ampulle Pascotox forte-Injektopas® i.m.
4. Injektion: 0,5 ml Nativblut plus 1 Ampulle Pascotox forte-Injektopas® i.m.
5. Injektion: 0,6 ml Nativblut plus 1 Ampulle Pascotox forte-Injektopas® i.m.
6. Injektion: 0,7 ml Nativblut plus 1 Ampulle Pascotox forte-Injektopas® i.m.
7. Injektion: 0,8 ml Nativblut plus 1 Ampulle Pascotox forte-Injektopas® i.m.

Im 14tägigen Abstand
1. Injektion: 1,0 ml Nativblut plus 1 Ampulle Pascotox forte-Injektopas® i.m.
2. Injektion: 1,5 ml Nativblut plus 1 Ampulle Pascotox forte-Injektopas® i.m.
3. Injektion: 2,0 ml Nativblut plus 1 Ampulle Pascotox forte-Injektopas® i.m.
4. Injektion: 2,5 ml Nativblut plus 1 Ampulle Pascotox forte-Injektopas® i.m.
5. Injektion: 3,0 ml Nativblut plus 1 Ampulle Pascotox forte-Injektopas® i.m.
6. Injektion: 3,5 ml Nativblut plus 1 Ampulle Pascotox forte-Injektopas® i.m.
7. Injektion: 4,0 ml Nativblut plus 1 Ampulle Pascotox forte-Injektopas® i.m.

Wenn es erforderlich erscheint, kann einmal monatlich 4,0 ml Nativblut zur „Auffrischung" injiziert werden. Diese Langzeitbehandlung führt zu einer Veränderung der Abwehrpotenz gegen Fremd- und Schadstoffe. Mit jeder Injektion wird die Abwehrleistung des Organismus erneut gesteigert, das immunkompetente Gewebe trainiert und somit die ungünstige Ausgangslage des Patienten behoben.

Zusatztherapie

- **Vitamin C:** 1–2 TL Ascorbinsäure Plv. über den Tag verteilt mit Saft einnehmen
- **Thohelur® II:** 3 × tgl. 1–2 Preßstücke in Flüssigkeit gelöst einnehmen
- **Phönix-Entgiftungstherapie:**
  - Phönix Phönohepan 3 Tage 3 × 60 Tropfen nach dem Essen anschließend
  - Phönix Solidago 3 Tage 3 × 60 Tropfen nach dem Essen anschließend
  - Phönix Antitox 3 Tage 3 × 20 Tropfen nach dem Essen dann wieder mit Phönix Phönohepan beginnen; der angegebene Einnahmezyklus ist bis zu einer Gesamtdauer von 45 Tagen zu wiederholen.

Durch diese Entgiftungs- und Ausleitungstherapie erfolgt eine Aktivierung des Leberparenchyms, eine Darm- und Stoffwechselsanierung und demzufolge auch ein Abbau von Blockaden.

▶ Eigenblutbehandlung mit dem Hämoaktivator-N nach Dr. med. Höveler

Die immunologischen Vorgänge im Organismus werden durch aktiviertes Eigenblut wesentlich schneller mobilisiert und damit Heilungsprozesse frühzeitig in Gang gesetzt. Insgesamt werden 15 Eigenblutinjektionen mit aktiviertem Eigenblut durchgeführt. Für die Dauer von einem Jahr sollte monatlich eine weitere Injektion mit aktiviertem Eigenblut erfolgen.

1.–6. Woche Injektionen am Montag und Freitag	5,0 ml aktivierte Eigenblutlösung plus 1 Ampulle Pascotox forte-Injektopas®

Eine **Zusatztherapie** wie unter „Eigenblutinjektion" ist sinnvoll.

4.5 Erkrankungen der Bronchien

Die entzündlichen Bronchialerkrankungen sind eine weitere Domäne der unterschiedlichen Formen der Eigenbluttherapie. Sie steht, rechtzeitig angewandt, keiner anderen Behandlungsart an Wert nach. Im Gegenteil, bei vielen Patienten kann man einen schnellen Rückgang der Symptome beobachten, weiterhin werden Komplikationen vermieden.

4.5.1 Akute Bronchitis

Die Ursachen können verschiedenartigster Natur sein. Häufig ausgelöst durch Witterungseinflüsse oder Erkältung, handelt es sich meist um eine Virusinfektion. So können Rhinoviren, Reoviren, Adenoviren, Myxoviren oder Enteroviren die

Ursache sein. Ebenso können physikalisch-chemische Reize wie Staub, Dämpfe oder Rauch eine akute Bronchitis bewirken. Daneben ist es die Begleitbronchitis, die als Folge einer Infektionskrankheit (z. B. Masern) auftreten kann.

Die Schleimhaut der Bronchien ist hyperämisch und geschwollen. Es kommt zu schleimigem, später schleimig-eitrigem Auswurf. Husten, Brustschmerzen, Fieber und allgemeines Krankheitsgefühl kennzeichnen das Krankheitsbild.

Die akute fieberhafte Bronchitis ist durch die Eigenblutbehandlung sehr gut beeinflußbar. Neben dem Rückgang der erhöhten Temperatur, wird der schmerzende und quälende Hustenreiz sehr schnell gebessert. Nach wenigen Eigenblutbehandlungen stellt man eine deutlich wahrnehmbare Verflüssigung des Sekrets fest.

▶ **Potenziertes Eigenblut für Kinder**

Häufigkeit	Eigenblutpotenz	Dosierung
1. und 2. Tag	Anfertigung einer C5 Potenz	3 Tropfen auf die Zunge
ab 3. Tag im 3tägigen Abstand	Anfertigung einer C7 Potenz	3 Tropfen auf die Zunge

Die Verabreichung der Eigenblutnosode in C7 wird bis zur Ausheilung der akuten Bronchitis beibehalten.

In schweren Fällen ist folgende Vorgehensweise angezeigt:

Häufigkeit	Eigenblutpotenz	Dosierung
1. Tag	Anfertigung einer C5 Potenz	3 Tropfen auf die Zunge
2. Tag	C5 Potenz	3 Tropfen auf die Zunge
3. Tag	Anfertigung einer C7 Potenz	3 Tropfen auf die Zunge
6. Tag	C7 Potenz	3 Tropfen auf die Zunge
9. Tag	C7 Potenz	3 Tropfen auf die Zunge
11. Tag	Anfertigung einer C9 Potenz	3 Tropfen auf die Zunge
Anschließend 1 × wöchentlich 5 gtt. von C9 insgesamt über 3 bzw. 4 Wochen.		

Zusatztherapie

♦ **Quentakehl® D4 Kps.:** morgens vor dem Frühstück 2 Kps. und vor dem Schlafengehen 1 Kps. einnehmen
♦ **Original Schneckensirup:** 3 bis 4 TL über den Tag verteilt einnehmen
♦ **Tropfenmischung:** Cerivikehl® Tropfen, Relivora® Komplex aa 30.0, M. D. S. 5 × tgl. 20 gtt.
♦ **Palatol® Salbe N:** 2 × tgl. Brust und Rücken einreiben
♦ **Vitamin C:** 2 TL Ascorbinsäure Plv. über den Tag verteilt einnehmen

▶ **Eigenblutinjektion**

Bei der akuten fieberhaften Bronchitis entfaltet die Eigenbluttherapie in zahlreichen Fällen eine ausgezeichnete Wirkung. Wird die Eigenblutinjektion sofort zu Beginn der Erkrankung verabfolgt, kann man nicht selten eine Kupierung des Krankheitsprozesses erreichen.

Allerdings sollte man in diesen Fällen sofort 5,0 ml Nativblut ohne medikamentöse Zusätze intramuskulär applizieren. Diese Injektion von 5,0 ml Nativblut wird nach zwei Tagen wiederholt.

Alternativ:

Bei der akuten fieberhaften Bronchitis werden am 1. Tag 3,0 ml Nativblut intramuskulär verabfolgt. Gleichzeitig wird auf die andere Gesäßseite folgende Mischinjektion intramuskulär gegeben: je 1 Ampulle von Pascotox forte-Injektopas®, Infekt II Injektopas®, Broncho Injektopas®, Asthma I Injektopas®, Juniperus Injektopas®

Am 3. und 6. Tag werden die Injektionen in der gleichen Weise wiederholt. Je nach Zustand des Patienten, erfolgen weitere Injektionen am 9., 12. und 15. Tag.

Alternativ:

1. Tag: 0,3 ml Eigenblut
     1 Ampulle AP V Steigerwald
     1 Ampulle AP VI Steigerwald

Diese Mischinjektion wird gemäß Abbildung 4.1 im 1. Interkostalraum 1 Querfinger neben dem Sternum bzw. am unteren Rand des Sternoklavikulargelenks i. c. injiziert. Eine weitere Injektion erfolgt zwischen den Querfortsätzen des 3. und 4. Brustwirbels auf beiden Körperseiten.

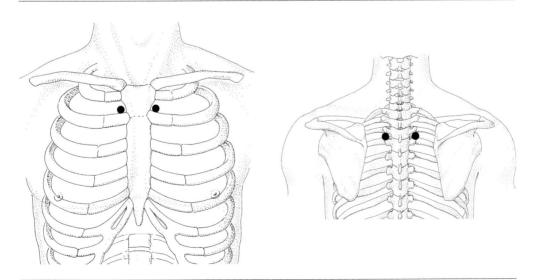

Abb. 4.1   Injektionspunkte bei Atemwegserkrankungen

Zusatztherapie

- **Quentakehl® D4 Kps.:** morgens 2 Kps. vor dem Frühstück und 2 Kps. vor dem Schlafengehen
- **Pascoleucyn® Tropfen:** 3 × tgl. 40 Tropfen mit etwas Flüssigkeit einnehmen
- **Tropfenmischung:** Pulmonaria Komplex Nestmann, Bryonia Komplex Nestmann aa 50.0, M. D. S. stdl. 50–60 gtt. mit Flüssigkeit verdünnt einnehmen, ab 3. Tag 4 × tgl. 30 gtt.
- **Palatol® Salbe N:** Einreibungen von Brust und Rücken
- **ausreichende Flüssigkeitszufuhr:**
  Teemischungen wie z. B.
  - Rad. Althaeae 40.0, Rad. Liquiritiae 15.0, Rhiz. Iridis 5.0, Fol. Farfarae 20.0, Frct. Anisi cont. aa ad 100.0, M. f. spec., 1 EL mit $\frac{1}{4}$ l kochendem Wasser übergießen, 10 Minuten ziehen lassen, 3 Tassen tgl. trinken
  - Rad. Primulae, Rad. Liquiritiae, Fol. Farfarae, Flor. Verbasci aa ad 50.0, M. f. spec., 1 EL mit $\frac{1}{4}$ l kochendem Wasser übergießen, 10 Minuten ziehen lassen, 3 Tassen tgl. trinken

▶ **Eigenblutbehandlung mit dem Hämoaktivator-N nach Dr. med. Höveler**

Schon nach wenigen Injektionen stellt sich eine deutlich expektorationsfördernde Wirkung ein. Wird die aktivierte Eigenblutlösung bereits in der Entstehungsphase der beginnenden Bronchitis injiziert, erfolgt unter Umständen eine Kupierung des Krankheitsprozesses.

1., 3. und 5. Tag: 5,0 ml Eigenblutlösung

Je nach Krankheitszustand werden 2 bis 3mal wöchentlich weitere aktivierte Eigenblutlösungen intraglutäal injiziert bis zur Behebung des Krankheitszustandes. Der aktivierten Eigenblutlösung können verschiedene Präparate zugefügt werden, wie z. B. Broncho Injektopas® und Quentakehl® D5.

Jede akute Bronchitis bedarf insbesondere beim älteren Menschen einer Nachbehandlung, sei es, um das Immunsystem wieder zu stabilisieren oder das Allgemeinbefinden zu kräftigen.

Zusatztherapie

- **Utilin® Kps. schwach–stark:** montags 1 Kps. nüchtern einnehmen und drei Stunden nüchtern bleiben
- **Recarcin® Kps.:** freitags 1 Kps. nüchtern einnehmen und drei Stunden nüchtern bleiben
- **Larifikehl® D5 Tropfen:** 1 × tgl. 10 gtt. verabfolgen

4.5.2 Chronische Bronchitis

Die Nichtausheilung einer akuten Bronchitis oder die allgemeine Anfälligkeit der Schleimhaut sowie vorhandene Foci oder chronische Entzündungen können den chronischen Krankheitsprozeß begünstigen. Weitere Faktoren sind das Einatmen von Staub, Dämpfen, Rauch oder sonstigen Noxen. Daneben spielen Deformierungen im Bronchialbaum, konstitutionelle Schwächen usw. eine Rolle.

Leichte Formen der chronischen Bronchitis zeigen geringen Husten mit wenig Auswurf und können über Jahre hinweg bestehen. Bei schweren Zuständen kommt es zu Husten mit erheblich eitrigen Auswurf.

Koschade empfahl zur Behandlung der chronischen Bronchitis unverändertes Eigenblut, das er von 2,0 ml bis 5,0 ml steigerte und in 5 bzw. 10tägigen Intervallen intramuskulär injizierte. *Haferkamp* behandelte die chronische Bronchitis mit kleinen Mengen von unverändertem Eigenblut, in dem er in fünftägigen Abständen jeweils 2,0 ml subkutan applizierte.

Die Behandlung mit Eigenblut muß über einen sehr langen Zeitraum erfolgen. Vor allen Dingen soll der Patient von vornherein darauf aufmerksam gemacht werden, daß unter Umständen zunächst eine erhebliche Erstverschlimmerung auftreten kann. In vielen Fällen werden die Patienten von ihrem chronischen Bronchialkatarrh befreit, natürlich nur unter der Voraussetzung, daß sie die Therapie auch konsequent durchhalten. Bei einigen Fällen kann es durchaus vorkommen, daß die Therapie mit Eigenblut versagt.

▶ Potenziertes Eigenblut für Kinder

Unter Beachtung der im Kapitel „Infektanfälligkeit" bereits erwähnten Aspekte, beginnen wir die Therapie mit einer Eigenblutnosode.

Häufigkeit	Eigenblutpotenz	Dosierung
1×/Woche über 6 Wochen	Anfertigung einer C7 Potenz	5 Tropfen auf die Zunge
1×/Woche über 6 Wochen	Anfertigung einer C9 Potenz	5 Tropfen auf die Zunge
1×/Woche über 6 Wochen	Anfertigung einer C10 Potenz	5 Tropfen auf die Zunge
1×/Woche über 6 Wochen	Anfertigung einer C12 Potenz	5 Tropfen auf die Zunge

Bereits nach wenigen Verabreichungen der Eigenblutnosode C7 kann ein verstärkter Auswurf beobachtet werden.

▶ Eigenblutinjektion

Am besten wirksam sind die Injektionen von kleinen Mengen Blut, die in einem Abstand von 5 bis 6 Tagen intramuskulär und unter gleichzeitiger Quaddelung der Rückenhaut verabfolgt werden.

1., 5. und 10. Tag: 2,0 ml Eigenblut
davon
1,5 ml Eigenblut i.m. und
0,5 ml Eigenblut plus Zusatz intrakutan

Nach der intramuskulär verabfolgten Injektion wird das Blut mit je einer Ampulle AP V bzw. AP VI gemischt und intrakutan appliziert. Die intrakutane Injektion erfolgt zwischen den Querfortsätzen des 3. und 4. Brustwirbels auf beiden Körperseiten sowie im 1. Interkostalraum 1 Querfinger neben dem Sternum bzw. am unteren Rand des Sternoklavikulargelenks (siehe Abb. 4.2).

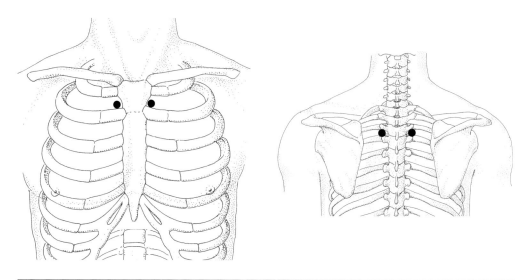

| **Abb. 4.2** | Injektionspunkte bei Atemwegserkrankungen |

Je nach Reaktionslage und Ansprechbarkeit des Patienten werden die Injektionsintervalle später so erweitert, daß der Erkrankte einmal wöchentlich, 14tägig bzw. 3wöchentlich je eine Injektion nach vorgegebenem Muster erhält.

Zusatztherapie

* **Utilin® Kps. schwach–stark:** montags 1 Kps. einnehmen und drei Stunden nüchtern bleiben
* **Recarcin® Kps.:** freitags 1 Kps. einnehmen und drei Stunden nüchtern bleiben
* **Vitamin C:** 2 TL Ascorbinsäure Plv. über den Tag verteilt mit Saft einnehmen
  Es ist durchaus hilfreich, vor jeder Eigenblutinjektion dem Patienten 2 × 7,5 g Vitamin C zu infundieren.
* **Tropfenmischung:** Cerivikehl®, Relivora® Komplex aa 30.0, 3 × tgl. 20 gtt. mit etwas Wasser verdünnt einnehmen

▶ Eigenblutbehandlung mit dem Hämoaktivator-N nach Dr. med. Höveler

Die Behandlung mit aktiviertem Eigenblut muß ebenfalls über einen längeren Zeitraum durchgeführt werden.

1.–6. Woche Injektion am Montag und Freitag	5,0 ml aktivierte Eigenblutlösung plus 1 Ampulle Asthma Injektopas® 1 Ampulle Broncho Injektopas®
Nach etwa 15–20 Eigenblutinjektionen mit aktiviertem Eigenblut wird monatlich eine „Auffrischungsinjektion" wiederholt.	

Eine **Zusatztherapie** wie unter „Eigenblutinjektion" ist sinnvoll.

4.5.3 Bronchiektasen

Nicht mehr rückbildungsfähige Erweiterungen einzelner oder mehrerer Bronchien werden als Bronchiektasen bezeichnet. Dabei kann es sich um eine angeborene Wandschwäche der Bronchien handeln oder um eine erworbene Erweiterung ausgelöst durch rezidivierende Bronchitiden, durch Emphysem oder durch narbige Verziehung nach Tuberkulose. Das Leitsymptom ist der chronische Husten und die morgendliche „maulvolle Expektoration". Bei diesem chronischen Krankheitsgeschehen kann durch die Eigenbluttherapie einer sich ständig wiederholenden Infektion entgegengewirkt werden. Am zweckmäßigsten ist hierfür die Anwendung der aktivierten Eigenbluttherapie.

▶ **Eigenblutbehandlung mit dem Hämoaktivator-N nach Dr. med. Höveler**

Die Behandlung mit aktiviertem Eigenblut muß ebenfalls über einen längeren Zeitraum durchgeführt werden.

1.–6. Woche Injektionen am Montag und Freitag	5,0 ml aktivierte Eigenblutlösung plus 1 Ampulle Pascotox forte-Injektopas® 1 Ampulle Broncho Injektopas®
Nach etwa 15–20 Eigenblutinjektionen mit aktiviertem Eigenblut wird monatlich eine „Auffrischungsinjektion" wiederholt.	

Zusatztherapie

* **Utilin® S Kps. schwach–stark:** montags 1 Kps. nüchtern einnehmen und drei Stunden nüchtern bleiben
* **Recarcin® Kps.:** freitags 1 Kps. nüchtern einnehmen und drei Stunden nüchtern bleiben
* **Vitamin C:** 2 TL Ascorbinsäure Plv. über den Tag verteilt mit Saft einnehmen
* **Tee zur Anregung der Expektoration** (nach Weiß): Rad. Primulae, Herb. Thymi, Herb. Plantagin. lanc. aa ad 100.0 M. f. spec. D. S. 1 TL auf 1 Tasse mit kochendem Wasser übergießen, 20 Minuten ziehen lassen, 3 Tassen tgl. trinken
  Die Teemischung unterstützt die Sekretausscheidung durch Klopf- und Lagerungsdrainage.
* **Injektionstherapie:**
  Bei chronischen Krankheitsprozessen dieser Art ist die Zwischenschaltung einer kurmäßigen Injektionstherapie von Rebas® D4 Ampullen in Kombination mit Notakehl® D5 Ampullen außerordentlich wirksam.

Durchführung einer Injektionskur mit Rebas® D4 und Notakehl® D5				
Wochentag	1. Woche	2. Woche	3. Woche	4. Woche
Montag bis Freitag	Mischinjektion i. m. 1 Amp. Rebas® 1 Amp. Notakehl®	Mischinjektion i. m. 2 Amp. Rebas® 1 Amp. Notakehl®	Mischinjektion i. m. 3 Amp. Rebas® 1 Amp. Notakehl®	Mischinjektion i. m. 3 Amp. Rebas® 1 Amp. Notakehl®

4.5.4 Asthma bronchiale

Das Asthma bronchiale ist eine anfallsweise auftretende Atemnot infolge einer generalisierten Verengung der Luftwege durch vermehrte Reagibilität von Trachea und Bronchien auf verschiedene Reize. Die typische Manifestation ist der Asthmaanfall, d. h. eine sich innerhalb von Stunden manifestierende Atemnot.

Ursachen und Auslöser: Der Zustand tritt häufig nach Allergenexposition (Pollenstaub, Sporen von Pilzen, Hausstaub, Federn, Tierhaare) auf. Aber auch andere Anlässe wie Irritationen durch chemisch-physikalische Noxen können auslösende Ursache sein. Oftmals auch als Begleiterscheinung bei akuter oder chronischer Bronchitis oder auch bei kardiovaskulären Krankheiten. Weiterhin sind Infekttoxine für das Asthma von Bedeutung, die durch Herabsetzung der allgemeinen Widerstandskraft das Eindringen der Allergene begünstigen. Ferner bestehen enge Beziehungen zwischen Asthma und Psyche. *Schettler* spricht von einer besonderen „Persönlichkeitsstruktur" und einem „eigenen psychologischen Profil".

Klinisches Bild: Häufig beginnen die Anfälle mit Augenjucken, Kopfschmerzen, Niesattacken und Beklemmungsgefühl. Hinweise, die bereits Ausdruck einer allergischen Reaktion sind. Nach einer kurzen Periode des Angstgefühls setzt die Beeinträchtigung der Atmung ein. Ein trockenes, unproduktives Husten quält den Patienten solange, bis genügend Sekret aus der Lunge entfernt ist. Mit zunehmender Dauer des Anfalls tritt ein Erschöpfungszustand ein, die schweißnasse Haut wird zyanotisch. Die Halsvenen werden deutlich sichtbar. Durch die erschwerte Atmung ist die Exspiration verlängert. Oftmals ist ein deutlicher exspiratorischer Stridor zu hören. Der Thorax ist gebläht und die Atemmuskulatur stark angespannt. Die ICR sind erweitert. Der Klopfschall hypersonor. Auskultatorisch finden sich Giemen, Pfeifen und Brummen, so daß die Beurteilung der Atemgeräusche unmöglich wird. Sehr auffällig ist eine erhebliche Tachykardie mit geringer Blutdruckamplitude.

Zeitlicher Ablauf: Die Dauer des Anfalls kann eine Stunde oder weniger anhalten oder als Status asthmaticus mehrere Tage fortwähren. Die Folge ist eine restlose körperliche und seelische Erschöpfung. Als erstes Zeichen der Remission tritt ein heftiger, produktiver Husten ein mit Expektoration eines dicken, zähen Sputums. Die Atemnot geht zurück, es folgt ein Gefühl der Erleichterung.

Störfelder: Bevor eine umfassende Asthmatherapie beginnt, sollte eine Ausschaltung von eventuell vorhandenen Störfeldern und eine Herdsanierung, wenn notwendig, erfolgen.

Zu den wichtigsten Störfaktoren (➜ 4.23) zählen:
- Zahnherde
- Dysbiosen
- chronische Appendizitis
- chronische Sinusitis
- chronische Cholecystitis

Bereits im Jahre 1918 hat Koschade zur Asthmabehandlung Eigenblutinjektionen durchgeführt, teils in Form von Nativblutinjektionen, teils in Verbindung mit Medikamenten. Zunächst beobachtete Koschade erhebliche Erstverschlimmerungen, die ihn veranlaßten, diese Form der Behandlungsmethode vorerst nicht mehr durchzuführen. Später stellte er fest, daß die erfolgreiche Asthmabehandlung nur eine Frage der richtigen Dosierung der Eigenblutmenge ist. Von vielen Autoren wird die Behandlung des Asthma bronchiale mit Eigenblut unterschiedlich beurteilt. Einerseits wird von sehr guten Ergebnissen geschrieben, andererseits sind auch ebenso viele Mißerfolge zu verzeichnen. Ausschlaggebend für den Erfolg sind neben der Dosierungsfrage auch die Injektionsintervalle. Bis zum 40. Lebensjahr ist der Behandlungserfolg durch die Eigenblutbehandlung beim Asthma bronchiale gut, während beim älteren Patienten die Behandlungserfolge wesentlich geringer sind.

▶ **Potenziertes Eigenblut für Kinder**

Wichtig ist, daß erstmals Blut während eines Asthmaanfalls entnommen wird und die Durchführung der Eigenblutkur konsequent über mehrere Monate erfolgt.

Häufigkeit	Eigenblutpotenz	Dosierung
1×/Woche über 4 Wochen	Anfertigung einer C5 Potenz	5 Tropfen auf die Zunge
1×/Woche über 6 Wochen	Anfertigung einer C7 Potenz	5 Tropfen auf die Zunge
1×/Woche über 6 Wochen	Anfertigung einer C9 Potenz	5 Tropfen auf die Zunge
1×/Woche über 6 Wochen	Anfertigung einer C12 Potenz	5 Tropfen auf die Zunge
1×/Woche über 8 Wochen	Anfertigung einer C15 Potenz	5 Tropfen auf die Zunge

Zusatztherapie

* **Utilin® Kps. schwach–stark:** montags 1 Kps. nüchtern einnehmen und drei Stunden nüchtern bleiben (später Austausch der Utilin® Kps. stark mit Utilin® S schwach–stark)
* **Latensin® Kps. schwach–stark:** freitags 1 Kps. nüchtern einnehmen und drei Stunden nüchtern bleiben
* **Fortakehl® D5 Tbl.:** vor dem Schlafengehen 1 Tbl. im Mund zergehen lassen

▶ **Eigenblutinjektion**

1. Tag: 0,3–0,5 ml Eigenblut intrakutan oder subkutan
6. Tag: 0,5 ml Eigenblut subkutan
11. Tag: 0,6 ml Eigenblut subkutan
16. Tag: 0,7 ml Eigenblut subkutan
21. Tag: 0,9 ml Eigenblut subkutan
26. Tag: 1,0 ml Eigenblut intramuskulär
31. Tag: 1,0 ml Eigenblut plus 0,2 ml Allergie-Injektopas® intramuskulär
41. Tag: 1,0 ml Eigenblut plus 0,4 ml Allergie-Injektopas® intramuskulär
46. Tag: 1,0 ml Eigenblut plus 0,5 ml Allergie-Injektopas® intramuskulär
anschließend 2–3mal 14tägig:
1,0 ml Eigenblut plus 1,0 ml Allergie-Injektopas® intramuskulär
dann jeweils 3wöchig:
1,0 ml Eigenblut plus 1,5 ml Allergie-Injektopas® intramuskulär
dann jeweils 4wöchig:
1,0 ml Eigenblut plus 2,0 ml Allergie-Injektopas® intramuskulär

Die Steigerung der Eigenblutmenge und des entsprechenden Zusatzes sind immer abhängig von der Reaktionslage des Patienten und sind dem jeweiligen Zustand anzupassen. Die anfänglich auftretenden Erstverschlimmerungen sind positiv zu werten. Sie machen deutlich, daß der Patient auf die Behandlung reagiert.

Zusatztherapie

* **Utilin® Kps. schwach** in langsamer Steigerung bis **Utilin® S:** montags 1 Kps. nüchtern einnehmen und drei Stunden nüchtern bleiben
* **Latensin® Kps. schwach–stark:** freitags 1 Kps. nüchtern einnehmen und drei Stunden nüchtern bleiben
* **Fortakehl® D5 Tbl.:** abends vor dem Schlafengehen 1 Tbl. im Mund zergehen lassen
* **Tropfenmischung:** Phönix Antitox, Phönix Lymphophön aa 50.0, M. D. S. 3 × tgl. 30 gtt. mit etwas Flüssigkeit verdünnt einnehmen
* **Inhalation** nach Dr. med. Berthold Kern

Durchführung der Inhalation nach Dr. med. Berthold Kern:
Die Inhalation sollte mit einem Druckluftinhalator wie z. B. Pari-Inhalierboy oder Hestia Tiefeninhalator erfolgen.
Symbioflor® 1 Tropfen unverdünnt inhalieren, 4–5mal tgl. je 10 Minuten; bei Besserung Probepause (50 ml Symbioflor® 1 reichen etwa 8 Tage); Inhalat vor der Inhalation aufschütteln!
Bei unzureichender Besserung:
Vorkur mit Bactisubtil® Kps.: 1 Kps. öffnen, Pulver in 15 ml NaCl-Lösung geben, aufschütteln, reicht zur Inhalation für 2 Tage. Inhalation erfolgt 4–5mal tgl. je 10 Minuten. Nach der Inhalationsanwendung kann es durchaus zur leichten Erhöhung der Körpertemperatur kommen.
Dann mit Symbioflor® 1 weiterbehandeln (s. o.).

▶ Eigenblutbehandlung mit dem Hämoaktivator-N nach Dr. med. Höveler

Die aktivierte Eigenbluttherapie zeigt in der Asthmatherapie akzeptable Ergebnisse. Zu Beginn der Behandlung sollten die Intervalle jeweils 7 Tage betragen – etwa 6 bis 8mal. Je nach Reaktionslage werden die Injektionsintervalle vorerst auf 14, später auf 21 Tage verlängert. Die Behandlung muß über einen langen Zeitraum durchgeführt werden. Neben den üblichen intraglutäalen Injektionen können intrakutane Injektionen nach Art der Segmenttherapie gleichzeitig durchgeführt werden, u. a. auch am oberen Rand der Sternoklavikulargelenke auf beiden Körperhälften.
Zusätze zur aktivierten Eigenblutbehandlung: Allergie-Injektopas®, Asthma Injektopas®, Cupridium® DHU oder Acirufan®
Eine **Zusatztherapie** wie unter „Eigenblutinjektion" ist sinnvoll.

4.6 Erkrankungen der Lunge

Einige Lungenerkrankungen sprechen auf die Eigenblutbehandlung gut an oder unterstützen den Heilungsverlauf. Eigenblut hat auch einen sehr günstigen Einfluß auf die Wirkungsweise der oral verordneten Medikamente. Es ist auf jeden Fall den Versuch wert, als Begleitmaßnahme Eigenblutbehandlungen durchzuführen.

4.6.1 Pneumonien

Die Behandlung der unterschiedlichen Pneumonieformen mit Eigenblut oder in Kombination mit den unterschiedlich zugefügten Medikamenten hat sich außerordentlich gut bewährt. Viele Autoren heben immer wieder die schnelle Wirksamkeit des applizierten Nativblutes bei diesem Krankheitsgeschehen hervor. Sie berichten einhellig darüber, daß bei frühzeitiger Anwendung die subjektiven Beschwerden wie Atemnot, Appetitlosigkeit, Schmerzen der befallenen Lungenseite und Schlaflosigkeit sich deutlich bessern und auch eine rasche Entfieberung eintritt. Auffallend ist die schnelle Wirkung der Eigenbluttherapie bei der Viruspneumonie.

Bei einer beginnenden Bronchopneumonie kommt es nach wenigen Injektionen von Nativblut zu einem raschen Fieberabfall und einer deutlichen Besserung der Krankheitssymptome.

Viele Menschen zeigen heute eine Resistenz gegenüber Antibiotika, was sich dann sehr kritisch darstellt, wenn diese Menschen an einer Pneumonie erkranken und das Antibiotikum nicht den gewünschten Erfolg zeigt. Eine Injektion von 10 ml Nativblut intraglutäal verabfolgt bringt sehr häufig eine Wende im Krankheitsverlauf des Patienten. Nicht selten zeigt das bis dahin nicht wirkende Antibiotikum plötzlich Wirkung. Bereits Hoff verabreichte bei Patienten mit Pneumonie 10 ml unverändertes Eigenblut und konnte dadurch sehr oft einen ins Stocken geratenen Heilungsprozess wieder in Gang bringen.

▶ **Eigenblutinjektion**

Der Erfolg der Eigenblutanwendung bei Pneumonie ist um so besser, je früher die Pneumonie erkannt und die Eigenblutbehandlung begonnen werden kann. Bei bestehendem Verdacht einer Pneumonie werden dem Patienten täglich 5 ml Nativblut intramuskulär verabfolgt, bis eine Entfieberung eintritt. Neben der Eigenblutbehandlung müssen all die Maßnahmen, die zur Herz- und Kreislaufstabilisierung beitragen, bedacht und angewendet werden.

▶ **Eigenblutbehandlung mit dem Hämoaktivator-N nach Dr. med. Höveler**

Die Applikation von aktiviertem Eigenblut kann im Anschluß erfolgen, d. h. in der Regenerationsphase des Patienten. Es werden zweimal wöchentlich 5 ml aktiviertes Eigenblut appliziert. Diesem kann jeweils ein Herz-, Aufbau- oder immunmodulierendes Präparat zugesetzt werden.

4.6.2 Sarkoidose (Morbus Boeck)

Die Sarkoidose, als Erkrankung des RES, befällt hauptsächlich die Lunge, kann aber auch durchaus die anderen Organe befallen. Neben der häufig angewendeten Prednisolon-Therapie ist die unterstützende Kombinationsbehandlung von aktiviertem Eigenblut und Vitamin C sehr effektiv.

▶ **Eigenblutbehandlung mit dem Hämoaktivator-N nach Dr. med. Höveler**

Die Behandlung mit aktiviertem Eigenblut muß über einen längeren Zeitraum durchgeführt werden.

1., 3. und 5. Woche Injektion am Montag und Freitag	5,0 ml aktivierte Eigenblutlösung plus 1 Ampulle STO II Injektopas®
2., 4. und 6. Woche Infusion am Montag und Freitag	250 ml NaCl-Lösung 0,9 % plus 2 Stechampullen à 7,5 g Vitamin C Pascoe

Die aktivierte Eigenbluttherapie in Kombination mit der Vitamin-C-Therapie wird bis zur deutlichen Besserung des Krankheitszustandes in dieser Form beibehalten. Erst dann können die Injektionen bzw. die Infusionen in größeren Intervallen erfolgen.

Zusatztherapie

* **Utilin® Kps. schwach–stark:** montags 1 Kps. nüchtern einnehmen und drei Stunden nüchtern bleiben; später **Utilin® „S" Kps. schwach–stark** nach gleichem Muster einnehmen. Utilin® S Kps. stark müssen für die Dauer von 12–24 Monaten, evtl. sogar länger, eingenommen werden.
* **Recarcin® Kps.:** freitags 1 Kps. nüchtern einnehmen und drei Stunden nüchtern bleiben
* **Vitamin C:** 2 TL Ascorbinsäure Plv. über den Tag verteilt in Saft einnehmen

4.7 Erkrankungen des Herzens

Bei einer Reihe von Herzerkrankungen ist die Eigenblutbehandlung als unterstützende Maßnahme sehr wertvoll. Vor allen Dingen bei der Koronarsklerose oder in der Infarktvor- bzw. -nachsorge ist der Einsatz dieser Therapiemethode sehr sinnvoll.

4.7.1 Koronarsklerose

Infolge einer zunehmenden Arteriosklerose der Koronararterien kommt es zu einem Mißverhältnis zwischen Blutzufuhr und dem tatsächlichen Blutbedarf des Herzmuskels, mit der Folge einer Mangeldurchblutung des Herzens. Die Koronarsklerose ist meist der Beginn einer zunehmenden Arteriosklerosemanifestation im Gefäßsystem. Die Arteriosklerose tritt häufig in Verbindung mit einer Hypertonie, einer Hypercholesterinämie oder auch einem Diabetes mellitus auf. Neben den altersbedingten Verschleißerscheinungen, sind die Hypothyreose und die Fettsucht weitere Risikofaktoren.

Das klinische Erscheinungsbild ist weitgehend abhängig von der Anzahl der unterversorgten Stellen und wird geprägt durch die Ausdehnung der Ischämie eines mehr oder weniger großen Gebietes im Herzmuskelbereich. Die Arteriosklerose der großen und mittleren Herzkranzgefäße führt u. a. zum Erscheinungsbild der Angina pectoris mit den typischen anfallsweise auftretenden Herzschmerzen hinter dem Sternum und der Ausstrahlung der Schmerzen in den linken Arm. Es tritt oftmals ein Angst- und Vernichtungsgefühl auf. Hinzu kommen Schweißausbruch, Tachykardie und Blutdruckanstieg. Die Anfälle können wenige Minuten bis zu einer halben Stunde betragen.

▶ **Eigenblutinjektion**

Schon 1920 verabfolgte *Koschade* bei Angina pectoris mit guten Ergebnissen Eigenblut. Über einen Zeitraum von drei Monaten injizierte er in 5–10tägigen Intervallen 2,0 ml Eigenblut. *Wachsmuth*, aus der Heidelberger Medizinischen Klinik, konnte die Erfolge von Koschade durch eigene Untersuchungen bestätigen. Auch wir konnten beobachten, daß mit Zunahme der Eigenblutinjektionen die Stenokardiekranken eine erhebliche Linderung ihrer Beschwerden erfahren, die Häufigkeit der Anfälle sich erheblich verringert und die Heftigkeit der Beschwerden merklich nachläßt. Durch zusätzliche Vitamin-C-Infusionen erfolgt eine dauerhafte Beseitigung der Beschwerden und was sehr wesentlich ist, manche Bypass-Operation kann dadurch dem Patienten erspart bleiben.

1. und 2. Woche Injektion am Montag und Freitag	2,0 ml Eigenblut plus 1 Ampulle Cefangipect® H
3.–6. Woche Injektion am Freitag	2,0 ml Eigenblut plus 1 Ampulle Cefangipect® H

Die Injektionen können in größeren Abständen von zunächst 14 Tagen, später 3wöchentlich fortgeführt werden. Auch die Zwischenschaltung von Vitamin-C-Infusionen mit jeweils 15 bis 30 g Vitamin C sind wichtig für einen dauerhaften Erfolg.

Zusatztherapie

- **Strophanthus-Strath®:** 3 × tgl. 40–60 gtt. nach den Mahlzeiten
- **magnerot® Classic Tbl.:** 2 × tgl. 1 Tbl. nach den Mahlzeiten
- **Cetebe® Kps.:** 3 × tgl. 1 Kps. nach den Mahlzeiten
- **Umstellung der Lebens- und Essensgewohnheiten:**
  - Gewichtsreduzierung bei Adipositas
  - Einschränkung von Alkohol- und Zigarettenkonsum, evtl. Rauchverbot
  - Keine Überanstrengung, aber regelmäßige körperliche Betätigung durch Spaziergänge
  - seelische Entspannung und Lösung von seelischen Verkrampfungen

▶ **Eigenblutbehandlung mit dem Hämoaktivator-N nach Dr. med. Höveler**

Schliephake injizierte bei Angina-pectoris-Anfällen erfolgreich UV-bestrahltes Eigenblut. Unter der Behandlung mit aktiviertem Eigenblut verspüren die Patienten sehr rasch Erleichterung ihrer Beschwerden und eine erhebliche Reduzierung der Anfallsbereitschaft. Somit stellt die aktivierte Eigenbluttherapie einen beträchtlichen Fortschritt in der Behandlung der Koronarsklerose dar.

1. und 2. Woche Injektionen am Montag, Mittwoch und Freitag	5,0 ml aktivierte Eigenblutlösung
3.–6. Woche Injektionen am Montag und Freitag	5,0 ml aktivierte Eigenblutlösung

Nach der kurmäßigen Behandlung mit aktiviertem Eigenblut wird die monatliche Auffrischungsinjektion für die Dauer von einem Jahr beibehalten.
Zusätze zur Eigenblutinjektion: z. B. Cefangipect® H, Mucokehl® D5, Angio II Injektopas®
Eine **Zusatztherapie** wie unter „Eigenblutinjektion" ist sinnvoll.

4.7.2 Infarktvorsorge

Der streßgeplagte, übernervöse und gehetzte Mensch ist mehr denn je infarktgefährdet. Für diesen Personenkreis kann die aktivierte Eigenbluttherapie als „Antistreßtherapie" einem Infarkt vorbeugen und den geplagten Organismus die notwendige Energie und Kraft wieder zuführen.

▶ **Eigenblutbehandlung mit dem Hämoaktivator-N nach Dr. med. Höveler**

Es werden wöchentlich zunächst drei aktivierte Eigenblutinjektionen durchgeführt, die ab 3. oder 4. Woche auf zwei Eigenblutinjektionen mit aktiviertem Eigenblut reduziert werden. Insgesamt umfaßt die Kur 12–15 aktivierte Eigenblutinjektionen.
Jeder Mensch, der starken Belastungen ausgesetzt ist, sollte diese Behandlungsmaßnahme einmal oder zweimal jährlich durchführen, denn dadurch wird den Streßauswirkungen vorgebeugt und die Immunabwehr optimiert.

Zusatztherapie

◆ **Cetebe® Kps.:** morgens und abends je 1 Kps.
◆ **Q-10 MSE Monopräparat:** 3 × tgl. 1 Kps. nach den Mahlzeiten

4.7.3 Infarktnachsorge

Für die Infarktnachsorge ist die Eigenblutbehandlung, kurmäßig angewendet, zu den üblichen Therapiemethoden eine wertvolle und erfolgversprechende Ergänzung.

> **!** **Wenn gerinnungshemmende Medikamente eingenommen werden, ist jegliche Form der intramuskulären Injektion verboten!**

▶ **Eigenblutinjektion**

2 × wöchentlich je 2,0 ml Eigenblut plus Cefangipect® H, Mucokehl® D5, Angio II Injektopas® oder ein anderes spezifisch wirkendes Herzmittel. Die Eigenblutinjektionen werden für die Dauer von 6 bis 8 Wochen verabfolgt. Im Anschluß daran kann monatlich eine weitere Eigenblutinjektion erfolgen.

Zusatztherapie

* **Strophanthus-Strath®:** 3 × tgl. 40–60 gtt. nach den Mahlzeiten
* **magnerot® Classic Tbl.:** 2 × tgl. 1 Tbl. nach den Mahlzeiten
* **Cetebe® Kps.:** 3 × tgl. 1 Kps. nach den Mahlzeiten
* **Q-10 MSE Monopräparat:** 3 × tgl. 1 Kps. nach den Mahlzeiten
* **Phönix-Entgiftungstherapie:**
  – Phönix Phönohepan 3 Tage 3 × 60 Tropfen nach dem Essen anschließend
  – Phönix Solidago 3 Tage 3 × 60 Tropfen nach dem Essen anschließend
  – Phönix Antitox 3 Tage 3 × 20 Tropfen nach dem Essen dann wieder mit Phönix Phönohepan beginnen; der angegebene Einnahmezyklus ist bis zu einer Gesamtdauer von 45 Tagen zu wiederholen.

▶ **Eigenblutbehandlung mit dem Hämoaktivator-N nach Dr. med. Höveler**

Es werden wöchentlich zunächst drei aktivierte Eigenblutinjektionen durchgeführt, die ab 3. oder 4. Woche auf zwei Eigenblutinjektionen mit aktiviertem Eigenblut reduziert werden. Anschließend wird eine monatliche Auffrischungsinjektion beibehalten.

Zusätze zur aktivierten Eigenblutinjektion: z. B. Cefangipect® H, Mucokehl® D5, Angio II Injektopas®

Man ist immer wieder erstaunt darüber, wie diese Behandlungsmethode anspricht und der Patient auch psychisch stabiler und belastungsfähiger wird. Höveler gibt in seinem Buch „Eigenbluttherapie", Haug Verlag Heidelberg, bereits den Hinweis, daß bei der Nachsorge von Infarktpatienten auf gerinnungshemmende Stoffe verzichtet werden kann, unter der Voraussetzung einer nach o. g. Muster durchgeführten aktivierten Eigenbluttherapie.

Eine **Zusatztherapie** wie unter „Eigenblutinjektion" ist sinnvoll.

Cave: Herzwirksame Glykoside können durch Eigenblutbehandlung nicht ersetzt werden, es kann allenfalls eine Reduzierung erfolgen.

4.7.4 Nervöse Herzbeschwerden

Symptome sind Herzstiche, Druckgefühl auf der Brust und Beklemmungsgefühl, teilweise treten vasomotorische Störungen auf, verbunden mit Schweißausbrüchen und kalten Extremitäten. Zeitweise kommt es zur Tachykardie oder Bradykardie. Gelegentlich sind Extrasystolen feststellbar.

Gute Behandlungsergebnisse erzielt man bei diesen Patienten mit Eigenblutinjektionen, wobei sich die Eigenblutapplikationen sehr häufig nicht nur auf das körperliche, sondern auch auf das seelische Mißempfinden auswirken.

▶ Eigenblutinjektion

2 × wöchentlich: 2,0 ml Eigenblut plus
1 Ampulle Mucedokehl® D5 intramuskulär

Die Injektionen werden für die Dauer von vier Wochen durchgeführt. 14tägig kann während der Blutentnahme zur Eigenbluttherapie zusätzlich 1 Ampulle neurotropan i.v.® intravenös injiziert werden. Dieses Cholinpräparat hat sich unter anderem bei den zuvor beschriebenen Patienten sehr gut bewährt, da es das im Ungleichgewicht befindliche vegetative Nervensystem wieder in die Balance bringt.

Für eine gewisse Zeit können die Injektionen monatlich wiederholt werden. Oftmals ist die vierwöchige Kur ausreichend, so daß keine weiteren Injektionen erfolgen müssen.

Zusatztherapie

- **Mucedokehl® D4 Kps.:** vor dem Frühstück und vor dem Schlafengehen jeweils 1 Kps. einnehmen
- **Q-10 MSE Monopräparat:** 3 × tgl. 1 Kps. nach dem Essen einnehmen
- **Tropfenmischung:** Aconitum D6, Iberis amara D4, Kalmia D4 aa 30.0, M. D. S. 3 × tgl. 20 gtt. mit etwas Wasser einnehmen

▶ Eigenblutbehandlung mit dem Hämoaktivator-N nach Dr. med. Höveler

Für diesen Patientenkreis hat sich eine kurmäßige Anwendung von 12–15 Behandlungen mit aktiviertem Eigenblut bewährt. Im Anschluß daran kann man monatlich eine Auffrischungsinjektion über einen gewissen Zeitraum verabfolgen.

1. Woche: 3 × wöchentlich 8,0 ml aktivierte Eigenblutlösung plus
1 Ampulle Mucedokehl® D5

ab 2. Woche: 2 × wöchentlich 8,0 ml aktivierte Eigenblutlösung
plus 1 Ampulle Mucedokehl® D5

Eine **Zusatztherapie** wie unter „Eigenblutinjektion" ist sinnvoll.

Psychogene Herzbeschwerden können auch Ausdruck eines psychischen Konfliktes sein. Daher ist neben der gründlichen Anamnese auch das ausführliche Gespräch mit dem Kranken wichtig. Ein umfassendes Gespräch kann die Probleme zu Tage fördern und damit die erfolgreiche Therapie wesentlich erleichtern. In Verbindung mit der Eigenblutbehandlung ist unter Umständen die Durchführung von autogenem Training für den Patienten sehr nützlich.

4.7.5 Linksventrikuläre Insuffizienz

Die mit der Linksherzinsuffizienz verbundenen Symptome wie zunehmende Ruhe- und Belastungsdyspnoe, die eingeschränkte körperliche Belastbarkeit und der sich ausweitende Husten lassen sich durch eine Behandlung mit aktiviertem Eigenblut in ihren Auswirkungen mildern.

▶ **Eigenblutbehandlung mit dem Hämoaktivator-N nach Dr. med. Höveler**

3 × wöchentlich 10,0 ml aktivierte Eigenblutlösung intraglutäal.
Die Injektionen werden für die Dauer von vier Wochen durchgeführt. Es werden keinerlei Ampullenpräparate hinzugefügt. Monatlich erfolgt eine Wiederholungsinjektion.
Infolge der Eigenblutbehandlung mit aktiviertem Eigenblut ist im nachhinein feststellbar, daß die Patienten wesentlich leistungsfähiger geworden sind und sich deutlich wohler fühlen.

In einer breit angelegten Studie hat *Dr. B. Trimarco* von der Universitätsklinik Neapel beobachten können, daß Q-10 geeignet ist, schweren Komplikationen der Herzinsuffizienz entgegenzuwirken. Es sollte daher grundsätzlich bei jeglicher Form von Herzerkrankung mitverordnet werden, z. B. Q-10 MSE Monopräparat: 3 × tgl. 1 Kps. zu den verordneten Herzpräparaten hinzugeben

4.7.6 Kardiomyopathie

Bei allen Formen der Kardiomyopathie kann die Behandlung mit aktiviertem Eigenblut als unterstützende Therapiemaßnahme eingesetzt werden. Sie übt einen günstigen Einfluß auf die Glykosidtherapie und die Diuretikaanwendung aus und bewirkt eine Besserung der subjektiven Beschwerden. Allerdings ist diese Therapie nur anwendbar, wenn keine Antikoagulanzientherapie durchgeführt wird.

▶ **Eigenblutbehandlung mit dem Hämoaktivator-N nach Dr. med. Höveler**

3 × wöchentlich 10,0 ml aktivierte Eigenblutlösung intraglutäal
Die Injektionen werden für die Dauer von vier Wochen durchgeführt. Es werden keinerlei Ampullenpräparate hinzugefügt. Monatlich erfolgt eine Wiederholungsinjektion.

Zusatztherapie

Q-10 MSE Monopräparat, 3 × tgl. 1 Kps. zu den verordneten Herzpräparaten hinzugeben

4.8 Gefäß- und Kreislauferkrankungen

4.8.1 Zerebralsklerose

Bei etwa 68 % der Patienten mit zerebraler Insuffizienz stehen metabolische Störungen im Vordergrund, während 17,5 % der Fälle vaskuläre Störungen aufweisen.
Klinisches Bild: Das Nachlassen der geistigen Spannkraft und Merkfähigkeit, Wiederholung der Redewendungen, Persönlichkeitsabbau und Veränderungen des Charakters, zunehmende Vergeßlichkeit und Schwindel, auftreten von Ohrensausen, nächtliche Unruhe und immer häufiger auftretende Schlaflosigkeit sind Hinweise für eine zunehmende Zerebralsklerose. Im fortgeschrittenen Stadium können neurologische Ausfallserscheinungen auftreten, z. B. Doppeltsehen, Bewußtseinsstörungen, Hemi- oder Monoparesen, Erbrechen und starke Kopfschmerzen. Je häufiger diese Ausfallserscheinungen sich zeigen, desto eher besteht die Gefahr, daß neurologische Restsymptome zurückbleiben.
Therapie: Die Behandlung mit Eigenblut führt bei einer Mehrzahl von gefährdeten Patienten nicht nur zu einer subjektiven Besserung, sondern es tritt auch eine günstige Wirkung auf Symptome und Verlauf ein, so daß dadurch auch die Gefahr eines apoplektischen Insultes verringert wird.

▶ **Eigenblutinjektion**

Sinnvoll sind Eigenblutinjektionen in Kombination mit einem zu injizierenden Medikament, das in der Lage ist, den zerebralen Energiestoffwechsel zu steigern und die Durchblutung im Kapillargebiet zu fördern. Insgesamt sind erfahrungsgemäß 15 bis 20 Mischinjektionen angezeigt, wobei zunächst 3mal wöchentlich, dann 2mal wöchentlich und schließlich nur noch 1mal wöchentlich eine Injektion erfolgt.

　　1. Tag:　250 ml NaCl-Lösung 0,9 % plus
　　　　　　15 g Vitamin C Pascoe (2 Stechampullen à 7,5 g/50 ml)
　　2. Tag:　10 ml Actihaemyl® oder gleichwertiges Präparat intravenös
　　3. Tag:　250 ml NaCl-Lösung 0,9 % plus
　　　　　　15 g Vitamin C Pascoe (2 Stechampullen à 7,5 g/50 ml)
　　4. Tag:　8,0 ml Actihaemyl® oder gleichwertiges Präparat intravenös;
　　　　　　restlichen 2,0 ml Actihaemyl® plus 2,0 ml Eigenblut i. m.
　　8. Tag:　250 ml NaCl-Lösung 0,9 % plus
　　　　　　15 g Vitamin C Pascoe (2 Stechampullen à 7,5 g/50 ml)
　10. Tag:　8,0 ml Actihaemyl® oder gleichwertiges Präparat intravenös;
　　　　　　restlichen 2,0 ml Actihaemyl® plus 2,0 ml Eigenblut i. m.

Die Behandlungskur wird weiter fortgeführt und zwar solange, bis der Patient eine deutliche Besserung erfährt.

Zusatztherapie

- **Q-10 MSE Monopräparat:** 3 × tgl. 1 Kps. nach den Mahlzeiten einnehmen
- **Tebonin® spezial Filmtbl.:** 2 × tgl. 1 Tbl. oder **Actihaemyl® Drg.:** 3 × tgl. 1 Drg.

- **Phönix Aurum:** bei bestehender Hypertonie zunächst 3×80 Tropfen tgl., dann Reduzierung auf 3×60 Tropfen tgl. und schließlich als Dauertherapie 3×40 Tropfen tgl.
- **Vitamin C:** 2 TL Ascorbinsäure Plv. über den Tag verteilt mit Saft einnehmen

Bei einer noch so umfassenden Therapie muß der Patient auch selbst dazu beitragen, daß seine geistige Leistungsfähigkeit wieder gesteigert und stabilisiert wird. Das kann auf vielfältige Art und Weise erfolgen, u. a. durch täglich durchgeführte Merkübungen wie z. B. Zahlenkolonnen addieren, Gedichte lernen oder ein anspruchsvolles Buch lesen. Außerdem durch Kontaktpflege mit anderen Menschen, wie es in Seniorenclubs oder Vereinen durchaus möglich ist. Letztendlich sollte durch ausreichende Bewegung wie z. B. Wandern, Seniorenturnen und vieles andere mehr die körperliche Aktivität gefördert werden.

▶ **Eigenblutbehandlung mit dem Hämoaktivator-N nach Dr. med. Höveler**

Die Anwendung von aktiviertem Eigenblut bewirkt ein deutliches Wiederaufleben mit Rückgewinnung der körperlichen und geistigen Fähigkeiten. Die Erklärung für diese erfreuliche Tatsache liegt u. a. darin, daß bei UV-Bestrahlung und unter Anwesenheit von H_2O_2 im Blut:
- sich Ozonperoxydasen bilden, die eine vermehrte Sauerstoffanreicherung im Gewebe bewirken und pathologischen Gärungsvorgängen entgegenwirken
- es zur aktiven Vasodilatation kommt
- eine Mobilisation der Cholesterindepots in den Geweben und Gefäßen stattfindet, die nach anfänglichem Anstieg der Blutcholesterinwerte zu einer deutlichen und anhaltenden Senkung der Cholesterinwerte führt.

Zu Beginn der Eigenblutbehandlung mit aktiviertem Eigenblut sollten pro Woche zunächst 3 später 2 Eigenblutbehandlungen erfolgen, insgesamt 15 Injektionen. Der für den Patienten spürbare Erfolg setzt zwischen der 6. bzw. 8. Injektion ein. Zur Aufrechterhaltung des Therapieerfolges ist monatlich eine Wiederholungsinjektion angezeigt. Eine **Zusatztherapie** wie unter „Eigenblutinjektion" ist sinnvoll.

1.–3. Woche Injektionen am Montag, Mittwoch und Freitag	5,0 ml Actihaemyl® i. v. 5,0 ml Actihaemyl® plus 5,0 ml aktivierte Eigenblutlösung i. m.
4. Woche Injektionen am Montag und Freitag	5,0 ml Actihaemyl® i. v. 5,0 ml Actihaemyl® plus 5,0 ml aktivierte Eigenblutlösung i. m.
Insgesamt werden 12–15 Injektionen verabfolgt.	

4.8.2 Apoplexieprophylaxe

Es ist heute hinreichend bekannt, daß jeder Alterungsprozeß durch freie Radikale forciert wird. Durch Vitamin C als Radikalenfänger kann man diesen Alterungsprozeß hemmen. *Willis, Fishman, Sokoloff* und andere haben außerdem durch Untersuchungen festgestellt, daß Ascorbinsäure einen günstigen Einfluß auf den

Alterungsprozeß der Gefäße ausübt, indem sie dem Elastizitätsverlust der Gefäßwände oder der Plaque-Bildung an der Intima entgegenwirkt.

▶ Vitamin-C-Infusionskur und Eigenblutinjektion

An die nachfolgende Vitamin-C-Infusionskur schließt sich eine fünfwöchige Eigenbluttherapie an.

▶ Vitamin-C-Infusionskur

Wochentag	1. Woche	2. Woche	3. Woche	4. Woche
Montag, Mittwoch und Freitag	200 ml 0,9% NaCl-Lsg. plus 100 ml Vitamin C-Injektopas® (=15 g Vitamin C)	400 ml 0,9% NaCl-Lsg. plus 200 ml Vitamin C-Injektopas® (=30 g Vitamin C)	400 ml 0,9% NaCl-Lsg. plus 200 ml Vitamin C-Injektopas® (=30 g Vitamin C)	400 ml 0,9% NaCl-Lsg. plus 200 ml Vitamin C-Injektopas® (=30 g Vitamin C)

Infusionslösung kurz vor der Verabreichung unter Beachtung der Sterilität zubereiten. Anstelle von physiologischer Kochsalzlösung kann zur Infusion auch Ringer-Lactat-Lösung verwendet werden. Die Vitamin-C-Zugabe erfolgt immer durch
Zugabe der jeweiligen Menge von Vitamin C-Injektopas® 7,5 g/50 ml zur jeweiligen
Infusionslösung.

Wichtig:
Sobald die Dosis von 15 g Vitamin C überschritten wird, muß nach jeder Infusion
1 Ampulle Ubichinon cps. intramuskulär verabreicht werden. Das auch als Coenzym Q bezeichnete Mittel entwickelt in Verbindung mit hochdosiertem Vitamin
C einen kräftigen Regenerationseffekt auf blockierte Atmungsfermente und ist in
der Lage Fermentblockaden auszukompensieren.

Eigenbluttherapie

1.–5. Woche Injektion am Montag und Freitag	2,0 ml Eigenblut plus 1 Ampulle eines Ginkgopräparates

Zusatztherapie

- **Q-10 MSE Monopräparat:** 3 × tgl. 1 Kps. einnehmen
- **Vitamin C:** 2 TL Ascorbinsäure Plv. über den Tag verteilt mit Saft einnehmen

▶ Eigenblutbehandlung mit dem Hämoaktivator-N nach Dr. med. Höveler

Die Behandlung mit aktiviertem Eigenblut wird fünf Wochen durchgeführt.

1.–5. Woche Injektionen am Montag und Freitag	5,0 ml aktivierte Eigenblutlösung plus 1 Ampulle eines Ginkgopräparates

Diese gesamte Kur sollte bei gefährdeten Personen ein- bis zweimal jährlich durchgeführt werden. Die Kombination von Vitamin C und Eigenblut entfaltet eine regenerierende Wirkung auf die Intima, eine Lösung der Plaques und eine Anregung der Kollateralbildung.

Eine **Zusatztherapie** wie unter „Eigenblutinjektion" ist sinnvoll.

4.8.3 Apoplexienachsorge

Bereits *Colilla* und *Pizillo* stellten durch Untersuchungen fest, daß Eigenblutinjektionen bei einer bestehenden Apoplexie in verschiedenen Perioden des Verlaufs vorzügliche Wirkungen zeigte. Sie injizierten jeden zweiten Tag 10 bis 20 ml Nativblut intramuskulär und das über einen Zeitraum von mehreren Wochen. Auffallend war nicht nur die erhebliche Senkung des Blutdruckes, sondern die Dauer der Senkung. Nach den Eigenblutinjektionen verschwanden die subjektiven Beschwerden wie Kongestionen, Schwindel, Kopfschmerzen und Schlaflosigkeit.

Nach einem apoplektischen Insult ist die konsequente Betreuung nach dem klinischen Aufenthalt notwendig. Es bieten sich eine Reihe von Möglichkeiten an, um den Genesungsprozeß zu fördern und damit das Wohlbefinden des mehr oder weniger geschwächten Patienten zu steigern.

▶ Eigenblutinjektion

1.–5. Woche Injektionen am Montag und Freitag	2,0 ml Eigenblut plus 1 Ampulle eines Ginkgopräparates; gleichzeitig auf die andere Gesäßhälfte 1 Ampulle Rebas® D4 1 Ampulle Thymus suis Injeel 1 Ampulle Hypothalamus suis Injeel

Zusatztherapie

* **Q-10 MSE Monopräparat:** 3 × tgl. 1 Kps. einnehmen
* **Leptospermusan® Tropfen:** 3 × tgl. 10 gtt. einnehmen
* **Vitamin C:** 2 TL Ascorbinsäure Plv. über den Tag verteilt mit Saft einnehmen

▶ Eigenblutbehandlung mit dem Hämoaktivator-N nach Dr. med. Höveler

1.–6. Woche Injektionen am Montag und Freitag	5,0 ml aktivierte Eigenblutlösung plus 1 Ampulle eines Ginkgopräparates; gleichzeitig auf die andere Gesäßhälfte 1 Ampulle Rebas® D4 1 Ampulle Thymus suis Injeel 1 Ampulle Hypothalamus suis Injeel

Eine **Zusatztherapie** wie unter „Eigenblutinjektion" empfiehlt sich.

Es ist immer wieder erstaunlich, wie durch diese Therapiemaßnahmen ein deutlicher Aufschwung bei den betroffenen Patienten zu beobachten ist. Besonders bei der Nachsorge von Apoplexiepatienten kann durch diese umfassende Behandlung sehr vieles bewirkt werden.

4.8.4 Extremitäten-Angiopathie

Die Symptome sind eindeutig. Herabsetzung bzw. Ausfall peripherer Pulse: A. dorsalis pedis, A. poplitea, A. femoralis. Ferner kühle, blasse Hautfarbe und zunehmende Schmerzen in den Extremitäten, Claudicatio intermittens, Auftreten von Gewebsläsionen, Ulzerationen bis hin zum Gangrän.

Man muß sich darüber im klaren sein, daß auch die Eigenbluttherapie ihre Grenzen hat. So können z. B. die diabetischen Gefäßschäden, die Endangiitis obliterans, das Claudicatio intermittens oder der Morbus Raynaud sowie angiopathisch bedingte trophische Störungen bis zu einem gewissen Stadium außerordentlich gut beeinflußt werden. Bei fortgeschrittenen Stadien ist der Therapieerfolg zweifelhaft. Daher ist in solchen Fällen die Eigenblutbehandlung mit Nativblut weniger angezeigt.

Dagegen erreichen wir mit aktiviertem Eigenblut und einem aktiven Bewegungstraining eine erhebliche Verbesserung des kollateralen Blutflusses im Stadium II, keinesfalls jedoch in den Stadien III und IV. In Verbindung mit entsprechenden durchblutungsfördernden Mitteln wirkt aktiviertes Eigenblut zellstoffwechselaktiv durch eine erhebliche Verbesserung der Aufnahme und Verwertung von Glukose und Sauerstoff in den Zellen, was schließlich zu einer gesteigerten Mikrozirkulation führt und eine Reorganisation geschädigter Zellstrukturen bewirkt.

▶ **Eigenblutbehandlung mit dem Hämoaktivator-N nach Dr. med. Höveler**

Zu Anfang der Behandlung drei Eigenblutinjektionen in der Woche, später 2mal wöchentlich, insgesamt zwanzig bis dreißig Behandlungen. Im Anschluß daran monatlich eine Wiederholungsinjektion, die über einen sehr langen Zeitraum beibehalten werden soll.

Zusätze zur Eigenblutinjektion: Actihaemyl®, Ginkgopräparate oder ähnliches.

Zusatztherapie

♦ **bei Rauchern:**
 – Einleitung der Therapie mit Tabacum D10 oder D12; je eine Tablette täglich oder 10 Tropfen morgens und abends über einen längeren Zeitraum
 – Phönix-Entgiftungstherapie: drei Tage Anregung der Leber-Galle-Funktion und Ausleitung über den Darm durch Phönix Phönohepan; drei Tage Aktivierung der Nierenfunktion durch Phönix Solidago; drei Tage Steigerung der körpereigenen Abwehr und verstärkte Ausscheidung über die Haut durch Phönix Antitox; dieser Zyklus ist bis zu einer Gesamtdauer von 45 Tagen zu wiederholen.
♦ **Actihaemyl® Drg.:** 3 × tgl. 2 Drg. oder Mucokehl® D4 Kps. 3 × tgl. 1 Kps. vor den Mahlzeiten
♦ **Vitamin C:** 2 TL Ascorbinsäure Plv. über den Tag verteilt mit Saft einnehmen
♦ **Schiele-Fußbäder**

4.8.5 Essentieller Hochdruck

Eine essentielle Hypertonie verläuft in vielen Fällen zunächst unauffällig. Im Laufe der Jahre klagen die Patienten zunehmend über Müdigkeit, Schwindel, Schlaflosigkeit, Kopfschmerzen und zunehmende Nervosität. Auch kardiale Zeichen können plötzlich in den Vordergrund treten, wie z. B. starkes Herzklopfen, Herzstiche oder Stauungsbronchitis usw. Jede Hypertonie begünstigt die degenerative Abnützung der Gefäßwände und damit die Arteriosklerose. Es muß daher versucht werden, die ständige Überbeanspruchung der Gefäße zu reduzieren, d. h. die Hypertonie zu beheben.

Fabre-Bordeaux, Colilla und *Pizillo* berichteten bereits darüber, daß durch Eigenblutinjektionen, die sie jeden 2. Tag bzw. 2mal wöchentlich verabreichten, bestehende Hypertonien erheblich gesenkt werden konnten. Mit dem Abfall des Blutdrucks verschwanden auch die subjektiven Beschwerden. Die Eigenblutbehandlung ist daher auch immer als Prophylaktikum bei drohender Gefahr eines Schlaganfalls einzusetzen, hauptsächlich dann, wenn eine erbliche Disposition vorgegeben ist. Vor allen Dingen auch deshalb, weil die Senkung des Blutdrucks von Dauer ist. Besonders eindrucksvoll sind die Therapieergebnisse bei weiblichen oder männlichen Patienten, die unter einer „klimakterischen Hypertonie" leiden.

▶ **Eigenblutinjektion**

1.–8. Woche Injektionen am Montag und Freitag	1 Ampulle Mucokehl® D5 intravenös 2,0 ml Eigenblut plus 1 Ampulle Mucokehl® D5 intramuskulär

Zusatztherapie

- **Aspergillus oryzae D6 Sanum:** 1 × tgl. 10 gtt. vor dem Frühstück
- **Mucokehl® D4 Kps.:** 2 Kps. vor dem Frühstück und 1 Kps. vor dem Schlafengehen
- **Mapurit® Kps. Sanum:** morgens und abends je 1 Kps. nach den Mahlzeiten
- **Vitamin C:** 2 TL Ascorbinsäure Plv. über den Tag verteilt mit Saft einnehmen
- **bei klimakterischer Hypertonie:**
  - Phönix Cuprum: 3 Tage 3 × 50 gtt. tgl. vor dem Essen; ab 4. Tag 3 × 30 gtt. vor dem Essen
  - Phönix Aurum: 3 × 30 Tropfen tgl. nach dem Essen

▶ **Eigenblutbehandlung mit dem Hämoaktivator-N nach Dr. med. Höveler**

Die kurmäßige Anwendung von aktiviertem Eigenblut bei bestehender Hypertonie hat sich immer wieder bewährt. Erfahrungsgemäß werden wöchentlich drei Eigenblutbehandlungen durchgeführt, insgesamt 12–15 Injektionen. Weiterhin erfolgt monatlich eine Auffrischungsinjektion.

Zusätze zur Eigenblutinjektion: Mucokehl® D5 oder Rauwolfiapräparate der unterschiedlichen Firmen.

Eine **Zusatztherapie** wie unter „Eigenblutinjektion" ist empfehlenswert.

4.8.6 Vegetative Regulationsstörungen

Dieser Begriff umfaßt eine Fehlsteuerung der vegetativen Innervation, die sich insbesondere an den von Sympathikus und Parasympathikus innervierten Organe zeigen kann. Diese Form der Dysregulose zeigt sich besonders am Kreislaufverhalten oder in Form von „nervösen Herzbeschwerden", ferner am Magen als Hyperazidität, als Dyskinese an den Gallenwegen oder als Entleerungsstörungen an der Harnblase. Die Beschwerden können mannigfaltiger Art sein.

▶ **Eigenblutinjektion**

Empfehlenswert ist eine 2mal wöchentlich durchgeführte Eigenblutbehandlung mit 2 ml Nativblut ohne jegliche Zusätze. Außerdem geben wir einmal wöchentlich 1 Ampulle neurotropan® Phönix intravenös nach der Blutentnahme. Das Cholinpräparat neurotropan® ist durchaus in der Lage, das Mißverhältnis zwischen Sympathikus und Parasympathikus wieder auszugleichen. Die Beständigkeit des Wohlergehens wird durch die Eigenbluttherapie geregelt.

Zusatztherapie

* **Strychninum D12 Tbl.:** 3 × tgl. 1 Tbl.
  im täglichen Wechsel mit
  Agaricus D6–12 Tbl.: 3 × tgl. 1 Tbl. im Mund zergehen lassen
* **Zincum valerianicum D6 Tbl.:** vor dem Schlafengehen 1 Tbl. im Mund zergehen lassen
* **Vitamin C:** 1 TL Ascorbinsäure Plv. über den Tag verteilt mit Saft einnehmen

▶ **Eigenblutbehandlung mit dem Hämoaktivator-N nach Dr. med. Höveler**

In der ersten Woche werden drei Injektionen mit aktiviertem Eigenblut appliziert. Ab der 2. Woche wöchentlich 2 Injektionen bis zu einer Gesamtdauer von etwa 6 Wochen. Im Anschluß daran erfolgt zunächst 2mal monatlich eine Wiederholungsinjektion, um nach einer gewissen Zeit monatlich eine Auffrischungsinjektion zu verabreichen. Im Gegensatz zu den üblichen aktivierten Eigenblutinjektionen verzeichnet der Patient erst nach der 10. bis 12. Injektion eine zunehmende Besserung seines Gesamtzustandes, der sich mit fortlaufender Injektion stabilisiert.
Zusätze zur aktivierten Eigenblutinjektion: Hyperforat®, Nervauxan®, Cypripedium® oder ähnlich wirkende Präparate.
Eine **Zusatztherapie** wie unter „Eigenblutinjektion" ist empfehlenswert.

4.8.7 Hypotonie

Bei diesem Patientenkreis finden wir systolische Blutdruckwerte unter 90–100 mm/Hg. Der zu niedrige Blutdruck führt zu funktionellen Beschwerden, z. B. frühmorgens Schwindel, Herzklopfen oder Schwarzwerden vor den Augen. Außerdem besteht Neigung zum orthostatischen Kollaps.
Zunächst Ursachenforschung des Grundleidens! Frage nach den Lebens- und Eßgewohnheiten, Alkohol- und Nikotinkonsum. Patienten mit einer Hypotonie spre-

chen sehr gut auf Eigenblutbehandlung an. In Verbindung mit weiteren Therapiemaßnahmen lassen sich die unangenehmen Begleiterscheinungen vollständig beheben.

▶ **Eigenblutinjektion**

1.–5. Woche Injektionen am Montag und Freitag	3,0 ml Eigenblut; zusätzlich auf die andere Gesäßseite 1 Ampulle Anabol-Injektopas® 1 Ampulle Ginseng-Injektopas® 1 Ampulle Calycast-Injektopas®
Die weiteren einmal wöchentlich durchgeführten Eigenblutinjektionen werden für die Dauer von zwei Monaten fortgesetzt.	

Zusatztherapie

- **Bovisan D5 Kps.:** zwei Wochen montags und freitags je 1 Kps., ab 3. bis 5. Woche 1mal wöchentlich eine Kps. und ab 6. Woche 14tägig 1 Kps. einnehmen und drei Stunden nüchtern bleiben
- **Vitamin C:** 1 TL Ascorbinsäure Plv. über den Tag verteilt mit Saft einnehmen
- **Rebas® D4 Kps.:** vor dem Schlafengehen 2 Kps. einnehmen
- **Tropfenmischung:** Phönix Hypotonex , Phönix Kalium nitricum aa 50.0 M. D. S. morgens vor dem Aufstehen 40 gtt, vor dem Frühstück 40 gtt., vor dem Mittagessen 40 gtt. mit Flüssigkeit einnehmen.

Patienten mit Hypotonieneigung müssen auf ausreichende Flüssigkeitszufuhr achten. Daneben sind Kneipp-Maßnahmen, ausreichende Bewegung bzw. sportliche Betätigung sehr wichtig und wesentlich für den anhaltenden Therapieerfolg.

▶ **Eigenblutbehandlung mit dem Hämoaktivator-N nach Dr. med. Höveler**

Es ist sinnvoll eine sechswöchige Kur mit 2mal wöchentlich applizierten aktivierten Eigenblutinjektionen durchzuführen. Zur Stabilisierung wird monatlich eine weitere Wiederholungsinjektion über eine gewisse Zeit hinaus beibehalten.
Zusätze zur aktivierten Eigenblutinjektion: Cocculus oplx., Calycast-Injektopas®, Ginseng-Injektopas® oder ähnlich wirkende Präparate.
Eine **Zusatztherapie** wie unter „Eigenblutinjektion" ist empfehlenswert.

4.8.8 Migräne

Die Migräne, mit ihren meist halbseitig auftretenden, anfallsartigen, pochenden, bohrenden oder hämmernden starken Schmerzen, wird nicht selten auch durch Nahrungsmittelallergien ausgelöst. Patienten mit häufig auftretenden Migräneanfällen sind hinsichtlich einer evtl. vorhandenen Nahrungsmittelallergie zu testen. Vielfach finden wir bei den Migränepatienten folgende Nahrungsmittelunverträglichkeiten:

- Nüsse
- Kakao
- Konservierungs- und Farbstoffe
- Glutamat
- Tonic Water
- Schalentiere
- Schimmelkäse

Die Therapie der Nahrungsmittelallergien erfolgt meist mit Antihistaminika oder Cortison. Dabei kommt auch dem Cortison keine kausale Heilwirkung zu, weil eine Sensibilisierung gedämpft oder unterdrückt wird. Demgegenüber ermöglicht die biologische Therapie durch den Umstimmungseffekt und den vielerlei Entgiftungs- und Regenerationsmöglichkeiten eine wesentliche Heilungsaussicht. Eine sichere Behandlungsmethode ist die Ausschaltung der allergieauslösenden Nahrungsstoffe. Bei der Vielzahl der Nahrungsmittel gelingt es jedoch nur selten, eine vermutete Allergie auf das eine oder andere Nahrungsmittel nachzuweisen. Unter den mannigfachen biologischen Therapieverfahren bewährt sich bei den verschiedenen Nahrungsmittelallergien auch die Eigenbluttherapie in seinen unterschiedlichen Anwendungsmöglichkeiten.

▶ **Potenziertes Eigenblut für Kinder**

Potenziertes Eigenblut in C7 und C9 hauptsächlich bei Eiweißallergien. Herstellung und Durchführung ➜ 3.4.7

▶ **Eigenblutinjektion**

1. Woche Injektion am Montag und Freitag	0,5 ml Eigenblut plus 1 Ampulle Acirufan®; zusätzlich 1 × wöchentlich 1 Ampulle Latensin® stark intramuskulär
2. Woche Injektion am Montag und Freitag	1,0 ml Eigenblut plus 1 Ampulle Acirufan®; zusätzlich 1 × wöchentlich 1 Ampulle Latensin® stark intramuskulär
3. und 4. Woche Injektion am Montag	1,5 ml Eigenblut plus 1 Ampulle Acirufan®; zusätzlich 1 × wöchentlich 1 Ampulle Latensin® stark intramuskulär
5. Woche Injektion am Montag	2,0 ml Eigenblut plus 1 Ampulle Acirufan®; zusätzlich 1 × wöchentlich 1 Ampulle Latensin® stark intramuskulär
Die weiteren Eigenblutinjektionen werden in 14tägigen Abständen injiziert; die Verabfolgung von Latensin® stark intramuskulär erfolgt für die nächste Zeit einmal monatlich.	

Zusatztherapie

- **Latensin® Kps. stark:** 1mal wöchentlich 1 Kps. nüchtern einnehmen und drei Stunden nüchtern bleiben
- **Cetebe® Kps.:** 2 × tgl. 1 Kps. einnehmen
- **Pascodolor® Tropfen:** 4 × tgl. 20 Tropfen mit etwas Flüssigkeit einnehmen

▶ **Eigenblutbehandlung mit dem Hämoaktivator-N nach Dr. med. Höveler**

Die Behandlung mit aktiviertem Eigenblut muß ebenfalls über einen längeren Zeitraum durchgeführt werden.

1.–6. Woche Injektion am Montag und Freitag	8,0 ml aktivierte Eigenblutlösung plus 1 Ampulle Allergie-Injektopas®

Zusatztherapie

Einmal wöchentlich wird nach der Blutentnahme 1 Ampulle neurotropan® Phönix intravenös verabreicht. Nach 5–6 Injektionen von neurotropan® werden die nachfolgenden Injektionen im monatlichen Abständen intravenös verabreicht.

Zahlreiche Migränepatienten sprechen auf diese Therapien an. Zunächst treten die Migräneanfälle in größeren Intervallen auf, als nächstes werden die Schmerzen immer geringer, letztendlich bleiben die Migräneanfälle ganz aus. Es ist empfehlenswert, die jeweiligen Eigenblutbehandlungen nach sechs Monaten zu wiederholen, ebenso die Latensin®- bzw. neurotropan®-Injektionen i. v.

4.9 Erkrankungen der Speiseröhre und des Magens

4.9.1 Refluxösophagitis

Durch den Rückfluß von saurem Magensaft bei Kardiainsuffizienz, als Konsequenz einer Hiatushernie oder als Begleiterscheinung eines Ulcus duodeni kann eine Refluxösophagitis auftreten. Die umschriebenen krampfartigen Schmerzen hinter dem Brustbein, das sehr intensive „Sodbrennen" und das Gefühl des Passagestops sind bezeichnende Hinweise für eine Refluxösophagitis.
Neben der Beseitigung des Grundübels, unter Umständen durch eine erforderliche Operation, empfiehlt es sich als Roborantia remedia eine aktivierte Eigenblutkur durchzuführen.

▶ **Eigenblutbehandlung mit dem Hämoaktivator-N nach Dr. med. Höveler**

1. Woche: 3 × wöchentlich 5,0 ml aktivierte Eigenblutlösung
ab 2. Woche: 2 × wöchentlich 5,0 ml aktivierte Eigenblutlösung
ab 3. Woche: 1 × wöchentlich 5,0 ml aktivierte Eigenblutlösung

Die Kur sollte etwa 12–15 Eigenblutbehandlungen umfassen.
Zusätze zur aktivierten Eigenblutlösung: jeweils 1 Ampulle Oesophagus suis Injeel und Baptisia Injeel forte.

Neben der intraglutäalen Injektion kann man zusätzlich 2mal wöchentlich 0,5 ml dieser Eigenblutlösung subkutan an den Plexus solaris injizieren.

Zusatztherapie

Bei starkem Sodbrennen haben sich zwei Einzelmittel zur oralen Therapie bewährt:
* **Baptisia D4 Tbl.:** 3 × tgl. 1 Tbl. im Mund zergehen lassen
* **Robinia D12 Tbl.:** 3 × tgl. 1 Tbl. im Mund zergehen lassen

---

Durch Beachtung verschiedener Ernährungsrichtlinien lassen sich bei bestehender Refluxösophagitis Beschwerden erheblich reduzieren oder ganz vermeiden. So ist der Genuß von sauren Fruchtsäften wie z. B. Grapefruit, Zitronen, Orangen, Aprikosen, Heidelbeeren, Stachelbeeren, Erdbeeren und Johannisbeeren nicht angezeigt. Verboten sind weiterhin Cola und süßer Sprudel, chininhaltige Getränke, saure Weißweine, Kaffee und schwarzer Tee, süße Nahrungsmittel (Dessert) und Röstprodukte.
Erlaubt ist eine flüssig-breiige Magenschonkost.

4.9.2 Akute Gastritis

Die akute Gastritis zählt zu den häufigsten Magenerkrankungen und wird in den meisten Fällen durch exogene Faktoren verursacht, wie z. B. durch „Diätfehler", d. h. nach dem Genuß von zu reichlicher Nahrung oder von schwerverdaulichen Speisen. Auch die Aufnahme von verdorbenen Nahrungsstoffen, Alkohol- und Nikotinintoxikationen bewirken eine „Magenverstimmung"; weiterhin kann die Unverträglichkeit bestimmter Arzneimittel oder bakterielle Infektionen die Magenschleimhautentzündung auslösen. Das Krankheitsgeschehen geht mit Übelkeit, Druckgefühl bis hin zu starken Schmerzen in der Magengegend einher, oftmals begleitet von Fieber, Erbrechen, Appetitlosigkeit und Foetor ex ore. Die Patienten haben ein starkes Durstgefühl infolge der Mundtrockenheit.

▶ **Eigenblutinjektion**

1.–3. Tag: Mischinjektion i. v.
      1 Ampulle Traumeel® S
      1 Ampulle Erigotheel®
      1 Ampulle Nux vomica-Homaccord®

5., 7. und 9. Tag: Mischinjektion i. m.
      0,5 ml Eigenblut
      1 Ampulle Traumeel® S
      1 Ampulle Erigotheel®
      1 Ampulle Nux vomica-Homaccord®

Die nachfolgenden Injektionen werden zweimal wöchentlich verabreicht und zwar bis zum Zeitpunkt der völligen Schmerzfreiheit, Appetitzunahme und Rückkehr des allgemeinen Wohlbefindens.

Neben der intramuskulären Injektion kann zusätzlich 0,5 ml der Mischinjektion s. c. an den Plexus solaris appliziert werden.

Zusatztherapie

- ◆ **Medikamentöse Therapie:**
  - **Fortakehl® D4 Kps.:** morgens und abends jeweils 1 Kps. eine Stunde nach den Mahlzeiten einnehmen
  - **Latensin® Kps. schwach–stark:** montags 1 Kps. nüchtern einnehmen und drei Stunden nüchtern bleiben
  - **Utilin® Kps. schwach–stark:** freitags 1 Kps. nüchtern einnehmen und drei Stunden nüchtern bleiben

    Alternativ:
  - **Thymus oplx Tbl.:** bei Schmerzen 4 × tgl. 2 Tbl. vor dem Essen im Mund zergehen lassen
  - **Apomorphinum Similiaplex N Tropfen:** bei Erbrechen stdl. 10–20 Tropfen auf 1 EL Wasser einnehmen lassen
  - **Opsonat® spag. Pekana:** 4 × tgl. 1 TL voll in $\frac{1}{4}$ Glas warmen Wasser vor den Mahlzeiten einnehmen (antientzündliche Wirkung)
- ◆ **Tees:** Flüssigkeitszufuhr in Form von Pfefferminz-, Kamille- oder Fencheltee
- ◆ **Ernährung:** völlige Nahrungskarenz für 1–2 Tage, später Schleim- und Suppenkost, anschließend langsam aufbauende Magenschonkost
- ◆ **Rollkur mit Azupanthenol® liquidum:** morgens, jeweils vor dem Aufstehen und eine halbe Stunde vor dem Abendessen Durchführung der Rollkur:
  Azupanthenol® liquidum, 40 Tropfen auf $\frac{1}{2}$ Glas warmes Wasser geben und nüchtern austrinken.
  Nachdem die Flüssigkeit eingenommen wurde, legt man sich zunächst 5 Minuten auf den Rücken, anschließend 5 Minuten auf die linke Seite, 5 Minuten Bauchlage und anschließend 5 Minuten auf die rechte Seite.

4.9.3 Chronische Gastritis

Dieselben schädlichen Einflüsse, die u. a. eine akute Gastritis auslösen, führen bei sehr häufiger Rezidivierung, letztendlich zu einer chronischen Gastritis. Hinzu kommt außerdem, daß bei manchen Personen eine gewisse erbliche Disposition besteht. Daneben sind es auch allzuoft falsche Eßgewohnheiten, mangelhafte Kautätigkeit oder auch chronische Erkrankungen im Galle-, Leber- und Pankreasbereich, die zur Auslösung einer chronischen Gastritis führen. Gefördert wird dieses Krankheitsgeschehen durch unmäßigen Genuß von Alkohol und starken Zigarettenkonsum.

▶ **Eigenblutbehandlung mit dem Hämoaktivator-N nach Dr. med. Höveler**

Wie bei vielen chronischen Erkrankungen zeigt auch hier die Eigenbluttherapie gute Ergebnisse und zwar ausschließlich mit aktiviertem Eigenblut durch den Hämoaktivator.

1. Woche: 3 × wöchentlich 5,0 ml aktivierte Eigenblutlösung
ab 2. Woche: 2 × wöchentlich 5,0 ml aktivierte Eigenblutlösung

Zusätze zur aktivierten Eigenblutlösung: als Mischung Obatri-Injektopas® und Ulcus-Injektopas®.

Neben der intramuskulären Injektion kann zusätzlich 0,5 ml der Eigenblutmischung subkutan an den Plexus solaris injiziert werden.

Sobald der bestmögliche Zustand erreicht ist, wird die aktivierte Eigenbluttherapie über einen längeren Zeitraum mit monatlich einer Injektion beibehalten.

Zusatztherapie

♦ **Medikamentöse Therapie:**
  – **Fortakehl® D4 Kps.:** morgens und abends jeweils 1 Kps. eine Stunde nach den Mahlzeiten einnehmen
  – **Latensin® Kps. schwach–stark:** montags 1 Kps. nüchtern einnehmen und drei Stunden nüchtern bleiben
  – **Utilin® Kps. schwach–stark:** freitags 1 Kps. nüchtern einnehmen und drei Stunden nüchtern bleiben

  Alternativ:
  – **Thymus oplx Tbl.:** bei Schmerzen 4 × tgl. 2 Tbl. vor dem Essen im Mund zergehen lassen
  – **Apomorphinum Similiaplex N Tropfen:** bei Erbrechen stdl. 10–20 Tropfen auf 1 EL Wasser geben
  – **Opsonat® spag. Pekana:** 4 × tgl. 1 TL voll in $\frac{1}{4}$ Glas warmen Wasser vor den Mahlzeiten einnehmen (antientzündliche Wirkung)
♦ **Rollkur mit Azupanthenol® liquidum:** morgens, jeweils vor dem Aufstehen und eine halbe Stunde vor dem Abendessen
  Durchführung der Rollkur:
  Azupanthenol® liquidum, 40 Tropfen auf $\frac{1}{2}$ Glas warmes Wasser geben und nüchtern austrinken.
  Nachdem die Flüssigkeit eingenommen wurde, legt man sich zunächst 5 Minuten auf den Rücken, anschließend 5 Minuten auf die linke Seite, 5 Minuten Bauchlage und anschließend 5 Minuten auf die rechte Seite.

Mit Patienten über eine Änderung der Lebensführung sprechen, z. B. Abbau von Streß, Einschränkung von Kaffee, Nikotin und Alkohol. Außerdem Eßgewohnheiten und Nahrungsmittelauswahl mit dem Patienten erörtern, vor allen Dingen darauf hinweisen, daß grundsätzlich zwei- bis dreistündlich kleinere Mahlzeiten verzehrt werden sollten.

4.9.4 Ulcus ventriculi et duodeni

Ein oftmals scharf umschriebener Schmerz im linken oder teilweise im mittleren Epigastrium, der sich durch Nahrungsaufnahme verstärkt, deutet auf ein Ulcus ventriculi hin. Sodbrennen und saures Aufstoßen, gelegentliches Erbrechen und Obstipation unterstreichen den Verdacht.

Wird ein Schmerz mehr im mittleren und rechten Epigastrium angegeben und treten die Schmerzen insbesondere bei leerem Magen auf, so ist ein Ulcus duodeni zu vermuten. Verschiedene Untersuchungen und diagnostische Maßnahmen sind zur Abklärung des Krankheitsbildes notwendig.

▶ **Eigenblutbehandlung mit dem Hämoaktivator-N nach Dr. med. Höveler**

Ähnlich wie bei der Behandlung der chronischen Gastritis, ist hier der Einsatz des Hämoaktivators nach Dr. med. Höveler sinnvoll und zweckmäßig. Durch die Kombination von spezifischen Injektionspräparaten und aktiviertem Eigenblut wird die pharmakologische Wirkung der zugeführten Präparate verstärkt und somit sehr bald eine merkliche Besserung erzielt.

1. Woche: 3 × wöchentlich 5,0 ml aktivierte Eigenblutlösung
ab 2. Woche: 2 × wöchentlich 5,0 ml aktivierte Eigenblutlösung

Je nach Ausgangssituation besteht die Kur mit aktiviertem Eigenblut aus etwa 15 bis 20 Injektionen. Im Anschluß daran wird zur Fortbehandlung monatlich eine Auffrischungsinjektion mit aktiviertem Eigenblut beibehalten, um, wie Höveler sagt, die erreichte Stimulation des Regelkreises zu erhalten.
Zusätze zur Eigenbluttherapie: Ulcus-Injektopas® und Obatri-Injektopas® oder Traumeel® S und Erigotheel®.
Neben der intramuskulären Injektion kann zusätzlich 0,5 ml Eigenblutlösung gemischt mit 1 Ampulle Phönix Juv 110 subkutan an den Plexus solaris appliziert werden.

Zusatztherapie

- **Pascomag® Pulver:** 3 × tgl. 1 TL (oder ein Beutel) in Wasser gelöst vor dem Essen einnehmen für die Dauer von vier Wochen
- **Ulcu-Pasc® Tbl.:** 3 × tgl. 2 Tbl. vor den Mahlzeiten
- **Fortakehl® D5 Tbl.:** 3 × tgl. 1 Stunde nach den Mahlzeiten 1 Tbl. im Mund zergehen lassen
- **Rollkur mit Azupanthenol® liquidum:** morgens, jeweils vor dem Aufstehen und eine halbe Stunde vor dem Abendessen Durchführung der Rollkur:
Azupanthenol® liquidum, 40 Tropfen auf $\frac{1}{2}$ Glas warmes Wasser geben und nüchtern austrinken.
Nachdem die Flüssigkeit eingenommen wurde, legt man sich zunächst 5 Minuten auf den Rücken, anschließend 5 Minuten auf die linke Seite, 5 Minuten Bauchlage und anschließend 5 Minuten auf die rechte Seite.

4.9.5 Helicobacter-pylori-Affektionen

In den letzten Jahren ist eine deutliche Zunahme von gastralen und duodenalen Helicobacter-pylori-Affektionen zu beobachten. Die vielfältigen Symptome wie Beschwerden im Verdauungsapparat von Obstipation bis Diarrhoe, Appetitlosigkeit, Völlegefühl, Übelkeit, Erbrechen bis hin zu Schwindel und Kreislaufstörungen führen oftmals zu einer falschen Diagnose. Ist der Nachweis gesichert, ist zunächst folgende therapeutische Vorgehensweise empfehlenswert:

1.–3. Tag	250 ml NaCl 0,9 % plus 15 g Vitamin C Pascoe (7,5 g Stechampulle) als Infusion; anschließend 2 Ampullen Fortakehl® D5 i. m.
4. und 6. Tag	5 ml aktivierte Eigenblutlösung plus 2 Ampullen Fortakehl® D5

Die weiteren aktivierten Eigenblutinjektionen werden 2 × wöchentlich verabreicht, insgesamt 12–15 Injektionen. Anschließend sollte monatlich eine Auffrischungsinjektion erfolgen.

Die Injektionsbehandlungen einschließlich der Infusionen sollte man bei anfälligen Personen 2mal jährlich durchführen.

Zusatztherapie

* **Fortakehl® D5 Tbl.:** 3 × tgl. 1 Stunde nach dem Essen 1 Tbl. im Mund zergehen lassen
* **Pascomag® Pulver:** 3 × tgl. 1 TL voll bzw. bei portionierten Beutelpackungen 1 Btl. Pulver ½ Stunde vor dem Essen mit etwas Wasser einnehmen für die Dauer von vier Wochen
* **Cetebe® Kps.:** 3 × tgl. 1 Kps. einnehmen

4.9.6 Dumping-Syndrom

Symptome wie Blässe, Schweißausbruch, Herzklopfen und Schwindelgefühl mit Kollapsneigung, Stuhldrang sowie auftretende Übelkeit, die kurz nach Nahrungsaufnahme auftreten, werden als Dumping-Syndrom bezeichnet. Diese Symptomatik tritt vorwiegend bei jüngeren, labilen Ulkuspatienten 1–3 Wochen post operationem auf.

▶ Eigenblutbehandlung mit dem Hämoaktivator-N nach Dr. med. Höveler

Die Durchführung einer Kur mit aktiviertem Eigenblut ist vor jeder größeren therapeutischen Maßnahme empfehlenswert. Wöchentlich werden zwei aktivierte Eigenblutinjektionen durchgeführt, insgesamt 12–15 Injektionen.

Zusätze zur aktivierten Eigenblutlösung: 1 Ampulle Erigotheel® gemischt mit 1 Ampulle Hepeel® oder

1 Ampulle Cholo II Injektopas® gemischt mit 1 Ampulle Obatri-Injektopas®

Neben der intramuskulären Injektion kann zusätzlich 0,5 ml Eigenblutlösung gemischt mit 1 Ampulle Phönix Juv 110 subkutan an den Plexus solaris appliziert werden.

Zusatztherapie

* **Zincum D12 Tbl.:** 3 × tgl. 1 Tbl. im Mund zergehen lassen
* **Duodenoheel® Tbl.:** 4 × 1 Tbl. im Mund zergehen lassen im täglichen Wechsel mit **Bryaconeel® Tbl.:** 4 × 1 Tbl. im Mund zergehen lassen
* **Spascupreel® S Supp.:** morgens und abends jeweils 1 Supp.

4.10 Erkrankungen des Darmes

Zahlreiche Darmerkrankungen sprechen auf die unterschiedlichen Eigenblutbehandlungen mit guten Ergebnissen an, besonders dann, wenn chronische Entzündungen die auslösenden Ursachen oder allergische Diathesen der Grund für die Erkrankungen sind.

4.10.1 Colon irritabile (Reizkolon)

Unter dem Oberbegriff „Colon irritabile" werden das spastische Reizkolon, die Colitis mucosa und die funktionelle Enterokolopathie als ein Syndrom zusammengefaßt. Die Ätiologie ist noch weitgehend ungeklärt. Wir finden diese Erscheinung vorwiegend bei Frauen im Alter zwischen 20 und 50 Jahren, seltener bei Männern. Viele dieser Patienten haben eine auffällige Persönlichkeitsstruktur. Es sind stets sensible, neurotische, sehr ängstlich wirkende, aber auch ehrgeizige, psycholabile Menschen. Neben den auslösenden psychischen Faktoren, bewirken mit Sicherheit Umwelteinflüsse und falsche Ernährungsweisen eine Verschlimmerung des Krankheitszustandes oder lösen bei disponierten Menschen das Krankheitsgeschehen aus. Leitsymptome sind intermittierende Schmerzen im Mittel- und Unterbauch, besonders morgens beim Erwachen. Häufig ist ein Wechsel von Obstipation mit schafkotartigem Stuhl bzw. Diarrhöe mit zeitweiliger Schleimabsonderung zu beobachten. Durch die Hypermobilität des Dickdarms kann es zeitweise zu sehr starken kolikartigen Schmerzen kommen. Auffallend sind Völlegefühl und starke Flatulenz, zuweilen tritt Übelkeit und Appetitlosigkeit auf.

Die günstige Wirkung des Eigenblutes auf Psyche und Vegetativum, die Anregung der Drüsentätigkeit und die Vermehrung der proteolytischen Enzyme durch Eigenblutinjektionen machen diese Therapieform zum Mittel der Wahl.

▶ **Eigenblutinjektion**

1.–3. Woche Injektion am Montag und Freitag	2,0 ml Eigenblut plus 1 Ampulle Rebas® D4 1 Ampulle Notakehl® D5
Injektion am Mittwoch	1 Ampulle neurotropan® Phönix intravenös
Die Injektionen werden nach diesem Schema weiter verabfolgt bis eine deutliche Besserung des Zustandes eintritt, erst dann erfolgt eine Reduzierung der Injektionen.	

Zusatztherapie

- **Medikamentöse Therapie**
  - **Phönix Plumbum:** 3 × tgl. 30 gtt. nach den Mahlzeiten mit etwas Wasser einnehmen und 1 × 30 gtt. vor dem Schlafengehen
  - **Rebas® D4 Kps.:** morgens und abends je 1 Kps. vor den Mahlzeiten einnehmen
  - **Mucokehl® D3 Supp.:** vor dem Schlafengehen 1 Supp. einführen

Alternativ:

Sepia oplx Tbl.: 3 × tgl. 2 Tbl. vor dem Essen im Mund zergehen lassen
Dunkelhaarige, agile, zur Depression neigende Frauen vom leptosomen Habitus sprechen besonders gut auf Sepia oplx an.

– **Neurapas® Filmtbl.:** 3 × tgl. 1–2 Tbl., später Reduzierung auf 3 × tgl. 1 Tbl.
– **Tropfenmischung:** Nux vomica D3, Asa foetida D3 aa 50.0, M. D. S. 3 × tgl. 30 gtt. mit etwas Flüssigkeit einnehmen

* **Leibwickel**
  – **Leibwickel mit Schafgarbe:**
    2 gehäufte Teelöffel Schafgarbe mit $\frac{1}{2}$ Liter kochendem Wasser aufgießen und 5 Minuten ziehen lassen, danach Aufguß in eine Schüssel abgießen und einen Wickel in die Flüssigkeit eintauchen. Der Wickel wird auf den Leib aufgetragen und mit zwei weiteren Tüchern abgedeckt. Auf die Tücher wird eine Gummiwärmflasche gelegt.
    Einwirkungszeit 30 Minuten. Der Wickel sollte täglich wiederholt werden.

    Alternativ:
  – **Leibwickel mit Chelidonium Phcp Salbe**:
    gesamten Bauchraum mit Salbe einreiben; dann feuchtes Tuch auflegen, darüber trockenes Tuch und eine Wärmflasche.
    Einwirkungszeit: 30 Minuten

* **Ernährung:** Wichtig ist eine ausgewogene vitalstoffreiche biologische Ernährung mit viel Rohkostanteilen

---

Lebensführung

Es ist für eine ausreichende körperliche Bewegung Sorge zu tragen (Wandern, Schwimmen, Laufen, Gymnastik usw.). Durch ein ausführliches Gespräch mit dem Patienten können mit Sicherheit auch Hinweise zur Umstellung seiner Lebensgewohnheiten gegeben werden, denn neben all den zu verordnenden Rezepturen ist das Zuhören können für eine erfolgreiche Therapie ebenso wichtig, wie ein wirkungsvolles Medikament.
Denn wie sagte einst Franz Kafka?
„Rezepte schreiben ist leicht, aber im übrigen sich mit den Leuten verständigen ist schwer".

▶ Eigenblutbehandlung mit dem Hämoaktivator-N nach Dr. med. Höveler

Die Behandlung mit aktiviertem Eigenblut muß ebenfalls über einen längeren Zeitraum durchgeführt werden.

1.–3. Woche Injektion am Montag, Mittwoch und Freitag	5,0 ml aktivierte Eigenblutlösung plus 1 Ampulle Rebas® D4 1 Ampulle Notakehl® D5
4. und 5. Woche Injektion am Montag und Freitag	5,0 ml aktivierte Eigenblutlösung plus 1 Ampulle Rebas® D4 1 Ampulle Notakehl® D5

Sobald eine deutliche Besserung des Zustandes eintritt, können die Eigenblutinjektionen weiterhin reduziert werden. Erfahrungsgemäß werden zwischen 15–20 Injektionen mit aktiviertem Eigenblut verabreicht. Monatlich sollte eine Wiederholungsinjektion beibehalten werden.

4.10.2 Akute Gastroenteritis

Es handelt sich meistens um eine bakteriell bedingte Darmerkrankung, die u. a. auch durch unzweckmäßige Ernährung wie z. B. durch einseitige Überlastung der Verdauungsorgane, durch zu viel Fett oder kalte Getränke ausgelöst werden kann. Es kommt zu reichlich zunächst breiigen, später dünnflüssigen, gärigen Stuhl, oft begleitet von Fieber und Erbrechen.

▶ Infusions- und Eigenbluttherapie

Zur schnellen Behebung der Symptome hat sich nachfolgende Vorgehensweise bewährt:

1. und 2. Tag: Infusion mit 250 ml physiologische NaCl-Lösung
während die Infusion einläuft, werden durch den Infusionsschlauch folgende Ampullen eingespritzt:
2 Ampullen Infi-Tormentilla-Injektion
zehn Minuten später
2 Ampullen Traumeel® S
2 Ampullen Veratrum-Homaccord®
zwanzig Minuten später
2 Ampullen Infi-Tormentilla-Injektion

3., 5. und 7. Tag: Mischinjektion
1 Ampulle Traumeel® S
1 Ampulle Veratrum-Homaccord®
die Mischung wird intravenös injiziert, bevor die Kanüle aus der Vene herausgezogen wird, werden 2,0 ml Eigenblut aspiriert. Dieses Blut wird mit 1 Ampulle Infi-Tormentilla-Injektion gemischt und intramuskulär verabreicht.

Bereits wenige Stunden nach der ersten Infusion lassen die Beschwerden merklich nach.

Zusatztherapie

◆ **Medikamentöse Therapie**
  – **Biosanum intestinum N:** 5 × tgl. 20 gtt. mit etwas Flüssigkeit einnehmen
  – **Fortakehl® D4 Kps.:** 4 × tgl. 1 Kps. einnehmen
    Alternativ:
    Entero-Teknosal® Plv.: 3 × tgl. 1 TL voll in etwas Wasser gelöst einnehmen
  – **Tropfenmischung:** Phönix Plumbum, Phönix Arsenicum aa 50.0, M. D. S. stdl. 1 TL voll mit Wasser verdünnt einnehmen, später 4 × tgl. 20 gtt.

- ◆ **Diätetische Maßnahmen**

  1. Tag: mehrfach dünnen schwarzen Tee mit Zugabe einer Prise Salz trinken; 3 Gläschen Heidelbeere Muttersaft (1. Pressung ohne Zuckerzusatz, Reformhaus) trinken

  2. Tag: Karotten kochen und durch den Fleischwolf drehen, salzen und in kleinen Portionen über den Tag verteilt essen; Zufuhr von reichlicher Flüssigkeit, lauwarmer, dünner schwarzer Tee; Heidelbeere Muttersaft

  3. Tag: Karotten kochen und zusammen mit gekochtem Rind- oder Kalbfleisch durch den Fleischwolf drehen; nur mit Kochsalz abschmecken. Wenn verlangen auf Essiggurke besteht, kann diese gegessen werden. Zufuhr von reichlicher Flüssigkeit, lauwarmer, dünner schwarzer Tee; Heidelbeere Muttersaft

  4. Tag: Wie 3. Tag. Dazu morgens ein weich gekochtes Ei, Toastbrot, langsamer Kostaufbau zunächst mit leicht gesalzenen Breien aus Haferflocken oder Reis

- ◆ **heiße Kompressen:**

  Zweimal täglich wird eine heiße Kompresse (feuchtes Tuch und Wärmflasche) für eine $\frac{1}{2}$ Stunde auf den Bauch gelegt.

▶ **Eigenblutbehandlung mit dem Hämoaktivator-N nach Dr. med. Höveler**

1., 2. und 4. Tag: 5,0 ml aktivierte Eigenblutlösung plus
1 Ampulle Infi-Tormentilla-Injektion intramuskulär;
bei der Blutentnahme 1 Ampulle Infi-Tormentilla-Injektion intravenös

Die weiteren Injektionen sind abhängig vom Genesungsprozeß des Patienten.
Eine **Zusatztherapie** wie unter „Eigenblutinjektion" ist sinnvoll.

4.10.3 Chronische Gastroenteritis

Die Nichtausheilung einer akuten infektiösen Gastroenteritis oder der nicht auskurierte Darmkatarrh nach einer bakteriellen Nahrungsmittelvergiftung kann die Grundlage einer chronischen Darmentzündung darstellen.
Enzymmangel bei älteren Menschen oder Langzeiteinnahme schleimhautaggressiver Medikamente können ebenfalls eine chronische Enteritis bewirken. Der Symptomenverlauf ist weniger akut. Es kommt zu Oberbauchbeschwerden und zeitweise auftretenden unangenehm riechenden Durchfällen. Die durch Enzymmangel bedingte unzureichende Nahrungsausnutzung führt zur Abmagerung, Avitaminose und Anämie.

▶ **Eigenblutinjektion**

Die chronische Gastroenteritis gehört zu den hartnäckigen, zu Rezidiven neigenden Erkrankungen.

1. Woche: 3 × wöchentlich intramuskulär:
2,0 ml Eigenblut plus
1 Ampulle Notakehl® D5
1 Ampulle Rebas® D4
zusätzlich auf die andere Gesäßhälfte
1 Ampulle Infi-Tormentilla-Injektion

2.–4. Woche: 2 × wöchentlich Injektionen wie oben

5.–8. Woche: 1 × wöchentlich Injektionen wie oben

Zusatztherapie

* **Microflorana®-F:** 3 × tgl. 1–2 TL voll mit etwas Flüssigkeit verdünnt einnehmen
* **Biosanum intestinum N:** 4 × tgl. 25 Tropfen mit etwas Flüssigkeit einnehmen
* **Notakehl® D4 Kps.:** 3 × tgl. 1 Kps. vor den Mahlzeiten
* **evtl. Symbioselenkung:** Sinnvoll ist die Durchführung einer Dysbioseuntersuchung des Stuhls in einem dafür geeigneten Labor. Bei vorliegender Dysbiosestörung ist die Durchführung einer Symbioselenkung des Darmes zweckmäßig (➜ 4.10.4).

> **Ernährung:**
> Die Ernährung bei der chronischen Gastroenteritis hat sich nach den Störungen und nach dem Krankheitsverlauf zu richten. So muß die Kostform bei vorliegender Gärungsdyspepsie eine andere sein, wie z. B. bei der Fäulnisdyspepsie, dagegen kann ein Patient mit einer unkomplizierten chronischen Enteritis mit dünnbreiigen Stühlen nach dem gleichen Diätschema ernährt werden, wie bei einer bestehenden akuten Gastroenteritis.
> Empfehlenswerte Diätvorschläge sind in dem Buch „Krankenernährung", Alfred Welsch, Thieme Verlag Stuttgart, zu finden.

▶ **Eigenblutbehandlung mit dem Hämoaktivator-N nach Dr. med. Höveler**

1. Woche: 3 × wöchentlich intramuskulär:
                5,0 ml aktivierte Eigenblutlösung plus
                1 Ampulle Notakehl® D5
                1 Ampulle Rebas® D4;
                zusätzlich auf die andere Gesäßhälfte
                1 Ampulle Infi-Tormentilla-Injektion

2.–6. Woche: 2 × wöchentlich Injektionen wie oben

7.–10. Woche: 1 × wöchentlich Injektionen wie oben

Für einen gewissen Zeitraum sollte die monatliche Auffrischungsinjektion beibehalten werden.
Eine **Zusatztherapie** wie unter „Eigenblutinjektion" ist sinnvoll.

4.10.4 Obstipation

Die Obstipation gehört zu den größten und gefährlichsten Zivilisationsübeln. Daran ändern auch die vielen Abführmittel nichts, die tagtäglich in großen Mengen eingenommen werden. Im Gegenteil, sie bewirken einen immer größer werdenden Konsum von Abführmitteln bis schließlich die Darmflora total ruiniert ist.
Nach *Prof. Rudschka* hat der Mensch im Alter von 50 Jahren bereits Unmengen von Stoffwechselschlacken in seinem Organismus gespeichert. Einer der Gründe ist die zu geringe Flüssigkeitsaufnahme. Die Folgen bleiben nicht aus:

- zunehmende Mesenchymverschlackung
- verlangsamte Stoffwechselabläufe
- verringerte Nierentätigkeit
- Obstipation

Durch falsche Ernährung ist bei den meisten Menschen die Darmpassagezeit verzögert. Sie beläuft sich beim Mitteleuropäer auf 72 Stunden, bei älteren Menschen bis zu zwei Wochen. Dagegen bei der Landbevölkerung der 3. Welt 24–36 Stunden. Es stimmt schon bedenklich, daß Chirurgen bei Darmoperationen oftmals bis zu 5 kg Kot vorfinden, der trotz intensivster präoperativer Maßnahmen im Darm verblieben ist. Damit derartige Ablagerungen vermieden werden, ist die Ausleitung über den Darm durch natürliche Anregung aufgrund einer gesunden Lebensweise eine Lebensnotwendigkeit.

Bedauerlicherweise finden wir das leidige Zivilisationsübel „Obstipation" auch schon im Kindesalter. Ein Grundübel sind bereits hier die falsche Ernährung und Essensgewohnheiten. Schon der kindliche Organismus erhält mit der täglichen Nahrung viel zu wenig Rohkost. Sie sollte etwa ein Drittel der täglichen Nahrung ausmachen.

Ein Beispiel für ein sehr schmackhaftes und gesundes Frühstück ist das *Osloer Frühstück*:

Haferflocken werden über Nacht in roher Kuhmilch eingeweicht. Am nächsten Morgen leicht erwärmt und mit folgenden Zutaten versehen:

> 1 TL Honig
> 1 TL geriebene Nüsse oder Mandeln
> 1 geraspelte Möhre

▶ Homöopathische Behandlung bei Kindern

Bei kindlicher Obstipation hat sich neben der Kostumstellung folgende Therapie bewährt:
- **Microflorana®-F:** 3 × tgl. 1 TL voll mit etwas Aprikosen- oder Pfirsichsaft einnehmen
- **Phönix Phönohepan:** 3 × tgl. 20 Tropfen mit etwas Flüssigkeit nach dem Essen und 1 × 20 Tropfen vor dem Schlafengehen
- **Einzelmittel nach dem Ähnlichkeitsprinzip**
  - **Aluminia D12:** 3 × tgl. 5 Tropfen, Stuhl ist hart und zäh wie Kitt, oftmals kleinkugelig
  - **Bryonia D30:** 1 × tgl. 5 Tropfen, Stuhl ist sehr dunkel, kleinknollig und hart
  - **Calcium carbonicum D30:** 1 × tgl. 5 Tropfen, dicker Kopf, schwerfällige Kinder, Neigung zum Schwitzen

Große Kinder sprechen sehr gut auf zusätzlich durchgeführte Eigenblutinjektionen an.

▶ Eigenblutinjektion

Wöchentlich werden zwei Eigenblutinjektionen durchgeführt mit jeweils 0,5 ml Eigenblut plus Zusätze, etwa 12 Injektionen.
Zusätze zur Eigenbluttherapie: 1 Ampulle Hepar 202® oder 1 Ampulle Nux vomica D12

Zusatztherapie

* **Phönix-Entgiftungstherapie:**
  drei Tage Anregung der Leber-Galle-Funktion und Ausleitung über den Darm durch Phönix Phönohepan
  drei Tage Aktivierung der Nierenfunktion durch Phönix Solidago
  drei Tage Steigerung der körpereigenen Abwehr und verstärkte Ausscheidung über die Haut durch Phönix Antitox
  Dieser Zyklus ist bis zu einer Gesamtdauer von 45 Tagen zu wiederholen.
* **Symbioselenkung:** bei ausgeprägter Dysbiose notwendig

Symbioselenkung des Darmes:

I. Phase: 1. Woche
Ozovit®, 3 × tgl. ½–1 TL auf 1 Glas Wasser, nach einer Woche Präparat absetzen

II. Phase: 2.–4. Woche
Amara Mischung (Pascopankreat® S 30.0, Amara-Tropfen-Pascoe® 30.0, Quassia Similiaplex 20.0) 2 × tgl. ¼ Stunde vor den Hauptmahlzeiten 20–30 Tropfen in etwas warmen Wasser einnehmen; Markalakt®: vormittags und nachmittags 1 TL auf 1 Tasse heißes Wasser zusammen mit Hepaticum-Pascoe® novo vormittags und nachmittags je 2 Tbl.

III. Phase: 5.–12. Woche
Symbioflor® 1: 5–20 Tropfen schnupfen (mit 5 Tropfen beginnen, langsam steigern)
Symbioflor® 2: 5–20 Tropfen nach Vorschrift einnehmen, mit 5 Tropfen beginnen und langsam steigern (auf keinen Fall schnupfen!)
Es hat sich bewährt Symbioflor® 1 morgens und nachmittags, Symbioflor® 2 vormittags und abends einzunehmen.
Weiterhin sind folgende Präparate in abgeschwächter Dosierung zu nehmen:
Amara Mischung 1 × tgl. 20 Tropfen vor der Hauptmahlzeiten
Markalakt®, vormittags und nachmittags 1 TL auf 1 Tasse heißes Wasser zusammen mit jeweils 2 Tbl. Hepaticum-Pascoe® novo einnehmen.

▶ **Eigenblutbehandlung mit dem Hämoaktivator-N nach Dr. med. Höveler**

1. Woche: 3 × wöchentlich
5,0 ml aktivierte Eigenblutlösung

ab 2. Woche: 2 × wöchentlich
5,0 ml aktivierte Eigenblutlösung

Insgesamt werden etwa 12–15 Injektionen verabfolgt.
Zusätze zur Eigenbluttherapie: 1 Ampulle Hepar 202® oder 1 Ampulle Nux vomica D12

Zusatztherapie

* **Leibwickel mit Schafgarbe:**
  2 gehäufte Teelöffel Schafgarbe mit einem $\frac{1}{2}$ Liter kochendem Wasser aufgießen und 5 Minuten ziehen lassen, danach Aufguß in eine Schüssel abgießen und einen Wickel in die Flüssigkeit eintauchen. Der Wickel wird auf den Leib aufgetragen und mit zwei weiteren Tüchern abgedeckt. Auf die Tücher wird eine Gummi-wärmflasche gelegt.
  Einwirkungszeit 30 Minuten. Der Wickel sollte täglich wiederholt werden.

  Alternativ:
* **Leibwickel mit Chelidonium Phcp Salbe:**
  gesamten Bauchraum mit Salbe einreiben; feuchtes Tuch auflegen, darüber trockenes Tuch und eine Wärmflasche.
  Einwirkungszeit: 30 Minuten

4.10.5 Meteorismus und Flatulenz

Durch vermehrten Gasgehalt im Bereich des Gastrointestinaltraktes kommt es zu einer schmerzhaften Aufblähung der Darmschlingen, was einen Trommelbauch zur Folge hat. Die Ursachen sind ernährungs- oder anlagebedingte intestinale Fäulnis- und Gärungsprozesse durch die Behinderung des intestinalen Gasaustausches. Betroffen sind vorwiegend Männer ab dem 35. Lebensjahr. Sie klagen über Völlegefühl und starke Blähungen. Nicht selten entwickeln sich pektanginöse Beschwerden infolge eines Zwerchfellhochstandes.

Die Behandlung dieses Symptomenkomplexes ist nicht immer ganz einfach, vor allen Dingen deshalb, weil die meisten Betroffenen nicht dazu bereit sind, ihre Essensgewohnheiten umzustellen oder ihren Ernährungsplan zu ändern. Die Eigenbluttherapie erweist sich hier als sehr wirkungsvolle Hilfe und zeigt bei richtiger Anwendung auch sehr schnell Erfolge.

▶ **Eigenblutinjektion**

1., 3., 5., 7. und 9. Tag: Mischinjektion intramuskulär
  2,0 ml Eigenblut plus
  1 Ampulle Lycopodium D6
  1 Ampulle Asa foetida D6

Die weiteren Injektionen werden zweimal, später einmal wöchentlich verabreicht. Ergänzend zu den intramuskulär verabfolgten Injektionen können einmal wöchentlich auch intrakutane Injektionen folgender Mischungen in den Bauchraum erfolgen:

Mischinjektion intrakutan:
0,5 ml Eigenblut plus
1 Ampulle AP 3 Steigerwald
1 Ampulle AP 9 Steigerwald

Die Injektionen erfolgen (siehe Abb. 4.3):
1. in der Mitte der Verbindungslinie des Processus xiphoideus mit dem freien Ende der rechten 11. Rippe

2. unmittelbar unter der Xiphoidspitze
3. in der Medianlinie, drei Querfinger unter dem Processus xiphoideus
4. zwei Querfinger oberhalb und ein Querfinger links neben dem Nabel
5. die verbleibende Injektionsmenge wird in der Region des Colon descendens injiziert

Zusatztherapie

- **Infi-tract® N Infirmarius:** 3 × tgl. 30 Tropfen mit etwas Flüssigkeit während der Mahlzeiten einnehmen, evtl. auch noch einmal 30 Tropfen nach den Mahlzeiten
- **Tropfenmischung:**
  - Diacard® N, Carvomin® aa ad 100.0, M. D. S. 3 × tgl. 40 gtt. mit Flüssigkeit nach dem Essen oder
  - Colocynthis Komplex Nestmann, Chelidonium Komplex Nestmann, Grindelia Komplex Nestmann aa 50.0, M. D. S. 3 × tgl. 30 gtt. mit Flüssigkeit nach dem Essen einnehmen
- **Tees:**
  - blähungstreibende Tees, z. B. Angelika, Fenchel und Anis
  - Rezept nach R. F. Weiß
    Fructus Carvi, Fructus Foeniculi aa 10,0, Fol. Menthae piperitae 30.0, Flor. Chamomillae ad 100.0, M. f. spec. D. S. 2 TL auf 1 Tasse Wasser, kochend überbrühen, 10 Minuten ziehen lassen, 5 Tassen täglich trinken
- **warme Rizinuswickel**
- **Ernährung:** Ausschaltung von blähungstreibenden und nicht verträglichen Nahrungsmitteln und Getränken

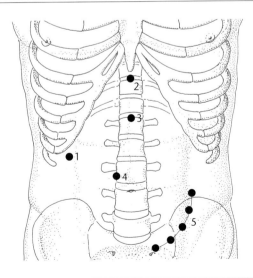

Abb. 4.3   Injektionspunkte am Bauch

▶ **Eigenblutbehandlung mit dem Hämoaktivator-N nach Dr. med. Höveler**

Es werden wöchentlich drei Eigenblutinjektionen mit aktiviertem Eigenblut durchgeführt, insgesamt 12–15 Injektionen. Bis auf weiteres kann monatlich eine Auffrischungsinjektion erfolgen.

Zusätze zur Eigenblutinjektion: 1 Ampulle Lycopodium D6 und 1 Ampulle Asa foetida D6

Eine **Zusatztherapie** wie unter „Eigenblutinjektion" ist sinnvoll.

Bei zahlreichen Patienten, die unter dem Beschwerdebild „Meteorismus" leiden, kann unter Umständen auch die intravenöse Applikation von neurotropan i. v.® hilfreich sein, hauptsächlich dann, wenn auch vegetative Fehlsteuerungen im Vordergrund stehen. Die Injektion wird einmal wöchentlich nach der Blutentnahme intravenös verabfolgt, wobei insgesamt 5 Injektionen über einen Zeitraum von 5 Wochen ausreichend sind.

Angesichts eines bestehenden Meteorismus muß auch stets an eine allergische Situation gedacht werden. Zahlreiche Menschen reagieren heute gegen die unterschiedlichen Nahrungsmittel mit einer Nahrungsmittelallergie.

4.10.6 Enteritis regionalis (Morbus Crohn)

Der Morbus Crohn ist eine unspezifische chronisch-entzündliche Darmerkrankung dessen Ätiologie bis heute ungeklärt ist. Mit Sicherheit spielen immunbiologische Prozesse eine erhebliche Rolle, die durch psychische Faktoren, Streßsituationen, Nahrungsmittelunverträglichkeiten, allergische Komponenten, Umwelteinflüsse, Medikamente usw. aus dem Gleichgewicht geraten und letzten Endes dieses Krankheitsgeschehen auslösen.

Die häufigsten Beschwerden sind appendizitis-ähnliche Beschwerden, Fieber, Durchfälle und Gewichtsverlust. Die Endoskopie bzw. Röntgenuntersuchung bestätigt am Ende das Krankheitsbild. Der Verlauf der Erkrankung ist weder vorhersehbar noch berechenbar. Die Krankheit kann in Schüben, aber auch mit Phasen von Remissionen verlaufen. Entsprechend schwierig ist auch die Therapie. Neben den Kortikosteroiden und Salazosulfapyridinpräparaten ist die kombinierte Eigenbluttherapie ein weiterer Versuch, die Balance des Immunsystems wieder in das Gleichgewicht zu bringen. Der Einsatz lohnt sich allemal.

▶ **Injektionsbehandlung ohne Eigenblut**

Vor jeder Eigenblutbehandlung wird zunächst eine vierwöchige Injektionskur mit Rebas® D4 und Notakehl® D5 durchgeführt:

Wochentag	1. Woche	2. Woche	3. Woche	4. Woche
Montag – Freitag täglich	Mischinjektion i. m. 1 Amp. Rebas® 1 Amp. Notakehl®	Mischinjektion i. m. 2 Amp. Rebas® 1 Amp. Notakehl®	Mischinjektion i. m. 3 Amp. Rebas® 1 Amp. Notakehl®	Mischinjektion i. m. 3 Amp. Rebas® 1 Amp. Notakehl®

Die Kur wird nach acht Wochen noch einmal wiederholt.

Die in Rebas® D4 vorhandenen Wirkstoffe der Peyer-Plaques müssen laut *Zoubek* als die wichtigsten Regulationsmechanismen für eine normal arbeitende Schleimhaut im gesamten Gastrointestinaltrakt betrachtet werden.

▶ Eigenblutinjektion

Zwei Wochen nach der durchgeführten Injektionskur beginnt die Eigenblutbehandlung.

1.–2. Woche:	2 × wöchentlich 0,5 ml Eigenblut plus 1 Ampulle Fortakehl® D5 i.m.
3.–6. Woche:	1 × wöchentlich Injektion wie oben

Es schließt sich zwei Wochen später eine erneute vierwöchige Injektionskur mit Rebas® D4 und Notakehl® D5 an.

Zusatztherapie

- **Fortakehl® D5 Tbl.:** 2 × tgl. 1 Tbl. eine Stunde nach den Mahlzeiten im Mund zergehen lassen
- **Latensin® Kps. schwach–stark:** montags und freitags jeweils 1 Kps. nüchtern einnehmen und drei Stunden nüchtern bleiben
- **Rebas® D4 Kps.:** 3 × tgl. 1 Kps. einnehmen
- **Legalon® Suspension:** 2 × tgl. 1 ML voll nach den Mahlzeiten
- **Mucokehl® D3 Supp.** und **Nigersan® D3 Supp.:** im täglichen Wechsel vor dem Schlafengehen 1 Supp.

▶ Eigenblutbehandlung mit dem Hämoaktivator-N nach Dr. med. Höveler

Zwei Wochen nach der durchgeführten Injektionskur (siehe „Injektionsbehandlung ohne Eigenblut") beginnt die Eigenblutbehandlung mit aktiviertem Eigenblut.

1.–2. Woche:	2 × wöchentlich 8,0 ml aktivierte Eigenblutlösung plus 1 Ampulle Fortakehl® D5 i.m.
3.–6. Woche:	1 × wöchentlich Injektion wie oben

Weitere Injektionen erfolgen im Anschluß daran in größeren Intervallen, zunächst 14tägig, dreiwöchentlich und schließlich im vierwöchentlichen Rhythmus. Die Injektionskur mit Rebas® D4 und Notakehl® D5 kann bei der Anwendung von aktiviertem Eigenblut im größeren Zeitabstand erfolgen.

Eine **Zusatztherapie** wie unter „Eigenblutinjektion" ist sinnvoll.

In den letzten Monaten hat sich herausgestellt, daß die Anwendung von H15 Tbl., 3 × tgl. 2 Tbl., später 3 × tgl. 1 Tbl., einen beachtenswerten Einfluß auf das Krankheitsgeschehen ausübt. Allerdings müssen hier noch mehr Daten gesammelt werden, um ein abschließendes Urteil bilden zu können.

4.10.7 Divertikulose des Dickdarms

Durch eine Wandschwäche des Dickdarms kommt es im Alter häufig zur Entstehung von Kolondivertikel. Gefördert wird die Divertikulosis vor allem durch ballaststoffarme Nahrungsstoffe und chronische Obstipation.

Durch die Eigenblutbehandlung, vor allen Dingen in Verbindung mit den zugefügten Injektionsampullen, können Komplikationen vermieden werden. Die Anwendung des Hämoaktivators nach Dr. med. Höveler ist hierbei wesentlich effizienter wie die Nativbluttherapie.

▶ **Eigenblutbehandlung mit dem Hämoaktivator-N nach Dr. med. Höveler**

1. Woche Injektionen am Montag, Mittwoch und Freitag	Mischinjektion 1 Ampulle Veratrum-Homaccord® 1 Ampulle Nux vomica-Homaccord® 1 Ampulle Galium-Heel® 1 Ampulle Chelidonium-Homaccord® 1 Ampulle Hepeel® 1 Ampulle Chol Injeel zur Hälfte intravenös; andere Hälfte mit 5,0 ml aktivierter Eigenblutlösung i.m.
2.–6. Woche Injektionen am Montag und Freitag	Mischinjektion wie oben

Nach Beendigung der Kur ist es ratsam, weiterhin monatlich eine aktivierte Eigenblutinjektion zu verabreichen.

Zusatztherapie

* **Microflorana®-F:** 3 × tgl. 1 EL mit Saft verdünnt nach dem Essen einnehmen
* **Tropfenmischung**
  vor dem Essen: Phönix Plumbum, Phönix Phönohepan aa 50.0, M. D. S. 3 × tgl. 20 gtt. mit etwas Flüssigkeit
  nach dem Essen: Veratrum-Homaccord®, Galium Heel®, Nux vomica-Homaccord® aa 50.0, M. D. S. 3 × tgl. 30 gtt. mit etwas Flüssigkeit
* **Symbioselenkung des Darmes**

Ein- bis zweimal im Jahr ist es opportun eine Symbioselenkung des Darmes durchzuführen.		
I. Phase	1. Woche Ozovit®, 3 × tgl. ½–1 TL auf 1 Glas Wasser, nach einer Woche Präparat absetzen	
II. Phase	2.–4. Woche Amara Mischung (Pascopankreat® S 30.0, Amara-Tropfen-Pascoe® 30.0, Quassia Similiaplex 20.0) 2 × tgl. ¼ Stunde vor den Hauptmahlzeiten 20–30 Tropfen in etwas warmen Wasser einnehmen;	

Markalakt® vormittags und nachmittags 1 TL auf 1 Tasse heißes Wasser zusammen mit Hepaticum-Pascoe® novo vormittags und nachmittags je 2 Tbl.

III. Phase 5.–12. Woche
Symbioflor® 1: 5–20 Tropfen schnupfen (mit 5 Tropfen beginnen, langsam steigern)
Symbioflor® 2: 5–20 Tropfen nach Vorschrift einnehmen, mit 5 Tropfen beginnen und langsam steigern (auf keinen Fall schnupfen!)
Es hat sich bewährt Symbioflor® 1 morgens und nachmittags, Symbioflor® 2 vormittags und abends einzunehmen.
Weiterhin sind folgende Präparate in abgeschwächter Dosierung zu nehmen:
Amara Mischung 1 × tgl. 20 Tropfen vor der Hauptmahlzeit
Markalakt®, vormittags und nachmittags 1 TL auf 1 Tasse heißes Wasser zusammen mit jeweils 2 Tbl. Hepaticum-Pascoe® novo einnehmen.

4.10.8 Divertikulitis des Dickdarms

Entzündliche Veränderungen von Divertikeln durch bakterielle Infektion finden wir fast ausschließlich im Sigma. Klinisch zeigt sich oftmals das Bild einer „Linksappendizitis" mit Schmerzen im linken Unterbauch, die zeitweise kolikartig auftreten können. Weiterhin klagen die Patienten über wechselnde Stühle und Fieber.

> **!** **Es ist sehr wichtig, die von einer akuten Divertikulitis ausgehenden Komplikationen zu vermeiden, z. B. Abszeßbildung, Fistelbildung, Stenose, Blutungen oder Perforation. Daher kann eine akute Divertikulitis eine Antibiose für sieben bis zehn Tage notwendig machen.**

▶ **Eigenblutbehandlung mit dem Hämoaktivator-N nach Dr. med. Höveler**

Begleitend zur Antibiose sollte jedoch eine Eigenblutbehandlung stattfinden.

1.–2. Woche Injektionen am Montag, Mittwoch und Freitag	Mischinjektion 1 Ampulle Veratrum-Homaccord® 1 Ampulle Podophyllum cps. 1 Ampulle Galium-Heel® 1 Ampulle Lymphomyosot® 1 Ampulle Hepeel® 1 Ampulle Chol Injeel zur Hälfte intravenös, andere Hälfte mit 5,0 ml aktivierter Eigenblutlösung i. m.
3.–6. Woche Injektionen am Montag und Freitag	Mischinjektion wie oben

Die Behandlung mit aktiviertem Eigenblut muß über einen längeren Zeitraum durchgeführt werden. Nach Beendigung der Kur ist es vorteilhaft, monatlich eine weitere aktivierte Eigenblutinjektion zu verabreichen.

Zusatztherapie

- **Mucokehl® D4 Kps.:** 1 Kps. vor dem Frühstück und 2 Kps. vor dem Schlafengehen einnehmen
- **Mucokehl® D3 Supp.:** 1 Supp. vor dem Schlafengehen einführen
- **Vitamin C:** 2 TL Ascorbinsäure Plv. über den Tag verteilt mit Flüssigkeit einnehmen
- **Tropfenmischung**: Veratrum-Homaccord®, Nux vomica-Homaccord® aa 50.0, M. D. S. stdl. 20 Tropfen, später 4 × tgl. 20 gtt.
- **Eisbeutel** auflegen
- **parenterale Ernährung:** unbedingt Nahrungskarenz einhalten
- **Bettruhe**

4.10.9 Colitis ulcerosa

Die Colitis ulcerosa ist eine in Schüben verlaufende chronisch-entzündliche Erkrankung der Kolonschleimhaut mit schleimigen, teilweise blutig-eitrigen und übelriechenden Durchfällen. Betroffen sind vorwiegend Frauen, die häufig egozentrisch, sehr sensibel und ehrgeizig sind. Es besteht entlang dem Kolon ein starker Druckschmerz. Die Patienten klagen über Spasmen und Tenesmen. Über Wochen kann Fieber bestehen, schließlich kommt es zur erheblichen Abmagerung, zur Hypokaliämie und schwerer hypochromen Anämie was schließlich einen Klinikaufenthalt notwendig macht.

Bei der therapeutisch sehr schwer zu beeinflussenden Colitis ulcerosa ist ein Behandlungsversuch mit aktiviertem Eigenblut in jedem Fall angezeigt. Besonders eindrucksvoll sind die Therapieergebnisse, wenn neben der Eigenbluttherapie auch in bestimmten Zeitabständen eine Injektionskur mit Peyer-Plaques erfolgt. Es ist heute bekannt, nicht zuletzt durch die Forschungsarbeiten des Münchener Arztes Dr. med. Zoubek, daß die Peyer-Plaques als Träger der humoralen Abwehr die B-Lymphozyten programmiert und somit neben dem Thymus als primäres Immunorgan bezeichnet werden kann. Durch Verabfolgung der Peyer-Plaques wird die Regenerationskraft der Leber und anderer Stoffwechselorgane aktiviert. Ebenso wird die Reifung der B-Lymphozyten zu immunkompetenten Lymphozyten – nämlich den Plasmazellen – aktiviert. Durch die aktivierte Eigenbluttherapie und die kurmäßige Verabreichung von Peyer-Plaques Injektionen, erreichen wir im kranken Organismus ein Höchstmaß an Immunregulation und somit ein Ausbalancieren der humoralen Abwehr.

▶ **Injektionsbehandlung ohne Eigenblut**

Vor jeder Eigenblutbehandlung wird zunächst eine vierwöchige Injektionskur mit Rebas® D4 und Notakehl® D5 durchgeführt.

Wochentag	1. Woche	2. Woche	3. Woche	4. Woche
Montag – Freitag täglich	Mischinjektion i.m. 1 Amp. Rebas® 1 Amp. Notakehl®	Mischinjektion i.m. 2 Amp. Rebas® 1 Amp. Notakehl®	Mischinjektion i.m. 3 Amp. Rebas® 1 Amp. Notakehl®	Mischinjektion i.m. 3 Amp. Rebas® 1 Amp. Notakehl®

Die Kur wird nach zwölf Wochen noch einmal wiederholt.

Die in Rebas® D4 vorhandenen Wirkstoffe der Peyer-Plaques müssen laut *Zoubek* als die wichtigsten Regulationsmechanismen für eine normal arbeitende Schleimhaut im gesamten Gastrointestinaltrakt betrachtet werden.

▶ **Eigenblutbehandlung mit dem Hämoaktivator-N nach Dr. med. Höveler**

1. Woche: 3 × wöchentlich
              5,0 ml aktivierte Eigenblutlösung plus
              1 Ampulle Stronglife-Injektopas®

2.–5. Woche: 2 × wöchentlich Injektion wie oben

6.–8. Woche: 1 × wöchentlich Injektion wie oben

Die nachfolgenden Injektionen werden in immer größer werdenden Intervallen appliziert. Später erfolgt monatlich eine Wiederholungsinjektion.

Zusatztherapie

- **Utilin® Kps. schwach–stark:** montags 1 Kps. nüchtern einnehmen und drei Stunden nüchtern bleiben
- **Latensin® Kps. schwach–stark:** mittwochs 1 Kps. nüchtern einnehmen und drei Stunden nüchtern bleiben
- **Recarcin® Kps.:** freitags 1 Kps. nüchtern einnehmen und drei Stunden nüchtern bleiben
- **Biosanum intestinum N:** 4 × tgl. 30 gtt. mit Flüssigkeit verdünnt einnehmen
- **Legalon® Suspension:** 2 × tgl. 1 ML voll einnehmen
- **Ultra Preventive III Kps.** (Douglas Labor, Holland): 2 × tgl. 1 Tbl. einnehmen

Die Ernährung muß eine hochkalorische, im akuten Stadium zunächst eine bilanzierte ballaststoffreie Ernährung sein, die ausreichend Vitamine und hochwertige Eiweißstoffe enthält. Auch auf eine reichliche Flüssigkeitsaufnahme ist zu achten, z.B. Schwarztee, Brombeerblätter-, Kamillen-, Pfefferminz- oder Hagebuttentee. Im Gespräch mit dem Kranken müssen, soweit es möglich ist, emotionelle Probleme gelöst und störende Milieufaktoren behoben werden.

4.10.10 Dickdarmpolypen

Die gestielten Adenome kommen besonders im Rektum und Sigma vereinzelt oder in großer Anzahl vor. Sie sind häufiger bei Männern zu finden und nehmen mit dem

Alter zu. Durch Ulzerationen können Darmblutungen auftreten und somit den ersten Hinweis auf eine Veränderung im Bereich der Darmschleimhaut geben. Kolonpolypen können auch auslösende Ursache einer Colitis sein, ebenso eine Obstipation bewirken oder Stenosen verursachen.

> **!** **Eine klinische Abklärung ist immer notwendig! Dickdarmpolypen stellen eine Präkanzerose dar.**

▶ Eigenblutbehandlung mit dem Hämoaktivator-N nach Dr. med. Höveler

Nach der chirurgischen Entfernung der Darmpolypen kann postoperativ mit einer Behandlung mit aktiviertem Eigenblut begonnen werden.
Nach der Grundbehandlung von 12 Injektionen, zwei Behandlungen wöchentlich, ist eine monatliche Wiederholungsinjektion angezeigt.
Zusätze zur Eigenblutinjektion: Phönix Juv 110 Injektionslösung , Nigersan® D5 Amp., Stronglife-Injektopas®

Zusatztherapie

- **Biosanum Polyposum Tropfen:** 4 × tgl. 20 gtt.
- **Microflorana®-F:** 3 × tgl. 1–2 TL voll in Flüssigkeit gelöst einnehmen
- **Nigersan® D4 Kps.:** 2 × tgl. 1 Kps. vor den Mahlzeiten
- **Tropfenmischung:** Sanguinaria D2, Lemna minor D3, Teucrium scorodonia D2 aa 10.0, Kattwiga Synergon 20 20.0 M. D. S. 3 × tgl. 20 gtt.
- **Phönix-Entgiftungstherapie** im Frühjahr und Herbst:
  drei Tage Anregung der Leber-Galle-Funktion und Ausleitung über den Darm durch Phönix Phönohepan
  drei Tage Aktivierung der Nierenfunktion durch Phönix Solidago
  drei Tage Steigerung der körpereigenen Abwehr und verstärkte Ausscheidung über die Haut durch Phönix Antitox
  Dieser Zyklus ist bis zu einer Gesamtdauer von 45 Tagen zu wiederholen.
- **Vitamin-C-Infusion**
  Patienten, die zur Polyposis neigen, haben oftmals einen niedrigen Vitamin-C-Spiegel im Blut. Erfahrungsgemäß werden in Abständen von 2 bis 3 Tagen jeweils 15 g Vitamin C infundiert, über einen Zeitraum von 4 Wochen. Diese Infusionstherapie kann nach sechs Monaten wiederholt werden.

4.10.11 Analfissur

Zahlreiche Patienten klagen über rezidivierende Analfissuren und suchen Hilfe in der Praxis. Meistens haben die erkrankten Personen bereits zahlreiche Therapieversuche und auch operative Eingriffe hinter sich gebracht und sind nicht selten verzweifelt.
Ursachen: Am häufigsten sind Hämorrhoiden die auslösende Ursache, aber auch Analekzeme, Mykosen, Parasiten, perianale Psoriasis, Diabetes mellitus können Fissuren bewirken. Weiter kann eine schlechte Analhygiene oder Kondylome Analfissuren zur Folge haben.

Klinisches Bild: Es kommt zu einem hochentzündlichen, schmerzhaften Einriß der Analhaut bis zur Linea dentata. Während oder nach der Defäkation können starke Schmerzen auftreten, teilweise treten Blutungen auf und nicht selten stellt sich ein Krampf des Sphincter ani ein.

Therapie: Neben der Stärkung des Bindegewebes durch ein entsprechendes Bindegewebsmittel und durch ausreichende orale Zufuhr von Vitamin C können im Vorfeld Rezidive weitgehendst verhindert werden. Sehr wichtig ist die Stabilisierung des Immunsystems durch eine geeignete Eigenbluttherapie.

▶ Eigenblutinjektion

1.–5. Woche Injektion am Montag und Freitag	0,5 ml Eigenblut plus 1 Ampulle Utilin® mittel

Nach der Blutentnahme können dem Patienten 7,5 g Vitamin C Pascoe intravenös verabfolgt werden.

Zusatztherapie

* **Cps. 110 Tbl. Truw** und **Cps. 118 Tbl. Truw:** als Bindegewebsmittel morgens 1 Tbl. Cps. 110 und abends 1 Tbl. Cps. 118 im Mund zergehen lassen
* **Fortakehl® D5 Tbl.:** 2 × tgl. 1 Tbl. eine Stunde nach den Mahlzeiten im Mund zergehen lassen
* **Cetebe® Kps.:** 2 × tgl. 1 Kps. einnehmen
* **Therapie mit Zäpfchen:** im täglichen Wechsel 1 Supp. vor dem Schlafengehen einführen von
  - Nigersan® D3 Supp.
  - Pefrakehl® D3 Supp.
  - Mucokehl® D3 Supp.
* **Sitzbad mit Tannolact® Pulver:** vor dem Schlafengehen, anschließend den Analbereich gut abtrocknen evtl. trockenfönen

▶ Eigenblutbehandlung mit dem Hämoaktivator-N nach Dr. med. Höveler

1.–6. Woche Injektion am Montag und Freitag	8,0 ml aktivierte Eigenblutlösung plus 1 Ampulle Utilin® mittel

Die Behandlung mit aktiviertem Eigenblut muß ebenfalls über einen längeren Zeitraum durchgeführt werden. Nach der Blutentnahme können dem Patienten 7,5 g Vitamin C Pascoe intravenös verabfolgt werden.

Eine **Zusatztherapie** wie unter „Eigenblutinjektion" ist sinnvoll.

4.10.12 Proktitis

Das mit Stuhldrang oder Tenesmen einhergehende Krankheitsbild des Mastdarms tritt oft als Folgeerscheinung einer Enteritis regionalis oder einer Colitis auf. Allerdings kann eine Mastdarmentzündung auch als primäres Krankheitsgeschehen auftreten.

▶ **Eigenblutinjektion**

1.–5. Woche Injektion am Montag und Freitag	0,5 ml Eigenblut plus 1 Ampulle Notakehl® D5 1 Ampulle Rebas® D4

Nach der Blutentnahme können dem Patienten 7,5 g Vitamin C Pascoe intravenös verabfolgt werden.

Zusatztherapie

- **Notakehl® D4 Kps.:** 3 × tgl. vor den Mahlzeiten 1 Kps. einnehmen
- **Microflorana®-F:** 3 × tgl. 2 TL vor den Mahlzeiten mit Flüssigkeit einnehmen
- **Therapie mit Zäpfchen:** im täglichen Wechsel 1 Supp. vor dem Schlafengehen einführen von
  - Nigersan® D3 Supp.
  - Pefrakehl® D3 Supp.
  - Mucokehl® D3 Supp.

▶ **Eigenblutbehandlung mit dem Hämoaktivator-N nach Dr. med. Höveler**

1.–6. Woche Injektion am Montag und Freitag	5,0 ml aktivierte Eigenblutlösung plus 1 Ampulle Notakehl® D5 1 Ampulle Rebas® D4

Die Behandlung mit aktiviertem Eigenblut muß ebenfalls über einen längeren Zeitraum durchgeführt werden.
Nach der Blutentnahme können dem Patienten 7,5 g Vitamin C Pascoe intravenös verabfolgt werden.
Eine **Zusatztherapie** wie unter „Eigenblutinjektion" ist sinnvoll.

4.10.13 Nabelkoliken

Manchmal kommen Mütter in die Praxis, deren Kinder unter Nabelkoliken leiden. Es handelt sich hierbei um eine besondere Form von Bauchschmerzen, die sich in der Gegend um den Nabel konzentrieren und von außerordentlicher Heftigkeit sein können. Die Schmerzen können mit solcher Intensität auftreten, daß die Kinder blaß werden und sich hinlegen müssen. Allerdings halten die Schmerzen nur kurze Zeit an. Nabelkoliken treten insbesondere bei vegetativ labilen Kindern auf, die meist appetitlos, häufig verstopft sind, manchmal auch dyspeptische, unangenehm riechende Stühle aufweisen. Meist leiden die Kinder auch unter starken Blähungen.

> **❗ Wichtig: Ausschluß einer Appendizitis!**
> Die fehlende Bauchdeckenspannung, der kurzzeitige Schmerz und die Fieberlosigkeit sprechen gegen eine Appendizitis. Sicherheitshalber sollte eine Urinuntersuchung, die Bestimmung der Leukozyten oder die Durchführung einer Blutsenkung erfolgen.

Ein Großteil dieser Nabelkoliken ist auf psychische Belastung zurückzuführen, weshalb das klärende Gespräch mit den Eltern nicht zu vergessen ist. Bei der Entstehung dieser Neurose spielen oftmals falsche Erziehungsmethoden wie z. B. Überhütung und Verhätschelung, Überfütterung und Fernhalten aller natürlichen Lebensreize eine wesentliche Rolle.

▶ **Potenziertes Eigenblut für Kinder**

Anfertigung einer Potenz C7; über einen Zeitraum von acht Wochen 1 × wöchentlich 5 Tropfen auf die Zunge geben.

Zusatztherapie

- **Phönix Plumbum:** 3 × tgl. 10–20 gtt. mit etwas Flüssigkeit nach den Mahlzeiten einnehmen, bei Bedarf auch öfter
- **Umschläge mit angewärmtem Rizinusöl:** ein bis zwei Stunden auf der schmerzenden Stelle lassen

4.10.14 Darmmykosen

Bei wechselnden Symptomen im Bereich des Verdauungsapparates und ständigem Unwohlsein ohne genau differenzieren zu können wo es fehlt, muß stets an eine Mykose im Verdauungsapparat gedacht werden. Die Ursachen können vielfältiger Natur sein, z. B. Störungen im Schleimhautmilieu, falsche, einseitige Ernährungsweisen, Einnahme von Antibiotika oder Einnahme von stark wirkenden Schmerzmitteln.
Der Patient gibt an, daß ein Wechsel zwischen Diarrhoe und Obstipation besteht, daß nach jeder Mahlzeit ein ausgeprägter Meteorismus auftritt, der nicht selten mit einem starken Völlegefühl und Übelkeit vergesellschaftet ist. Nicht selten bestehen seit geraumer Zeit chronische Erkrankungen, die eine regelrechte Therapieblockade erkennen lassen.

▶ **Antimykotische Therapie**

Neben der obligaten Stuhluntersuchung in einem dafür geeigneten Labor, muß eine gezielte antimykotische Therapie durchgeführt werden, um einerseits die Therapieblockaden zu lösen und andererseits Heilungsprozesse wieder in Gang zu setzen.

1.–3. Tag:	15 g Vitamin C Pascoe zur Infusion
4. Tag:	*Mischinjektion intramuskulär* 1 Ampulle Mucokehl® D5 1 Ampulle Ubichinon cps. Heel 1 Ampulle Utilin® schwach
7. Tag:	*Mischinjektion intramuskulär* 1 Ampulle Utilin® stark 1 Ampulle Recarcin® schwach 1 Ampulle Ubichinon cps. Heel

10–14 Tage *Mischinjektion intramuskulär*
später: 1 Ampulle Utilin® stark
1 Ampulle Recarcin® stark
1 Ampulle Ubichinon cps. Heel

Eventuell wird die zuletzt durchgeführte Mischinjektion 4–6 Wochen später noch einmal wiederholt.
Patienten sollten auf Injektionsreaktionen, z. B. Rötung an der Injektionsstelle bzw. mehr oder minder starke Schmerzen, aufmerksam gemacht werden, die jedoch nach ein bis zwei Tagen ohne weitere Behandlung abklingen.

Zusatztherapie

* **Fortakehl® D5 Tbl.:** drei Tage nach der ersten Mischinjektion für 14 Tage 2 × tgl. 1 Tbl. eine Stunde nach den Mahlzeiten einnehmen und im Mund zergehen lassen nach 14 Tagen Fortakehl® D5 Tbl. absetzen und ersetzen durch:
  Pefrakehl® D5 Tropfen: 1 × tgl. 10 gtt. für die Dauer von acht Wochen
* **Anti-Pilz-Diät**

Durchführung der Anti-Pilz-Diät

Vermeiden:
alle Formen von Zucker, auch Traubenzucker, Honig, Konfitüre, Schokolade, Konfekt; zuckerhaltige Speisen, z. B. Kuchen, Torten, Kekse; Toast; Teigwaren in jeder Form; Hefen, Hefegebäck, Brot stark reduzieren, insbesondere Weißmehlprodukte; süße Weine, Obst- und Traubensäfte, Limonaden, Cola, alkoholische Getränke jeglicher Art; weiterhin rohes Obst, Weintrauben, Orangen, Pfirsiche, Pflaumen und Kompott.

Erlaubt:
Kartoffeln, Vollkornbrot, Knäckebrot; im mäßigen Umfang Fleisch und Wurst in jeder Form, außer paniert; klare Brühe, nicht eingedickter Bratensaft; abgekochte Milch, Käse, alle Fette einschließlich Butter; Kaffee, Tee, Mineralwasser ohne Zucker.
Wurzelgemüse, roh und gekocht; Salate, z. B. von Spinat, Mangold, Sauerkraut; Zwiebeln, Knoblauch, Gartenkräuter; saures Obst wie Zitronen, Grapefruit und saure Äpfel, Kompott von sauren Früchten – ohne Zucker; alle Gewürze.
Beispiel für eine Anti-Pilz-Diät:
Morgens nüchtern 1 EL kleingeschnittenes Sauerkraut

Frühstück:
Knäckebrot, Gurken, rote Beete, Tomaten; als Getränk verschiedene Teesorten zur Wahl (ungesüßt), auch Kaffee, Mineralwasser, Milch, Buttermilch, Dickmilch, Joghurt.

Mittagessen:
Fleisch oder Fischspeisen, Corned Beef, Kartoffeln (in jeder Zubereitungsform); keine Nudeln oder Makkaroni, keine Spaghetti; sehr reichlich Gemüse oder Salate, je vielseitiger, um so besser, auch Dosengemüse, davon etwas mehr, um den Vitaminverlust durch die Konservierung auszugleichen, z. B. Spargel, Mohr-

rüben, Schwarzwurzeln; auch Pfifferlinge, Champignons, Steinpilze, Mischpilze; keine Süßspeisen; als Getränk Mineralwasser oder Tomatensaft.

Am Nachmittag:
Kaffee, Tee, Knäckebrot, Quark, Mineralwasser.

Abendessen:
Kartoffelsalat, Tomaten, Zucchini, rote Beete, Artischocken, Spargelsalat, Blumenkohlsalat, Endivien, Chicorée, Knäckebrot, Wurst, Käse, Fleisch oder Fisch.

Die Zeitdauer der diätetischen Maßnahme hängt vom Ausmaß der Pilzbesiedelung ab. In der Regel dauert die strenge Diät sechs bis acht Wochen, es folgen dann einige Wochen in abgemilderter Form mit einer diätetischen Anwendung von ein bis zwei Tagen.

Vier bis sechs Wochen später führt man zur Stabilisierung des Gesundheitszustandes eine Eigenbluttherapie durch.

▶ **Eigenblutinjektion**

1.–5. Woche Injektion am Montag und Freitag	0,5 ml Eigenblut plus 1 Ampulle Thymoject®
Monatlich kann eine Wiederholungsinjektion durchgeführt werden.	

▶ **Eigenblutbehandlung mit dem Hämoaktivator-N nach Dr. med. Höveler**

1.–6. Woche Injektion am Montag und Freitag	8,0 ml aktivierte Eigenblutlösung plus 1 Ampulle Thymoject®
Monatlich kann eine Auffrischungsinjektion erfolgen.	

4.11 Erkrankungen der Leber

4.11.1 Toxische Leberschäden

Toxische Leberschäden werden v. a. durch Umweltgifte, Arzneimittel und durch gewerblichen Kontakt mit chemischen Noxen ausgelöst. Außerdem werden mit der Nahrung nicht nur wertvolle und lebensnotwendige Bestandteile aufgenommen, sondern es gelangen erhebliche Schadstoffmengen wie z. B. Konservierungsstoffe, Antioxidantien, Emulgatoren, Stabilisatoren, Trennmittel usw. in den menschlichen Organismus. Die zunehmende chemische Komplexität unserer Umwelt schafft für die Leber täglich neue Probleme. Schließlich sind es Alkohol und Medikamente, die unsere Leber zusätzlich belasten.

Toxin-Aufnahme: Die unfreiwillige Aufnahme exogener Noxen kann über verschiedene Wege erfolgen. Werden sie oral aufgenommen, gelangen die Giftstoffe über den Darm und den enterohepatischen Kreislauf in den Stoffwechsel. Ein Beispiel dafür: die Speiseölkatastrophe im Mai 1981 in Spanien.

Schadstoffe können aber auch über die Lunge inhaliert oder durch perkutane Resorption in den Organismus gelangen. Die aufgenommenen Toxine werden in der Regel mehr oder weniger stark an Proteine gebunden und durch verschiedene Umwandlungsprozesse verstoffwechselt und über die Lunge, Niere und Darm ausgeschieden. Beobachtungen und Untersuchungen haben gezeigt, daß im Verlauf der hepatischen Metabolisierung nicht immer eine „Entgiftung" der aufgenommenen Substanzen erfolgt. Es ist durchaus möglich, daß vorher atoxische Substanzen, nach der Leberpassage hochtoxisch sind. Ein typisches Beispiel dafür ist das Lösungsmittel Tetrachlorkohlenstoff.

Leberentgiftung: All diese Substanzen werden in der normal funktionierenden Leber zum größten Teil ungiftig gemacht und gelangen über die Galle in den Darm, wo sie mit dem Stuhl den Organismus verlassen. Nimmt die Aufnahme der in den Körper eingebrachten Giftstoffe überhand, so wird durch die Überlastung nicht nur unmittelbar die Leber geschädigt, sondern es kommt zu einer erheblichen Beeinträchtigung der Stoffwechselentgiftung. Durch die zunehmende Stoffwechselverschlackung, insbesondere des Mesenchyms, wird die Grundlage für eine beginnende langwierige chronische Erkrankung gelegt. Die normale Entgiftungsfunktion der Leber kann nur bei ausreichender Eiweiß- und Vitaminversorgung der Leber funktionieren. Eiweiß- und Vitaminmangel schwächt den Entgiftungsprozeß ab, ebenso Alkohol und zahlreiche Medikamente; letzteres kann dazu beitragen, daß es zu einer erheblichen Steigerung der schädlichen Noxen kommt.

Auswirkungen: Es gibt eine große Anzahl gewerblicher Noxen, die bei Dauerbelastung des Körpers zu einer toxischen Hepatitis oder zur Fettleber führen. Vereinzelt kann es zu einer akuten Lebernekrose, Leberfibrose oder Leberzirrhose kommen.

Toxische Hepatitis

Eine Vielzahl chemischer Noxen kann eine toxische Hepatitis hervorrufen. Vor allem halogenisierte Kohlenwasserstoffe wie Chloroform, Trichloräthylen usw., ferner Phenole und Blei gelten als auslösende Ursachen. Diese Substanzen rufen nicht nur Veränderungen in der Leber hervor, sondern sie können auch andere Organschädigungen auslösen, so z. B. Hautallergien, chronische Bronchitis, Nierenschädigungen, Veränderungen im Knochenmark, Störungen im Zentralnervensystem bis hin zur Polyneuritis.

Klinisches Bild: Die Symptomatik ist abhängig von den einwirkenden Schadstoffen. Brechreiz und Erbrechen, Diarrhoe und Kollapszustände mit nachfolgendem Ikterus weisen auf eine Intoxikation hin, so daß eine klinische Behandlung erforderlich wird.

Vorbeugung: Neben der Beachtung der üblichen Arbeitsschutzmaßnahmen und einer ausgewogenen eiweiß- und vitaminreichen Kost, sollten gefährdete Personen im Frühjahr und im Herbst eine Phönix-Entgiftungstherapie (siehe unter „Eigenblutinjektion") durchführen. Durch eine intensive Funktionsanregung des Leber-

Galle-Systems, der Nieren und der Haut, werden Giftstoffe und Stoffwechselschlacken aus dem Körper eliminiert. Während der Durchführung der Entgiftungstherapie muß der Patient angehalten werden mindestens zwei Liter Flüssigkeit täglich zu trinken.

Ebenso ist bei besonders gefährdeten und disponierten Personen einmal jährlich eine kombinierte Therapie mit Vitamin C und Eigenblut durchzuführen:

▶ **Eigenblutinjektion**

1.–5. Woche Injektionen am Montag und Freitag	0,5 ml Eigenblut plus 1 Ampulle Cholo II Injektopas® i.m.; gleichzeitig werden nach der Blutentnahme 7,5 g Vitamin C Pascoe infundiert

Zusatztherapie

* **Legalon® Suspension:** 3 × tgl. 1 ML nach den Mahlzeiten einnehmen
* **Vitamin C:** 2 TL Ascorbinsäure Plv. über den Tag verteilt mit Flüssigkeit einnehmen
* **Q-10 MSE Monopräparat:** 3 × tgl. 2 Kps. nach den Mahlzeiten einnehmen
  Jeder Entgiftungsvorgang der Leber ist mit einem hohen Energiebedarf verbunden. Die Energieversorgung ist wiederum abhängig vom Q-10-Spiegel des Körpers. Die Leber kann nur dann ausreichend Entgiftungsleistung erbringen, wenn die dafür notwendige Energie ausreichend bereitgestellt wird.
* **Phönix-Entgiftungstherapie:**
  drei Tage Anregung der Leber-Galle-Funktion und Ausleitung über den Darm durch Phönix Phönohepan
  drei Tage Aktivierung der Nierenfunktion durch Phönix Solidago
  drei Tage Steigerung der körpereigenen Abwehr und verstärkte Ausscheidung über die Haut durch Phönix Antitox
  Dieser Zyklus ist bis zu einer Gesamtdauer von 45 Tagen zu wiederholen.

▶ **Eigenblutbehandlung mit dem Hämoaktivator-N nach Dr. med. Höveler**

1.–6. Woche Injektionen am Montag und Freitag	8,0 ml aktivierte Eigenblutlösung plus 1 Ampulle Cholo II Injektopas® i.m.; gleichzeitig werden nach der Blutentnahme 7,5 g Vitamin C Pascoe infundiert

Eine **Zusatztherapie** wie unter „Eigenblutinjektion" ist sinnvoll.

Toxische Fettleber

Methylalkohol, der sehr häufig als Lösungsmittel in der Industrie eingesetzt wird, aber auch Insektizide wie DDT oder Hexachlorzyklohexan können zur toxischen Fettleber führen. Kommt eine Entzündung hinzu, was labormäßig abgeklärt werden muß, erfolgt der Übergang in die Leberzirrhose.

Klinisches Bild: Neben Völlegefühl und Appetitlosigkeit klagen die Patienten sehr häufig über Übelkeit und Erbrechen, starke Müdigkeit und zunehmende Konzentrationsstörungen.

Prophylaxe: Abgesehen von der Ausschaltung der primären Noxen durch entsprechende Arbeitsschutzmaßnahmen am Arbeitsplatz, ist eine ausreichende Flüssigkeitszufuhr und gesunde ausgewogene Ernährung für gefährdete Personen von erheblicher Bedeutung. Außerdem ist eine zweimahl jährlich durchgeführte Phönix-Entgiftungstherapie wichtig (siehe unter „Eigenblutinjektion").

▶ Eigenblutinjektion

Neben der Entgiftungstherapie hat auch die Eigenblutbehandlung bei der Regenerationsfähigkeit der Leber einen nicht unerheblichen Anteil. Verstärkt wird die Regenerationsfähigkeit der Leber durch Vitamin C, das in entsprechender Dosierung infundiert wird.

1.–5. Woche Injektionen am Montag und Freitag	0,5 ml Eigenblut plus 1 Ampulle Cholo II Injektopas® i. m.; gleichzeitig werden nach der Blutentnahme 7,5 g Vitamin C Pascoe infundiert

Zusatztherapie

* **Legalon® Suspension:** 3 × tgl. 1 ML nach den Mahlzeiten einnehmen
* **Vitamin C:** 2 TL Ascorbinsäure Plv. über den Tag verteilt mit Flüssigkeit einnehmen
* **Q-10 MSE Monopräparat:** 3 × tgl. 2 Kps. nach den Mahlzeiten einnehmen
* **Phönix-Entgiftungstherapie:**
  drei Tage Anregung der Leber-Galle-Funktion und Ausleitung über den Darm durch Phönix Phönohepan
  drei Tage Aktivierung der Nierenfunktion durch Phönix Solidago
  drei Tage Steigerung der körpereigenen Abwehr und verstärkte Ausscheidung über die Haut durch Phönix Antitox
  Dieser Zyklus ist bis zu einer Gesamtdauer von 45 Tagen zu wiederholen.

▶ Eigenblutbehandlung mit dem Hämoaktivator-N nach Dr. med. Höveler

1.–6. Woche Injektionen am Montag und Freitag	8,0 ml aktivierte Eigenblutlösung plus 1 Ampulle Cholo II Injektopas® i. m.; gleichzeitig werden nach der Blutentnahme 7,5 g Vitamin C Pascoe infundiert

Bei ausgeprägter toxischer Belastung der Leber wird die Eigenblutbehandlung weiter durchgeführt, wobei die Intervalle vergrößert werden. Gleichzeitig wird die Dosierung der Vitamin-C-Infusion auf 15 g Vitamin C Pascoe pro Infusion erhöht. Eine **Zusatztherapie** wie unter „Eigenblutinjektion" ist sinnvoll.

Arzneimittelschäden

Mit dem Umfang und der Wirkungsintensität der Arzneimittel treten unerwünschte Nebenwirkungen häufiger und weitaus gefährlicher auf als je zuvor. Sie können harmloser Natur sein und wenig belästigen, sie können aber auch sehr schmerzhafte und lebensbedrohliche Ausmaße annehmen, die Einnahme kann auch tödlich sein. Die Verschreibungspraktiken führen heute oft dazu, daß der Patient bestimmt, was verordnet wird, ohne Rücksicht darauf, ob das verordnete Medikament für das Wohlbefinden des Patienten zuträglich ist. So ist es keine Seltenheit, daß Aufputschmittel für den Tag und Beruhigungsmittel für die Nacht gleichsam auf dem Rezept zu finden sind. Dazu eine treffende Aussage des Kabarettisten Werner Schneyder:

„Die Gesellschaft fraß Aufputschmittel und Beruhigungsmittel gleichzeitig und rühmte sich der inneren Spannung bei gleichbleibendem Niveau."

Durch den enormen Konsum an Medikamenten, jeder Bundesbürger schluckt in seinem Leben zwischen 30000 und 70000 Pillen, ist die Leber als Entgiftungs- und Ausleitungsorgan für viele Medikamente, häufig auch Zielorgan für Schädigungen durch eben diese Arzneimittel. Dabei ist zu bemerken, daß akute und chronische toxische Leberschädigungen nicht durch Arzneimittel selbst, sondern in erster Linie durch deren überwiegend in der Leber entstehenden Metaboliten verursacht werden. Diese Erkenntnisse hat man in den letzten Jahrzehnten gewonnen, nachdem die Häufigkeit der Medikamentenunverträglichkeit und vor allem die nachfolgenden Leberschäden zugenommen haben.

Die wachsende Zahl der Organschädigungen durch Arzneimittel sollten manchen Behandler veranlassen, die medikamentöse Zusatztherapie neu zu überdenken. Bei etwas mehr Nachdenklichkeit und Besinnung würden zahlreichen Therapeuten auch alternative Behandlungsmethoden einfallen, die in ihrer Wirkungsweise gleichwertig, aber ohne Nebenwirkung sind.

Ein Beispiel für den gefährlichen Verordnungswahn sind die jährlich 11,4 Millionen rezeptierten Abführmittel. Die Wissenschaft ist sich heute weitgehend einig darüber, daß die Ursache einer Verstopfung in falschen Ernährungs- und Lebensbedingungen zu sehen ist. Ein aufklärendes Gespräch mit dem Patienten würde der Krankenkasse erhebliche Kosten ersparen und beim Patienten unangenehme Spätfolgen nach Dauergebrauch von Laxanzien verhindern.

▶ Eigenblutinjektion

Patienten mit Medikamentenmißbrauch müssen zunächst entgiftet werden. Dies geschieht zum einen durch die Phönix-Entgiftungstherapie (dabei viel trinken), zum anderen durch eine kombinierte Behandlung mit Eigenblut und Vitamin-C-Infusionen.

1.–5. Woche Injektionen am Montag und Freitag	0,5 ml Eigenblut plus 1 Ampulle Cholo II Injektopas® i. m.; gleichzeitig werden nach der Blutentnahme 7,5 g Vitamin C Pascoe infundiert

Zusatztherapie

- **Legalon® Suspension:** 3 × tgl. 1 ML nach den Mahlzeiten einnehmen
- **Vitamin C:** 2 TL Ascorbinsäure Plv. über den Tag verteilt mit Flüssigkeit einnehmen
- **Q-10 MSE Monopräparat:** 3 × tgl. 2 Kps. nach den Mahlzeiten einnehmen
- **Phönix-Entgiftungstherapie:**
  drei Tage Anregung der Leber-Galle-Funktion und Ausleitung über den Darm durch Phönix Phönohepan
  drei Tage Aktivierung der Nierenfunktion durch Phönix Solidago
  drei Tage Steigerung der körpereigenen Abwehr und verstärkte Ausscheidung über die Haut durch Phönix Antitox
  Dieser Zyklus ist bis zu einer Gesamtdauer von 45 Tagen zu wiederholen.

▶ Eigenblutbehandlung mit dem Hämoaktivator-N nach Dr. med. Höveler

1.–6. Woche Injektionen am Montag und Freitag	8,0 ml aktivierte Eigenblutlösung plus 1 Ampulle Cholo II Injektopas® i. m.; gleichzeitig werden nach der Blutentnahme 7,5 g Vitamin C Pascoe infundiert

Bei ausgeprägter toxischer Belastung der Leber wird die Eigenblutbehandlung weiter durchgeführt, wobei die Intervalle vergrößert werden. Gleichzeitig wird die Dosierung der Vitamin-C-Infusion auf 15 g Vitamin C Pascoe pro Infusion erhöht. Eine **Zusatztherapie** wie unter „Eigenblutinjektion" ist sinnvoll.

4.11.2 Alkoholische Fettleber (Alkoholismus)

Alkohol ist ein fester Bestandteil unserer Gesellschaft geworden. Alkohol war, ist und wird auch in Zukunft die Droge Nr. 1 für die Menschheit bleiben.
Seit Urzeiten werden alkoholische Getränke getrunken. In Maßen genossen kann Alkohol Heiterkeit und Entspannung herbeiführen, in Übermaß gezecht zur Hemmungslosigkeit und Trunkenheit ausarten, auf Dauer schwere Organschädigungen und seelische Störungen auslösen. Der Alkoholkonsum in der Bundesrepublik hat sich seit 1950 verdreifacht. Nach vorsichtiger Schätzung gibt es derzeit über 2 Millionen behandlungsbedürftige Alkoholiker in Deutschland. Darunter befinden sich ca. 300 000 junge Menschen zwischen 15 und 30 Jahren. Etwa 7 Millionen Bundesbürger gelten als stark alkoholgefährdet. Wen wundert es da noch, daß etwa 40 % aller Lebererkrankungen auf Alkoholeinwirkung zurückgeführt werden können:

▶ Eigenblutinjektion

Bei der Behandlung der alkoholischen Fettleber hat sich die Eigenblutbehandlung als sehr nützlich erwiesen. In Verbindung mit weiteren homöopathischen Kombinationspräparaten und bei absoluter Alkoholkarenz ist die Prognose sehr günstig. Die Eigenblutbehandlung erfolgt nach den gleichen Grundsätzen wie bereits bei der toxischen Fettleber erwähnt.

1.–5. Woche Injektionen am Montag und Freitag	0,5 ml Eigenblut plus 1 Ampulle Cholo II Injektopas® i.m.; gleichzeitig werden nach der Blutentnahme 7,5 g Vitamin C Pascoe infundiert

Bei sehr schlechten Leberwerten kann einmal wöchentlich zusätzlich eine weitere Mischinjektion intramuskulär verabfolgt werden; jeweils 1 Ampulle von: Galium-Heel®, Hepeel®, Chol Injeel, Lycopodium Injeel forte, Engystol® N, Traumeel® S, Chelidonium-Homaccord® und Leptandra cps.

▶ **Eigenblutbehandlung mit dem Hämoaktivator-N nach Dr. med. Höveler**

1.–6. Woche Injektionen am Montag und Freitag	8,0 ml aktivierte Eigenblutlösung plus 1 Ampulle Cholo II Injektopas® i.m.; gleichzeitig werden nach der Blutentnahme 7,5 g Vitamin C Pascoe infundiert

4.11.3 Chronische Alkoholhepatitis

Nach evtl. Klinikaufenthalt sollte sich eine Eigenblutbehandlung mit aktiviertem Eigenblut anschließen. Ferner ist eine einmal jährlich durchgeführte Behandlung mit aktiviertem Eigenblut in Kombination mit Vitamin C empfehlenswert.

Die Verabreichung von Vitamin C bei den unterschiedlichen Lebererkrankungen hat sich als sehr nützlich auf den Heilungsverlauf erwiesen und es ist unverständlich, daß von dieser vergleichsweisen einfachen und billigen Therapiemethode so wenig Gebrauch gemacht wird. Vitamin C in Megadosierung verabfolgt fördert in hervorragender Weise die Entgiftungsleistung der Leber und bewirkt eine antivirale Wirkung, z. B. bei den unterschiedlichen Hepatitisformen.

(Cathcart, R. F. (1981): Vitamin C, Titrating do Bowel Tolerance, Anascorbemia, and Acute Induced, *Scurvy. Medical Hypotheses* 7, 1359–1376)

▶ **Eigenblutbehandlung mit dem Hämoaktivator-N nach Dr. med. Höveler**

1.–6. Woche Injektionen am Montag und Freitag	8,0 ml aktivierte Eigenblutlösung plus 1 Ampulle Cholo II Injektopas® i.m.; gleichzeitig werden nach der Blutentnahme 7,5 g Vitamin C Pascoe infundiert

Zusatztherapie

- **Latensin® Kps. stark:** montags 1 Kps. nüchtern einnehmen und drei Stunden nüchtern bleiben
- **Recarcin® Kps.:** freitags 1 Kps. nüchtern einnehmen und drei Stunden nüchtern bleiben
- **Cetebe® Kps.:** vormittags und nachmittags je 1 Kps. einnehmen
- **Q-10 MSE® Kps.:** 3 × tgl. 1 Kps. nach den Mahlzeiten einnehmen

4.11.4 Posthepatisches Syndrom

Nach einer abgeklungenen Hepatitis kann in manchen Fällen, vorzugsweise bei vegetativ labilen Menschen, eine funktionelle Störung der Gallenblase und eine enzymatische Unterfunktion der Bauchspeicheldrüse zurückbleiben.

Die Patienten klagen über starkes Völlegefühl und Meteorismus mit starken krampfartigen Schmerzen im rechten Oberbauch.

▶ Eigenblutinjektion

2 × wöchentlich:	Mischinjektion intramuskulär
	2,0 ml Eigenblut plus
	1 Ampulle Cholo I Injektopas®
	1 Ampulle Cholo II Injektopas®

zusätzlich

1 × wöchentlich:	Mischinjektion intrakutan im Bereich des Bauches
	0,5 ml Eigenblut plus
	1 Ampulle AP 3 Steigerwald
	1 Ampulle AP 9 Steigerwald

Die Injektionen erfolgen über dem freien Ende der 11. Rippe rechts (Abb. 4.4 Nr. 1) und in der Verbindungslinie des Schwertfortsatzes mit dem freien Ende der 11. Rippe rechts (Abb. 4.4 Nr. 2)

Zusatztherapie

- ◆ **Hepar-Pasc® duo:** 3 × tgl. 2 Tbl.
- ◆ **Pascopankreat novo® Tbl.:** 3 × tgl. 1 Tbl. zu den Mahlzeiten einnehmen

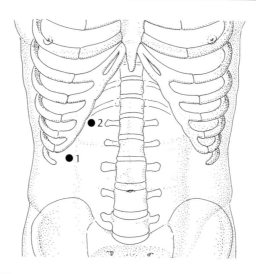

Abb. 4.4   Injektionspunkte am Bauch

- **Vitamin C:** 1–2 TL Ascorbinsäure Plv. über den Tag verteilt mit Saft einnehmen
- **Ernährung:** fettarme Schonkost und Ausschaltung blähender Speisen
- **Bewegungstherapie:** ausreichende körperliche Bewegung durch Spaziergänge und sportliche Betätigung

4.12 Erkrankungen der Gallenblase und Gallenwege

4.12.1 Cholelithiasis

Nach *Hoffmann* und *Kühl* haben etwa 15 % der Bevölkerung in den westlichen Ländern Gallensteine, wobei Frauen etwas mehr als doppelt so häufig betroffen sind als Männer. Mit Zunahme des Alters steigt die Häufigkeit der Cholelithiasis. So kann man im Altersbereich über 50 Jahren bei 20–40 % aller Personen Konkremente in der Gallenblase vorfinden.

Entstehung und Ursachen: Prädisponierende Faktoren für die Entwicklung von Gallensteinen sind Fettsucht, Hypertonie, Altersdiabetes und Schwangerschaft. Bei der Bildung von Gallensteinen spielen zweifellos in erster Linie die Lösungs- und Konzentrationsvorgänge in der Gallenblase eine Rolle. Sowohl der Gallenfarbstoff wie auch das Cholesterin, die beide konzentriert werden, geben das Ausgangsmaterial für die Steinbildung.

Bei Erkrankungen, die mit einem erhöhten Bilirubingehalt der Galle einhergehen, wie z. B. nach einer chronischen Hämolyse, ist die Bildung von Gallenpigmentsteinen häufig. Ebenso finden wir bei Stoffwechselstörungen, z. B. der Hypercholesterinämie, häufig Cholesterinsteine, die sich dadurch bilden, daß die Gallenflüssigkeit mit Cholesterin übersättigt ist. Dabei kristallisieren Cholesterinsteine aus, die häufig noch mit Calcium-, Kupfer- und Eisenbilirubinaten verunreinigt sind.

Ein wesentlicher Faktor bei der Entstehung von Gallensteinen ist die Ernährungsweise. Es ist bekannt, daß Ballaststoffe zu einer Verdünnung der Gallensalze führen, während eine sehr fettreiche Mahlzeit eine Vermehrung der Gallensalze bewirkt, was wiederum die Cholesterinkonzentration in der Gallenblase ansteigen läßt. Burkitt fand, daß eine ballaststoffreiche Ernährung nicht nur das Cholesterin aus der Nahrung, sondern auch die im Stuhl enthaltenen Gallensalze bindet. Dadurch werden die Gallensalze mit dem Stuhl ausgeschieden, bei ballaststoffarmer Nahrung werden die Gallensalze in größeren Mengen rückresorbiert und so das Lebercholesterin vermehrt. In Afrika und Asien sind Gallensteine und Gallenoperationen äußerst selten, bedingt durch die Nahrung mit einem hohen Ballaststoffanteil.

Klinisches Bild: Zu den wesentlichen Symptomen bei Gallensteinträgern zählen funktionelle Störungen im Bereich des Magen-Darm-Kanals wie Völlegefühl, Meteorismus, Aufstoßen, Fettunverträglichkeit und Druck im rechten Oberbauch. Besonders augenfällig treten die Beschwerden in Erscheinung nach ausgiebigen fettreichen Mahlzeiten, Kaffeegenuß, kalten Getränken oder Eis und nach blähenden Speisen.

Eine schwere und fettreiche Mahlzeit oder eine starke psychische Belastung kann eine halbe Stunde später oder nach mehreren Stunden eine Gallenkolik auslösen. Die Schmerzen beginnen zunächst mit Unbehagen und zunehmendem Schweregefühl im rechten Oberbauch verbunden mit Übelkeit. Schließlich steigern sich die Beschwerden zu einem sehr heftigen Schmerz der vom Epigastrium unter dem rechten Rippenbogen nach dem rechten Schulterblatt ausstrahlt. Ein starkes Erbrechen spricht für eine Pankreasbeteiligung, wobei gleichzeitig ein Linksschmerz auftreten kann.

Treten mehrere Steine durch den Ductus choledochus, kann ein flüchtiger Ikterus auftreten. Der Stuhl ist dabei entfärbt und der Urin zeigt die typische Verfärbung durch Bilirubinausscheidung. Während dieser Phase kann auch verstärkt Juckreiz auftreten, insbesondere im gesamten Rückenbereich.

Nach der Gallenkolik kann noch längere Zeit ein starkes Wundgefühl im rechten Oberbauch zurückbleiben. Auch die Hauptzone über der Gallenblase kann weiterhin überempfindlich reagieren.

Therapie: Die medikamentöse Litholyse wird heute sehr viel diskutiert. Sie hat aber nur dann Erfolg, wenn die Steine vorwiegend aus Cholesterin bestehen. So bietet z. B. die Firma Phönix mit den beiden biologischen Präparaten Plumbum und Tartarus zwei Produkte an, deren Wirkungsnachweis erbracht und der Erfolg sich inzwischen vielfach bei der Behandlung der Cholelithiasis bewährt hat. Das Wirkprinzip von Tartarus beruht auf dem Einsatz von resolvierenden Stoffen wie Tartarus crudus, Mercurius subl. corrosivus und Antimonium crudum, die bereits von Paracelsus zur Auflösung von Steinen mit Erfolg verwendet wurden. Durch die spasmolytische Wirkung von Phönix Plumbum ist sein Einsatz bei Gallenkoliken u. a. gerechtfertigt

▶ Eigenblutinjektion

Die Eigenblutinjektionen bewirken einen schnellen Rückgang der entzündlichen Veränderungen, die als Folge der Kolik aufgetreten sind.

1., 2. und 5. Tag nach der Kolik:	Mischinjektion intramuskulär
	0,5 ml Eigenblut plus
	1 Ampulle Cholo 1 Injektopas®
	1 Ampulle Obatri-Injektopas®
Anschließend 2mal wöchentlich:	Mischinjektion wie oben

Erfahrungsgemäß sind 10–12 Eigenblutinjektionen ausreichend.

Zusatztherapie

♦ **Phönix Plumbum:** 3 × tgl. 20 gtt. nach den Mahlzeiten und 1 × tgl. 20 gtt. vor dem Schlafengehen
  8–10 Tage später:
♦ **Phönix Tartarus**
  – 1. Woche 3 × tgl. 10 gtt. vor den Mahlzeiten
  – 2. Woche 3 × tgl. 15 gtt. vor den Mahlzeiten
  – 3. Woche 3 × tgl. 20 gtt. vor den Mahlzeiten
  – ab 4. Woche fortlaufend 3 × tgl. 30 gtt. vor den Mahlzeiten
♦ **Ernährung:** ballaststoffreich, fettarm; kein Schweinefleisch und kernhaltiges Obst

▶ **Eigenblutbehandlung mit dem Hämoaktivator-N nach Dr. med. Höveler**

1. Woche 3 × wöchentlich:	Mischinjektion intramuskulär
	5,0 ml aktivierte Eigenblutlösung plus
	1 Ampulle Cholo 1 Injektopas®
	1 Ampulle Obatri-Injektopas®
2. Woche 2 × wöchentlich:	Mischinjektion wie oben

Insgesamt sollten zwölf Injektionen verabfolgt werden.
Eine **Zusatztherapie** wie unter „Eigenblutinjektion" ist sinnvoll.

Gallenkolik

Im Anfangsstadium:
jeweils 10 gtt. Phönix Plumbum in 5minütigem Abstand verabfolgen bis Beschwerden vorüber sind, heiße Kompressen auflegen, wenn möglich heiße Heublumenwickel

Im akuten Stadium:
- Spasmolytika i. v.
- jeweils 10 gtt. Phönix Plumbum in 5minütigem Abstand etwa 1 Stunde lang, anschließend 2stündlich 20 gtt. mit etwas Wasser einnehmen
- heiße Kompressen auflegen, wenn möglich heiße Heublumenwickel

Am Tage danach:
In den ersten Tagen nach einer Gallenkolik sind Schleimsuppen, Kartoffelbrei, Zwieback und Tee angezeigt. Nach einigen Tagen kann mit aufbauender Kost begonnen werden, jedoch müssen die Speisen fettarm sein.

4.12.2 Chronische Cholecystitis

Als Folge einer rezidivierenden Entzündung entsteht die chronische Cholecystitis. Die Entzündungen verlaufen leichter, oft kaum bemerkt. Im Laufe der Zeit aber ist die Gallenblasenwand verdickt, die Gallenblase schrumpft, ihre Funktion ist gestört.
Der Patient klagt über charakteristische rechtsseitige Oberbauchbeschwerden, besonders nach Diätfehlern. Hinzu kommen Völlegefühl, Blähungen, Aufstoßen und Verdauungsstörungen.

▶ **Eigenblutbehandlung mit dem Hämoaktivator-N nach Dr. med. Höveler**

Aufgrund beträchtlicher antiphlogistischer Eigenschaften des aktivierten Eigenblutes ist die Anwendung des Hämoaktivators nach Dr. med. Höveler sehr wirkungsvoll.

1. Woche 3 × wöchentlich:	Mischinjektion intramuskulär
	5,0 ml aktivierte Eigenblutlösung plus
	1 Ampulle Cholo 1 Injektopas®
	1 Ampulle Infekt II Injektopas®

2. Woche 2 × wöchentlich: Mischinjektion wie oben

Insgesamt sollten zwölf Injektionen verabfolgt werden. Je nach Ausgangslage ist eine monatliche Auffrischungsinjektion notwendig.

Zusatztherapie

- **Fortakehl® D4 Kps.:** morgens und abends jeweils 1 Kps. eine Stunde nach den Mahlzeiten einnehmen
- **Latensin® Kps. schwach–stark:** montags 1 Kps. nüchtern einnehmen und drei Stunden nüchtern bleiben
- **Phönix Plumbum:** 4 × tgl. 20 gtt. mit etwas Flüssigkeit nach den Mahlzeiten einnehmen

4.12.3 Postcholecystektomiesyndrom

Bei etwa 30 % der Cholecystektomierten treten erneute Beschwerden auf. Durch stenosierende Prozesse im Operationsgebiet entstehen teilweise kolikartige Beschwerden. Häufig finden wir bei diesen Patienten auch eine Obstipation und eine Dysbakterie.

▶ Eigenblutinjektion

2 × wöchentlich: Mischinjektion intramuskulär
                     2,0 ml Eigenblut plus
                     1 Ampulle Cholo I Injektopas®
                     1 Ampulle Spasmo Injektopas®

Insgesamt werden zehn Injektionen verabreicht.

Zusatztherapie

- **Neuraltherapeutische Behandlung** der Cholecystektomienarbe
- **Tropfenmischung:** Phönix Plumbum, Phönix Phönohepan aa 50.0, M. D. S. 3 × tgl. 30 gtt. nach den Mahlzeiten mit Flüssigkeit einnehmen und 1 × 60 gtt. vor dem Schlafengehen
- **Symbioselenkung** des Darmes zur Behebung der Dysbakterie (➔ 4.10.4)

▶ Eigenblutbehandlung mit dem Hämoaktivator-N nach Dr. med. Höveler

1. Woche 3 × wöchentlich: Mischinjektion intramuskulär
                              5,0 ml aktivierte Eigenblutlösung plus
                              1 Ampulle Cholo 1 Injektopas®
                              1 Ampulle Spasmo Injektopas®
2. Woche 2 × wöchentlich: Mischinjektion wie oben

Insgesamt sollten 10–12 Injektionen verabfolgt werden.
Eine **Zusatztherapie** wie unter „Eigenblutinjektion" ist sinnvoll.

Bei allen Leber- und Gallenerkrankungen bedarf das seelische Gleichgewicht besonderer Beachtung. Nicht umsonst heißt es im Volksmund „dem ist die Galle übergelaufen" oder „dem ist eine Laus über die Leber gelaufen". Es sind Aussprüche, die im wahrsten Sinne des Wortes ihre Bedeutung haben. Starke psychische Belastungen, Aufregungen, Ärger, Angst, Sorgen und ständiges Zweifeln an sich selbst führen bei anfälligen Menschen allzuoft zu Gallenkoliken und Verkrampfungen der Gallenwege. Zornesausbrüche können eine kurzfristige Veränderung des Gallensaftes bewirken und damit die Grundlage für ein Steinleiden der Gallenblase legen. Ein chronisches Leberleiden kann sich auch in Depression und Melancholie nach außen hin äußern, daher ist bei allen Rezepturen die verschrieben und den Injektionen die verabfolgt werden, das Gespräch mit dem Patienten und vor allen Dingen das Zuhören von großer Wichtigkeit.

4.13 Erkrankungen des Pankreas

4.13.1 Pankreasinsuffizienz

Die exkretorische Pankreasinsuffizienz stellt selten ein solitäres Krankheitsbild dar. Sie tritt meist in Verbindung mit einer Gastritis oder Dyskinesien der Gallenwege auf. Auch eine Hepatose kann Auslöser einer exkretorischen Pankreasinsuffizienz sein. Es kommt zu einer Verdauungsinsuffizienz, da die in den Dünndarm abgegebene Menge von fett- und eiweißverdauenden Pankreasenzymen zu gering ist.
Klinisches Bild: zunehmendes Völlegefühl, Meteorismus, Flatulenz, Auftreten von Fettstühlen und Gewichtsverlust
Nach klinischer Abklärung des Krankheitsbildes und entsprechenden Laboruntersuchungen kann als unterstützende Maßnahme die aktivierte Eigenbluttherapie angewendet werden.

▶ **Eigenblutbehandlung mit dem Hämoaktivator-N nach Dr. med. Höveler**

1. Woche 3 × wöchentlich:	Mischinjektion intramuskulär 5,0 ml aktivierte Eigenblutlösung plus 2 Ampullen Pancreaticum injekt-Hevert®
2. Woche 2 × wöchentlich:	Mischinjektion wie oben

Insgesamt werden 12 Injektionen durchgeführt. Im Anschluß daran erfolgt eine monatliche Auffrischungsinjektion.

Zusatztherapie

* **Pascopankreat novo® Filmtabletten:** mittags und abends jeweils 2 gelbe Tbl. vor und 2 rote Tbl. während oder nach der Mahlzeit unzerkaut mit etwas Flüssigkeit einnehmen
* **Fortakehl® D5 Tbl.:** 3 × tgl. 1 Tbl. eine Stunde nach den Mahlzeiten im Mund zergehen lassen

4.13.2 Chronische Pankreatitis

Vielfältige Mechanismen können eine Pankreatitis auslösen, die später in ein chronisches Stadium übergeht. So z. B. Infektionen, Alkoholabusus, Stoffwechselstörungen, Medikamente, Autoimmunmechanismen, Obstruktionen im Bereich der Gallenblase, Stenosen und Spasmen der Papilla Vateri usw.

Klinisches Bild: Es kommt durch chronische Entzündungen der Bauchspeicheldrüse zu einer fortschreitenden Vernarbung des Pankreas mit zunehmender Einschränkung der exokrinen und der endokrinen Funktionen. Häufig stellen sich rezidivierende Oberbauchschmerzen ein, es kommt zu wechselnden Stühlen von Diarrhoe und Obstipation, nach Nahrungsaufnahme tritt mehr oder weniger starker Meteorismus und zeitweilig Übelkeit auf. Teilweise können Nahrungsmittelunverträglichkeiten beobachtet werden. Im Anfangsstadium ähneln die Symptome nicht selten einem „Reizmagen".

Therapie: Neben all den anderen therapeutischen Möglichkeiten ist es ein Versuch Wert, eine chronische Pankreatitis mit aktiviertem Eigenblut zu behandeln. Man sieht teilweise sehr gute Behandlungsergebnisse, andererseits ist der Therapieerfolg bei manchen Patienten nicht zufriedenstellend.

▶ **Eigenblutbehandlung mit dem Hämoaktivator-N nach Dr. med. Höveler**

1.–6. Woche 2 × wöchentlich:	Mischinjektion intramuskulär 5,0 ml aktivierte Eigenblutlösung plus 1 Ampulle Leptandra cps. Heel 1 Ampulle Momordica cps. Heel
ab 7. Woche 1 × wöchentlich:	Mischinjektion wie oben

Es sollten 15–20 Eigenblutinjektionen verabreicht werden. Eine monatliche Auffrischungsinjektion ist besonders bei diesem Krankheitsbild angezeigt.

Zusatztherapie

- **Pascopankreat novo® Filmtabletten:** mittags und abends jeweils 2 gelbe Tbl. vor und 2 rote Tbl. während oder nach der Mahlzeit unzerkaut mit etwas Flüssigkeit einnehmen
- **Fortakehl® D5 Tbl.:** 3 × tgl. 1 Tbl. eine Stunde nach den Mahlzeiten im Mund zergehen lassen
- **Diät:** absolutes Alkoholverbot; keine blähenden Speisen; Fett und Süßigkeiten meiden
- **bei gestörter Darmflora** (Dysbioseuntersuchung des Darmes): Symbioselenkung

4.14 Erkrankungen des Stoffwechsels

4.14.1 Diabetes mellitus

Der Diabetes mellitus ist eine der häufigsten Zivilisationserkrankungen, die in den vergangenen Jahren explosionsartig angestiegen sind. Es muß daher nach Wegen gesucht werden, die mit dem Diabetes verbundenen Komplikationen so gering wie möglich zu halten. Neben einer konsequenten Ernährungsumstellung wird man durch gezielte therapeutische Maßnahmen bemüht sein, den Patienten so einzustellen, daß sich der Blutzucker auf gleichem Niveau bewegt.

Auch hier leistet die Eigenblutbehandlung mit aktiviertem Eigenblut erhebliches. Haferkamp berichtet bereits über erfolgreiche Einstellungsversuche von Diabetikern in Zusammenhang mit UV-bestrahltem Eigenblut. Besonders *Külbs* hält die Eigenblutbehandlung des Diabetikers für sinnvoll, da nach seinen Beobachtungen die Kohlenhydrattoleranz des Patienten erheblich erhöht wird. Ähnliche Beobachtungen machten *Funk* und *Müller* in der *Litznerschen* Klinik.

▶ **Eigenblutbehandlung mit dem Hämoaktivator-N nach Dr. med. Höveler**

Empfehlenswert ist eine Grundbehandlung mit 12–15 Eigenblutinjektionen mit anschließender monatlicher Auffrischungsinjektion. Es werden zweimal wöchentlich 8,0 ml aktiviertes Eigenblut injiziert. In diesem Fall werden dem aktivierten Eigenblut keine Medikamente hinzugegeben.

Einmal wöchentlich wird neben der Injektion mit aktiviertem Eigenblut folgende Mischinjektion auf die andere Gesäßhälfte i. m. appliziert:

jeweils 1 Ampulle: Coenzyme cps., Syzygium jambolanum Injeel, Placenta cps., Natrium Pyruvicum Injeel, Acidum L+Lacticum Injeel, Rosmarinus Injeel forte

Zusatztherapie

* **Q-10 MSE Monopräparat:** 3 × tgl. 1–2 Kps. nach den Mahlzeiten einnehmen
* **Sucontral® Tropfen:** nach Vorschrift einnehmen
* **Vitamin C:** 1–2 TL Ascorbinsäure Plv. über den Tag verteilt mit Flüssigkeit einnehmen
* **Teekur** (ca. 5 Monate)
  – Tee Nr. 1:
    Radix tarax. cum Herba 15.0, Fol. Myrtilli 30.0, Hb. Potentill. aurea 20.0, Geum alpinum 25.0, Fol. rubi fruticosi 10.0, M. f. spec. D. S. 4 gestrichene EL mit 4 Tassen kochendem Wasser überbrühen, 10 Minuten ziehen lassen und in eine Thermoskanne gießen, dann Tee Nr. 2 hinzugießen. $\frac{1}{2}$ stündlich einen Schluck trinken
  – Tee Nr. 2:
    Frct. phaseoli sine Semine 150.0 D. S. abends mit $1\frac{1}{4}$ Liter kaltem Wasser ansetzen und über Nacht stehen lassen und morgens bis auf $\frac{1}{2}$ Liter Wasser einkochen, durchseihen und dem obigen Tee Nr. 1 hinzufügen

4.14.2 Gicht oder Hyperurikämie

In Begleitung einer Fettleber oder eines Diabetes mellitus findet sich häufig auch eine Hyperurikämie. Früher war besonders der pyknische Typ betroffen, der durch Luxuskonsumption eine Überflutung des Körpers mit Harnsäure auslöste, hauptsächlich deshalb, weil die Harnsäureausscheidung durch die Nieren reduziert war. Heute ist jeder Konstitutionstyp davon betroffen durch die vermehrte Aufnahme von Purinkörpern mit der Nahrung. Dadurch kommt es zu Harnsäureablagerungen in Knorpel, Sehnen und Schleimbeutel was letztendlich zu einer reaktiven Entzündung führt.

Klinisches Bild: Der akute Gichtanfall tritt meist in der Nachtzeit oder in den frühen Morgenstunden auf. Es entwickelt sich innerhalb von wenigen Stunden ein hochrotes, livide verschwollenes Großzehengrundgelenk mit äußerster Schmerzhaftigkeit. Das Gelenk zeigt die typischen Symptome einer Entzündung: Rubor, Calor, Dolor, Tumor und Functio laesa. Nach einigen Tagen klingt der akute Zustand ab und es kommt zu einem mehr oder weniger langen schmerzfreien Intervall. Opulente Mahlzeiten können erneut Anfälle produzieren, so daß allmählich auch andere Gelenke im peripheren Bereich befallen werden können.

Durch wiederholte Anfälle kommt es zur chronischen polyarticulären Gicht mit Ausbildung von Gichttophi an den Ohrmuscheln und Gelenkknorpeln. Hauptsächlich die Gelenktophi können allmählich wachsen, härter werden und zu mehr oder weniger starken Verunstaltungen der Finger führen. Die großen Zehen zeigen sehr schmerzhafte, fluktuierende Schwellungen und können ebenso zu schweren Gelenkschäden mit Verkrümmungen degenerieren.

Therapie: *Haferkamp* empfiehlt im akuten Anfall intrakutane Injektionen von Nativblut um das Gelenk herum, eine Prozedur, die sehr schmerzhaft ist, während er den verbleibenden Rest des Blutes subkutan injizierte. *Berhardt* dagegen verabfolgte 3 bis 4 ml Nativblut in der Nähe des Gelenkes intramuskulär und sah gute Ergebnisse.

Wir dagegen sahen sehr gute Resultate und vor allen Dingen eine schnelle Reduzierung der akuten Schmerzen, wenn eine kombinierte Therapie von Vitamin C und Eigenblut erfolgte. Aufgrund einer klinischen Studie fand *Horrobin* heraus, daß Vitamin C die Synthese von PGE_2 und PGF_2-Alpha verhindert und daß dadurch Ascorbinsäure eine entzündungshemmende Wirkung entfaltet. Dagegen tritt durch Vitamin C eine verstärkte Synthese von PGE_1 ein, wodurch eine eindrucksvolle Wirkung auf die Entzündungsparameter eintritt.

▶ **Eigenblutinjektion**

1. Woche Injektionen am Montag, Dienstag und Donnerstag	0,5 ml Eigenblut plus 1 Ampulle Rheuma-Pasc® Injektionslösung i. m.; gleichzeitig werden nach der Blutentnahme 15 g Vitamin C Pascoe infundiert
2.–5. Woche Injektionen am Montag und Freitag	0,5 ml Eigenblut plus 1 Ampulle Rheuma-Pasc® Injektionslösung i. m.; gleichzeitig werden nach der Blutentnahme 15 g Vitamin C Pascoe infundiert

Zusatztherapie

- **Restructa forte N Tbl.:** 12–15 Tbl. in 1 Liter Nierentee Fides auflösen und über den Tag verteilt trinken
- **Utilin® Kps. schwach–stark:** montags 1 Kps. nüchtern einnehmen und drei Stunden nüchtern bleiben
- **Recarcin® Kps.:** freitags 1 Kps. nüchtern einnehmen und drei Stunden nüchtern bleiben
- **Tropfenmischung:** Phönix Hydrargyrum, Phönix Solidago aa 50.0, M. D. S. 2 Tage 2stündlich 30 Tropfen, ab 3. Tag 4 × 30 Tropfen tgl.
- **Vitamin C:** 2–3 TL Ascorbinsäure Plv. über den Tag verteilt mit Flüssigkeit einnehmen
- **Einreibung:** Hocura®-Spondylose novo Salbe im täglichen Wechsel mit Lymphdiaral® Drainagesalbe mehrfach einreiben

▶ Eigenblutbehandlung mit dem Hämoaktivator-N nach Dr. med. Höveler

Akuter Gichtanfall:	
1. Woche Injektionen am Montag, Mittwoch und Freitag	8,0 ml aktivierte Eigenblutlösung plus 1 Ampulle Rheuma-Pasc® Injektionslösung i. m.; gleichzeitig werden nach der Blutentnahme 15 g Vitamin C Pascoe infundiert
2.–6. Woche Injektionen am Montag und Freitag	8,0 ml aktivierte Eigenblutlösung plus 1 Ampulle Rheuma-Pasc® Injektionslösung i. m.; gleichzeitig werden nach der Blutentnahme 15 g Vitamin C Pascoe infundiert

Bei Vorliegen von **chronischen Beschwerden**, zur Senkung des Harnsäurespiegels und zur Normalisierung der entgleisten Stoffwechsellage werden nach dem oben angeführten Schema die Eigenblutinjektionen durchgeführt. Allerdings werden hier gleich zu Beginn der Behandlung die Eigenblutinjektionen nur zweimal wöchentlich verabfolgt.

Die Anzahl der durchzuführenden Injektionen ist von dem Befinden des Patienten abhängig und sollte solange erfolgen, bis die Laborwerte eine weitere Verabreichung von Injektionen nicht mehr notwendig erscheinen lassen.

Zusatztherapie

- **Teerezepturen** nach *Lindemann*
  - Frct. Juniperi 10.0, Fol. Betulae 30.0, Hb. Milefolii 30.0, Hb. Fumariae 30.0 M. f. spec. D. S. 1 EL auf 1 Tasse als Aufguß 15 Minuten ziehen lassen, 3–4 Tassen tgl. trinken

  Alternativ:
  - Hb. Urticae 30.0, Rad. Urticae 30.0, Fol. Betulae 40.0 M. f. spec. D. S. 1 EL auf 1 Tasse als Aufguß, 15 Minuten ziehen lassen, 3–4 Tassen tgl. trinken
- **Ernährung:** Umstellung der Ernährung auf eine purin-, eiweiß-, fett- und zuckerarme, kalorisch knappe Diät; empfehlenswert ist eine laktovegetabile Vollwertkost mit einer ausreichenden Flüssigkeitszufuhr von täglich mindestens 2 Litern
- **Schiele-Fußbäder**

4.14.3 Störung des Lipoproteinstoffwechsels

Die außerordentlich hohe Kalorienzufuhr bei weiten Kreisen der Bevölkerung ist dazu geeignet, eine Störung des Lipoproteinstoffwechsels zu bewirken. Nach einer Untersuchung der Deutschen Gesellschaft für Ernährung im Jahre 1984 beträgt die Aufnahme von gesättigten Fettsäuren beim Mann 56 g/Tag, bei der Frau 47 g/Tag. Dagegen werden mehrfach ungesättigte Fettsäuren von Männern nur 19 g/Tag und von Frauen 16 g/Tag durch die Nahrung aufgenommen. Das bedeutet, daß durch die verfeinerte Zivilisationskost die Zunahme an Genußgiften und der bewegungsarme Lebensstil die Hypercholesterinämie fördert und ein Anwachsen der Hypertriglyzeridämierate bewirkt.

Auswirkungen: Durch die Hypercholesterinämie treten in der Gefäßintima, vor allen Dingen in den Koronargefäßen und im Aortenbogen, kleine Atherome auf, was die Gefahr einer Angina pectoris oder eines Koronarinfarktes in frühen Lebensjahren heraufbeschwört. Hypertonie, Kreislaufstörungen und periphere Durchblutungsstörungen, Schlaganfall sind weitere Folgeerscheinungen. Von *Duwe, Fitch* und *Ostwald* von der University of Toronto in Kanada wurde die Wirkung einer cholesterinreichen Ernährungsweise auf die natürliche Killerzellaktivität untersucht. Dabei fanden die Wissenschaftler heraus, daß nach zwei Wochen cholesterinreicher Ernährung die natürliche Killerzellenaktivität auf 25,6 % gegenüber den Kontrollgruppen abgesunken war. Das läßt die Vermutung zu, daß überernährte Personen häufiger an Krebs erkranken.

Wirkungen des Eigenblutes: Die von *Höveler* erwähnten und nachgewiesenen Auflösungen von Cholesterindepots und die Normalisierung der Blutfettwerte nach Anwendung von aktiviertem Eigenblut, hat sich in der Praxis immer wieder bestätigt. Laboruntersuchungen vor und nach der Behandlung machen immer wieder deutlich, daß ohne Beimischungen von irgendwelchen Ampullenpräparaten, eine Normalisierung der Blutfettwerte erreicht wird.

Bereits *Steinbart* gibt in seinem Buch „Die Grundlagen der extrakorporalen Hämotherapie" den Hinweis, daß UV-bestrahltes Blut eine Cholesterinveränderung bewirkt. So schreibt er in seinem Buch u. a. „Setzt man nun das Blutcholesterin direkt der UV-Bestrahlung aus, wie dies bei der UV-Ozon-Therapie geschieht, dann tritt im allgemeinen zunächst schon in vitro eine signifikante Erniedrigung des Blutcholesterins auf. In vivo ist im allgemeinen in der 1. bis 2. Woche nach Beginn der einmal durchgeführten Blutbehandlung zunächst eine Vermehrung des Blutcholesterins bei den Patienten mit Arteriosklerose zu beobachten. Dieses Phänomen kann als „Phase der Cholesterinmobilisierung" bezeichnet werden, denn die Provokation einer vermehrten Cholesterinsynthese durch die Leber dürfte weniger wahrscheinlich sein, vielmehr ist hier eine Mobilisierung der Cholesterindepots im Gewebe und in den Gefäßwänden anzunehmen."

Weiterhin schreibt *Steinbart* „Das durch direkte UV-Bestrahlung aktivierte Cholesterin hat eine leichte Reaktionsfähigkeit, kann also schneller abgebaut werden; wahrscheinlich wird dieser Abbau durch andere photochemisch durch das Ozon bzw. die UV-Strahlen erzeugte Veränderung (Beeinflussung von Enzymsystemen?) gefördert."

▶ **Eigenblutbehandlung mit dem Hämoaktivator-N nach Dr. med. Höveler**

1.–6. Woche 2mal wöchentlich: 10 ml aktivierte Eigenblutlösung i. m.

ab 7. Woche 1mal wöchentlich: 10 ml aktivierte Eigenblutlösung i. m.

Insgesamt etwa 15 bis 20 Injektionen, eine monatliche Wiederholungsinjektion wird zunächst beibehalten.

Cave: In der 1. und 2. Behandlungswoche ist ein weiterer Cholesterinanstieg zu beobachten. Ab 3. bis 4. Behandlungswoche kommt es zu einer signifikanten, lang anhaltenden Senkung des Cholesterinspiegels unter die Ausgangswerte.

Zusatztherapie

- ◆ **Ernährung:**
  - Einschränkung der cholesterinreichen Nahrungsmittel
  - Einsparung der Fettzufuhr, d. h. die gesättigten Fette werden vermindert und die ungesättigten Fettstoffe erhöht
  - Anreicherung der Nahrung mit ausreichenden Ballaststoffen
  - auf ausreichende Magnesiumzufuhr achten
  - Begrenzung des Energiehaushaltes auf 1800 Kalorien
- ◆ **Phönix Plumbum:** 3 × tgl. 30 gtt. mit etwas Flüssigkeit nach den Mahlzeiten einnehmen
- ◆ **aar® gamma N 300 mg:** 3 × tgl. 2 Drg. vor den Mahlzeiten einnehmen
- ◆ **Q-10 MSE Monopräparat:** 3 × tgl. 1 Kps. nach den Mahlzeiten
- ◆ **Vitamin C:** 1–2 TL Ascorbinsäure Plv. über den Tag verteilt in Flüssigkeit einnehmen
- ◆ evtl. **Phönix-Entgiftungstherapie:**
  drei Tage Anregung der Leber-Galle-Funktion und Ausleitung über den Darm durch Phönix Phönohepan
  drei Tage Aktivierung der Nierenfunktion durch Phönix Solidago
  drei Tage Steigerung der körpereigenen Abwehr und verstärkte Ausscheidung über die Haut durch Phönix Antitox
  Dieser Zyklus ist bis zu einer Gesamtdauer von 45 Tagen zu wiederholen.

4.15 Erkrankungen der Niere und ableitenden Harnwege

4.15.1 Harnwegsinfekte

Akute Zystitis

Aufgrund aszendierende Keimbesiedlung durch z. B. Colibakterien, Staphylo- und Enterokokken, Proteus, Pseudomonas usw. kommt es bei jungen Mädchen oder bei älteren Menschen zur Zystitis. Sie ist sehr häufig am Blasenboden lokalisiert. Die Besiedlung der Blasenschleimhaut mit pathogenen Keimen hängt auch ab von konstitutionellen und prädisponierenden Wirtsfaktoren (Anomalien, Obstruktionen, Blasenentleerungsstörungen, Diabetes mellitus, Immunsuppresion, mangelnde Anal- oder Sexualhygiene usw.) und der Virulenz der Erreger.

Klinisches Bild: Die Patienten klagen weniger über Allgemeinsymptome, dafür sind die örtlichen Beschwerden mehr oder weniger stark ausgeprägt; z. B. häufiger Drang zum Wasserlassen, verbunden mit spastischen Beschwerden und ziehenden Schmerzen in der Blasengegend. Bisweilen tritt ein Brennen im Bereich der Harnröhrenöffnung auf, verbunden mit Schmerzen in der Symphysenregion. Im Urin sind Erythrozyten, Blasenepithelien und Eiweiß zu finden.

Prognose: Die Rezidivneigung ist groß. Auch bei harmloser Form besteht immer die Gefahr der aufsteigenden Entzündung.

Therapie: Hier sieht man gute Erfolge mit der Eigenbluttherapie. *Haferkamp* empfahl bei konstitutioneller Blasenschwäche und Reizblase langsam ansteigende Eigenblutinjektionen beginnend mit 0,5 ml Eigenblut intrakutan, dann 1,0–2,0–3,0 und 5,0 ml Eigenblut teils intrakutan, teils subkutan und zwar in den Bereichen Oberarm, Oberschenkel und Rückenbereich.

▶ Eigenblutinjektion

1.–3. Woche Injektionen am Montag, Mittwoch und Freitag	0,5 ml Eigenblut plus 1 Ampulle Notakehl® D5 1 Ampulle Pefrakehl® D6 1 Ampulle Rebas® D4 i. m.; gleichzeitig werden nach der Blutentnahme 2 Ampullen Notakehl D5® i. v. verabreicht

Zusatztherapie

- **Notakehl® D4 Kps.:** 3 × tgl. 1 Kps. vor den Mahlzeiten einnehmen
- **Tropfenmischung:** Urotruw® S, Ortitruw® aa 50.0, M. D. S. 3 × tgl. 20 gtt. mit etwas Flüssigkeit einnehmen
- **Tee:** Nephrubin®-Tee, 3 Tassen täglich trinken
- **Wärmebehandlung:**
  - täglich für 20 Minuten feuchte Wärme auf die Blase
  - täglich für 20 Minuten trockene Wärme an die Nieren

Nachbehandlung

Zur Nachbehandlung sollte der Patient für die Dauer von acht Wochen 3 × wöchentlich eine Kapsel Propionibacterium avidum® D5 Kps. vor dem Schlafengehen einnehmen. Sie gehören zu den stärksten bakteriellen Immunmodulatoren. Aufgrund ihrer besonderen Zellwandstruktur sind sie in der Lage, das Immunsystem über eine Aktivierung des Monozyten-Makrophagen-Systems in hohem Maß zu stabilisieren.

▶ **Eigenblutbehandlung mit dem Hämoaktivator-N nach Dr. med. Höveler**

1.–4. Woche Injektionen am Montag, Mittwoch und Freitag	5,0 ml aktivierte Eigenblutlösung plus 1 Ampulle Notakehl® D5 1 Ampulle Pefrakehl® D6 1 Ampulle Rebas® D4 i.m.; gleichzeitig werden nach der Blutentnahme 2 Ampullen Notakehl® D5 i.v. verabreicht

Zusatztherapie

* **Schiele-Fußbäder** bei kalten Füßen
* **Zinnkraut-Sitzbäder** (2 × tgl. 20 Minuten)
* **bei rezidivierenden Fällen:** Durchführung einer Schaukeldiät mit im 3-Tage-Rhythmus wechselnder säuernder und alkalisierender Auswirkung auf den Harn
* **ausreichende Flüssigkeitszufuhr**

Chronische Zystitis

Die Patienten mit immer wieder rezidivierenden symptomatischen Harnwegsinfektionen zeigen stets die gleiche Symptomatik wie bei der akuten Zystitis. Durch die jedoch immer wieder auftretenden Infektionen entwickelt sich bei den Patienten ein erheblicher Leidensdruck.

Nicht selten finden wir bei diesen Patienten eine bakterielle Streuung durch chronische Fokalherde, chronische Harnstauungen durch Abflußbehinderung oder auch eine seit Monaten oder Jahren bestehende Obstipation.

▶ **Eigenblutbehandlung mit dem Hämoaktivator-N nach Dr. med. Höveler**

Die Behandlung mit aktiviertem Eigenblut ist insbesondere bei rezidivierenden und sehr hartnäckigen Blasenentzündungen sehr erfolgreich. Durchgreifende Ergebnisse erzielt man auch bei der konstitutionellen Blasenschwäche und der sogenannten Reizblase.

1. Woche 3 × wöchentlich:	Mischinjektionen intramuskulär 5,0 ml aktivierte Eigenblutlösung plus 1 Ampulle Pascotox forte-Injektopas® gleichzeitig auf die andere Gesäßhälfte 1 Ampulle Rebas® D4 1 Ampulle Cantharis cps. Heel 1 Ampulle Vesica urinaria suis Injeel 1 Ampulle Engystol® N
2.–6. Woche 2 × wöchentlich:	Mischinjektionen wie oben

Zusatztherapie

* **Canephron® N:** 3 × tgl. 1 TL mit warmen Wasser verdünnt einnehmen
* **Propionibacterium avidum® D5 Kps.:** 3 × wöchentlich vor dem Schlafengehen 1 Kps. einnehmen
* **Rebas® D4 Supp.:** täglich vor dem Schlafengehen 1 Supp. einführen

Akute Pyelonephritis

Hierbei handelt es sich um eine ein- oder doppelseitige bakterielle Entzündung des Interstitium und Nierenbeckens. Sie ist die häufigste Form der Nierenkrankheit, die bei chronischer Form zum Hochdruck und später zur entzündlichen Schrumpfniere mit Niereninsuffizienz führen kann.

Ursachen: Durch Kälte- oder Nässeeinwirkung kommt es zur Mobilisierung von Bakterien – hämatogen deszendierend – oder sie entwickelt sich aus einer Zystitis oder aus einem Harnstau, ausgelöst durch Urethra- oder Ureterstriktur – urogen aszendierend. Durch die engen Beziehungen zwischen renalen und Darmlymphgefäßen kann auch auf dem lymphogenen Wege eine Pyelonephritis entstehen. Die häufigsten Erreger sind vorwiegend gramnegative Erreger, vor allem Colibakterien aber auch Enterokokken, Proteus, Staphylo- und Streptokokken oder Pyozyaneusbakterien.

Klinisches Bild: Die akute Form beginnt mit Schüttelfrost und hohem remittierendem Fieber, kolikartigen Rückenschmerzen, Erbrechen, Leukozyturie bei geringer Proteinurie und Bakterurie. Die Nierenlager sind ein- oder beidseitig klopfschmerzhaft.

▶ Eigenblutinjektion

Im Anfangsstadium ist es durchaus möglich, durch eine sofort eingeleitete Eigenblutbehandlung den akuten Prozeß zum Abklingen zu bringen.

1. Woche Injektionen am Montag, Dienstag, Mittwoch und Freitag	0,5 ml Eigenblut plus 1 Ampulle Notakehl® D5 1 Ampulle Pefrakehl® D6 1 Ampulle Rebas® D4 i.m.; gleichzeitig werden nach der Blutentnahme 3 Ampullen Notakehl® D5 i.v. verabreicht
2. und 3. Woche Injektionen am Montag, Mittwoch und Freitag	0,5 ml Eigenblut plus 1 Ampulle Notakehl® D5 1 Ampulle Pefrakehl® D6 1 Ampulle Rebas® D4 i.m.; gleichzeitig werden nach der Blutentnahme 2 Ampullen Notakehl® D5 i.v. verabreicht

Zusatztherapie

* **Notakehl® D4 Kps.:** 3 × tgl. 2 Kps. vor den Mahlzeiten einnehmen
* **Pascoleucyn® Tropfen:** 4 × tgl. 30 gtt. mit Flüssigkeit einnehmen
* **Uro-Pasc® Tropfen:** 3 × tgl. 30–40 gtt. mit Flüssigkeit einnehmen
* **bei Obstipation:** evtl. Einläufe oder auch ein entsprechendes Medikament
* **feuchtwarme Lendenwickel:** 3 × tgl., für 30 Minuten anlegen
* **Schiele-Fußbäder**
* **Bettruhe**

▶ **Eigenblutbehandlung mit dem Hämoaktivator-N nach Dr. med. Höveler**

1. Woche Injektionen am Montag, Mittwoch und Freitag	5,0 ml aktivierte Eigenblutlösung plus 1 Ampulle Notakehl® D5 1 Ampulle Pefrakehl® D6 1 Ampulle Rebas® D4 i. m.; gleichzeitig werden nach der Blutentnahme 3 Ampullen Notakehl® D5 i. v. verabreicht
2. Woche Injektionen am Montag, Mittwoch und Freitag	5,0 ml aktivierte Eigenblutlösung plus 1 Ampulle Notakehl® D5 1 Ampulle Pefrakehl® D6 1 Ampulle Rebas® D4 i. m.; gleichzeitig werden nach der Blutentnahme 2 Ampullen Notakehl® D5 i. v. verabreicht
3. und 4. Woche Injektionen am Montag, Mittwoch und Freitag	5,0 ml aktivierte Eigenblutlösung plus 1 Ampulle Notakehl® D5 1 Ampulle Pefrakehl® D6 1 Ampulle Rebas® D4 i. m.; gleichzeitig werden nach der Blutentnahme 1 Ampulle Notakehl® D5 i. v. verabreicht
Wegen der Rezidivgefahr sollte vorerst monatlich eine Auffrischungsinjektion erfolgen.	

Eine **Zusatztherapie** wie unter „Eigenblutinjektion" ist sinnvoll.

Chronische Pyelonephritis

Rezidivierende akute Erkrankungen können bei unzureichender Therapie in eine chronische Nierenbeckenentzündung übergehen. Obstruktionen durch Nierensteine, Prostataadenom usw. begünstigen den chronischen Verlauf.

Klinisches Bild: Die Patienten klagen über ein- oder beidseitige Schmerzen im Nierenlager, subfebrile Temperaturen und allgemeines Krankheitsgefühl mit Müdigkeit und zunehmender Leistungsminderung. Andere wiederum neigen zu uncharakteristischen Miktionsbeschwerden und Nykturie.

Therapie: *Kellhammer* und *Haferkamp* berichten gleichermaßen über gute Therapieergebnisse bei der Behandlung der chronischen Pyelonephritis durch Eigenblut. *Haferkamp* injizierte zunächst 2–5 ml Eigenblut und gab alle fünf Tage steigend 1,0 ml mehr, bis er 10 ml erreicht hatte.

▶ **Eigenblutinjektion**

1.–4. Woche Injektion am Montag und Freitag	0,5 ml Eigenblut plus 1 Ampulle Nephro N Injektopas® 1 Ampulle Juniperus Injektopas® 1 Ampulle Infekt II Injektopas®
Nach vier Wochen werden die Injektionsintervalle größer.	

Zusatztherapie

- **Canephron® N:** 3 × tgl. 1 TL mit warmen Wasser verdünnt einnehmen
- **Propionibacterium avidum® D5 Kps.:** 3 × wöchentlich vor dem Schlafengehen 1 Kps. einnehmen
- **Nephro-Pasc® Pulver:** nach Vorschrift anwenden

▶ **Eigenblutbehandlung mit dem Hämoaktivator-N nach Dr. med. Höveler**

1. Woche Injektion am Montag, Mittwoch und Freitag	5,0 ml aktivierte Eigenblutlösung plus 1 Ampulle Nephro N Injektopas® 1 Ampulle Juniperus Injektopas® 1 Ampulle Infekt II Injektopas®
2.–4. Woche Injektion am Montag und Freitag	5,0 ml aktivierte Eigenblutlösung plus 1 Ampulle Nephro N Injektopas® 1 Ampulle Juniperus Injektopas® 1 Ampulle Infekt II Injektopas®

Die nachfolgenden Injektionen werden in größeren Intervallen injiziert, später erfolgt monatlich eine Auffrischungsinjektion.

Eine **Zusatztherapie** wie unter „Eigenblutinjektion" ist sinnvoll.

Urethritis durch Candidainfektion

Die auslösenden Ursachen einer Urethritis sind eine Vielzahl von Erregern wie z. B. Clamydien, Trichomonaden, Gonokokken, Viren oder Mykosen. Wir wollen uns in diesem Abschnitt nur auf die Candidainfektion beschränken. Die häufigsten Pilzinfektionen entstehen durch eine Schwäche im Immunsystem, so z. B. nach langfristigen Antibiotikagaben, nach Chemotherapie oder infolge Bestrahlungen aufgrund eines malignen Geschehens.

Symptome sind Dysurie, Pollakisurie und gesteigerte Urethralsekretion.

▶ **Injektionsbehandlung ohne Eigenblut**

Das anzustrebende Ziel ist die Wiederherstellung der normal funktionierenden Immunabwehr. Daher beginnt die Therapie zunächst mit einer dreiteiligen Injektionsserie:

1. Injektion:
Mischinjektion intramuskulär
1 Ampulle Mucokehl® D5
1 Ampulle Utilin® schwach
1 Ampulle Ubichinon cps. Heel
drei bis vier Tage später

2. Injektion:
Mischinjektion intramuskulär
1 Ampulle Utilin® stark
1 Ampulle Recarcin® schwach

1 Ampulle Ubichinon cps. Heel
14 Tage später bis drei Wochen nach der zweiten Injektion

3. Injektion:
Mischinjektion intramuskulär
1 Ampulle Utilin® stark
1 Ampulle Recarcin® stark
1 Ampulle Ubichinon cps. Heel
Bei besonders schweren Fällen wird die letzte Injektion in vier Wochen noch einmal wiederholt.

Zusatztherapie

Fortakehl® D5 Tbl.: drei Tage nach der ersten Injektion Beginn der Einnahme, 1 Stunde nach dem Frühstück und vor dem Schlafengehen 1 Tbl. im Mund zergehen lassen; 10 Tage lang, dann durch die nachfolgenden Medikamente ersetzen.

Therapieschema für die Dauer von drei Monaten							
Medikamente	Montag	Dienstag	Mittwoch	Donners-tag	Freitag	Samstag	Sonntag
Pefrakehl® D5 Tropfen	1 × 10 gtt. v. d. E.		1 × 10 gtt. v. d. E.		1 × 10 gtt. v. d. E.		
Albicansan® D5 Tropfen		1 × 10 gtt. v. d. E.		1 × 10 gtt. v. d. E.		1 × 10 gtt. v. d. E.	
Exmykehl® D3 Supp.							1 Supp. einführen
Albicansan® D3 Supp.				1 Supp. einführen			
Latensin® Kps. schwach/stark	1 Kps. nüchtern						
Recarcin® Kps.					1 Kps. nüchtern		

Die Pefrakehl® D5 Tropfen werden nach sechs Wochen Einnahme abgesetzt, während die übrige Medikation beibehalten wird.

Zwei bis drei Wochen nach der zuletzt durchgeführten Mischinjektion beginnt die Behandlung mit aktiviertem Eigenblut.

▶ **Eigenblutbehandlung mit dem Hämoaktivator-N nach Dr. med. Höveler**

Dieses Therapieschema ist auf alle Schleimhautmykosen anwendbar!

1.–6. Woche Injektionen am Montag und Freitag	8,0 ml aktivierte Eigenblutlösung plus 1 Ampulle Rebas® D4 i. m.; gleichzeitig werden nach der Blutentnahme 7,5 g Vitamin C Pascoe infundiert

4.15.2 Nierensteine

Nierensteine können Anlaß zu Koliken sein. Sie können auch eine Pyelitis auslösen und durch Ureterverschluß eine Hydronephrose herbeiführen. Man kann seit Jahren ein stetiges Zunahme von Harnsteinen beobachten, so daß anzunehmen ist, daß alimentäre Ursachen eine wesentliche Rolle bei der Bildung von Nierensteinen spielen. Die Steine wachsen entweder im Nierenbecken oder in der Blase und bestehen vorzugsweise aus Calciumoxalat, Calciumphosphat oder Harnsäure, etwa 1 % aus Zystin oder Xanthin.

Bei Neigung zur Steinbildung und grundsätzlich bei harnsaurer Diathese sollte einmal jährlich eine Eigenblutbehandlung durchgeführt werden. Durch massive Ausleitungsmaßnahmen können Steinbildungen weitgehend vermieden werden.

▶ Eigenblutinjektion

1.–6. Woche 2 × wöchentlich: Mischinjektion intramuskulär
                                  0,5 ml Eigenblut plus
                                  1 Ampulle Calculi H oder Berberis D6

Zusatztherapie

- **Phönix Tartarus:** 3 × tgl. 30 gtt. mit etwas Flüssigkeiten vor den Mahlzeiten
- **Phönix Solidago:** 3 × tgl. 30 gtt. mit etwas Flüssigkeit nach den Mahlzeiten
- **Trinkstoß,** z. B. mit Herba cum Radix Taraxaci, einmal monatlich durchführen
  Es werden 2 EL Löwenzahnblätter und Löwenzahnwurzeln zunächst mit $\frac{1}{2}$ Liter kochendem Wasser übergossen. Anschließend 10 Minuten ziehen lassen und dann mit 1 Liter heißem Wasser auffüllen.
  Diese 1,5 Liter Flüssigkeit wird innerhalb von 20–30 Minuten vollständig ausgetrunken.
- **Durchspülung der Nieren und Blase:**
  1 Liter Bucotean®, 2 EL Nephropur® tri, 50 Tropfen Calculi H Pflüger, 3 Tbl. Cps. 37 Truw; diese Mischung wird über den Tag verteilt getrunken und sollte für drei Wochen konsequent beibehalten werden
- **Sitzbäder** mit Zinnkraut und Heublumen
- **Schiele-Fußbäder**
- **Diät**
  Unter Berücksichtigung des Grundleidens und ausgehend von der chemischen Zusammensetzung der Steine ist die Verabreichung einer zeitweiligen vegetabilen Vollrohkost erforderlich. Die Zufuhr von natürlichem Vitamin A kann der Steinbildung entgegenwirken. Es ist enthalten in Bananen, Karotten, Endiviensalat usw.

▶ Eigenblutbehandlung mit dem Hämoaktivator-N nach Dr. med. Höveler

1. Woche 3 × wöchentlich: Mischinjektion intramuskulär
                                 5,0 ml aktivierte Eigenblutlösung plus
                                 1 Ampulle Calculi H

2.–6. Woche 2 × wöchentlich: Mischinjektion wie oben

Eine **Zusatztherapie** wie unter „Eigenblutinjektion" ist sinnvoll.

4.15.3 Enuresis nocturna

Das Verlangen, etwas zu trinken, wird durch das Durstgefühl reguliert, die Abgabe von Wasser durch den Harndrang. Vor der Harnentleerung wird der Harn in der Blase gesammelt und in Schüben entleert. Dieser Entleerungsmechanismus unterliegt unserem Willen und Einfluß, und hier können Störungen auftreten, wie es beim Bettnässen der Fall ist.

Diese unangenehme und lästige Erscheinung ist nur allzuoft ein psychisches Problem. Es sind nicht geweinte Tränen am falschen Ort. Meist Kinder, die sich vernachlässigt oder gegenüber ihren Geschwistern zurückgesetzt fühlen. Daneben können aber auch eine Funktionsschwäche des Blasen-Nerven-Systems, chronische Blaseninfekte oder Organmißbildungen Ursache des Bettnässens sein.

▶ **Eigenblutbehandlung mit dem Hämoaktivator-N nach Dr. med. Höveler**

Die Wirkung von aktiviertem Eigenblut bei bestehender Enuresis nocturna ist, wenn Organveränderungen ausgeschlossen sind, sehr groß. *Haferkamp* berichtet mehrfach über Fälle von Bettnässen, die durch Injektionen von UV-bestrahltem Eigenblut von ihrem Leiden befreit wurden. Auch wir konnten mit Hilfe von aktiviertem Eigenblut Erfolge verzeichnen. Dabei werden wöchentlich zwei Injektionen von aktivierter Eigenblutlösung verabfolgt. Etwa zehn Injektionen sind erfahrungsgemäß notwendig. Dem Eigenblut werden keine Ampullenpräparate hinzugefügt.

Zusatztherapie

* **Enuresis-Gastreu® N R74:** 3 × tgl. 8–10 gtt. nach den Mahlzeiten einnehmen
* **Hypericum oplx:** bei nervösen Kindern mit schwacher Blase zusätzlich 3 × tgl. 8 gtt. auf 1 EL Wasser geben und einnehmen
  oder
* **Hyperforat® Tropfen:** einschleichende Dosierung
* **Gesprächstherapie**

Wichtig und unerläßlich ist das klärende Gespräch mit den Eltern, um zu erfahren, ob zu oft angewandte Strafmaßnahmen, mangelnde Zuwendung, übermäßige Strenge oder Überforderung des Kindes auslösende Ursache des Bettnässens sind.

Die Behandlung der meisten Verhaltensstörungen und seelisch bedingten Organneurosen wäre kaum erfolgreich, wenn man nur am Kind therapieren und keine Milieutherapie treiben wollte. Aus diesen Überlegungen heraus ist das Gespräch mit Mutter und Vater unbedingt notwendig. Nur auf diesem Wege ist eine erfolgreiche Therapie der Enuresis nocturna gewährleistet.

4.16 Krankheiten der Genitalorgane

4.16.1 Akute Prostatitis

Immer häufiger klagen junge Männer über Prostatabeschwerden, wobei die akute oder chronische Prostatitis im Vordergrund steht. Ursachen sind bakterielle Infekte durch E. coli, Gonokokken, Enterokokken, Proteus spp., Pseudomonaden, Klebsiellen oder Trichomonaden, Chlamydien, Candida spp. oder Mykoplasmen.

Klinisches Bild: Schüttelfrost und Fieber, häufig Miktionsbeschwerden in Form von Pollakisurie oder Dysurie, Schmerzen im Sakrum oder Perineum oder Defäkationsbeschwerden

Therapie: Neben den fachärztlichen Maßnahmen kann zur Unterstützung die Eigenblutbehandlung angewendet werden. Vor allen Dingen müssen evtl. bestehende Fokalherde aufgespürt und beseitigt werden, eine sehr wichtige Maßnahme, die leider nicht immer mit der notwendigen Sorgfalt beachtet wird.

▶ **Eigenblutinjektion**

1. Woche Injektionen am Montag, Mittwoch und Freitag	0,5 ml Eigenblut plus 1 Ampulle Notakehl® D5 1 Ampulle Pefrakehl® D6 i.m.; gleichzeitig werden nach der Blutentnahme 7,5 g Vitamin C Pascoe infundiert
2.–5. Woche Injektionen am Montag und Freitag	0,5 ml Eigenblut plus 1 Ampulle Notakehl® D5 1 Ampulle Pefrakehl® D6 i.m.; gleichzeitig werden nach der Blutentnahme 7,5 g Vitamin C Pascoe infundiert

Zusatztherapie

* **Zäpfchen-Anwendung**
  - **Notakehl® D3 Supp.:** morgens und abends 1 Supp. einführen im tgl. Wechsel mit
  - **Pefrakehl® D3 Supp.:** morgens und abends 1 Supp. einführen im tgl. Wechsel mit
  - **Nigersan® D3 Supp.:** morgens und abends 1 Supp. einführen im tgl. Wechsel mit Notakehl® D3 Supp. usw.
* **Pascosabal® N Tropfen:** 3 × 30 gtt. im tgl. Wechsel mit
  Populus Similiaplex Tropfen: 3 × 30 gtt.
* **Schiele-Fußbäder**
* **Sitzbäder mit Zinnkraut**

► **Eigenblutbehandlung mit dem Hämoaktivator-N nach Dr. med. Höveler**

1. Woche Injektionen am Montag, Mittwoch und Freitag	5,0 ml aktivierte Eigenblutlösung plus 1 Ampulle Notakehl® D5 1 Ampulle Pefrakehl® D6 i.m.; gleichzeitig werden nach der Blutentnahme 7,5 g Vitamin C Pascoe infundiert
2.–5. Woche Injektionen am Montag und Freitag	5,0 ml aktivierte Eigenblutlösung plus 1 Ampulle Notakehl® D5 1 Ampulle Pefrakehl® D6 i.m.; gleichzeitig werden nach der Blutentnahme 7,5 g Vitamin C Pascoe infundiert

Es sollte über einen gewissen Zeitraum hinaus, eine monatliche Wiederholungsinjektion erfolgen, denn bei nicht ausreichender Behandlung geht das akute Stadium in ein chronisches Stadium über.
Eine **Zusatztherapie** wie unter „Eigenblutinjektion" ist sinnvoll.

4.16.2 Chronische Prostatitis

Bei nicht ausreichender Ausheilung der akuten Prostatitis oder bei unzureichender Behandlung, kann eine akute Prostatitis in ein akutes Stadium übergehen.
Vorwiegend bei der Defäkation tritt ein verstärkter dumpfer Schmerz im Perineum oder Sakrum auf. Sporadisch treten subfebrile Temperaturen auf. Zeitweilig kommt es zu einem diskreten Fluor urethralis. Die Patienten klagen zunehmend über erhebliche Einschränkungen der Sexualfunktionen.

► **Eigenblutbehandlung mit dem Hämoaktivator-N nach Dr. med. Höveler**

Haferkamp weist in seinen Ausführungen daraufhin, daß hauptsächlich Eigenblut, daß durch UV-Licht bestrahlt wurde, eine sehr gute Wirkung bei der chronischen Prostatitis entfaltet.

1.–5. Woche Injektion am Montag und Freitag	5,0 ml aktivierte Eigenblutlösung plus 2 Ampullen Infekt II Injektopas®

Neben den Eigenblutinjektionen werden jeden 5. Tag zusätzlich nachfolgende intramuskuläre Mischinjektionen verabreicht:

> 1 Ampulle Notakehl® D5
> 1 Ampulle Sanuvis®
> 1 Ampulle Prostata suis Injeel

im Wechsel mit

> 1 Ampulle Nigersan® D6
> 1 Ampulle Sanuvis®
> 1 Ampulle Prostata suis Injeel

Zusatztherapie

- ◆ **Notakehl® D5 Tbl.**, 2 Tbl. vor dem Schlafengehen einnehmen
  Notakehl® D3 Supp., morgens und abends 1 Supp. einführen
  Einnahme einen Tag, dann
- ◆ **Pefrakehl® D4 Kps.**, 2 Kps. vor dem Schlafengehen
  Pefrakehl® D3 Supp., morgens und abends 1 Supp. einführen
  Einnahme einen Tag, dann
- ◆ **Nigersan® D5 Tbl.**, 2 Tbl. vor dem Schlafengehen einnehmen
  Nigersan® D3 Supp., morgens und abends 1 Supp. einführen
  am nächsten Tag beginnt die Medikamenteneinnahme wieder mit Notakehl®

Unter dieser komplexen Therapie sieht man sehr gute Erfolge bei der Behandlung der chronischen Prostatitis.

4.16.3 Epididymitis/Orchitis

Es handelt sich in den meisten Fällen um eine kanalikulär aszendierende Infektion als Folge einer Urethritis, Prostatitis oder einer iatrogenen Manipulation. Auch ein traumatisches Geschehen kann die Ursache einer Epididymitis/Orchitis sein. Meist akuter Beginn mit heftigen Schmerzen, Schüttelfrost und hohem Fieber. Es kommt zur Schwellung des Nebenhodens, das Skrotum ist ödematös und stark gerötet. Der Patient klagt ferner über Pollakisurie und Miktionsschmerz.

▶ **Eigenblutbehandlung mit dem Hämoaktivator-N nach Dr. med. Höveler**

Die aktivierte Eigenbluttherapie ist auch hier ein sehr probates Mittel und sollte als zusätzliche Therapiemaßnahme angewendet werden.

1. Woche Injektionen am Montag, Mittwoch und Freitag	5,0 ml aktivierte Eigenblutlösung plus 1 Ampulle Notakehl® D5 1 Ampulle Pefrakehl® D6 i. m.; gleichzeitig werden nach der Blutentnahme 7,5 g Vitamin C Pascoe infundiert
2.–5. Woche Injektionen am Montag und Freitag	5,0 ml aktivierte Eigenblutlösung plus 1 Ampulle Notakehl® D5 1 Ampulle Pefrakehl® D6 i. m.; gleichzeitig werden nach der Blutentnahme 7,5 g Vitamin C Pascoe infundiert

Zusatztherapie

- ◆ **Zäpfchen-Anwendung:**
  - – **Notakehl® D3 Supp.:** morgens und abends 1 Supp. einführen
    im tgl. Wechsel mit
  - – **Pefrakehl® D3 Supp.:** morgens und abends 1 Supp. einführen
    im tgl. Wechsel mit

- **Nigersan® D3 Supp.:** morgens und abends 1 Supp. einführen
  im tgl. Wechsel mit Notakehl® D3 Supp. usw.
- ◆ **Resorption des serösen Exsudates:**
  - **Ranunculus Similiaplex N Tropfen:** 3 × tgl. 20–30 gtt.
    im täglichen Wechsel mit
    Apis Similiaplex N Tropfen: 3 × tgl. 20–30 gtt.
  - **alpha-chymocutan® Emulsion:** 2 × tgl. Emulsion auf den Hoden auftragen

4.16.4 Vaginalmykosen

Immer mehr Gynäkologen klagen darüber, daß die Vaginalmykosen sich ausweiten und dadurch die Basis einer akuten oder chronischen Kolpitis geschaffen wird. Der häufigste Pilz, der für die Entstehung einer Soorkolpitis verantwortlich zeichnet, ist der Candida albicans. Hinzu kommen prädisponierende Faktoren und Risikogruppen wie Diabetes mellitus, hormonale Kontrazeption, unzureichende oder übertriebene Genitalhygiene oder Antibiotikatherapie.

Klinisches Bild: Die Patientinnen klagen über mehr oder weniger starken Pruritus und verstärkten Fluor vaginalis. Hierbei handelt es sich um einen geruchlosen, weißlichen, flockigen bis cremigen Fluor.

Therapie: Die antimykotische Behandlung wird durch die Eigenbluttherapie sinnvoll unterstützt. Es ist unbedingt zu beachten, daß auch nach einer deutlichen Besserung des Zustandes die Therapie konsequent weiter durchgeführt wird.

▶ Antimykotische Injektionsbehandlung

Die Therapie beginnt zunächst mit einer dreiteiligen Injektionsserie (intramuskuläre Mischinjektionen):

1. Injektion:
1 Ampulle Mucokehl® D5
1 Ampulle Utilin® schwach
1 Ampulle Ubichinon cps. Heel

drei Tage später

2. Injektion:
1 Ampulle Utilin® stark
1 Ampulle Recarcin® schwach
1 Ampulle Ubichinon cps. Heel

10 Tage später

3. Injektion:
1 Ampulle Utilin® stark
1 Ampulle Recarcin® stark
1 Ampulle Ubichinon cps. Heel

Die zweite und dritte Injektion kann an der Einstichstelle für ein bis zwei Tage eine Rötung und einen leichten Schmerz bewirken. Man sollte den Patienten darauf aufmerksam machen.

Zusatztherapie

Fortakehl® D5 Tbl.: drei Tage nach der ersten Injektion Beginn der Einnahme, 1 Stunde nach dem Frühstück und vor dem Schlafengehen 1 Tbl. im Mund zergehen lassen; 10 Tage lang, dann durch die nachfolgenden Medikamente ersetzen.

Therapieschema für die Dauer von acht Wochen							
Medikamente	Montag	Dienstag	Mittwoch	Donnerstag	Freitag	Samstag	Sonntag
Pefrakehl® D5 Tropfen	1 × 10 gtt. v. d. E.		1 × 10 gtt. v. d. E.		1 × 10 gtt. v. d. E.		
Albicansan® D5 Tropfen		1 × 10 gtt. v. d. E.		1 × 10 gtt. v. d. E.		1 × 10 gtt. v. d. E.	
Exmykehl® D3 Supp.							1 Supp. einführen
Albicansan® D3 Supp.				1 Supp. einführen			
Latensin® Kps. schwach/stark	1 Kps. nüchtern						
Recarcin® Kps.					1 Kps. nüchtern		

Zwei Wochen nach der zuletzt durchgeführten Mischinjektion beginnt die Behandlung mit aktiviertem Eigenblut.

▶ **Eigenblutinjektion**

Als unterstützende Maßnahme und zur Stabilisierung des Immunsystems wird die Eigenblutbehandlung als begleitende Therapie durchgeführt.

1.–5. Woche Injektionen am Montag und Freitag	2,0 ml Eigenblut gleichzeitig werden nach der Blutentnahme 7,5 g Vitamin C Pascoe infundiert

▶ **Eigenblutbehandlung mit dem Hämoaktivator-N nach Dr. med. Höveler**

1.–6. Woche Injektionen am Montag und Freitag	10 ml aktivierte Eigenblutlösung gleichzeitig werden nach der Blutentnahme 7,5 g Vitamin C Pascoe infundiert

4.16.5 Chronische Adnexitis

Aufgrund einer akuten Adnexenentzündung, die nicht vollständig ausgeheilt wurde, kann sich eine chronische Adnexitis entwickeln. Auch psychische Faktoren können das Krankheitsbild einer chronischen Adnexitis bewirken, vor allen Dingen dann, wenn bereits akute Erkrankungen dieser Art vorausgegangen sind.

Klinisches Bild: Zeitweise Auftreten von subfebrilen Temperaturen, Krankheitsgefühl und reduziertes Leistungsvermögen, zeitweilig Schmerzen im Unterbauch und Dysmenorrhoe.

Therapie: Wie bei vielen chronischen Krankheitsprozessen wirkt auch in diesem Fall die Eigenblutbehandlung durch eine intensive Mobilisierung der Abwehrkräfte. Bereits *Spiethoff, Brünner* und *Breuer* berichten über eine günstige Wirkung von haemolysiertem Eigenblut bei akuten und chronischen Adnexenentzündungen. Burgkhardt dagegen schreibt über eine große Anzahl von Adnexenentzündungen die durch UV-bestrahltes Eigenblut nicht nur subjektiv, sondern auch objektiv gebessert bzw. geheilt wurden.

Eigenblutinjektion mit hämolysiertem Eigenblut

1. Woche Injektion am Montag, Mittwoch und Freitag	0,5 ml Ampuwa® plus 2,0 ml Eigenblut i.m. Mischung 1–2 Minuten gut durchschütteln*
2.–5. Woche Injektion am Montag und Freitag	0,5 ml Ampuwa® plus 2,0 ml Eigenblut i.m. Mischung 1–2 Minuten gut durchschütteln*

* Durchschütteln bedeutet in diesem Fall, das Wasser mit dem Blut gut durchzumischen, was durch mehrmaliges langsames Drehen der Spritze um ihre Längsachse und Kippen zu erreichen ist. Dieser Vorgang muß 1 bis 2 Minuten wiederholt werden, bis das Blut fast schwarz als Ausdruck der Hämolyse ist.

Bei ausgesprochen therapieresistenten Fällen wird neben der Eigenblutinjektion gleichzeitig folgende Mischinjektion verabfolgt:

Mischinjektion intramuskulär
jeweils 1 Ampulle: Rebas® D4, Metro-Adnex-Injeel, Apis-Homaccord®, Palladium-Injeel (bei rechtsseitigem Prozeß), Lachesis-Injeel (bei linksseitigem Prozeß), Crabro vespa-Injeel

▶ Eigenblutinjektion

1.–5. Woche Injektion am Montag und Freitag	0,5 ml Eigenblut plus 1 Ampulle Notakehl® D5 1 Ampulle Pefrakehl® D6

Zusatztherapie

- **Bacillus subtilis D5:** zunächst 2mal wöchentlich, später 1mal wöchentlich 1 Kps. nüchtern einnehmen und drei Stunden nüchtern bleiben
- **Notakehl® D3 Supp.:** morgens und abends 1 Supp. einführen
  im tgl. Wechsel mit
  Pefrakehl® D3 Supp.: morgens und abends 1 Supp. einführen
- **Vitamin C:** 2 TL Ascorbinsäure Plv. über den Tag verteilt mit Saft einnehmen

▶ **Eigenblutbehandlung mit dem Hämoaktivator-N nach Dr. med. Höveler**

1.–6. Woche Injektion am Montag und Freitag	5,0 ml aktivierte Eigenblutlösung plus 1 Ampulle Notakehl® D5 1 Ampulle Pefrakehl® D6

Bei sehr schlechter Abwehrlage wird nach jeder Blutentnahme 7,5 g Vitamin C Pascoe infundiert.
Eine **Zusatztherapie** wie unter „Eigenblutinjektion" ist sinnvoll.

4.17 Erkrankungen des Bewegungsapparates und der Nerven

Bei allen Erkrankungen, die in das große Sammelbecken Rheumatismus gehören, wurde immer wieder über gute Behandlungsergebnisse durch die Verabfolgung von Eigenblutinjektionen berichtet. Dabei spielt es keine Rolle, ob es sich um muskel-rheumatische Erscheinungen, eine deformierende Arthrose oder Spondylarthrose, um periartikuläre Prozesse, Neuralgien oder Neuritiden handelt, die Eigenblutbe-handlung bewirkt stets eine deutliche Besserung des Geschehens.

4.17.1 Entzündliche Gelenk- und Wirbelsäulenprozesse

Chronische Polyarthritis

Unter den entzündlichen rheumatischen Erkrankungen ist die chronische Poly-arthritis die häufigste. Sie kommt in Abhängigkeit von geographischen Faktoren bei 1–3 % der Bevölkerung vor. Frauen erkranken drei bis viermal häufiger als Männer. Der Häufigkeitsgipfel der Erstmanifestation liegt bei Frauen um das 50. Lebensjahr, bei Männern um das 30. Lebensjahr.
Die chronische Polyarthritis ist eine progrediente, chronisch entzündliche, destru-ierende Gelenkerkrankung mit Beteiligung aller Gelenkstrukturen, die schleichend oder in Schüben verläuft. Es besteht eine ausgesprochene Tendenz zur Bewegungs-einschränkung bis hin zur Gelenkversteifung oder zum Stabilitätsverlust der Ge-lenke. Einbezogen in das Krankheitsgeschehen sind die Sehnenscheiden und Seh-nen mit den daraus resultierenden Folgezuständen. Im weiteren Verlauf können zunehmende Muskelatrophien vor allem im Bereich des Handrückens und der Oberschenkel auftreten. Nicht selten werden Organmanifestationen außerhalb der Gelenke beobachtet, z. B. entzündete Reaktionen der Arterien oder das Auftreten einer interstitiellen Myocarditis oder Pericarditis.

Bei schweren, lang verlaufenden Krankheitszuständen werden insbesondere im Bereich der Nieren oder des Darmes Amyloidosen beobachtet. Ebenso können andere Organe davon betroffen werden.

Klinik

Der Krankheitsverlauf der chronischen Polyarthritis ist sehr unterschiedlich. Das Krankheitsbild beginnt schleichend oder erfolgt in Schüben, zwischen denen Stadien mit scheinbarer Inaktivität liegen. In der Regel geht über Jahre ein Prodromalstadium voraus.

Prodromalstadium: Die Symptome deuten auf eine Allgemeinerkrankung hin:
- rasche Ermüdbarkeit, Anämie
- Appetitlosigkeit und Gewichtsverlust
- Parästhesien
- Durchblutungsstörungen einzelner Finger
- schmerzhafte Empfindungen im kalten Wasser
- subfebrile Temperaturen mit vermehrter Schweißneigung
- Gelenkschmerzen und Muskelatrophie

Im Prodromalstadium können auch plötzlich in einem großen Gelenk Ergüsse auftreten, die schnell verschwinden und in regelmäßigen Abständen wiederkehren oder in unregelmäßiger Folge vorwiegend an kleinen Gelenken in wechselnder Lokalisation auftreten.

Dieses Prodromalstadium kann über Wochen, Monate, ja sogar Jahre bestehen. Zeitweilig können in diesem Stadium bereits starke Schmerzen im Bereich der Fingergrundgelenke auftreten und damit den ersten Hinweis auf eine beginnende chronische Polyarthritis geben.

Frühstadium: Dem Prodromalstadium folgt das Frühstadium mit folgenden Symptomen:
- Schmerz und Schwellung großer und kleiner Gelenke mit Ausnahme der Fingergrundgelenke
- Morgensteifigkeit länger als 15 Minuten (beschränkt auf Gelenke der Hand oder weiterer schmerzhaft befallener Gelenke)
- bläuliche Verfärbung über kleinen Gelenken
- Verschlechterung des Allgemeinzustandes
- Auftreten von Hyperhidrosis und/oder Palmarerythem der Handflächen im zeitlichen Zusammenhang mit dem Gelenkbefall
- Tenosynovitis mit schmerzloser Schwellung an Handrücken oder Beugeseite des Handgelenkes und/oder Fingersehnen und/oder Oberschenkel
- Frühe Schmerzen im Kiefergelenkbereich oft mit nachfolgender Totalremission (meist nur aus der Anamnese ersichtlich)
- „Händedruckschmerz" (Gänsslenscher Handgriff: Zusammendrücken der Fingergrundgelenke)
- Halswirbelsäulenschmerzen, vorwiegend mit okzipitalen Ausstrahlungen und Funktionseinschränkungen und daraus resultierenden Beschwerden wie Schwindel, Ohrensausen, Sehstörungen und Parästhesien
- Subkutane Rheumaknoten über Knochenvorsprüngen, auf der Streckseite oder gelenknahen Region

- Beschleunigte BKS, hypochrome Anämie, Serumeisen erniedrigt, Rheumafaktor positiv

Hinzu kommen die klinischerseits durchgeführten Untersuchungsmethoden zur Abklärung des Krankheitsbildes. Nicht immer sind die aufgezählten Symptome gleichzeitig relevant. Manche treten sehr auffällig in Erscheinung, andere können vollständig fehlen. Trotz exakter Anamnese und genauester Untersuchung kann oftmals erst die Verlaufsbeobachtung des Krankheitsbildes eine diagnostische Klärung bringen.

Therapie

Ziel der Behandlung ist, den chronisch verlaufenden Krankheitsprozeß mit einer gelenkdestruierenden Tendenz in Grenzen zu halten, evtl. das Krankheitsgeschehen so einzudämmen, daß der Rheumatiker weitgehend vor Einbuße der Erwerbsfähigkeit oder Dauerinvalidität bewahrt bleibt. Aufgrund der bis heute immer noch unzureichenden Kenntnisse in die ätiologischen Ursachen und pathogenetischen Vorgänge rheumatischer Erkrankungen kennt die moderne Medizin lediglich Möglichkeiten, die chronische Polyarthritis symptomatisch zu beeinflussen, aber es ist hypothetisch, die Erkrankung endgültig zum Stillstand zu bringen und damit eine vollständige Heilung zu bewirken.

Herde: Vor jeder Therapie müssen grundsätzliche Überlegungen angestellt werden, so z. B. das Aufsuchen und Beseitigen von akuten oder chronischen Fokalherden (→ 4.23). Daher ist die Überprüfung von Tonsillen, Zähne, Nasennebenhöhlen, Verdauungsapparat und Urogenitalbereich unbedingt Voraussetzung und Basis für eine erfolgreiche Rheumatherapie.

Neben den aufgeführten Lokalisationsmöglichkeiten von Fokalherden, möchte ich auf drei weitere Risikofaktoren hinweisen, die bei der Rheumabehandlung grundsätzlich in die Therapieüberlegungen mit einbezogen werden müssen:

- Unzureichende, körperliche Bewegung bei vorwiegend sitzender Lebensweise mit mangelhafter Durchblutung der Haut und daraus resultierender herabgesetzter Hauttätigkeit.
- Beeinträchtigung und Schädigung des Kreislaufes durch unzweckmäßige Ernährung und Mißbrauch von Genußmitteln, hauptsächlich Nikotin und Alkohol.
- Durchbrechung des biologischen Lebensrhythmus durch Nacht- oder Schichtarbeit oder dauernder Aufenthalt in vollklimatisierten Räumen.

Konventionelle Therapie: Daß wir auf die modernen Mittel der Medizin bei der Behandlung rheumatischer Erkrankungen nicht ganz verzichten können, muß an dieser Stelle nicht betont werden. Es wird immer wieder Fälle geben, die den Einsatz „drastischer Medikamente" erfordern. Allerdings sollte die Anwendung solcher Medikamente nur auf schwerwiegende rheumatische Erkrankungen beschränkt bleiben und hier nur im begrenztem Umfang.

Die immer wieder unangemessene und überzogene indikationsüberschreitende Verabreichung von Chloroquin-Derivaten, Goldpräparaten, Immunsupressiva usw. führen zum Teil zu schweren, auch irreparablen Nebenwirkungen. Daher ist eine genaue Abwägung, welches Medikament zu welchem Zeitpunkt und in welcher Dosierung über welchen Zeitraum verabfolgt werden soll, von so großer Bedeutung. Eine generelle Ablehnung der einen oder anderen Seite der therapeutischen Möglichkeiten darf es im Interesse und zum Wohle des Patienten nicht geben.

Naturheilkundliche Therapie: Entscheidet sich der Behandler zunächst für die naturheilkundlichen Behandlungsmöglichkeiten, wird er sehr schnell feststellen, daß die Mehrzahl der rheumatisch erkrankten Patienten respektable Therapieerfolge aufweisen.

Die von Seiten der Naturheilkunde angebotenen Mittel und Methoden zielen alle darauf ab, das Immunsystem funktionstüchtig zu erhalten und gegebenenfalls zu reaktivieren, damit der rheumakranke Organismus sich selbst hilft und die bei ihm angewandte Therapie optimal verwertet. Daher ist das nachfolgende Therapieschema als Basistherapie bei allen rheumatischen Erkrankungen anwendbar. Unter dem Begriff Basistherapie ist der Einsatz von Wirkstoffen zu verstehen, die einerseits in den pathogenetischen Mechanismus der entzündlich rheumatischen Erkrankung eingreifen und andererseits zu einer weitgehenden Normalisierung des gestörten Zellstoffwechsels, signifikant in Gelenk oder gelenknahen Bereich führen. Gleichzeitig werden dem Organismus molekulare Bausteine für den Aufbau neuer Gewebestrukturen angeboten, um dadurch die Gelenkschäden so gering wie möglich zu halten. Allerdings haben all die Präparate die hier zum Einsatz kommen eines gemeinsam, sie haben einen sehr langsamen, oft erst nach Wochen faßbaren Wirkungseintritt.

▶ **Vitamin-C-Infusion**

Die vielen Funktionen die Vitamin C im menschlichen Organismus erfüllt wie z. B. Stimulierung der Leukozyten, Stimulierung des Komplement-Systems, Stimulierung der Prostaglandin-Synthese, Aufbau von Kollagen sowie u. a. die Stimulierung der Produktion von Nebennierenrindenhormonen prädestiniert das Vitamin C geradezu, es bei den unterschiedlichen Rheumaformen als Basistherapie anzuwenden.

Wochentag	1. Woche	2. Woche	3. Woche	4. Woche
Montag, Mittwoch und Freitag	250 ml NaCl plus 15 g Vitamin C	500 ml NaCl plus 30 g Vitamin C	500 ml NaCl plus 30 g Vitamin C	500 ml NaCl plus 30 g Vitamin C

Sobald die vierte Woche erreicht ist, schleicht man das Vitamin C langsam aus, das heißt, man geht zum Ausgangswert von 15 g Vitamin C zurück. Zur Vitamin-C-Infusionstherapie grundsätzlich nur das Vitamin C der Firma Pascoe verwenden, da hier weder Stabilisatoren noch Konservierungsstoffe zugesetzt sind. Bitte grundsätzlich nach jeder Vitamin-C-Infusion die höher als 15 g verabfolgt wurde, nach Beendigung der Infusion eine Ampulle Ubichinon cps Heel intramuskulär verabreichen. Ubichinon hält die Zellmembranen funktionsfähig, indem es sich direkt in deren Membrandoppelschichten einlagert. Damit Vitamin C in höherer Konzentration auch die Zellen durchdringt und dort seine Wirkung entfalten kann, benötigt man intakte Membranen.

Zusatztherapie

- **Phönix Arthrophön:** 1. Woche 3 × 5 bis 10 gtt. tgl., ab 2. Woche fortlaufend 3 tgl. 20–30 gtt. mit etwas Flüssigkeit einnehmen
- **Tropfenmischung:** Phönix Hydrargyrum, Phönix Kalium nitricum aa 50.0 M. D. S. 2 Tage 2stündlich 30 gtt., ab 3. Tag fortlaufend 3 × tgl. 30 gtt. mit Flüssigkeit einnehmen
- **Vitamin C:** 2 TL Ascorbinsäure Plv. über den Tag verteilt mit Saft einnehmen
- **Umstimmungstherapie**

Eine konsequent durchgeführte Umstimmungs- oder Reizkörpertherapie bewirkt eine Immunstimulation der humoralen Abwehr und Regulationskräfte. Dadurch werden chronische Krankheitszustände aktiviert und schließlich der Heilungsprozeß eingeleitet. Zur Umstimmungstherapie stehen heute eine Vielzahl von Möglichkeiten zur Verfügung, die in erster Linie bei chronischen Erkrankungen, die spezifisch nicht zu beeinflussen sind, erfolgreich eingesetzt werden.

▶ Eigenblutinjektion

Bereits *Vorschütz* und *Tenckhoff* injizierten bei Gelenkrheumatismus Nativblut, wobei sie hauptsächlich bei der akuten Polyarthritis gute Heilerfolge sahen. Auch der Russe *Chochlow* verabfolgte über 100 Patienten mit Gelenkrheumatismus Eigenblut. Dabei injizierte er zunächst täglich, später in Intervallen von zwei bis drei Tagen 3,0 ml bis 10,0 ml Nativblut. Er berichtete wie folgt darüber „Die Eigenbluttherapie bewirkte eine wesentliche Abkürzung der Fieberperiode. In 78,4 % der Fälle waren die Kranken bereits am fünften Tag fieberfrei, in 16,6 % am 13. Tage und nur 5 % der Fälle war die Körpertemperatur noch am 14. Tag nicht zur Norm zurückgegangen. Sehr günstig war auch die Wirkung auf die Schmerzen."

Ähnliches berichten *Alexander, John* und *Haferkamp*, die sowohl akuten wie auch subakuten Gelenkrheumatismus erfolgreich mit Eigenblut therapierten.

Hoff empfahl bei der chronischen Polyarthritis die Verabfolgung von mehreren intrakutanen Injektionen von jeweils 0,1 ml Blut im Bereich der schmerzenden Gelenke und konnte damit eine auffallend schnelle Schmerzstillung erreichen.

Kuhlenkampff, Litzner u. a. verabfolgten vorwiegend UV-bestrahltes Eigenblut und erreichten dadurch, vorwiegend bei der chronischen Polyarthritis, gute Resultate, wobei die rasche schmerzstillende Wirkung besonders augenfällig war.

Aufgrund der umfassenden Ergebnisse vieler Autoren bei der Behandlung der Polyarthritis durch Eigenblut und der eigenen Behandlungserfolge kommt *Haferkamp* zu dem Schluß:

„Die Behandlung des akuten und chronischen Gelenkrheumatismus mit Eigenblut hat sich bewährt. Bei den akuten Formen empfiehlt es sich, öfter größere Mengen zu geben, während die chronischen Formen mit kleinen Mengen und größeren Intervallen den besten Erfolg zeigen."

Haferkamp gibt außerdem die Empfehlung, daß vorwiegend bei schweren chronischen Formen die UV-bestrahlten Eigenblutinjektionen hinsichtlich der Schmerzbehandlung größere Wirkung zeigen.

Durchführung: Nach dem Grundsatz der Arndt-Schulz-Regel „Schwache Reize fachen die Lebenstätigkeit an, mittelstarke hemmen sie und starke heben sie auf" werden zur Behandlung der chronischen Polyarthritis zunächst kleine Eigenblutmengen verabreicht. Werden die Injektionen gut vertragen, erfolgt eine weitere Steigerung der Eigenblutmenge, solange bis 3,0 ml erreicht sind.

Treten nach einer Eigenblutinjektion zu starke Reaktionen auf, geht man auf die vorherige Injektionsmenge zurück. Allerdings weise man den Patienten gleich zu Beginn der Behandlung daraufhin, daß die Eigenblutbehandlung über Monate durchgeführt werden muß.

Schema A

Die Injektionen werden mit einem freien Intervall von 5 Tagen, in ansteigender Dosierung zunächst subkutan, später intramuskulär injiziert:

1. Injektion: 0,2 ml Eigenblut s. c.
2. Injektion: 0,3 ml Eigenblut s. c.
3. Injektion: 0,5 ml Eigenblut s. c.
4. Injektion: 1,0 ml Eigenblut i. m.
5. Injektion: 1,5 ml Eigenblut i. m.

usw. bis 3,0 ml Eigenblutmenge erreicht sind.

Schema B

Einen wesentlich schnelleren Erfolg erreicht man, wenn dem Nativblut Injektionslösungen beigemischt werden. So hat sich folgende Vorgehensweise als sehr praktikabel erwiesen:

1. Injektion: Mischinjektion subkutan
0,2 ml Eigenblut plus
1 Ampulle Juv 110

2. Injektion: Mischinjektion subkutan
0,3 ml Eigenblut plus
1 Ampulle Juv 110

3. Injektion: Mischinjektion intramuskulär
0,5 ml Eigenblut plus
2 Ampullen Juv 110

4. Injektion: Mischinjektion intramuskulär
1,0 ml Eigenblut plus
2 Ampullen Juv 110

5. Injektion: Mischinjektion intramuskulär
1,5 ml Eigenblut plus
2 Ampullen Juv 110

6. Injektion: Mischinjektion intramuskulär
2,0 ml Eigenblut plus
3 Ampullen Juv 110

Eine Steigerung der Eigenblutmenge ist nicht erforderlich. Die Reaktionslage des Patienten ist entscheidend dafür, wie hoch die Eigenblutdosierung gewählt, in welchen Zeitabständen injiziert und welche Zeitdauer für die Injektion zu Grunde gelegt wird.

Neben dem Zusatz von Juv 110 Ampullen haben sich auch folgende Ampullen-präparate in Kombination mit Eigenblut bewährt:

Cefossin®, Cefarheumin®, Spondylose-Injektopas®, ALLYA® Cpl.-Injektopas, Rheuma-Pasc® Injektionslösung, Pascotox forte-Injektopas® usw.

▶ Eigenblutbehandlung mit dem Hämoaktivator-N nach Dr. med. Höveler

Bei der Behandlung des Gelenkrheumatismus, in erster Linie bei schweren chronischen Fällen, zeigt die Behandlung mit aktiviertem Eigenblut gegenüber der Nativblutbehandlung ihren hohen Wirkungsgrad. Schon nach wenigen Injektionen kann man einen Rückgang der starken Schmerzen beobachten. Auffallend ist auch der Leukozytenabfall bei bestehender Leukozytose und die Senkung der BSG. Hier wird ganz deutlich, daß durch die komplexe Aufbereitung des Blutes im Hämoaktivator nach Dr. med. Höveler eine Freisetzung von therapeutischen Ingredienzien erfolgt, die sich aufbauend und stabilisierend auf die humoralen Abwehr- und Regulationskräfte auswirken.

Durchführung: Bei der Behandlung der chronischen Polyarthritis mit aktiviertem Eigenblut erfolgt zunächst 2mal wöchentlich, später einmal wöchentlich eine Injektion mit aktiviertem Eigenblut. Je nach Zustand und Ausgangslage des Patienten müssen über einen längeren Zeitraum verteilt 30 bis 50 Injektionen mit aktiviertem Eigenblut appliziert werden, um später monatlich eine Eigenblutinjektion mit aktiviertem Eigenblut als Erhaltungsdosis zu injizieren.

Zusätze zur aktivierten Eigenblutlösung:

Cefossin®, Cefarheumin®, Spondylose-Injektopas®, ALLYA® Cpl.-Injektopas, Rheuma-Pasc® Injektionslösung, Pascotox forte-Injektopas®, Juv 110 usw.

▶ Immuntherapie

Die ständig zunehmende Bedeutung der Immunologie hat letztendlich dazu geführt, daß die Immuntherapie auch in der Rheumabehandlung nicht mehr wegzudenken ist.

Die Funktion des Thymus als Immunorgan ist heute hinlänglich bekannt und unbestritten. Bei nachlassender Funktion der Thymusdrüse kommt es zur vermehrten Krankheitsanfälligkeit, ferner besteht ein erhöhtes Krebsrisiko. Durch Verabreichung von Thymusfaktoren kann eine reduzierte Thymusfunktion ausgeglichen werden. Neben der Thymusdrüse stehen auch die Peyer-Plaques in unmittelbaren Zusammenhang mit dem Immunsystem. Sie sind am Aufbau der humoralen Abwehrlage maßgeblich beteiligt und damit für die Bildung der B-Lymphozyten verantwortlich, jene Zellen, welche über die Plasmazellen die Bildung von Antikörper bewirken. Daher wird durch eine Verabfolgung von Peyer-Plaques eine Verstärkung des humoralen Immunsystems bewirkt und gleichzeitig die gesamten Stoffwechselorgane günstig beeinflußt. Im Kombination mit der Eigenbluttherapie haben sich THX(Thymus)- und PPX(Peyer-Plaques)-Kuren bei der Behandlung der schweren chronischen Polyarthritis hervorragend bewährt. Dabei muß aber beachtet werden, daß THX-Kuren intensiver auf degenerative Formen wie Arthrosen und Spondylosen reagieren – also auf zelluläre Abwehr, dagegen sprechen PPX-Kuren wesentlich günstiger auf die entzündlichen Formen wie z. B. die chronische Polyarthritis – also auf die humorale Abwehr – an.

Injektionsplan für die THX-Kur mit Thymokehl D6® Sanum				
Wochentag	1. Woche	2. Woche	3. Woche	4. Woche
Montag bis Freitag täglich	1 Ampulle Thymokehl® i. m.	2 Ampullen Thymokehl® i. m.	3 Ampullen Thymokehl® i. m.	3 Ampullen Thymokehl® i. m.
Nach einer dreimonatigen Pause kann die Injektionskur noch einmal wiederholt werden.				

Injektionsplan für die PPX-Kur mit Rebas® D4 Sanum				
Wochentag	1. Woche	2. Woche	3. Woche	4. Woche
Montag bis Freitag täglich	1 Ampulle Rebas® D4 i. m.	2 Ampullen Rebas® D4 i. m.	3 Ampullen Rebas® D4 i. m.	3 Ampullen Rebas® D4 i. m.
Nach einer dreimonatigen Pause kann die Injektionskur noch einmal wiederholt werden.				

▶ **Zusatztherapie zu den Injektionsbehandlungen**

Balneo-physikalische Maßnahmen

Die chronische Polyarthritis erfordert nicht nur eine konsequent durchgeführte medikamentöse Behandlung, sondern auch gleichzeitig eine Balneo-physikalische Langzeittherapie. Beide Maßnahmen sind nicht gegenseitig austauschbar oder wechselweise einzusetzen, sondern parallel in den Behandlungsplan einzubeziehen. Der Gesamtkomplex der Physiotherapie ist sehr vielseitig und umfaßt verschiedene Teilgebiete u. a.:

• Hydrotherapie
• Balneotherapie
• Einreibungen
• Bewegungstherapie
• Elektrotherapie

Hydrotherapie

Seit Urzeiten wird dem Urelement Wasser heilsame Wirkung zugeschrieben. Dafür sprechen die seit Jahrhunderten bestehenden verschiedenen Anwendungsverfahren im Umgang mit Wasser bei vielerlei Erkrankungen. Es war Pfarrer Kneipp, der der Hydrotherapie zum entscheidenden Durchbruch verholfen hat. Die Kneipp'sche Hydrotherapie ist außerordentlich vielfältig und bietet dadurch dem Therapeuten die Möglichkeit, sie individuell, gemäß dem jeweiligen Reaktionsstand des Patienten, anzupassen.

Sie besteht aus Waschungen, Wickel, Auflagen und Packungen. Ferner Güsse, Bäder, Dämpfe, Taulaufen, Wassertreten und Trockenbürsten. Die Wirkung dieser Maßnahmen ist aber nur wirkungsvoll, wenn sie von dem Therapeuten beherrscht und exakt durchgeführt werden.

Balneotherapie

Eine nicht unwesentliche Rolle in der Behandlung der chronischen Polyarthritis spielt die Anwendung von Bädern. Bäder sind eine Domäne der rheumatischen Krankheiten. Die Palette der medizinischen Badezusätze ist sehr groß, fast unüberschaubar. Sie reicht von den naturreinen Vollextrakten bis hin zu den unterschiedlichsten Kombinationspräparaten. Die Wirkung der Bäderbehandlung ist recht verschieden und hängt weitgehend von den richtigen Badezusätzen, der Badedauer und der Badetemperatur ab.

Badezusätze, die sich in der Praxis bewährt haben:

Kneipp® Rheuma Bad, Salhumin® Rheuma-Bad, Rheumasan® Bad, Pernionin® Voll-Bad N

Nach jedem medizinischem Bad muß eine Ruhepause von 30 Minuten Dauer eingehalten werden, damit der Organismus die Reize des Bades ungestört „verarbeiten" kann. Weiter ist zu beachten, daß der Körper nicht auskühlt. Daher sollte der Patient nach dem Bad in ein angewärmtes trockenes Leinenlaken oder in eine warme Wolldecke eingeschlagen werden. Dadurch bilden sich ein warmes, den Patienten einhüllendes Luftkissen.

Einreibungen

Es gibt eine Vielzahl von lokalen Antirheumatika, die durch perkutane Penetration antiphlogistischer Wirkstoffe Entzündungsreize beeinflussen können. Dazu zählt u. a. Phönix Kalantol-A. Beachtenswert ist die positive Resonanz der Patienten, nach der Anwendung von Kalantol A. Es ist ein Einreibemittel, das eine verstärkte Durchblutung bewirkt und damit die Entgiftung und den Abtransport krankhafter Stoffwechselprodukte fördert und folgedessen schmerzlindernd wirkt.

Bewegungstherapie

Neben den genannten therapeutischen und physikalischen Maßnahmen ist die Bewegungsbehandlung außerordentlich wichtig. Der Patient neigt aufgrund von Schmerzen dazu, eine Schonhaltung einzunehmen. Jede „Schonhaltung" der Gelenke, wenn sie auch im Augenblick eine vermeintliche Linderung bringt, kann verheerende Folgen haben, wie z. B. Gelenkversteifung, Muskelatrophie und die daraus resultierenden Funktionseinschränkungen. Eine intensive Bewegungstherapie für alle betroffenen Gelenke hat daher unverzüglich zu beginnen. Jedes Übungsprogramm sollte von einer Krankengymnastin erstellt werden, die dafür sorgt, daß es für den Patienten individuell gestaltet ist.

Elektrotherapie

Vorzugsweise bei der Therapie chronischer Gelenkerkrankungen kann die Elektrotherapie ein wesentlicher Bestandteil der Behandlung sein. Leider gibt es heute eine Vielzahl von Geräten mit oft unklaren, sich überschneidenden elektrischen Phänomenen. Oftmals fehlen objektivierbare Therapieergebnisse, so daß es für den Behandler schwierig ist, die richtige Auswahl zu treffen. Der Haupteffekt der Elektrotherapie entsteht durch die Wärme, durch eine verstärkte Hyperämie, die Verbesserung der Trophik und der dadurch bedingten Analgesie.

Ernährungsumstellung

Wichtigste ernährungstherapeutische Voraussetzung ist die langfristige Umstellung auf laktovegetabile Kost. Darunter wird eine völlig fleischfreie Ernährung verstanden. Buchinger bezeichnete sie als „unblutige Kost". Für viele Menschen ist es schwierig, ja unvorstellbar auf Fleischgenuß zu verzichten. Sie glauben ohne Fleisch nicht leistungsfähig zu sein und lehnen daher eine fleischfreie Kost ab.
Es gibt viele Befürworter, aber ebenso viele Gegner, die eine besondere Kostform bei rheumatischen Erkrankungen für „ausgemachten Blödsinn" halten.
Der Patient sollte in einem ausführlichen Gespräch auf die Notwendigkeit der Kostumstellung hingewiesen werden. Sehr hilfreich hierbei sind die Ernährungsrichtlinien des Diaita Verlages, Frankfurter Landstr. 23, Bad Homburg/Taunus, die man für seine Patienten kostenlos anfordern kann.

Psychische Betreuung

Chronische Krankheiten des Stütz- und Bewegungsapparates sind unter Umständen mit mehr oder weniger ausgeprägten Behinderungen und Verkrüppelungen verbunden, was zu starken Verunsicherungen im tägliche Leben oder im Umgang mit Freunden oder Bekannten führen kann. Oftmals kommt es zu einer erheblichen Einschränkung des Selbstwertgefühls. Daraus ergibt sich nicht selten eine zunehmende Vereinsamung, weil die Möglichkeit, Freunde oder Bekannte einzuladen oder zu treffen immer weniger wahrgenommen wird. Wer keine Familie hat, gerät somit sehr schnell in eine totale Isolation. Dem vorzubeugen, ist der Patient zu einer intensiven Auseinandersetzung mit seiner Krankheit gezwungen. Er muß lernen, mit ihr zu leben, muß ihre Eigenarten kennenlernen und sich danach richten. Eine positive Einstellung zur Behinderung ist der beste Weg, um über die Krankheit hinauszuwachsen.
Es ist verständlich, daß chronisch Kranke häufig in ständiger Angst und Sorge leben. Sie machen sich Sorgen wegen eines erneut auftretenden Rezidivs, haben Angst vor weiteren Leistungseinbußen oder eines erforderlichen Krankenhausaufenthaltes. Sie sind deprimiert, weil sie von mancherlei Freuden des Lebens ausgeschlossen sind, und fühlen sich vielfach auch gesellschaftlich als Außenseiter. Aus all diesen Ängsten heraus braucht der Kranke das Gespräch mit den nahen Verwandten oder Freunden. Das Sprechen über seine Probleme und Schwierigkeiten, über seine Ängste und Nöte kann für den Kranken entlastend und erleichternd wirken, jedoch nur dann, wenn der Gesprächspartner Zeit und Verständnis aufbringt.

Morbus Bechterew

Etwa 0,6 bis 1 Promille der Bevölkerung leiden unter einer Spondylitis ancylosans. Es handelt sich dabei um ein chronisch entzündliches Leiden des Knochengelenksystems mit Befall der Wirbelsäule (Iliosakralfuge, Schambeinfuge, Bandapparat und Intervertebralapparat) sowie der Extremitätengelenke und der Sehnenansätze.

Nicht selten tritt dieses Krankheitsbild in Kombination mit einer Enteritis terminalis, einer Colitis ulcerosa oder einer Psoriasis auf. Am häufigsten betroffen sind Männer.

Klinisches Bild: Die Krankheit beginnt meistens zwischen dem 15. und 40. Lebensjahr. Die Kranken klagen über zunehmende nächtliche Rückenschmerzen und erhebliche Bewegungseinschränkungen der Wirbelsäule. Am Bandapparat der Wirbelsäule und in den Iliosakralgelenken kommt es zu entzündlichen Veränderungen, die zunächst zu Verkalkungen und später zu ausgedehnten paravertebralen Verknöcherungen (Bambusstabphänomen) führen und somit eine absolute Versteifung der Wirbelsäule bewirken.

Daneben können als weitere Begleiterscheinung Fersenschmerzen, Arthritiden, Myalgien, Iritis, Uveitis oder Iridozyklitits auftreten. Das schleichende Krankheitsbild entwickelt sich im Verlauf von Jahren bis Jahrzehnten und führt zur Invalidität.

Therapie: Bei diesem schweren chronischen Krankheitsgeschehen soll die Eigenblutbehandlung unterstützend in dem Bemühen wirken, die Schmerzen zu reduzieren, die Metabolisierungsprozesse der stark wirkenden Medikamente zu begünstigen und somit die Nebenwirkungen der pharmakologischen Präparate zu reduzieren. Außerdem beeinflußt das Eigenblut in geeigneter Weise die Psyche und stabilisiert das Allgemeinbefinden.

▶ Eigenblutinjektion

1. Woche 2 × wöchentlich:	Mischinjektion subkutan paravertebral 0,3 ml Eigenblut plus 3 Ampullen Juv 110
2.–4. Woche 1 × wöchentlich:	Mischinjektion wie oben

Die nachfolgenden Injektionen werden in größeren Intervallen weiter verabfolgt. Sehr wirkungsvoll ist die Zwischenschaltung von Vitamin-C-Infusionen mit jeweils 15 g. Auch die Vitamin-C-Infusionen werden später in größeren Intervallen beibehalten.

Zusatztherapie

- **Mowivit® Vitamin E 600:** tgl. 1 Kps. nach einer Mahlzeit einnehmen
- **Cetebe® Kps.:** 2–3mal tgl. 1 Kps. einnehmen
- **Nigersan® D4 Kps.:** 1 Kps. vor dem Frühstück und 1 Kps. vor dem Schlafengehen einnehmen (mit Ausnahme von Mittwoch)
- **Latensin® Kps. schwach–stark:** mittwochs 1 Kps. nüchtern einnehmen und drei Stunden nüchtern bleiben
- **physikalische Maßnahmen**
  - aktive Krankengymnastik in den enzündungsfreien Intervallen
  - Massagen, Bäder (Heublumen und Fichtennadel), Wärmeanwendungen
  - Einreibungen mit Phönix Kalantol B
  - Schiele-Fußbäder
  - Sportliche Aktivitäten, z. B. Rückenschwimmen
  - Flachlagerung im Bett auf harter Matratze

▶ **Eigenblutbehandlung mit dem Hämoaktivator-N nach Dr. med. Höveler**

1. Woche 2 × wöchentlich:	6,0 ml aktivierte Eigenblutlösung plus 2 Ampullen Juv 110 von dieser Mischung werden 2,0 ml subkutan paravertebral injiziert und der verbleibende Rest intramuskulär
2.–4. Woche 1 × wöchentlich:	Injektionen wie oben

Die weiteren Injektionen erfolgen in größeren Intervallen. Die Zwischengabe von 15 g Vitamin C zur Infusion hat sich bewährt.
Eine **Zusatztherapie** wie unter „Eigenblutinjektion" ist sinnvoll.

Morbus Reiter (Reiter-Krankheit)

Der Morbus Reiter ist durch die charakteristische Trias gekennzeichnet: *Konjunktivitis, Urethritis, Polyarthritis*. Die auslösenden Ursachen dieses Krankheitsbildes sind wahrscheinlich Antigen-Antikörperreaktionen gegenüber bestimmten Infektionskeimen bei gleichzeitiger genetischer Disposition. Das Krankheitsgeschehen kann auftreten nach Infektionen durch Mykoplasmen, Shigellen, Salmonellen, Yersinien oder Clamydia trachomatis.

Klinisches Bild: Zunächst kommt es zu Reizerscheinungen an den Schleimhäuten, die sich bei Männern als Urethritis mit Brennen und Schmerzen beim Wasserlassen oder als Zervizitis und Urethritis bei Frauen zeigen. In den Augen kommt es zu einer leichten beidseitigen Konjunktivitis. Die akute Arthritis tritt vorwiegend an den unteren Extremitäten auf, wobei hauptsächlich die großen Gelenke und Zehen betroffen sind. Während die Urethritis und Konjunktivitis nur von kurzer Dauer sind, kann die Arthritis einen monate- oder jahrelangen Verlauf nehmen.

Diagnose: Die aufgeführten Symptome beim Morbus Reiter treten meistens nicht gemeinsam auf, sondern oftmals nacheinander, so daß die Diagnose „Morbus Reiter" in den meisten Fällen nicht unmittelbar gestellt werden kann.

▶ **Eigenblutinjektion**

Als unterstützende Begleitmaßnahme und zur Vermeidung bleibender Schäden ist die Eigenblutbehandlung indiziert.

1. Woche 3 × wöchentlich:	Mischinjektion intramuskulär 0,5 ml Eigenblut plus 1 Ampullen Notakehl® D5 1 Ampulle Citrokehl®; gleichzeitig nach der Blutentnahme 2 Ampullen Notakehl® D5 intravenös
2.–4. Woche 2 × wöchentlich:	Injektionen wie oben

Die weiteren Injektionen werden in größeren Intervallen appliziert. Maßgebend ist der Zustand des Patienten.

Zusatztherapie

- **Notakehl® D4 Kps.:** 3 × tgl. 1 Kps. vor den Mahlzeiten einnehmen und 1 Kps. vor dem Schlafengehen, nach 14 Tagen 3 × tgl. 1 Kps. vor den Mahlzeiten einnehmen
- **Utilin® Kps. schwach–stark:** montags 1 Kps. nüchtern einnehmen und drei Stunden nüchtern bleiben
- **Latensin® Kps. schwach–stark:** mittwochs 1 Kps. nüchtern einnehmen und drei Stunden nüchtern bleiben
- **Recarcin® Kps.:** freitags 1 Kps. nüchtern einnehmen und drei Stunden nüchtern bleiben
- **Mucokehl® D5 Augentropfen:** 3 × tgl. 2 gtt. in jedes Auge geben
- **Vitamin C:** 2 TL Ascorbinsäure Plv. über den Tag verteilt mit Saft einnehmen

▶ **Eigenblutbehandlung mit dem Hämoaktivator-N nach Dr. med. Höveler**

1. Woche 3 × wöchentlich:	Mischinjektion intramuskulär
	5,0 ml Eigenblut plus
	1 Ampullen Notakehl® D5
	1 Ampulle Citrokehl®;
	gleichzeitig nach der Blutentnahme
	2 Ampullen Notakehl® D5 intravenös
2.–4. Woche 2 × wöchentlich:	Injektionen wie oben

Die weiteren Injektionen werden in größeren Intervallen appliziert. Ausschlaggebend ist die Verfassung des Patienten.
Eine **Zusatztherapie** wie unter „Eigenblutinjektion" ist sinnvoll.

4.17.2 Degenerative Gelenk- und Wirbelsäulenerkrankungen

Arthrosen

In Gegensatz zu den entzündlichen rheumatischen Prozessen, gehören die degenerativen Erkrankungen der großen und kleinen Gelenke wie auch der Wirbelsäule zu den häufigsten chronischen Krankheiten der täglichen Praxis. Besonders bei älteren Menschen steht das arthrotische Beschwerdebild im Vordergrund. Unter dem Sammelbegriff Arthrosen werden primär nicht entzündliche, degenerative, strukturelle Schädigungen im Bereich des Gelenkknorpels, des angrenzenden Knochens und der Gelenkkapsel subsumiert, die als Folge eines Mißverhältnisses zwischen Belastung und Belastbarkeit des Gelenkknorpels entstehen.
Ätiologie: Die Ätiologie der Arthrose ist komplexer Natur. Der wesentliche Faktor ist mit großer Wahrscheinlichkeit die altersbedingte Knorpeldegeneration, da alle bradytrophen Gewebe, nicht zuletzt wegen ihrer fehlenden Gefäßversorgung, regressiven Alterungsvorgängen mit zunehmendem Elastizitätsverlust unterworfen sind. Durch eine bestehende angeborene Bindegewebsschwäche werden diese degenerativen Veränderungen gefördert. Ausgelöst und zur vollen Entfaltung kommt das Krankheitsbild durch weitere mechanische Momente, statischer, traumatischer

oder mikrotraumatischer Natur. Weiterhin können sich arterielle Mangeldurchblutungen oder venöse Stauungen sehr ungünstig auf das Krankheitsbild auswirken. Der degenerative Gewebsprozeß wird durch eine vaskulär ausgelöste Stoffwechselstörung des Kapselbindegewebes eingeleitet. Die Stoffwechselstörungen führen zur Schädigung der oberflächlichen Knorpelschichten, so daß eine Aufrauhung bzw. faserige Aufsplitterung der Gelenkknorpel entsteht. Röntgenologisch sieht man daher eine Verschmälerung des Gelenkspaltes durch Knorpelabnutzung, Knochensporn und Randwulstbildungen an den Gelenkkonturen.

Klinisches Bild: Das Krankheitsbild richtet sich nach den von der Arthrose betroffenen Gelenken. Einerseits können Beschwerden im Anfangsstadium symptomlos sein und verursachen auch bei fortgeschrittener Gelenkdeformation keinerlei Beschwerden. Andererseits können aber schon bei geringen arthrotischen Veränderungen erhebliche Beschwerden auftreten. Bedingt sind diese unterschiedlichen Empfindungen durch besondere Faktoren, die für die Manifestierung maßgebend sind, wie z. B. Muskelspasmen, individuell unterschiedliche Schmerzrezeption, Durchblutungsverhältnisse usw. Typisch für das Bestehen einer Arthrose ist der Wechsel der Beschwerden und der Einfluß der Witterungsverhältnisse.

Zusammenfassend sind folgende Krankheitsmerkmale der Arthrose großer Gelenke typisch:

- **Schmerzen**
  - Startschmerz, starker Schmerz bei der ersten Bewegung nach einer Ruhepause
  - Belastungsschmerz, dumpfer, fast unerträglicher Schmerz nach längerer Belastung
  - Ermüdungsschmerz, nach Belastung auftretender Schmerz infolge muskulärer Begleitreaktionen
  - Dauer- oder Endphasenschmerz kann den Patienten nachts aufs heftigste quälen
  - Verschlimmerung der Schmerzen beim Treppengehen
    bei Gonarthrose mehr bei Treppab
    bei Coxarthrose mehr bei Treppauf
- **Bewegungseinschränkungen** infolge der Schmerzen im Gelenk sowie des periartikulären Gewebes (funktionelle Bewegungshinderung)
- **Kälteempfindlichkeit** und Kältegefühl der betroffenen Gelenke (subjektiv)
- **Reibe-, Knirsch- und knackende Geräusche** im Gelenk
- **Fehlstellungen** im fortgeschrittenen Fällen
- **Muskelatrophie** der gelenkführenden Muskulatur durch schmerzhafte Bewegungseinschränkung der betroffenen Gelenke
- **Blutwerte** in der Regel o. B.; evtl. BSG etwas beschleunigt

Coxarthrose

Es handelt sich um ein chronisch verlaufendes Gelenkleiden der zweiten Lebenshälfte, ausgelöst durch angeborene oder erworbene Fehlstellungen und statische Fehlbelastungen, durch hormonelle Störungen, Stoffwechselanomalien, neuropatische oder posttraumatische Veränderungen, rheumatische Erkrankungen oder Durchblutungsstörungen.

Klinisches Bild: Die Beschwerden beginnen meist uncharakteristisch und langsam. Morgendliche Gelenksteife, Schmerzen nach längerem Stehen oder Gehen, die im

Laufe der Zeit an Stärke und Umfang zunehmen. Typisch sind die charakteristischen Schmerzlokalisationen und Schmerzausstrahlungen von der Hüfte in Richtung Kniegelenk, ausgelöst durch die Begleitnerven der Gefäße. Im fortgeschrittenem Stadium tritt das typische Hinken auf. Bei der klinischen Untersuchung des Patienten ist im Anfangsstadium zunächst eine Einschränkung der Innenrotation und Abduktion zu beobachten. Später sind auch weitere Bewegungsfunktionen erheblich eingeschränkt.

Therapie: Vor Beginn der Behandlung ist die Beseitigung der zugrundeliegenden Entwicklungsfaktoren, soweit dies möglich ist, durchzuführen, wie z. B. Korrektur von Fehlstellungen, Vermeidung von Fehlbelastungen und übermäßige Belastungen der Gelenke (Gewichtsreduktion, Einlegen von Ruhepausen, Verhalten am Arbeitsplatz). Vorhandene Varizen sind ebenfalls zu behandeln.

Zur Behebung von möglicherweise vorhandenen entzündlichen Prozessen ist nachfolgende Vorbehandlung empfehlenswert:

▶ Injektionstherapie zur evtl. Entzündungsbehandlung

1.–2. Woche Injektionen täglich verabreichen	3 Ampullen Notakehl® D5 intravenös gleichzeitig Mischinjektion intramuskulär 1 Ampulle Notakehl® D5 1 Ampulle Citrokehl®
ab 3. Woche Injektionen 3 × wöchentlich verabreichen	Mischinjektion intramuskulär 1 Ampulle Utilin® schwach 1 Ampulle Mucokehl® D5 1 Ampulle Citrokehl®
5.–9. Woche Injektionen 2 × wöchentlich verabreichen	Mischinjektion intramuskulär 1 Ampulle Utilin® stark 1 Ampulle Mucokehl® D5 1 Ampulle Citrokehl®

Nach einer vierwöchigen Injektionspause kann mit der Eigenblutbehandlung begonnen werden.

Zusatztherapie

- **Phönix Arthrophön:** 1. Woche tgl. 3 × 10 gtt., 2. Woche tgl. 3 × 20 gtt. und ab 3. Woche fortlaufend tgl. 3 × 30 gtt.
- **Tropfenmischung:** Phönix Hydrargyrum, Phönix Kalium nitricum aa 50.0, M. D. S. 4 × 30 gtt. tgl.
- **Vitamin C:** 2 TL Ascorbinsäure Plv. über den Tag verteilt mit Saft einnehmen
- **Notakehl® D4 Kps.:** 3 × tgl. 2 Kps. vor den Mahlzeiten für die Dauer von 14 Tagen dann absetzen und mit nachfolgenden Medikamenten beginnen, die im Abstand von jeweils 5 Tagen stets vor dem Schlafengehen eingenommen werden:
  Utilin® „S" Kps. schwach–stark
  Recarcin® Kps.
  Latensin® Kps. schwach–stark

▶ Eigenblutinjektion

Eine Reihe von Autoren berichten über Eigenblutbehandlungen bei Arthrosis deformans. So empfiehlt *Hakenbroich* in seinem Buch „Die Arthrosis deformans der Hüfte" u. a. die Durchführung einer Eigenblutbehandlung. Er verabreichte je nach Reaktionslage des Patienten zwischen 10–20 ml Nativblut. Die Erfolge sollen gut gewesen sein. Wesentlich günstigere Resultate erreicht man durch UV-bestrahltes Eigenblut, darüber berichtet vor allem *Sehrt*. Er machte die Feststellung, daß vorwiegend bis zum 45. Lebensjahr bei bis zu 50 % der behandelten Patienten eine Beschwerdefreiheit eintrat, während bei älteren Patienten der Erfolg wesentlich geringer war.

1.–5. Woche Injektionen am Montag und Freitag	0,5 ml Eigenblut plus 1 Ampulle Spondylose-Injektopas® 1 Ampulle ALLYA Cpl.-Injektopas i. m.; gleichzeitig werden nach der Blutentnahme 7,5 g Vitamin C Pascoe infundiert

Weitere Injektionen erfolgen in größeren Intervallen. Auch die intravenöse Vitamin-C-Applikation wird nach wie vor beibehalten.

Zusatztherapie

- **Bäder**
  - Salhumin® Bad
    Badedauer 10–20 Minuten, Badetemperatur 37–38 °C
  - Silvapin®-Sole Salz
    Badedauer 10–20 Minuten; Badetemperatur 37–38 °C
    Anschließend Ruhezeit von 30 Minuten. Dabei muß der Patient in ein angewärmtes trockenes Leintuch oder in eine Wolldecke eingeschlagen werden.
- **Bewegungs- und Elektrotherapie**
- **Ernährung:** laktovegetabile Kost

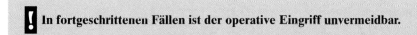
❗ In fortgeschrittenen Fällen ist der operative Eingriff unvermeidbar.

▶ Eigenblutbehandlung mit dem Hämoaktivator-N nach Dr. med. Höveler

1.–5. Woche Injektionen am Montag und Freitag	5,0 ml Eigenblutlösung plus 1 Ampulle Spondylose-Injektopas® 1 Ampulle ALLYA Cpl.-Injektopas i. m.; gleichzeitig werden nach der Blutentnahme 7,5 g Vitamin C Pascoe infundiert
Monatlich wird bis auf weiteres eine Wiederholungsinjektion durchgeführt.	

Eine **Zusatztherapie** wie unter „Eigenblutinjektion" ist sinnvoll.

Gonarthrose

Sie ist die häufigste Form der Arthrose und tritt vermehrt bei Frauen auf.

Ursachen: Die Ursachen sind hormonelle Störungen, Stoffwechselanomalien, Geschlechtskrankheiten, neuropathische und posttraumatische Veränderungen. Außerdem können rheumatische Erkrankungen benachbarter Gelenke sekundär eine Arthrose bewirken. Durchblutungsstörungen und Störungen des Gleichgewichts des Gelenkknorpels zwischen Belastung und Belastbarkeit können Anlaß für die Entwicklung einer arthrotischen Veränderung im Kniegelenk sein.

Klinisches Bild: Der Patient klagt über ein zunehmendes Steifheitsgefühl im Kniegelenk, insbesondere nach Ruhepausen. Typische Beschwerden sind Belastungsschmerzen beim Bergabwärts- oder Treppabwärtsgehen. Auch besteht eine ausgesprochene Neigung zur Wetterfühligkeit. Die von den Patienten angegebenen Schmerzen treten vorwiegend an der vorderen und medialen Seite des Kniegelenkes auf. Ferner besteht ein Druckschmerz am medialen Kniespalt. Eine Ausstrahlung der Beschwerden – im Gegensatz zur Coxarthrose – finden wir bei der Gonarthrose wesentlich seltener. Bei der Untersuchung des Kniegelenkes ist ein hör- und fühlbares Knirschen und Reiben sowie Knarren feststellbar. Im fortgeschrittenen Stadium können sich auch Beugekontrakturen entwickeln mit begleitender Atrophie der gelenkführenden Muskulatur. Infolge Reizzustände entwickeln sich zeitweise Ergüsse.

▶ Injektionstherapie zur evtl. Entzündungsbehandlung

Zur Behebung von möglicherweise vorhandenen entzündlichen Prozessen ist nachfolgende Vorbehandlung empfehlenswert:

1.–2. Woche Injektionen täglich verabreichen	3 Ampullen Notakehl® D5 intravenös gleichzeitig Mischinjektion intramuskulär 1 Ampulle Notakehl® D5 1 Ampulle Citrokehl®
ab 3. Woche Injektionen 3 × wöchentlich verabreichen	Mischinjektion intramuskulär 1 Ampulle Utilin® schwach 1 Ampulle Mucokehl® D5 1 Ampulle Citrokehl®
5.–9. Woche Injektionen 2 × wöchentlich verabreichen	Mischinjektion intramuskulär 1 Ampulle Utilin® stark 1 Ampulle Mucokehl® D5 1 Ampulle Citrokehl®

Nach einer vierwöchigen Injektionspause kann mit der Eigenblutbehandlung begonnen werden.

Zusatztherapie

* **Phönix Arthrophön:** 1. Woche tgl. 3 × 10 gtt., 2. Woche tgl. 3 × 20 gtt. und ab 3. Woche fortlaufend tgl. 3 × 30 gtt.
* **Tropfenmischung:** Phönix Hydrargyrum, Phönix Kalium nitricum aa 50.0, M. D. S. 4 × 30 gtt. tgl.

- **Vitamin C:** 2 TL Ascorbinsäure Plv. über den Tag verteilt mit Saft einnehmen
- **Notakehl® D4 Kps.:** 3 × tgl. 2 Kps. vor den Mahlzeiten für die Dauer von 14 Tagen

  dann absetzen und mit nachfolgenden Medikamenten beginnen, die im Abstand von jeweils 5 Tagen stets vor dem Schlafengehen eingenommen werden:

  Utilin® „S" Kps. schwach–stark

  Recarcin® Kps.

  Latensin® Kps. schwach–stark

- **Einreibung:** Kniegelenk zweimal täglich einreiben
  - Zeel® Salbe im täglichen Wechsel mit Traumeel® S Salbe

    oder
  - Spolera® Salbe auftragen und darüber eine Kompresse mit Enelbin®-Salbe N
- **evtl. kalte Lehmwickel:**

  Lehmpulver (Luvos® Heilerde äußerlich) mit kaltem Wasser anrühren unter Hinzufügung von Obstessig (halb Wasser und halb Obstessig) auf die schmerzenden Gelenke auftragen und eine halbe Stunde einwirken lassen. Umschläge zweimal täglich wiederholen.
- **evtl. kalte Salzwasserkompressen:**

  Auf 1 Liter Wasser werden 2 EL Kochsalz gegeben. Anschließend werden 2–3 Frottiertücher in die Salzlösung eingetaucht und gut naß in einen Plastiksack gehüllt. Dieser Plastiksack mit den Tüchern wird für 5–7 Stunden in das Tiefkühlfach des Kühlschrankes gelegt. Nach dieser Zeit werden die Tücher aus dem Gefrierfach herausgenommen, kurz in die Salzlösung getaucht und auf die schmerzenden Stellen gelegt. Die kalten Kompressen werden mit einem Wolltuch umhüllt. Die Einwirkungszeit soll nicht länger als zehn Minuten betragen. Anschließend werden die kalten Kompressen entfernt, die Haut abgetrocknet und später mit Phönix Kalantol-A eingerieben. Dieser Vorgang wird täglich einmal wiederholt.

▶ Eigenblutbehandlung mit dem Hämoaktivator-N nach Dr. med. Höveler

Die schlechte Ansprechbarkeit der Gonarthrose auf jede Form der konservativen Therapie, rechtfertigt einen Versuch mit einer aktivierten Eigenblutbehandlung. Man wird in vielen Fällen eine Schmerzfreiheit und eine deutliche Besserung der Beweglichkeit der erkrankten Gelenke bewirken.

1.–5. Woche Injektionen am Montag und Freitag	5,0 ml Eigenblutlösung plus 1 Ampulle Spondylose-Injektopas® 1 Ampulle ALLYA Cpl.-Injektopas i. m.; gleichzeitig werden nach der Blutentnahme 7,5 g Vitamin C Pascoe infundiert
Monatlich wird bis auf weiteres eine Wiederholungsinjektion durchgeführt.	

Es ist immer wieder erstaunlich festzustellen, wie bei dieser Behandlungskonzeption ein guter und dauerhafter Behandlungserfolg eintritt – nämlich Schmerzfreiheit und bessere Beweglichkeit. Dies trifft nicht nur für leichte, sondern auch für schwere arthrotische Veränderungen im Kniegelenk zu.

Bei einer bestehenden Kniegelenksarthrose ist die tägliche Bewegung ohne belastendes Körpergewicht für die Erhaltung der Beweglichkeit unentbehrlich. Der Patient sollte sich zweimal täglich auf einen Tisch setzen und jeweils fünf Minuten die herabhängenden Beine locker hinundherbewegen. Diese sehr einfache Methode ist für den Betroffenen sehr hilfreich und er wird sehr schnell feststellen müssen, daß diese täglichen Übungen bei konsequenter Durchführung für die beiden Kniegelenke sehr wohltuend sind.

Polyarthrose der Finger

Es handelt sich um eine auf die Hände beschränkte Systemarthrose mit degenerativen Veränderungen der Fingerend- und Mittelgelenke, selten auch der Fingergrundgelenke. Oftmals treten an den Fingergelenken die Heberden-Knötchen auf, erbsengroße, knorpelig-knöcherne Verdickungen, die später in die Arthrose integriert werden.

Ätiologie: Die Erkrankung findet man wesentlich häufiger bei Frauen über 40 Jahren. Sie ist gekennzeichnet durch Erblichkeit und steht in einer gewissen Beziehung zu endokrinen Störungen. Als Ursache werden lokale Stoffwechselstörungen, die durch schlechte periphere Durchblutungen begünstigt werden, angesehen. Außerdem wird auch eine starke Beanspruchung der Fingergelenke dafür verantwortlich gemacht.

Klinisches Bild: Die Patienten klagen in der Frühphase der Entstehung über vorübergehende Kraftlosigkeit und Steifigkeitsgefühl in den Fingergelenken. Häufig werden Parästhesien und Arthralgien angegeben. Der Verlauf der Erkrankung ist langsam aber ständig weiter fortschreitend. Die Daumensattelgrundgelenke sind oft isoliert betroffen. Sie schmerzen vor allem bei Belastung wie z. B. beim Tragen eines Tabletts, beim Stricken usw. Dagegen schmerzt die isolierte Großzehengrundgelenksarthrose (häufig mit Hallux rigidus oder Hallux vallgus verbunden) vor allem beim Abrollen des Fußes.

Die Entwicklung der arthrotischen Veränderungen an den übrigen Fingergelenken kann sowohl weitgehend schmerzfrei als auch sehr schmerzhaft verlaufen. Ein Druckschmerz besteht nur, wenn ein sekundär entzündlicher Reizzustand vorliegt, der meistens durch mechanische Traumen oder nach starker Belastung der Fingergelenke auftritt. Auffallend ist, daß die Polyarthrose der Finger häufig mit einer erheblichen Einschränkung der Feinmotilität der Finger einhergeht, was sich hauptsächlich bei Handarbeiten bemerkbar macht.

Prognose: Die therapeutischen Ergebnisse mit sichtbaren Erfolgen sind zufriedenstellend. Es ist wichtig auf den Patienten dahingehend einzuwirken, daß er zwar an einer kosmetisch unschönen, nicht aber an einer folgenschweren Erkrankung leidet, die mit schweren Gelenkschädigungen und Versteifung der Fingergelenke einhergeht. Die Gesamtprognose ist im Gegensatz zu anderen rheumatischen Erkrankungen gut. Wirkungsvoll sind in diesem Fall Eigenblutinjektionen, alleine schon deshalb, um den gestörten Stoffwechsel zu beeinflussen und die Ausleitung zu aktivieren.

▶ **Eigenblutinjektion**

> 1.–4. Woche 2 × wöchentlich: Mischinjektion intramuskulär
> 2,0 ml Nativblut plus
> 1 Ampulle Acidum formicicum D30

Nach vier Wochen können in größeren Intervallen weitere Injektionen durchgeführt werden.

Zusatztherapie

- **Phönix Arthrophön:** 1. Woche tgl. 3 × 10 gtt., 2. Woche tgl. 3 × 20 gtt. und ab 3. Woche fortlaufend tgl. 3 × 30 gtt.
- **Tropfenmischung:** Phönix Hydrargyrum, Phönix Kalium nitricum aa 50.0, M. D. S. 4 × 30 gtt. tgl.
- **Vitamin C:** 2 TL Ascorbinsäure Plv. über den Tag verteilt mit Saft einnehmen
- **Notakehl® D4 Kps.:** 3 × tgl. 2 Kps. vor den Mahlzeiten für die Dauer von 14 Tagen dann absetzen und mit nachfolgenden Medikamenten beginnen, die im Abstand von jeweils 5 Tagen stets vor dem Schlafengehen eingenommen werden:
  Utilin® „S" Kps. schwach–stark
  Recarcin® Kps.
  Latensin® Kps. schwach–stark
- **Tees:** sehr wichtig ist eine ausreichende Flüssigkeitszufuhr
  - Hb. Urticae 30.0, Rad. Urticae 30.0, Fol. Betulae 40.0 M. f. spec. D. S. 1 EL auf 1 Tasse als Aufguß, 15 Minuten ziehen lassen, 4 Tassen tgl. trinken
  oder
  - Frct. Juniperi 10.0, Fol. Betulae 30.0, Hb. Millefolii 30.0, Hb. Fumariae 30.0 M. f. spec. D. S. 1 EL auf 1 Tasse als Aufguß, 15 Minuten ziehen lassen, 4 Tassen tgl. trinken
- täglich **Handbäder**, dabei die Hände tüchtig bewegen
  - Pernionin® Teil-Bad; Badedauer 10 Minuten, Badetemperatur 36–39 °C
  alternativ:
  - Heublumen-Kräuter-Extrakt; Badedauer 20 Minuten, Badetemperatur 36–39 °C

Die Patienten klagen oftmals über starke Kälteempfindlichkeit der Hände. Folglich ist besonders dieser Personenkreis für eine gezielte Balneotherapie prädestiniert. Sie empfinden Wärmeapplikationen als wohltuend und sprechen auf diese Therapieform meistens gut an.
Cave: Ausgenommen davon sind Patienten mit stark entzündlichen Sekundärerscheinungen.

▶ **Eigenblutbehandlung mit dem Hämoaktivator-N nach Dr. med. Höveler**

> 1.–4. Woche 2 × wöchentlich: Mischinjektion intramuskulär
> 8,0 ml Eigenblutlösung plus
> 1 Ampulle Acidum formicicum D30

Nach vier Wochen können in größeren Intervallen weitere Injektionen durchgeführt werden.
Eine **Zusatztherapie** wie unter „Eigenblutinjektion" ist sinnvoll.

Zervikale Spondylarthrose

Durch Abrieb des Gelenkknorpels und Ausbildung von Osteophyten an den Gelenkrändern der Wirbelbogengelenke im HWS-Bereich, die sich in Form von Randzacken, Höckern oder Spangen darstellen, kommt es zu erheblichen Beschwerden im Hals- und Nackenbereich. Die Ursachen sind meist degenerative Veränderungen oder unter Umständen auch die Folgeerscheinung eines Trauma.

Mit zunehmender Veränderung im HWS-Bereich treten immer häufiger okzipitale Nackenschmerzen und nach frontal ziehende Kopfschmerzen auf. Weiterhin kommt es im allgemeinen zu starken muskulären Verspannungen in der Nackenregion und im Bereich des M. trapezius. Zeitweise treten ausstrahlende Schmerzen bis in die Finger auf und es kommt immer häufiger zu Parästhesien. Nicht selten klagen die Patienten über Schwindel und Ohrensausen.

▶ Eigenblutinjektion

Die Eigenbluttherapie in Kombination mit weiteren Therapieverfahren verspricht gute Behandlungserfolge. Sowohl die Nativblutbehandlung als auch die aktivierte Eigenbluttherapie können hier erfolgreich eingesetzt werden.

1. Woche 3 × wöchentlich:	Mischinjektion intramuskulär
	0,5 ml Nativblut
	ALLYA Cpl.-Injektopas
2.–3. Woche 2 × wöchentlich:	Mischinjektion wie oben
4.–6. Woche 1 × wöchentlich:	Mischinjektion wie oben

Im Anschluß daran, je nach Bedarf 14tägig, später dreiwöchentlich weitere Mischinjektionen intramuskulär verabfolgen.

Zusätzlich 2mal wöchentlich eine Mischinjektion subkutan an die Schmerzpunkte mit:

1 Ampulle Notakehl® D6
1 Ampulle Sanuvis®
im Wechsel mit
1 Ampulle Mucokehl® D6
1 Ampulle Sanuvis®

Zusatztherapie

- **Notakehl® D4 Kps.:** 3 × tgl. 1 Kps. vor den Mahlzeiten für die Dauer von 6 Tagen dann absetzen und mit nachfolgenden Medikamenten beginnen, wovon im Wechsel im Abstand von jeweils 5 Tagen 1 Kps. stets vor dem Schlafengehen eingenommen wird:
Utilin® „S" Kps. schwach–stark
Recarcin® Kps.
Latensin® Kps. schwach–stark
- **Phönix Arthrophön:** 3 × tgl. 20–30 gtt. mit Flüssigkeit einnehmen
- **Vitamin-E-Präparat:** tgl. 1 Kps. nach dem Frühstück
- **Vitamin C:** 1–2 TL Ascorbinsäure Plv. über den Tag verteilt mit Saft einnehmen
- **heiße Salzauflagen** für die Dauer von 30 Minuten

sodann

Einreibung des gesamten Rücken mit
– Phönix Kalantol-A
   oder mit nachfolgender Rezeptur:
– Johanniskrautöl 50.0, Zitronenöl 4 gtt., Rosmarinöl 2 gtt., Lavendelöl 2 gtt., Wacholderöl 4 gtt. M. D. S. zur Eineibung 2 × tgl. anwenden

▶ **Eigenblutbehandlung mit dem Hämoaktivator-N nach Dr. med. Höveler**

1. Woche 3 × wöchentlich:	Mischinjektion intramuskulär 8,0 ml aktivierte Eigenblutlösung 1 Ampulle ALLYA Cpl.-Injektopas
2.–3. Woche 2 × wöchentlich:	Mischinjektion wie oben
4.–6. Woche 1 × wöchentlich:	Mischinjektionwie oben

Im Anschluß daran, je nach Bedarf 14tägig, später dreiwöchentlich eine weitere Mischinjektion intramuskulär verabfolgen.
Eine **Zusatztherapie** wie unter „Eigenblutinjektion" ist sinnvoll.

Spondylarthrose der BWS und LWS

Durch Destruktion des Gelenkknorpels und Osteophytenbildung an den Gelenk- rändern der kleinen Wirbelgelenke im Bereich BWS und LWS treten mehr oder minder starke Beschwerden auf. Ursachen sind Abnutzungserscheinungen durch Schwerstarbeit, Bandscheibenerkrankungen, Alter oder auch vorausgegangene Traumen.
Klinisches Bild: Akut auftretende Schmerzen durch Überanstrengung oder gegen- wärtige Subluxation. Gemäß der Lokalisation können Zervikobrachialgien, Lum- balgien oder Lumboischialgien entstehen. Es zeigt sich ein deutlicher paraverte- braler Muskelhartspann mit Myogelosenbildung. Der Patient zeigt eine deutliche Bewegungseinschränkung.
Therapie: Im Vordergrund der Behandlung stehen schmerzlindernde und später stabilisierende Maßnahmen. Die Eigenblutbehandlung erweist sich in diesem Fall als wertvolle Unterstützung in dem Bemühen, eine schnelle Linderung der Be- schwerden zu erreichen.

▶ **Eigenblutinjektion**

1. Woche 3 × wöchentlich:	Mischinjektion intramuskulär 0,5 ml Nativblut 1 Ampulle Nigersan® D5; gleichzeitig auf die andere Gesäßhälfte 1 Ampulle Dolo-Injektopas® intramuskulär
2.–3. Woche 2 × wöchentlich:	Injektionen wie oben
4.–6. Woche 1 × wöchentlich:	Injektionen wie oben

Im Anschluß daran, je nach Bedarf 14tägig, später dreiwöchentlich weitere Misch- injektionen intramuskulär verabfolgen.

Beachte:
Notakehl nicht gleichzeitig mit Nigersan geben!
Zusätzlich 2mal wöchentlich eine Mischinjektion subkutan an die Schmerzpunkte:

> 1 Ampulle Notakehl® D6
> 1 Ampulle Sanuvis®
> im Wechsel mit
> 1 Ampulle Mucokehl® D6
> 1 Ampulle Sanuvis®

> Alternativ:
> Mischinjektion
> 1 Ampulle Xyloneural®
> 2 Ampullen Rheuma-Pasc® Injektionslösung
> 1 Ampulle ALLYA Cpl.-Injektopas

Zusatztherapie

* **Notakehl® D4 Kps.:** 3 × tgl. 1 Kps. vor den Mahlzeiten für die Dauer von 6 Tagen dann absetzen und mit nachfolgenden Medikamenten beginnen, wovon im Wechsel im Abstand von jeweils 5 Tagen 1 Kps. stets vor dem Schlafengehen eingenommen wird:
  Utilin® „S" Kps. schwach–stark
  Recarcin® Kps.
  Latensin® Kps. schwach–stark
* **Phönix Arthrophön:** 3 × tgl. 20–30 gtt. mit Flüssigkeit einnehmen
* **Vitamin-E-Präparat:** tgl. 1 Kps. nach dem Frühstück
* **Vitamin C:** 1–2 TL Ascorbinsäure Plv. über den Tag verteilt mit Saft einnehmen
* **heiße Salzauflagen** für die Dauer von 30 Minuten
  sodann
  Einreibung des gesamten Rückens mit
  – Phönix Kalantol-A
  oder mit nachfolgender Rezeptur:
  – Johanniskrautöl 50.0, Zitronenöl 4 gtt., Rosmarinöl 2 gtt., Lavendelöl 2 gtt., Wacholderöl 4 gtt. M. D. S. zur Eineibung 2 × tgl. anwenden

▶ **Eigenblutbehandlung mit dem Hämoaktivator-N nach Dr. med. Höveler**

1. Woche 3 × wöchentlich:	Mischinjektion intramuskulär
	8,0 ml aktivierte Eigenblutlösung
	1 Ampulle Nigersan® D5;
	gleichzeitig auf die andere Gesäßhälfte
	1 Ampulle Dolo-Injektopas® intramuskulär
2.–3. Woche 2 × wöchentlich:	Injektionen wie oben
4.–6. Woche 1 × wöchentlich:	Injektionen wie oben

Im Anschluß daran, je nach Bedarf 14tägig, später dreiwöchentlich weitere Mischinjektionen intramuskulär verabfolgen.
Eine **Zusatztherapie** wie unter „Eigenblutinjektion" ist sinnvoll.

4.17.3 Weichteilrheumatismus

Muskelrheumatismus

Unter dem Sammelbegriff „Muskelrheumatismus" oder auch extra-articulärer Rheumatismus, werden die Beschwerden im Bereich verschiedener Gewebsstrukturen zusammengefaßt, die nicht mit einer Destruktion der Gelenke einhergehen. Die teils entzündlichen, teils degenerativen und schmerzhaften Prozesse spielen sich vorwiegend im Binde-, Muskel-, Fett- und Nervengewebe ab. Aus dem Geamtkomplex des Muskelrheumatismus sind es die Myalgien, die am häufigsten, ja täglich in der Praxis vorkommen.

Entstehung: Auslösende Ursachen für die Erkrankung sind zuerst einmal Dauer- und Fehlbelastungen. Hinzu kommt eine gewisse erbliche Disposition. Oftmals sind es auch Personen, die Kälte, Zugluft, Durchnässung oder starken Temperaturschwankungen ausgesetzt sind. Daneben spielen psychosomatische Komponenten wie z. B. affektive Dauerspannungen, die nicht entladen oder abreagiert werden können oder reflektorische Muskelspannungen bei Arthrosen und Spondylosen eine nicht unerhebliche Rolle. Nach einer Untersuchung von *Zink* und *Hoffmeister* ist „typisch für diese Patienten eine starre Ausrichtung an sozialen Normen wie Leistung, Fleiß, Ordnung und Gehorsam". Darüber hinaus spielt das Lebensalter, die Fehlernährung und die dadurch verursachte Stoffwechselverschlackung eine ebenso große Rolle.

Klinisches Bild: Das klinische Bild ist charakterisiert durch bewegungsabhängigen Schmerz, dem Steifheits- und Spannungsgefühl bestimmter Muskelgruppen, die lokal druckschmerzhaft sind. Die betroffene Muskulatur kann eine brettharte, strang- oder spindelförmige Muskelverspannung aufweisen oder als Myogelosen besonders in der flachen Schulter- und Beckengürtelmuskulatur tastbar sein. Parästhesien, wie Kribbeln, Einschlafgefühl, Taubheits- und Kältegefühl, werden von dem Patienten angegeben.

Therapie: Ziel der Therapie ist die Schmerzlinderung einerseits und die Muskelentspannung und Muskelkräftigung andererseits. Die Behandlung mit Eigenblut hat sich bei dieser Erkrankungsform gut bewährt.

▶ **Eigenblutinjektion**

Schema A

Intramuskuläre Injektionen:

1.–2. Woche Injektion am Montag, Mittwoch und Freitag	0,5 ml Nativblut plus 1 Ampulle Nigersan® D5 intramuskulär
3.–4. Woche Injektion am Montag und Freitag	0,5 ml Nativblut plus 1 Ampulle Nigersan® D5 intramuskulär

Die nachfolgenden Eigenblutinjektionen werden in größeren Intervallen injiziert.

Injektionen in die Schmerzpunkte:

Die intrakutane Injektion erfolgt über den Schmerzpunkten und tastbaren Myogelosen. Dabei werden mit einer 18er Kanüle, die ganz flach eingestochen wird, Quad-

deln von je 0,3 ml Inhalt gesetzt. Bei richtiger Technik entstehen typische scharfkantige Quaddelbildungen.

Man beginnt zunächst mit drei bis fünf Quaddeln über dem Schmerzgebiet und steigert bei der nächsten Injektion die Anzahl der Quaddeln. Bei schmerzempfindlichen
Personen können die Injektionsstellen vorab mit Lidocain betäubt werden. Bei den
intrakutanen Eigenblutinjektionen wird man immer wieder erstaunt feststellen, daß
von dieser Therapieart eine auffallend schnelle Schmerzstillung ausgeht. Patienten,
die eine intrakutane Injektion ablehnen, erhalten lediglich intramuskuläre Injektionen.

Injektion am Dienstag	Mischinjektion intrakutan zur Infiltration 1 Ampulle Notakehl® D5 1 Ampulle Sanuvis® 0,3 ml Nativblut
Injektion am Freitag	Mischinjektion intrakutan zur Infiltration 1 Ampulle Mucokehl® D5 1 Ampulle Sanuvis® 0,3 ml Nativblut

Die Injektionen in die Schmerzpunkte werden bis zur Schmerzbeseitigung verabfolgt.

Schema B

Intramuskuläre Injektionen:

1.–2. Woche Injektion am Montag, Mittwoch und Freitag	0,5 ml Nativblut plus 1 Ampulle Rheuma-Pasc® Injektionslösung
3.–4. Woche Injektion am Montag und Freitag	0,5 ml Nativblut plus 1 Ampulle Rheuma-Pasc® Injektionslösung

Die nachfolgenden Eigenblutinjektionen werden in größeren Intervallen injiziert.

Injektionen in die Schmerzpunkte:

Injektion am Dienstag und Freitag	Mischinjektion intrakutan zur Infiltration 1 Ampulle ALLYA Cpl.-Injektopas 1 Ampulle Spasmo-Injektopas® 0,3 ml Nativblut

Die Injektionen in die Schmerzpunkte werden bis zur Schmerzbeseitigung verabfolgt.

Zusatztherapie Schema A und B

* **Notakehl® D4 Kps:** 3 × tgl. 1 Kps. vor dem Essen
* **Utilin® „S" Kps. stark:** 1 × wöchentlich 1 Kps. nüchtern einnehmen und drei
  Stunden nüchtern bleiben
* **Phönix Arthrophön:** 1. Woche 3 × tgl. 10 gtt., ab 2. Woche 3 × tgl. 20 gtt. und ab
  3. Woche fortlaufend 3 × tgl. 30 gtt.

- **Vitamin-E-Präparat:** 1 Kps. tgl. nach einer Mahlzeit
- **Vitamin C:** 1–2 TL Ascorbinsäure Plv. tgl. über den Tag verteilt mit Saft einnehmen
- **Trinkstoß** einmal wöchentlich, später einmal monatlich, z. B. mit Herba cum Radix Taraxaci
  2 EL Löwenzahnblätter und -wurzeln mit $\frac{1}{2}$ Liter kochendem Wasser übergießen, anschließend 10 Minuten ziehen lassen und dann mit 1 Liter heißem Wasser auffüllen; diese 1,5 Liter Flüssigkeit innerhalb von 20–30 Minuten vollständig austrinken.
- **physiotherapeutische Maßnahmen**
  – z. B. Moor- und Stangerbäder
  – Bäder mit anderen Zusätzen, z. B. Kneipp® Rheuma-Bad, Kneipp® Rheuma-Stoffwechsel-Bad, Pernionin® Vollbad N
  Nach jedem Bad muß eine Ruhezeit von 30 Minuten eingehalten werden.
- **Einreibungen**
  – Phönix Kalantol-A, erwärmen und mehrmals tgl. in die Schmerzzonen leicht einmassieren
  alternativ
  – Rezept: Pfefferminzöl, Melissenöl, Lavendelöl, Kiefernadelöl, Eukalyptusöl aa 10.0;
  Die schmerzenden Stellen werden tgl. 3–5 Minuten lang mit Johanniskrautöl eingerieben und anschließend mit der ätherischen Ölmischung.

▶ **Eigenblutbehandlung mit dem Hämoaktivator-N nach Dr. med. Höveler**

Schema A

Intramuskuläre Injektionen:

1.–2. Woche Injektion am Montag, Mittwoch und Freitag	8,0 ml aktivierte Eigenblutlösung plus 1 Ampulle Nigersan® D5
3. -4. Woche Injektion am Montag und Freitag	8,0 ml aktivierte Eigenblutlösung plus 1 Ampulle Nigersan® D5

Die nachfolgenden Eigenblutinjektionen werden in größeren Intervallen injiziert.

Injektionen in die Schmerzpunkte:

Die intrakutane Injektion erfolgt über den Schmerzpunkten und tastbaren Myogelosen. Dabei werden mit einer 18er Kanüle, die ganz flach eingestochen wird, Quaddeln von je 0,3 ml Inhalt gesetzt. Bei richtiger Technik entstehen typische scharfkantige Quaddelbildungen.
Man beginnt zunächst mit drei bis fünf Quaddeln über dem Schmerzgebiet und steigert bei der nächsten Injektion die Anzahl der Quaddeln. Bei schmerzempfindlichen Personen können die Injektionsstellen vorab mit Lidocain betäubt werden.
Bei den intrakutanen Eigenblutinjektionen wird man immer wieder erstaunt feststellen, daß von dieser Therapieart eine auffallend schnelle Schmerzstillung ausgeht. Patienten, die eine intrakutane Injektion ablehnen, erhalten lediglich intramuskuläre Injektionen.

Injektion am Dienstag und Donnerstag	1 Ampulle Notakehl® D5 1 Ampulle Sanuvis® 0,3 ml aktivierte Eigenblutlösung

Die Injektionen in die Schmerzpunkte werden bis zur Schmerzbeseitigung verabfolgt.

Schema B

Intramuskuläre Injektionen:

1.–2. Woche Injektion am Montag, Mittwoch und Freitag	8,0 ml aktivierte Eigenblutlösung plus 1 Ampulle Rheuma-Pasc® Injektionslösung
3.–4. Woche Injektion am Montag und Freitag	8,0 ml aktivierte Eigenblutlösung plus 1 Ampulle Rheuma-Pasc® Injektionslösung

Die nachfolgenden Eigenblutinjektionen werden in größeren Intervallen injiziert.

Injektionen in die Schmerzpunkte:

Injektion am Dienstag und Freitag	1 Ampulle ALLYA Cpl.-Injektopas 1 Ampulle Spasmo-Injektopas® 0,3 ml aktivierte Eigenblutlösung

Die intrakutanan Injektionen in die Schmerzpunkte werden bis zur Schmerzbeseitigung verabfolgt.
Eine **Zusatztherapie** wie unter „Eigenblutinjektion" ist sinnvoll.

Periarthritis humeroscapularis

Sie ist eine der häufigsten Ursachen des sogenannten Schulter-Arm-Syndroms. Die Erkrankung kann im dritten Lebensjahrzehnt beginnen, doch tritt sie am häufigsten zwischen dem 50. und 60. Lebensjahr auf. Dabei wird die rechte Schulter häufiger befallen als die linke Seite.

Ätiologie: Ursachen dieser schmerzhaften Schultersteife sind Schultertraumen (Distorsion, Kontusion, Luxation, Frakturen), Mikrotraumen durch Leistungssport oder berufliche Überlastung. Daneben können auch bestehende Fokalherde oder Infektionskrankheiten Prozesse auslösen. Nicht selten sind Organerkrankungen wie z. B. Gallenkoliken, Herzinfarkt usw. die durch Schmerzprojektion in die Schulter eine Schultersteife bewirken können. Weitere Ursachen können sein: HWS-Syndrom mit neurogenen Störungen oder eine Apoplexie mit Hemiplegie usw. Die auslösenden Faktoren können also sehr vielfältiger Natur sein. Wie entsteht nun die Schultersteife? Durch mechanische Über- oder Fehlbelastung des Schultergelenkes wird im Laufe der Zeit nicht nur der Gelenkknorpel überbeansprucht, sondern auch sehr massiv die Weichteile, die das Gelenk umgeben. Dadurch kann es zu Degenerationsprozessen mit kristallförmigen Ablagerungen von Fett oder Kalk in den

Sehnenansatzstellen kommen. Die Kalksalze können tief in die Sehnen und benachbarten Schleimbeutel eindringen. Durch Fibroblastenproliferationen kann es zu Sehnenverdickungen mit erheblicher Narbenbildung kommen und schließlich zu pathologischen Veränderungen des Sehnenscheidengewebes führen. Die Erkrankung kann akut oder chronisch verlaufen.

Klinisches Bild: Der Patient klagt über Bewegungsschmerzen im Schultergelenk, besonders die Abduktion und Rotation des Armes sind schmerzhaft. Überwiegend nachts treten teilweise extreme Spontanschmerzen auf, hauptsächlich dann, wenn der Patient auf der erkrankten Seite liegt. Dabei strahlen die Beschwerden in den Oberarm aus. Vielfach ist die Nacken- und Schultermuskulatur sehr verspannt, was bei den üblichen Alltagsverrichtungen wie z. B. Waschen, Kämmen, Ankleiden usw. zu erheblichen Beschwerden führt. Infolge der auftretenden Schmerzen wird die Bewegung im Gelenk reflektorisch eingeschränkt, dabei wird der Arm fest an den Brustkorb gepreßt, um so möglichst jede unnötige Bewegung zu vermeiden.

Therapie: Das Leiden kann sich zu einer therapieresistenten Schultersteife entwickeln, besonders dann, wenn die notwendige Bewegung eingeschränkt und nicht konsequent durch Bewegungsübungen trainiert wird. Daher steht bei der akuten Erkrankung die medikamentöse Therapie im Vordergrund, während im chronischen Stadium die physikalischen Maßnahmen und hier in erster Linie die Bewegungstherapie eine wichtige Rolle spielt.

> **!** **Bei sehr ausgedehnten Kalkdepots ist manchmal ein operativer Eingriff unvermeidbar.**

▶ **Injektionstherapie**

Bei der akuten Periarthritis humeroscapularis wird die Behandlung mit einer täglich durchgeführten intramuskulären Mischinjektion eingeleitet:
1 Ampulle Spigelia Injeel forte
1 Ampulle Ranunculus Injeel forte
1 Ampulle Neuralgo Rheum Injeel
1 Ampulle Ferrum metallicum Injeel forte
1 Ampulle Gelsemium Injeel forte

Neben der intramuskulären Mischinjektion erfolgt zunächst täglich die intrakutane bzw. subkutane Umquaddelung des Schultergelenkes mit Juv 110 Injektionslösung unter Beifügung von 0,2 ml Nativblut. Die gleichen Injektionen werden auch an die schmerzhaften Druckpunkte im Nacken-Schulter-Bereich und paravertebral entlang der Halswirbelsäule injiziert.

Alternativ:

Dienstag: Mischinjektion intrakutan in Akupunkturpunkte
      1 Ampulle Notakehl® D5
      1 Ampulle Sanuvis®

Freitag: Mischinjektion intrakutan in Akupunkturpunkte
      1 Ampulle Mucokehl® D5
      1 Ampulle Sanuvis®

▶ **Eigenblutinjektion**

Akute Periarthritis humeroscapularis

1.–2. Woche Injektion am Montag, Mittwoch und Freitag	0,5 ml Nativblut plus 1 Ampulle Nigersan® D5 intramuskulär
3.–4. Woche Injektion am Montag und Freitag	0,5 ml Nativblut plus 1 Ampulle Nigersan® D5 intramuskulär

Die nachfolgenden Eigenblutinjektionen werden in größeren Intervallen injiziert.
Wichtig: In Abständen von drei Wochen erhält der Patient über einen längeren Zeitraum 1 Ampulle Utilin® schwach intramuskulär verabfolgt.

Zusatztherapie

- **Notakehl® D4 Kps.:** 3 × tgl. 1 Kps. vor dem Essen
- **Utilin® „S" Kps. stark:** 1 × wöchentlich 1 Kps. nüchtern einnehmen und drei Stunden nüchtern bleiben
- **Phönix Arthrophön:** 1. Woche 3 × tgl. 10 gtt., ab 2. Woche 3 × tgl. 20 gtt. und ab 3. Woche fortlaufend 3 × tgl. 30 gtt.
- **Vitamin-E-Präparat:** 1 Kps. tgl. nach einer Mahlzeit
- **Vitamin C:** 1–2 TL Ascorbinsäure Plv. tgl. über den Tag verteilt mit Saft einnehmen
- **physikalische Therapie:** Anwendung von kalten Salzwasserkompressen

Durchführung von kalten Salzwasserkompressen
Auf 1 Liter Wasser werden 2 EL Kochsalz gegeben. Anschließend werden 2–3 Frottiertücher in die Salzlösung eingetaucht und gut naß in einen Plastiksack gehüllt. Dieser Plastiksack mit den Tüchern wird für 5–7 Stunden in das Tiefkühlfach des Kühlschrankes gelegt. Nach dieser Zeit werden die Tücher aus dem Gefrierfach herausgenommen, kurz in die Salzlösung getaucht und auf die schmerzenden Stellen gelegt. Die kalten Kompressen werden mit einem Wolltuch umhüllt. Die Einwirkungszeit soll nicht länger als zehn Minuten betragen. Anschließend werden die kalten Kompressen entfernt, die Haut abgetrocknet und später mit Phönix Kalantol-A eingerieben. Dieser Vorgang wird täglich einmal wiederholt.

Chronische Periarthritis humeroscapularis

Neben der Eigenblutbehandlung werden gleichzeitig nach der Blutentnahme 2 × 7,5 g Vitamin C Pascoe intravenös appliziert.

1.–2. Woche Injektion am Montag und Freitag	0,5 ml Nativblut plus 1 Ampulle Gnaphalium-Injektopas® 1 Ampulle Rheuma-Pasc® Injektionslösung
3.–6. Woche Injektion am Freitag	0,5 ml Nativblut plus 1 Ampulle Gnaphalium-Injektopas® 1 Ampulle Rheuma-Pasc® Injektionslösung

Die nachfolgenden Injektionen werden in größeren Intervallen zunächst noch weiterhin verabfolgt.

Zusatztherapie

- Krankengymnastik
- Massage
- Elektrotherapie

Bei jedem Gespräch mit dem Patienten muß erneut auf die Wichtigkeit der konsequent durchgeführten täglichen Bewegungsübungen hingewiesen werden.

▶ Eigenblutbehandlung mit dem Hämoaktivator-N nach Dr. med. Höveler

Akute Periarthritis humeroscapularis

1.–2. Woche Injektion am Montag, Mittwoch und Freitag	8,0 ml Nativblut plus 1 Ampulle Nigersan® D5 intramuskulär
3.–4. Woche Injektion am Montag und Freitag	8,0 ml Nativblut plus 1 Ampulle Nigersan® D5 intramuskulär
Die nachfolgenden Eigenblutinjektionen werden in größeren Intervallen injiziert.	

Eine **Zusatztherapie** wie unter „Eigenblutinjektion" ist sinnvoll.

Chronische Periarthritis humeroscapularis

Neben der Eigenblutbehandlung werden gleichzeitig nach der Blutentnahme $2 \times 7,5$ g Vitamin C Pascoe intravenös appliziert.

1.–2. Woche Injektion am Montag und Freitag	5,0 ml aktivierte Eigenblutlösung 1 Ampulle Gnaphalium-Injektopas® 1 Ampulle Rheuma-Pasc® Injektionslösung
3.–6. Woche Injektion am Freitag	5,0 ml aktivierte Eigenblutlösung 1 Ampulle Gnaphalium-Injektopas® 1 Ampulle Rheuma-Pasc® Injektionslösung
Monatlich wird als Erhaltungsdosis eine Wiederholungsinjektion durchgeführt.	

Eine **Zusatztherapie** wie unter „Eigenblutinjektion" ist sinnvoll.

▶ Eigenblutinjektion mit hämolysiertem Eigenblut

Bei der chronischen Form der Periarthritis humeroscapularis ist es einen Versuch Wert, über einen Zeitraum von drei Wochen dem Patienten hämolysiertes Eigenblut zu verabreichen. Dabei werden dem Blut keinerlei Medikamentenzusätze beigefügt. Es erfolgen keine Vitamin-C-Infusionen.

1. und 2. Woche Injektion am Montag und Freitag	0,5 ml Ampuwa® (steriles Aqua destillata) plus 2,0 ml Eigenblut Mischung 1–2 Minuten gut durchschütteln*

* Durchschütteln bedeutet in diesem Fall, das Wasser mit dem Blut gut durchzumischen, was durch mehrmaliges langsames Drehen der Spritze um ihre Längsachse und Kippen zu erreichen ist. Dieser Vorgang muß 1 bis 2 Minuten wiederholt werden, bis das Blut fast schwarz und Ausdruck der Hämolyse ist.

In den meisten Fällen tritt innerhalb der drei Wochen eine deutliche Besserung des Zustandes ein. Sollte der Patient jedoch keine Besserung verspüren, kann diese Form der Eigenblutbehandlung abgebrochen werden.

Epicondylitis humeri (Tennisellenbogen)

Ähnlich wie im Schultergelenk können sich am Ellenbogen ebenfalls periartikuläre degenerative Prozesse manifestieren. Sie sind gewöhnlich Folge extremer Überbeanspruchung der Sehnen und Muskelansätze wie z. B. beim Sport oder bei handwerklicher Betätigung. Nicht selten findet man gleichzeitig degenerative Verschleißprozesse im unteren HWS-Bereich. Meist besteht ein deutlicher Druckschmerz im Epicondylusbereich der bis in den Vorderarm ausstrahlen kann. Der Patient klagt außerdem über Bewegungsschmerzen und Kraftlosigkeit in dem betroffenem Arm.

Bei Blockierung der unteren Halswirbelsäule und oberen Brustwirbelsäule ist zunächst eine gezielte Chirotherapie nützlich. Ist eine Chirotherapie nicht erforderlich, erfolgt eine Injektionsbehandlung mit Eigenblut.

▶ Eigenblutinjektion

1.–2. Woche Injektionen am Montag, Mittwoch und Freitag	Mischinjektion subkutan an die Schmerzpunkte 2 Ampullen Notakehl® D5 1 Ampulle Sanuvis® 1 Ampulle Lidocain oder Procain gleichzeitig Mischinjektion intramuskulär 0,5 ml Eigenblut 1 Ampulle Spondylose-Injektopas®
3.–4. Woche Injektionen am Montag und Freitag	Injektionen wie 1.–2. Woche

Je nach Befinden können in größeren Intervallen weitere Injektionen verabfolgt werden, hauptsächlich dann, wenn es sich um ein chronisch rezidivierendes Leiden handelt.

Bei bestehender HWS-Belastung werden auch an die druckschmerzhaften Punkte im Nacken-Schulter-Bereich Injektionen appliziert:

Mischinjektion intrakutan
0,5 ml Eigenblut oder aktivierte Eigenblutlösung plus
1 Ampulle Notakehl® D5
1 Ampulle Sanuvis®
1 Ampulle Lidocain oder Procain

Zusatztherapie

- **Notakehl® D4 Kps.:** 3 × tgl. 1 Kps. vor den Mahlzeiten einnehmen
- **Mapurit® Kps:** morgens und mittags je 1 Kps. nach den Mahlzeiten einnehmen
- **Dulcamara Similiaplex Tropfen:** 4 × tgl. 20 gtt. mit etwas Flüssigkeit einnehmen im täglichen Wechsel mit
  Symphytum Similiaplex Tropfen: 4 × tgl. 20 gtt. mit etwas Flüssigkeit einnehmen
- **Salbenverbände**
  - **Salbenverband mit Kalophön® Salbe**
    Die Salbe wird messerrückendick auf die schmerzhaften Stellen aufgetragen, mit einer Mullkompresse bedeckt und mit einer elastischen Binde fixiert. Verbandswechsel erfolgt alle 8–10 Stunden.
  - **Salbenverband mit Spolera® Salbe und Enelbin®-Paste N**
    Zunächst wird auf die schmerzhafte Stelle Spolera® Salbe aufgetragen und anschließend Enelbin®-Paste N auf eine Kompresse gleichmäßig verteilt und auf die aufgetragene Spolera® Salbe aufgelegt. Das ganze wird mit einer elastischen Binde fixiert. Verbandswechsel erfolgt nach 8 Stunden.
  - **Salbenverband mit Ichthyolsalbe® 40 %**
    Salbe auf die schmerzhafte Stelle auftragen und mit einer Mullkompresse bedecken, die mit einer elastischen Binde fixiert wird. Der Verband wird erst nach 12–24 Stunden gewechselt. Eventuell ist auch das Anlegen eines Kantharidenpflasters am Oberarm für einen Tag sinnvoll.

▶ **Eigenblutbehandlung mit dem Hämoaktivator-N nach Dr. med. Höveler**

1.–2. Woche Injektionen am Montag, Mittwoch und Freitag	Mischinjektion subkutan an die Schmerzpunkte 2 Ampullen Notakehl® D5 1 Ampulle Sanuvis® 1 Ampulle Lidocain oder Procain gleichzeitig Mischinjektion intramuskulär 8,0 ml aktivierte Eigenblutlösung 1 Ampulle Spondylose-Injektopas®
3.–4. Woche Injektionen am Montag und Freitag	Injektionen wie 1.–2. Woche

Bei chronisch rezidivierenden Fällen ist eine monatliche Wiederholungsinjektion adäquat.
Eine **Zusatztherapie** wie unter „Eigenblutinjektion" ist sinnvoll.

Tendovaginitis (Sehnenscheidenentzündung)

Bedingt durch Überbelastung und Traumen oder aufgrund rheumatischer Erkrankungen kann es zur Entzündung des Sehnengleitgewebes kommen. Außerdem können Infektionsfolgen das Krankheitsgeschehen bewirken.
Hierbei sind im Bereich der oberen Extremitäten vorwiegend die Schultergelenkskapsel mitsamt Sehnen, die Sehnen der Mm. flexor carpi ulnaris, flexor digitorum oder extensor pollicis brevis und abductor pollicis longus betroffen. Im Bereich der unteren Extremitäten ist die Achillessehne besonders anfällig.

Klinisches Bild: Es kommt zu schmerzhaften Bewegungseinschränkungen des betroffenen Bereiches mit Darstellung der typischen Entzündungsmerkmale. Bei Befall der Beugesehnen tritt als Folge eine beachtliche Beugehemmung auf.

Therapie: Die Eigenblutbehandlung führt häufig zu einer schnellen Linderung der Beschwerden, besonders dann, wenn mechanische Belastungen die auslösende Ursache waren. Auch als eigenständige oder Begleittherapie bei rheumatischer Grunderkrankung ist der Einsatz der Eigenblutbehandlung sehr sinnvoll.

▶ Eigenblutinjektion

1.–2. Woche Injektionen am Montag, Mittwoch und Freitag	Mischinjektion intrakutan an die Schmerzpunkte 1 Ampulle Notakehl® D5 1 Ampulle Sanuvis® 1 Ampulle Lidocain oder Procain gleichzeitig Mischinjektion intramuskulär 0,5 ml Eigenblut 1 Ampulle Notakehl® D5
ab 3. Woche Injektionen am Montag oder Freitag	Injektionen wie 1.–2. Woche

Je nach Befinden können in größeren Intervallen weitere Injektionen verabfolgt werden, hauptsächlich dann, wenn es sich um ein chronisch rezidivierendes Leiden handelt.

Zusatztherapie

* **Notakehl® D4 Kps.:** 3 × tgl. 1 Kps. vor den Mahlzeiten einnehmen
* **Mapurit® Kps.:** morgens und mittags je 1 Kps. nach den Mahlzeiten einnehmen
* **Symphytum Similiaplex Tropfen:** 6 × tgl. 20 gtt. mit etwas Flüssigkeit einnehmen
* **Tropfenmischung:** Phönix Hydrargyrum, Phönix Kalium nitricum aa 50.0, M. D. S. 1–2 Tage 2stündlich 20 gtt. mit etwas Wasser einnehmen, ab 3. Tag fortlaufend 3 × tgl. 30 gtt.
* **Salbenverbände**
  – **Salbenverband mit Kalophön® Salbe**
    Die Salbe wird messerrückendick auf die schmerzhaften Stellen aufgetragen, mit einer Mullkompresse bedeckt und mit einer elastischen Binde fixiert. Verbandswechsel erfolgt alle 8–10 Stunden.
  – **Salbenverband mit Spolera® Salbe und Enelbin®-Paste N**
    Zunächst wird auf die schmerzhafte Stelle Spolera® Salbe aufgetragen und anschließend Enelbin®-Paste N auf eine Kompresse gleichmäßig verteilt und auf die aufgetragene Spolera® Salbe aufgelegt. Das Ganze wird mit einer elastischen Binde fixiert. Verbandswechsel erfolgt nach 8 Stunden.
  – **Salbenverband mit Ichthyolsalbe® 40 %**
    Salbe auf die schmerzhafte Stelle auftragen und mit einer Mullkompresse bedecken, die mit einer elastischen Binde fixiert wird. Der Verband wird erst nach 12–24 Stunden gewechselt.
* evtl. Ruhigstellung mittels Tapeverband oder Gipsschiene

▶ **Eigenblutinjektion mit hämolysiertem Eigenblut**

1.–2. Woche Injektionen am Montag, Mittwoch und Freitag	Mischinjektion intrakutan an die Schmerzpunkte 1 Ampulle Notakehl® D5 1 Ampulle Sanuvis® 1 Ampulle Lidocain oder Procain gleichzeitig Mischinjektion intramuskulär 1,0 ml Ampuwa® 2,0 ml Eigenblut gut durchschütteln*
ab 3. Woche Injektionen am Montag oder Freitag	Injektionen wie 1.–2. Woche
* Durchschütteln bedeutet in diesem Fall, das Wasser mit dem Blut gut durchzumischen, was durch mehrmaliges langsames Drehen der Spritze um ihre Längsachse und Kippen zu erreichen ist. Dieser Vorgang muß 1 bis 2 Minuten wiederholt werden, bis das Blut als Ausdruck der Hämolyse fast schwarz ist.	

Eine **Zusatztherapie** wie unter „Eigenblutinjektion" ist sinnvoll.

Ischialgie

Der Ischias ist die bei weitem häufigste und neben der Trigeminusneuralgie praktisch wichtigste Neuralgie. Der Ischiasnerv ist der längste Nerv des Körpers. Durch die Eigenart seines Verlaufs und seine Ausbreitung ist er mehr als irgend ein anderer Nerv Entzündungen oder exogenen Traumen ausgesetzt.

Ätiologie: Die Ursachen der Ischialgie sind daher sehr zahlreich und sehr unterschiedlich. Viele Fälle von Ischias entstehen durch Überanstrengung der unteren Extremitäten bei schwerer Arbeit, langer Zeit unbequemen Sitzens und dgl. Eine große Rolle in der Ätiologie der Ischialgien spielen Erkältungen und Durchnässungen. Ebenso können chronische Obstipationen, venöse Stauungen in den Beckenvenen Anlaß zur Entwicklung einer Ischialgie sein. Bekannt sind die Beziehungen des Ischias zu gewissen Stoffwechselstörungen und toxischen Erkrankungen. So tritt z. B. beim Diabetes mellitus nicht selten eine einseitige oder auch doppelseitige Ischialgie auf. Symptomatische Neuralgien im Gebiet des N. ischiadikus sieht man außerdem bei Beckentumoren oder Adnexenerkrankungen.

Wenn die Ischialgie auch Folge verschiedener pathologischer Geschehnisse sein kann, so steht doch fest, daß 90 % der Fälle einen Bandscheibenprolaps oder eine Spondylosis deformans der Lendenwirbelsäule und des Kreuzbeines als Ursache haben.

Klinisches Bild: Die Schmerzen beginnen für gewöhnlich in der Lumbal- und Kreuzbeingegend und ziehen dann allmählich, dem Verlauf des N. ischiadikus folgend, durch die Glutäalgegend und die hintere Fläche des Oberschenkels bis zur Kniekehle und ziehen dann weiter ins Gebiet des M. peronaeus, seltener ins Tibialisgebiet hinab. Die Genauigkeit, mit der viele Kranke mit dem Finger die Ausbreitung der Schmerzen, genau entsprechend dem anatomischen Verlauf der Nerven angeben, ist für die Diagnose „Ischialgie" am meisten kennzeichnend. Die Schmerzen werden als stechend, reißend, bohrend, brennend und dergleichen mehr bezeichnet. Nachts sind die Beschwerden oft stärker als am Tage. Bei Bewegung des

Beines, bei unpassender Lage, bei Druck oder Kaltwerden steigern sich die Beschwerden. Manche Patienten haben in der lateralen Fußkante ein Taubheitsgefühl.
Therapie: Die Beseitigung der Ursache ist zunächst die Basis jeder Therapie.

▶ **Eigenblutinjektion**

Akute Ischialgie

Im M. glutaeus maximus werden 3 bis 4 schmerzhafte Druckpunkte aufgesucht, weiterhin schmerzhafte Druckpunkte im Verlauf des Nerven. Die Schmerzpunkte werden vorsichtig abgetastet und mit einem Farbstift markiert. Die Markierung wird beim Desinfizieren wieder entfernt. Aus der Vene entnimmt man nun 0,5 ml Eigenblut und vermischt es mit einer Ampulle Herzhormon® Dr. Bösser. Mit einer 18er Kanüle werden in die markierten Stellen je eine intrakutane Injektion mit der Eigenblutmischung verabfolgt, so daß eine entsprechende Quaddel entsteht. Diese Form der Therapie stellt bei der akuten Ischialgie eine sehr wirksame Heilmethode dar.
Alternativ: Mischinjektion intrakutan in die Druckschmerzpunkte und segmental mit 1 Ampulle Lidocain oder Procain und 5 Ampullen Notakehl® D5
Zur Unterstützugn den erwähnten intrakutanen Injektionsmethoden wird folgende Eigenblutinjektion durchgeführt.

1.–2. Woche Injektionen am Montag, Mittwoch und Freitag	Mischinjektion intramuskulär 0,5 ml Eigenblut plus 1 Ampulle Rheuma-Pasc® Injektionslösung auf die andere Seite intramuskulär im Wechsel 1 Ampulle Dolo-Injektopas® oder 1 Ampulle Neuralgie-Injektopas®
3.–4. Woche Injektionen am Montag und Freitag	Injektionen wie 1.–2. Woche

Zusatztherapie

◆ **Quentakehl® D3 Supp.:** vor dem Schlafengehen 1 Supp. einführen
◆ **Notakehl® D4 Kps.:** 3 × tgl. 1 Kps. vor den Mahlzeiten
◆ **Vitamin C:** 2 TL Ascorbinsäure Plv. über den Tag verteilt mit Saft einnehmen
◆ **Tropfenmischung:** Phönix Hydrargyrum, Phönix Kalium nitricum aa 50.0, M. D. S. 2stündlich 30 gtt., ab 2. Tag 4 × tgl. 30 gtt.
◆ **Äußerliche Maßnahmen:**
Zwei Hände voll Kochsalz werden mit Wasser zu einem Brei verrührt und auf die schmerzenden Stellen aufgetragen. Die Einwirkungszeit darf nicht länger wie drei Minuten betragen. Dann wird der Salzbrei abgewaschen und die schmerzenden Stellen mit Phönix Kalantol-A oder Hocura®-Spondylose novo Salbe eingerieben.

Chronische Ischialgie

Die nachfolgenden intrakutane Injektionen in die Druckschmerzpunkte oder segmental werden in der ersten Woche zweimal und später einmal wöchentlich verabfolgt.
1 Ampulle Lidocain oder Procain
5 Ampullen Notakehl® D5

Zur Unterstützung der erwähnten intrakutanen Injektionsmethoden wird eine Eigenblutinjektion durchgeführt.

1.–2. Woche Injektionen am Montag und Freitag	Mischinjektion intramuskulär 2,0 ml Eigenblut 1 Ampulle Rheuma-Pasc® Injektionslösung auf die andere Seite intramuskulär im Wechsel 1 Ampulle Dolo-Injektopas® oder 1 Ampulle Neuralgie-Injektopas®
3.–6. Woche Injektionen am Freitag	Injektionen wie 1.–2. Woche

Die Injektionen werden bis zur Behebung der Beschwerden, allerdings nach der sechsten Woche in größeren Intervallen, verabreicht.

▶ **Eigenblutbehandlung mit dem Hämoaktivator-N nach Dr. med. Höveler**

Akute Ischialgie

1.–2. Woche Injektionen am Montag, Mittwoch und Freitag	8,0 ml aktivierte Eigenblutlösung plus 1 Ampulle Rheuma-Pasc® Injektionslösung auf die andere Seite intramuskulär im Wechsel 1 Ampulle Dolo-Injektopas® oder 1 Ampulle Neuralgie-Injektopas®
3.–4. Woche Injektionen am Montag und Freitag	Injektionen wie 1.–2. Woche

Eine **Zusatztherapie** wie unter „Eigenblutinjektion" ist sinnvoll.

Chronische Ischialgie

1.–2. Woche Injektionen am Montag und Freitag	8,0 ml aktivierte Eigenblutlösung 1 Ampulle Rheuma-Pasc® Injektionslösung auf die andere Seite intramuskulär im Wechsel 1 Ampulle Dolo-Injektopas® oder 1 Ampulle Neuralgie-Injektopas®
4.–6. Woche Injektionen am Montag **oder** Freitag	Injektionen wie 1.–2. Woche

Nach der sechsten Woche erfolgen die Injektionen in größeren Intervallen, bis die Beschwerden behoben sind.

▶ **Eigenblutinjektion mit hämolysiertem Eigenblut**

Bei therapieresistenten Fällen ist die Durchführung einer hämolysierten Eigenblutbehandlung zu empfehlen. Wenn nach der dritten Injektion keine deutliche Besserung eingetreten ist, dann sollte mit einer anderen Form der Eigenblutbehandlung weiter fortgefahren werden.

1. und 2. Woche Injektion am Montag und Freitag	1,0 ml Ampuwa® plus 2,0 ml Eigenblut Mischung eine Minute gut durchschütteln

4.17.4 Neuralgien

Trigeminusneuralgie

Es treten anfallsweise blitzartig einschießende einseitige Schmerzen im Gebiet des Nervus trigeminus auf. Als Ursache werden diskutiert Entmarkungsherde an der Nervenwurzel bei Multipler Sklerose, Tumor des Nervus trigeminus, Intoxikationen, Stoffwechselerkrankungen, Aneurysma der A. carotis interna oder Infektionskrankheiten. Betroffen ist vorwiegend der 2. und 3. Trigeminusast.

Klinisches Bild: Es bestehen äußerst heftige Schmerzen, die nur wenige Sekunden, manchmal auch wenige Minuten anhalten können. Nach der Schmerzattacke kann im Bereich des betroffenen Hautbezirkes eine Rötung auftreten. Es kommt in vielen Fällen zu einer starken Sekretion der Tränen-, Nasen- und Speicheldrüsen.

Therapie: Neben den üblichen allopathischen Medikationen wie Carbamazepin® oder Imipramin® sollte der Versuch unternommen werden, durch eine geeignete Eigenblutbehandlung den Verlauf der Trigeminusneuralgie günstig zu beeinflussen, vor allen Dingen die Häufigkeit der Schmerzattacken zu reduzieren.

▶ **Eigenblutinjektion**

Nach akutem Schmerzanfall 1.–3. Tag	4 Ampullen Quentakehl® D5 langsam i. v.; zusätzlich intramuskulär 0,5 ml Eigenblut 1 Ampulle Quentakehl® D5 zusätzlich auf die andere Gesäßseite i. m. Neurovit-Injektopas® im Wechsel mit Vitamin B-Komplex-Injektopas®
weitere Injektionen werden 2 × wöchentlich durchgeführt	2 Ampullen Quentakehl® D5 langsam i. v.; zusätzlich intramuskulär 0,5 ml Eigenblut 1 Ampulle Quentakehl® D5 zusätzlich auf die andere Gesäßseite i. m. Neurovit-Injektopas® im Wechsel mit Vitamin B-Komplex-Injektopas®

Es sollten insgesamt 12–15 Eigenblutinjektionen durchgeführt werden, wobei als Erhaltungsdosis monatlich eine Wiederholungsinjekton erfolgt.

Zusatztherapie

◆ **Quentakehl® D4 Kps.:** 3 × tgl. 1 Kps. vor den Mahlzeiten einnehmen
◆ **Latensin® Kps. stark:** montags 1 Kps. nüchtern einnehmen und drei Stunden nüchtern bleiben

- **Leptospermusan® Tropfen:** 3 × tgl. 20 gtt.
  oder
  Aconitum Similiaplex Tropfen: 3 × 20 gtt.
  im tgl. Wechsel mit
  Dioscorea Similiaplex Tropfen: 3 × 20 gtt.

▶ Eigenblutbehandlung mit dem Hämoaktivator-N nach Dr. med. Höveler

Haferkamp wies in seinen Ausführungen bereits darauf hin, daß besonders bei der Trigeminusneuralgie durch Injektionen von UV-bestrahltem Eigenblut gute Erfolge zu verzeichnen waren. Es wurden dabei im fünftägigen Abstand 2,0–5,0 ml UV-bestrahltes Eigenblut injiziert.

Nach akutem Schmerzanfall 1.–3. Tag	4 Ampullen Quentakehl® D5 langsam i. v.; zusätzlich intramuskulär 10,0 ml aktivierte Eigenblutlösung zusätzlich auf die andere Gesäßseite i. m. Neurovit-Injektopas® im Wechsel mit Vitamin B-Komplex-Injektopas®
weitere Injektionen werden 2 × wöchentlich durchgeführt	Injektionen wie 1.–3. Tag

Eine **Zusatztherapie** wie unter „Eigenblutinjektion" ist sinnvoll.

Interkostalneuralgie

Im Bereich eines oder mehrerer Interkostalnerven können anfallsartige anhaltende Schmerzen in den entsprechenden Interkostalräumen auftreten. Die Ursachen sind oftmals Veränderungen im Bereich der Rippen durch Frakturen, Periostitis, Wirbelsäulenerkrankungen, Tumoren oder auch eine Pleuritis. Es kann sich genauso ganz einfach um eine Zerrung handeln, wie es oftmals beim Hausputz der Hausfrauen vorkommt und die Folge eine Interkostalneuralgie ist.

Charakteristisch sind Schmerzen bei bestimmten Drehungen und Bewegungsabläufen, die je nach auslösende Ursache mehr oder weniger stark sein können.

▶ Eigenblutinjektion

Zur Unterstützung aller sonstigen therapeutischen Maßnahmen ist die Eigenbluttherapie sehr sinnvoll und hilfreich.

1. und 2. Tag	2 Ampullen Quentakehl® D5 langsam i. v.; zusätzlich intramuskulär 0,5 ml Eigenblut 1 Ampulle Quentakehl® D5 zusätzlich auf die andere Gesäßseite i. m. Neurovit-Injektopas® im Wechsel mit Vitamin B-Komplex-Injektopas®
weitere Injektionen werden 2 × wöchentlich durchgeführt	Injektionen wie 1. und 2. Tag

Es sollten insgesamt 12 Eigenblutinjektionen durchgeführt werden, wobei als Erhaltungsdosis monatlich eine Wiederholungsinjektion erfolgt.

Zusatztherapie

◆ **Quentakehl® D4 Kps.:** 3 × tgl. 1 Kps. vor den Mahlzeiten einnehmen
◆ **Latensin® Kps. stark:** montags 1 Kps. nüchtern einnehmen und drei Stunden nüchtern bleiben
◆ **Aconitum Similiaplex Tropfen:** 3 × 20 gtt.
  im tgl. Wechsel mit
  Dioscorea Similiaplex Tropfen: 3 × 20 gtt.

▶ **Eigenblutbehandlung mit dem Hämoaktivator-N nach Dr. med. Höveler**

1. und 2. Tag	2 Ampullen Quentakehl® D5 langsam i. v.; zusätzlich intramuskulär: 10,0 ml aktivierte Eigenblutlösung und auf die andere Gesäßseite Neurovit-Injektopas® im Wechsel mit Vitamin B-Komplex-Injektopas®
weitere Injektionen werden 2 × wöchentlich durchgeführt	Injektionen wie 1. und 2. Tag

Eine **Zusatztherapie** wie unter „Eigenblutinjektion" ist sinnvoll.

4.18 Erkrankungen der Haut

Die Behandlung mit Eigenblut spielt bei sehr vielen Hauterkrankungen eine bedeutsame Rolle. Durch das Zusammenspiel von humoralen und nervalen Faktoren kommt es zu einer mehr oder minder starken Reaktionsweise. Dies wiederum bewirkt eine veränderte Reaktionslage und setzt damit Heilungsprozesse in Gang. Durch Kombination von Eigenblut und verschiedenen Zusätzen wie z. B. Sulfur, Acid. formicicum, Thuja usw. ist es vor allen Dingen die Immunmodulation, die zu einer wesentlichen Verbesserung der körpereigenen Abwehr führt und damit sinnvoll auf die Hauterkrankungen einwirkt. Schon 1913 publizierte der Dermatologe Spiethoff seine Erfahrungen, die er bei der Behandlung verschiedener Hautkrankheiten mit Eigenblut gewonnen hatte. Spiethoff unterschied drei unterschiedliche Verfahren der Eigenblutbehandlung:

• die Eigenserummethode
• die intramuskuläre Reinjektion von unbehandeltem Nativblut
• die venöse Reinjektion von Eigenblut nach unmittelbar vorhergegangenem Aderlaß

Diese unterschiedlichen Eigenblutverfahren wurden von Spiethoff und vielen anderen bedeutenden Dermatologen über Jahrzehnte zur Behandlung der verschiedenen Hauterkrankungen erfolgreich eingesetzt. Durch das Aufkommen neuer Therapiemethoden und die Entwicklung stark wirksamer Arzneien wurde die Eigenblutbehandlung in der Dermatologie zunächst verdrängt, um seit einigen Jahren wieder eine neuen Renaissance zu erleben.

4.18.1 Bakterielle Hauterkrankungen

Furunkel

Es handelt sich hierbei um eine von der Haarbalgdrüse ausgehende eitrige Entzündung, meist durch Staphylokokken ausgelöst. Dabei entzündet sich nicht nur der Follikel, sondern es kommt auch zu einer infiltrierenden Entzündung des perifolikulären Gewebes. Die Furunkel können an jeder beliebigen Stelle auftreten, sofern Haarfollikel vorhanden sind. Die Hauptlokalisation ist der Nacken. In zweiter Linie kommen in Betracht: Rücken, Gesäß, Gesicht, untere Extremitäten. Furunkel können dort, wo ein mechanischer Druck auf die Haut ausgeübt wird, solitär auftreten. Es gibt aber auch solche, die sich über den ganzen Organismus ausbreiten können, man spricht dann von einer chronischen Furunkulose. Die eigentliche Entstehungsursache der Furunkel ist bis heute noch nicht endgültig geklärt. Mit Sicherheit spielen dispositionelle Gegebenheiten, Stoffwechselstörungen und ungünstige Immunverhältnisse bei der Entstehung eines Furunkels eine wesentliche Rolle.

Klinisches Bild: Zunächst zeigen sich an den Haarfollikeln reiskorngroße eitrige Pusteln, die sich dann zu einem druck- und spontanschmerzhaften Knoten ausweiten, der bis zur Subkutis reichen kann. Es zeigen sich die typischen Zeichen einer Entzündung. Im weiteren Verlauf kommt es zur zentralen Einschmelzung und zur Spontanentleerung nach außen. Während der Knoten „heranreift" kann es zur Temperaturerhöhung kommen. Ansonsten kann eine Lymphangitis in Verbindung mit einer Lymphadenitis auftreten. Eine Anhäufung von Furunkeln kann zu einem Karbunkel führen.

Therapie: Die Eigenblutbehandlung der Furunkulose hat diese Therapieform populär gemacht. So injizierten *Spiethoff* und später auch *Haferkamp* zunächst kleinere Mengen Eigenblut, in dem sie jeden 3. Tag eine Eigenblutinjektion verabreichten mit 1,0 ml intramuskulär beginnend und langsam auf 10,0 ml Eigenblut steigend. Nach der fünften Injektion wurden die Injektionsintervalle auf 5 Tage erhöht. Bei einem akuten Solitärfurunkel gaben sie zweimal hintereinander in 24stündigen Abständen je 10,0 ml unverändertes Eigenblut intramuskulär.

Viele Autoren haben auf die beeindruckende Einwirkung der Eigenblutbehandlung bei Furunkulose und auf das Solitärfurunkel hingewiesen. Sie haben die Wirksamkeit dieser Therapieform an Hand unzähliger Erfolge belegt, sie gelten daher auch als Pioniere der Eigenbluttherapie: *August Bier, Spiethoff, Koschade* und *Haferkamp.*

Wenn auch heute bei der Entstehung eines Karbunkels sofort Antibiotika verabfolgt wird, was auch zwingend notwendig ist, sollte während und nach der Antibiotikatherapie die Eigenbluttherapie eingesetzt werden. Hierbei hat sich vorwiegend die Behandlung mit aktiviertem Eigenblut ohne medikamentöse Zusätze am Besten bewährt. Auch die Anwendung von hämolysiertem Eigenblut ist sehr von Nutzen.

▶ **Potenziertes Eigenblut für Kinder**

Häufigkeit	Eigenblutpotenz	Dosierung
1×/Woche über 6 Wochen	Anfertigung einer C7 Potenz	5 Tropfen auf die Zunge
1×/Woche über 6 Wochen	Anfertigung einer C9 Potenz	5 Tropfen auf die Zunge
1×/Woche über 6 Wochen	Anfertigung einer C12 Potenz	5 Tropfen auf die Zunge

Zusatztherapie

- **Notakehl® D5 Tbl.:** 3 × tgl. 1 Tbl. $\frac{1}{2}$ Stunde vor den Mahlzeiten einnehmen nach vier Wochen werden die Notakehl® D5 Tbl. abgesetzt und ersetzt durch: **Utilin® Kps. schwach–stark:** montags 1 Kps. nüchtern einnehmen und drei Stunden nüchtern bleiben
- **Latensin® Kps. schwach–stark:** freitags 1 Kps. nüchtern einnehmen und drei Stunden nüchtern bleiben
- **Sanuvis® Tropfen:** über den gesamten Zeitraum 3 × tgl. 20 Tropfen mit $\frac{1}{2}$ Glas Wasser vor den Mahlzeiten einnehmen
- **Tee:** zur Ausleitung; auf ausreichende Flüssigkeitszufuhr achten
  Herba Urtica, Radix Taraxaci cum herb., Fructus Cynosbati, Fructus Anisi aa 30.0, M. f. spec.
  Teemischung für Kinder D. S. 1 Teelöffel auf 1 Tasse Wasser als Aufguß, 5 Minuten ziehen lassen; morgens und abends je 1 Tasse trinken

Prophylaktische Maßnahmen

- Unbedingt auf Reinlichkeit achten.
- Täglicher Wäschewechsel ist unumgänglich.
- Häufiges Duschen oder Baden unter Verwendung saurer Syndets ist notwendig.
- Täglicher Handtuchwechsel ist erforderlich.
- Fingernägel müssen kurz geschnitten werden.

▶ **Eigenblutinjektion**

Akutes Solitärfurunkel

1.–3. Tag	Mischinjektion intramuskulär 2,0 ml Eigenblut 1 Ampulle Myristica sebifera D6

Zusatztherapie

- **Hepar sulfuris D3:** im akuten Fall halbstündlich 1 Tbl. im Mund zergehen lassen
- **Myristica sebifera D2:** im akuten Fall halbstündlich 1 Tbl. im Mund zergehen lassen
- **Tee:** zur Ausleitung, viel Flüssigkeitszufuhr
  Herba Urtica, Radix Taraxaci cum herb, Fructus Cynosbati, Fructus Anisi aa 30.0, M. f. spec. D. S. 1 Teelöffel auf 1 Tasse Wasser als Aufguß, 5 Minuten ziehen lassen; morgens und abends je 1 Tasse trinken

- **Phönix-Entgiftungstherapie** nach Spontanöffnung und Entleerung des Solitär-
  furunkels drei Tage Anregung der Leber-Galle-Funktion und Ausleitung über
  den Darm durch Phönix Phönohepan
  drei Tage Aktivierung der Nierenfunktion durch Phönix Solidago
  drei Tage Steigerung der körpereigenen Abwehr und verstärkte Ausscheidung
  über die Haut durch Phönix Antitox
  Dieser Zyklus ist bis zu einer Gesamtdauer von 45 Tagen zu wiederholen.

Akute Furunkulose

1.–2. Woche Injektionen am Montag, Mittwoch und Freitag	0,5 ml Eigenblut 1 Ampulle Notakehl® D5 intramuskulär, nach der Blutentnahme werden 2 Ampullen Notakehl® D5 intravenös appliziert
3.–6. Woche Injektionen am Montag und Freitag	0,5 ml Eigenblut 1 Ampulle Sanukehl® Staph D5 intramuskulär; zugleich auf die andere Seite intramuskulär 1 Ampulle Citrokehl®

Zusatztherapie

- **Notakehl® D4 Kps.:** 3 × tgl. 1 Kps. ½ Stunde vor den Mahlzeiten einnehmen
  nach vier Wochen werden die Notakehl® D4 Kps. abgesetzt und ersetzt durch
  Utilin® Kps. schwach–stark: montags 1 Kps. nüchtern einnehmen und drei Stunden nüchtern bleiben
- **Latensin® Kps. schwach–stark:** freitags 1 Kps. nüchtern einnehmen und drei
  Stunden nüchtern bleiben
- **Sanuvis® Tropfen:** über den gesamten Zeitraum 3 × tgl. 20 Tropfen mit ½ Glas
  Wasser vor den Mahlzeiten einnehmen
- **Phönix-Entgiftungstherapie** nach Spontanöffnung und Entleerung des Solitär-
  furunkels
  drei Tage Anregung der Leber-Galle-Funktion und Ausleitung über den Darm
  durch Phönix Phönohepan
  drei Tage Aktivierung der Nierenfunktion durch Phönix Solidago
  drei Tage Steigerung der körpereigenen Abwehr und verstärkte Ausscheidung
  über die Haut durch Phönix Antitox
  Dieser Zyklus ist bis zu einer Gesamtdauer von 45 Tagen zu wiederholen.
- **ausreichende Flüssigkeitszufuhr** von mindestens zwei Liter Flüssigkeit täglich;
  nur dann ist eine ausreichende Entgiftungsleistung des Organismus realisierbar

Chronische Furunkulose

1.–4. Woche Injektionen am Montag und Freitag	0,5 ml Eigenblut 1 Ampulle Notakehl® D5 intramuskulär; nach der Blutentnahme werden 2 Ampullen Notakehl® D5 intravenös appliziert

→

5.–8. Woche Injektionen am Montag und Freitag	0,5 ml Eigenblut 1 Ampulle Sanukehl® Staph D5 intramuskulär; zugleich auf die andere Seite intramuskulär 1 Ampulle Citrokehl®

Zusatztherapie

* **Notakehl® D4 Kps.:** 3 × tgl. 1 Kps. $\frac{1}{2}$ Stunde vor den Mahlzeiten einnehmen nach vier Wochen werden die Notakehl® D4 Kps. abgesetzt und ersetzt durch: **Utilin® Kps. schwach–stark:** montags 1 Kps. nüchtern einnehmen und drei Stunden nüchtern bleiben
* **Latensin® Kps. schwach–stark:** freitags 1 Kps. nüchtern einnehmen und drei Stunden nüchtern bleiben
* **Sanuvis® Tropfen:** über den gesamten Zeitraum 3 × tgl. 20 Tropfen mit $\frac{1}{2}$ Glas Wasser vor den Mahlzeiten einnehmen
* **Phönix-Entgiftungstherapie** zur Rezidivprophylaxe
  drei Tage Anregung der Leber-Galle-Funktion und Ausleitung über den Darm durch Phönix Phönohepan
  drei Tage Aktivierung der Nierenfunktion durch Phönix Solidago
  drei Tage Steigerung der körpereigenen Abwehr und verstärkte Ausscheidung über die Haut durch Phönix Antitox
  Dieser Zyklus ist bis zu einer Gesamtdauer von 45 Tagen zu wiederholen.

▶ Eigenblutbehandlung mit dem Hämoaktivator-N nach Dr. med. Höveler

Akute Furunkulose

In vielen alten Fachbüchern der Chirurgie und Dermatologie wird immer wieder auf die erfolgreiche Behandlung der Furunkulose mit UV-bestrahltem Blut hingewiesen.

1.–2. Woche Injektionen am Montag, Mittwoch und Freitag	8,0 ml aktivierte Eigenblutlösung 1 Ampulle Notakehl® D5 intramuskulär; nach der Blutentnahme werden 2 Ampullen Notakehl® D5 intravenös appliziert
3.–6. Woche Injektionen am Montag und Freitag	8,0 ml aktivierte Eigenblutlösung 1 Ampulle Sanukehl® Staph D5 intramuskulär; zugleich auf die andere Seite intramuskulär 1 Ampulle Citrokehl®

Eine **Zusatztherapie** wie unter „Eigenblutinjektion" ist sinnvoll.

Chronische Furunkulose

Selbst hartnäckige, anscheinend unbeeinflußbare Fälle von Furunkulose mit und ohne Fieber, reagieren in überzeugender, schlagartiger Weise.

1.–4. Woche Injektionen am Montag und Freitag	8,0 ml aktivierte Eigenblutlösung 1 Ampulle Notakehl® D5 intramuskulär; nach der Blutentnahme werden 2 Ampullen Notakehl® D5 intravenös appliziert
5.–8. Woche Injektionen am Montag **oder** Freitag	8,0 ml aktivierte Eigenblutlösung 1 Ampulle Sanukehl® Staph D5 intramuskulär; zugleich auf die andere Seite intramuskulär 1 Ampulle Citrokehl®

Eine **Zusatztherapie** wie unter „Eigenblutinjektion" ist sinnvoll.

▶ **Eigenblutinjektion mit hämolysiertem Eigenblut**

Akute Furunkulose

Insbesondere bei ausgedehnter Furunkulose ist die Durchführung der hämolysierten Eigenbluttherapie sehr zu empfehlen. Man ist selbst immer wieder überrascht und erstaunt, wie schnell ein Rückgang der Symptome zu beobachten ist.

1. Woche Injektion am Montag, Mittwoch und Freitag	1,0 ml Ampuwa® plus 2,0 ml Eigenblut i. m. Mischung eine Minute gut durchschütteln
2.–4. Woche Injektion am Montag und Freitag	1,0 ml Ampuwa® plus 2,0 ml Eigenblut i. m. Mischung eine Minute gut durchschütteln

Eine **Zusatztherapie** wie unter „Eigenblutinjektion" ist sinnvoll.

Chronische Furunkulose

1. Woche Injektion am Montag, Mittwoch und Freitag	1,0 ml Ampuwa® plus 2,0 ml Eigenblut i. m. Mischung eine Minute gut durchschütteln
2.–4. Woche Injektion am Montag und Freitag	1,0 ml Ampuwa® plus 2,0 ml Eigenblut i. m. Mischung eine Minute gut durchschütteln

Eine **Zusatztherapie** wie unter „Eigenblutinjektion" ist sinnvoll.

Abszeß

Der Abszeß stellt eine Eiteransammlung in einer nicht vorgebildeten Höhle dar. Die Erreger sind in den meisten Fällen Staphylokokken.
Neben den typischen Entzündungszeichen weist der Abszeß beim Heranreifen eine Fluktuation auf. Es kann zur Ausbildung einer Abszeßmembran kommen und zum Fieberanstieg. Je nachdem, wo der Abszeß sich entwickelt, ist nicht nur das Allgemeinbefinden beträchtlich gestört, sondern es können auch erhebliche Funktionseinschränkungen eintreten.

 Abszesse müssen chirurgisch behandelt werden.

Es empfiehlt sich aber, prä- und postoperativ den Reifungs- bzw. Heilprozeß zu fördern. Wichtig ist auch die Rezidivprophylaxe und dafür ist die Eigenblutbehandlung sehr gut geeignet.

▶ Eigenblutinjektion

1.–4. Woche Injektion am Montag, Mittwoch und Freitag	2,0 ml Eigenblut 1 Ampulle Lymphdiaral-Injektopas®
5.–6. Woche Injektion am Montag und Freitag	2,0 ml Eigenblut 1 Ampulle Lymphdiaral-Injektopas®

Zusatztherapie

* **Hepar sulfuris Similiaplex Tbl.:** zur beschleunigten Reifung stdl. 1 Tbl. im Mund zergehen lassen
* **Mercurius solubilis Similiaplex Tbl.:** zur beschleunigten Resorption 3 × tgl. 2 Tbl. im Mund zergehen lassen
* **Pascotox® Tropfen:** 5 × tgl. 30 gtt. mit Flüssigkeit einnehmen
* **Lymphdiaral® Basistropfen:** 4 × tgl. 20 gtt. mit Flüssigkeit einnehmen
* **Vitamin C:** 2 TL Ascorbinsäure Plv. über den Tag verteilt mit Saft einnehmen
* **viel Flüssigkeitszufuhr** zur Ausleitung
  Herba Urtica, Radix Taraxaci cum herb., Fructus Cynosbati, Fructus Anisi aa 30,0, M. f. spec. D. S. 1 Teelöffel auf 1 Tasse Wasser als Aufguß, 5 Minuten ziehen lassen; morgens und abends je 1 Tasse trinken

▶ Eigenblutbehandlung mit dem Hämoaktivator-N nach Dr. med. Höveler

1.–4. Woche Injektion am Montag, Mittwoch und Freitag	8,0 ml aktivierte Eigenblutlösung 1 Ampulle Lymphdiaral-Injektopas®
5.–6. Woche Injektion am Montag oder Freitag	8,0 ml aktivierte Eigenblutlösung 1 Ampulle Lymphdiaral-Injektopas®

Eine **Zusatztherapie** wie unter „Eigenblutinjektion" ist sinnvoll.

▶ Eigenblutinjektion mit hämolysiertem Eigenblut

1. Woche Injektion am Montag, Mittwoch und Freitag	1,0 ml Ampuwa® plus 2,0 ml Eigenblut i. m. Mischung eine Minute gut durchschütteln
2.–4. Woche Injektion am Montag und Freitag	1,0 ml Ampuwa® plus 2,0 ml Eigenblut i. m. Mischung eine Minute gut durchschütteln

Bei allen Formen septischer Prozesse wird die Eigenblutbehandlung als unterstützende Maßnahme immer wieder empfohlen. Sie trägt nicht nur zu einem viel schnelleren Heilungsverlauf bei, sondern bewirkt ferner die Vermeidung von Rezidiven. Eine **Zusatztherapie** wie unter „Eigenblutinjektion" ist sinnvoll.

Phlegmone

Die flächenhaft fortschreitende eitrige Entzündung im Unterhautzellgewebe wird meist durch hämolysierende Streptokokken ausgelöst. Ausgangspunkt sind Mikrotraumen

Klinisches Bild: Neben dem klinischen Verlaufsbild einer örtlichen akuten Entzündung kommt es zum Fieberanstieg und den damit verbundenen Allgemeinstörungen. Je nach Streptokokkenart, was durch Abstrich abgeklärt werden muß, sind die Folgeerkrankungen von Bedeutung.

Therapie: Nach Heranreifen der Phlegmone, was sich nach Außen durch die Fluktuation darstellt, wird der chirurgische Eingriff unter Antibiotikaschutz vorgenommen. Durch prä- und postoperative Eigenblutbehandlung in Kombination mit Vitamin-C-Gaben, lassen sich möglicherweise auftretende Folgeerscheinungen, wie z. B. Gelenkrheumatismus, Endokarditis oder Glomerulonephritis vermeiden.

▶ **Eigenblutinjektion**

1.–4. Woche Injektionen am Montag, Mittwoch und Freitag	2,0 ml Eigenblut 1 Ampulle Lymphdiaral-Injektopas® i.m.; nach der Blutentnahme werden 7,5 g Vitamin C infundiert
5.–6. Woche Injektionen am Montag und Freitag	Injektionen wie 1.–4. Woche

Zusatztherapie

* **Vitamin C:** 2 TL Ascorbinsäure Plv. über den Tag verteilt mit Saft einnehmen
* **Hepar sulfuris Similiaplex Tbl.:** zur beschleunigten Reifung stdl. 1 Tbl. im Mund zergehen lassen
* **Mercurius solubilis Similiaplex Tbl.:** zur beschleunigten Resorption 3 × tgl. 2 Tbl. im Mund zergehen lassen
* **Pascotox® Tropfen:** 5 × tgl. 30 gtt. mit Flüssigkeit einnehmen
* **Lymphdiaral® Basistropfen:** 4 × tgl. 20 gtt. mit Flüssigkeit einnehmen
* **viel Flüssigkeitszufuhr** zur Ausleitung
  Herba Urtica, Radix Taraxaci cum herb., Fructus Cynosbati, Fructus Anisi aa 30.0, M. f. spec. D. S. 1 TL auf 1 Tasse Wasser als Aufguß, 5 Minuten ziehen lassen; morgens und abends je 1 Tasse trinken

▶ **Eigenblutbehandlung mit dem Hämoaktivator-N nach Dr. med. Höveler**

1.–4. Woche Injektionen am Montag, Mittwoch und Freitag	8,0 ml aktivierte Eigenblutlösung 1 Ampulle Lymphdiaral-Injektopas® i.m.; nach der Blutentnahme werden 7,5 g Vitamin C infundiert
5.–6. Woche Injektionen am Montag oder Freitag	Injektionen wie 1.–4. Woche

Eine **Zusatztherapie** wie unter „Eigenblutinjektion" ist sinnvoll.

Follikulitis

Die Ausbreitung der Staphylokokkeninfektion des oberen Haarfollikels wird durch Schweiß und heißes Klima begünstigt.

Es entwickeln sich im Bart und Nackenbereich kleine rote papulöse und pustulöse Läsionen, die sich später zu harten, dunkelroten Knötchen entwickeln können und mit sehr starkem Juckreiz verbunden sind.

Zunächst Abklärung ob bakterielle oder mykotische Infektion besteht. Bei beiden Infektionsformen ist die Anwendung der Eigenbluttherapie sinnvoll, nur die Medikamentenzusätze sind unterschiedlicher Art.

▶ Eigenblutinjektion

Zunächst werden 3mal wöchentlich 1 Ampulle Notakehl® D5 intravenös verabreicht und gleichzeitig 1 Ampulle Notakehl® D5 intramuskulär. Nach zwei Wochen wird mit der Eigenblutinjektion begonnen.

1.–4. Woche Injektion am Montag, Mittwoch und Freitag	2,0 ml Eigenblut 1 Ampulle Sanukehl® Staph D5
5.–6. Woche Injektion am Montag und Freitag	2,0 ml Eigenblut 1 Ampulle Sanukehl® Staph D5

Zusatztherapie

* **Notakehl® D4 Kps.:** 3 × tgl. 1 Kps. ½ Stunde vor den Mahlzeiten einnehmen nach sechs Wochen werden die Notakehl® D4 Kps. abgesetzt und ersetzt durch:
  Utilin® Kps. schwach–stark: montags 1 Kps. nüchtern einnehmen und drei Stunden nüchtern bleiben
* **Latensin® Kps. schwach–stark:** freitags 1 Kps. nüchtern einnehmen und drei Stunden nüchtern bleiben
* **Sanuvis® Tropfen:** über den gesamten Zeitraum 3 × tgl. 40–60 gtt. mit ½ Glas Wasser vor den Mahlzeiten einnehmen
* **Phönix-Entgiftungstherapie** zur Rezidivprophylaxe
  drei Tage Anregung der Leber-Galle-Funktion und Ausleitung über den Darm durch Phönix Phönohepan
  drei Tage Aktivierung der Nierenfunktion durch Phönix Solidago
  drei Tage Steigerung der körpereigenen Abwehr und verstärkte Ausscheidung über die Haut durch Phönix Antitox
  Dieser Zyklus ist bis zu einer Gesamtdauer von 45 Tagen zu wiederholen.
* **viel Flüssigkeitszufuhr** zur Ausleitung
  Herba Urtica, Radix Taraxaci cum herb., Fructus Cynosbati, Fructus Anisi aa 30.0, M. f. spec. D. S. 1 TL auf 1 Tasse Wasser als Aufguß, 5 Minuten ziehen lassen; morgens und abends je 1 Tasse trinken

▶ Eigenblutbehandlung mit dem Hämoaktivator-N nach Dr. med. Höveler

Zunächst werden 3mal wöchentlich 1 Ampulle Notakehl® D5 intravenös verabreicht und gleichzeitig 1 Ampulle Notakehl® D5 intramuskulär. Nach zwei Wochen wird mit der aktivierten Eigenblutinjektion begonnen.

1.–4. Woche Injektion am Montag, Mittwoch und Freitag	8,0 ml aktivierte Eigenblutlösung 1 Ampulle Sanukehl® Staph D5
5.–6. Woche Injektion am Montag oder Freitag	8,0 ml aktivierte Eigenblutlösung 1 Ampulle Sanukehl® Staph D5

Wenn es erforderlich erscheint, kann monatlich eine Wiederholungsinjektion erfolgen, damit es zu einer Stabilisierung des dermatologischen Krankheitsbildes kommt. Eine **Zusatztherapie** wie unter „Eigenblutinjektion" ist sinnvoll.

▶ Eigenblutinjektion mit hämolysiertem Eigenblut

1. Woche Injektion am Montag, Mittwoch und Freitag	1,0 ml Ampuwa® plus 2,0 ml Eigenblut i. m. Mischung eine Minute gut durchschütteln
2.–4. Woche Injektion am Montag und Freitag	1,0 ml Ampuwa® plus 2,0 ml Eigenblut i. m. Mischung eine Minute gut durchschütteln

Eine **Zusatztherapie** wie unter „Eigenblutinjektion" ist sinnvoll.

Erysipel (Wundrose)

Das Erysipel ist eine durch β-hämolysierende Streptokokken der Gruppe A oder auch durch Staphylokokkus aureus ausgelöste Infektion, die sich in den Lymphspalten der Epidermis und Cutis ausbreitet. Die Eintrittspforten sind kleine Verletzungen der Haut wie z. B. Schürfwunden, Rhagaden und Schnittwunden. Nach einer kurzen Inkubationszeit von wenigen Stunden bis zu zwei Tagen beginnt das Krankheitsgeschehen.

Klinisches Bild: Plötzlicher Beginn mit Schüttelfrost und hohem Fieber, Kopfschmerzen und starkem Krankheitsgefühl. Auffallend ist ein leuchtend rotes Erythem an der Infektionsstelle. Es besteht die Gefahr der Weiterleitung entlang der Lymphspalten mit der Folge einer Lymphangitis und einer regionalen Lymphknotenschwellung.

Therapie: *Haferkamp* hat in seinem Buch „Eigenbluttherapie" sehr ausführlich über die Eigenblutbehandlung des Erysipels berichtet. Man gab beim ersten Auftreten der Symptome sofort 10 ml Nativblut intramuskulär, wobei diese Injektion alle 24 Stunden wiederholt wurde. Bereits nach der ersten Injektion trat eine deutliche Besserung des Allgemeinzustandes ein, nach der zweiten Injektion konnte man einen Rückgang der Hautinfektion beobachten.

> **!** **Diese Therapieempfehlungen sind heute durch die Antibiotikabehandlung überholt. Allerdings ist die Rezidivneigung groß und hier ist der Ansatzpunkt für die Eigenbluttherapie.**

▶ **Eigenblutinjektion**

Zur Rezidivprophylaxe:

1.–4. Woche Injektion am Montag, Mittwoch und Freitag	2,0 ml Eigenblut 1 Ampulle Traumeel® S 1 Ampulle Rhus tox Injeel 1 Ampulle Strept. haemolyticus Injeel
5.–6. Woche Injektion am Montag und Freitag	Mischinjektion wie 1.–4. Woche

Bei mehrfach aufgetretenen Rezidiven ist die Durchführung einer Injektionskur mit Rebas® D4 angezeigt. Rebas® basiert auf einer Präparation der isolierten Peyer-Plaques von Kälbern und ist ein Arzneimittel zur Stärkung der humoralen Abwehr und zur Wiederherstellung eines intakten Immunsystems.

Durchführung einer Injektionskur mit Rebas® D4				
Wochentag	**1. Woche**	**2. Woche**	**3. Woche**	**4. Woche**
Montag bis Freitag täglich	Mischinjektion i.m. 1 Amp. Rebas® D4	Mischinjektion i.m. 1 Amp. Rebas® D4	Mischinjektion i.m. 1 Amp. Rebas® D4	Mischinjektion i.m. 1 Amp. Rebas® D4

Zusatztherapie

♦ **Graphites D4 Tbl.:** 3 × tgl. 1 Tbl. vor den Mahlzeiten im Mund zergehen lassen
♦ **Silicea D4 Tbl.:** 3 × tgl. 1 Tbl. nach dem Essen im Mund zergehen lassen
♦ **Phönix-Entgiftungstherapie** zur Rezidivprophylaxe
   drei Tage Anregung der Leber-Galle-Funktion und Ausleitung über den Darm durch Phönix Phönohepan
   drei Tage Aktivierung der Nierenfunktion durch Phönix Solidago
   drei Tage Steigerung der körpereigenen Abwehr und verstärkte Ausscheidung über die Haut durch Phönix Antitox
   Dieser Zyklus ist bis zu einer Gesamtdauer von 45 Tagen zu wiederholen.
♦ **Vitamin C:** mehrfach tgl. 1 Messerspitze voll Ascorbinsäure Plv. mit Saft einnehmen

▶ **Eigenblutbehandlung mit dem Hämoaktivator-N nach Dr. med. Höveler**

Zur Rezidivprophylaxe:

1.–4. Woche Injektion am Montag, Mittwoch und Freitag	4,0 ml aktivierte Eigenblutlösung 1 Ampulle Traumeel® S 1 Ampulle Rhus tox Injeel 1 Ampulle Strept. haemolyticus Injeel
5.–6. Woche Injektion am Montag und Freitag	Injektion wie 1.–4. Woche

Eine **Zusatztherapie** wie unter „Eigenblutinjektion" ist sinnvoll.

Impetigo contagiosa (Borkenflechte)

Die hochgradig ansteckende Hautinfektion wird durch Streptokokken der Gruppe A oder Staphyloccocus aureus übertragen. Es handelt sich um eine Schmierinfektion, von denen am häufigsten Kleinkinder betroffen sind. Nicht selten auch im Gefolge einer Neurodermitis oder als Begleiterscheinung bei Varizellen.

Klinisches Bild: Auf der Haut, hauptsächlich Mund-Nasen-Bereich, kommt es zur Ausbildung von Bläschen und oberflächlichen Pusteln, deren deutliches Merkmal honiggelbe Krusten auf gerötetem Untergrund sind. Weitere Prädiletkionsstellen sind Hals und Hände. Als weitere Begleiterscheinung kann Fieber und Lymphknotenschwellung auftreten.

Therapie: Neben der Antibiotikatherapie ist die Eigenbluttherapie sehr hilfreich. Hauptsächlich auch aus der Überlegung heraus, evtl. auftretende Spätkomplikationen zu unterbinden.

Prophylaxe:
- Sauberkeit muß oberstes Gebot sein
- täglich Wäschewechsel (Kleidung)
- häufiges Wechseln der Bettwäsche
- Fingernägel kurz schneiden

▶ **Potenziertes Eigenblut für Kinder**

Häufigkeit	Eigenblutpotenz	Dosierung
1×/Woche über 6 Wochen	Anfertigung einer C7 Potenz	5 Tropfen auf die Zunge
1×/Woche über 6 Wochen	Anfertigung einer C9 Potenz	5 Tropfen auf die Zunge
1×/Woche über 6 Wochen	Anfertigung einer C12 Potenz	5 Tropfen auf die Zunge
1×/Woche über 6 Wochen	Anfertigung einer C15 Potenz	5 Tropfen auf die Zunge

Zusatztherapie

- **Notakehl® D5 Tbl.:** 3 × tgl. 1 Tbl. im Mund zergehen lassen
- **Latensin® Kps. schwach−stark:** montags 1 Kps. öffnen und Inhalt in den Mund streuen, drei Stunden nüchtern bleiben
- **Utilin® Kps. schwach−stark:** freitags 1 Kps. öffnen und Inhalt in den Mund streuen, drei Stunden nüchtern bleiben
- **Mulgatol® Multivitamin Gelee N:** 3 × tgl. 1 TL voll vor den Mahlzeiten einnehmen

▶ **Eigenblutinjektion**

1.–2. Woche Injektion am Montag und Freitag	0,5 ml Eigenblut plus 1 Ampulle Notakehl® D5 1 Ampulle Pefrakehl® D6
3.–5. Woche Injektion am Freitag	0,5 ml Eigenblut plus 1 Ampulle Notakehl® D5 1 Ampulle Pefrakehl® D6

▶ **Eigenblutbehandlung mit dem Hämoaktivator-N nach Dr. med. Höveler**

1.–2. Woche Injektion am Montag und Freitag	6,0 ml aktivierte Eigenblutlösung
3.–5. Woche Injektion am Freitag	6,0 ml aktivierte Eigenblutlösung

4.18.2 Virale Hauterkrankungen

Herpes simplex

Die akut primäre oder sekundäre Virusinfektion der Haut oder Schleimhaut tritt vorwiegend bei Abwehrschwäche oder Immundefekt des Organismus auf. Die akute Eruption von Bläschen, die in wechselnder Anzahl auf Haut und Schleimhäuten auftreten können, entstehen durch mechanische und psychische Traumen, die durch intensive Sonneneinwirkung, gastrointestinale Störungen, Allergien, Menstruation, durch fieberhafte Krankheiten wie z. B. Grippe, Pneumonien, Meningitis usw. ausgelöst werden können.

Klinisches Bild: Die zu Rezidiven neigenden Bläschen kündigen sich durch Juckreiz, Spannungsgefühl, teilweise durch Schmerzen an. Innerhalb kurzer Zeit schießen stecknadelkopfgroße Bläschen auf gerötetem Untergrund auf, deren Inhalt zunächst klar, später eitrig eintrübt und schließlich verkrustet. Da die bevorzugten Stellen Lippen und Nasenöffnung sind, können diese Erscheinungen sehr störend und auch entstellend wirken.

Therapie: Bereits bei den ersten Anzeichen sollte eine Eigenblutinjektion erfolgen, die nicht selten den entstehenden Prozeß sofort wieder zum Abklingen bringt. Hierbei können die unterschiedlichen Medikamentenzusätze hinzugefügt werden, die allesamt eine hervorragende Wirkung entfalten.

▶ **Eigenblutinjektion**

1.–2. Woche Injektion am Montag und Freitag	2,0 ml Eigenblut plus 1 Ampulle Latensin® mittel

Alternativ:

1.–2. Woche Injektion am Montag und Freitag	2,0 ml Eigenblut plus 1 Amp. Herpes simplex Nosode D15 und D400 oder 1 Amp. Herpes simplex Nosode D30 und D400

Zusatztherapie

- **L-Lysine Kps. 500 mg:** im akuten Stadium 3 × tgl. 2 Kps., später 3 × tgl. 1 Kps. bis zum Abklingen

Die Aminosäure L-Lysine vermindert die Produktion der Aminosäure Arginin, die das Herpesvirus zum „Andoggen" an die menschliche Zelle benötigt.

* **Latensin® Kps. schwach:** montags und freitags jeweils 1 Kps. nüchtern einnehmen und drei Stunden nüchtern bleiben
* **Ascorbinsäure Plv.:** etwas Pulver zu Brei anrühren und mehrmals täglich auf die befallenen Stellen auftragen

▶ Eigenblutbehandlung mit dem Hämoaktivator-N nach Dr. med. Höveler

1.–2. Woche Injektion am Montag, Mittwoch und Freitag	8,0 ml aktivierte Eigenblutlösung 1 Ampulle Latensin® mittel

Alternativ:

1.–2. Woche Injektion am Montag, Mittwoch und Freitag	6,0 ml aktivierte Eigenblutlösung 1 Amp. Herpes simplex Nosode D15 und D400 oder 1 Amp. Herpes simplex Nosode D30 und D400

▶ Haemolysiertes Eigenblut

1. Woche Injektion am Montag, Mittwoch und Freitag	1,0 ml Ampuwa® plus 1,5 ml Nativblut
2. Woche Injektion am Montag und Freitag	1,0 ml Ampuwa® plus 1,5 ml Nativblut

Wichtig: Nach der Blutentnahme muß die Mischung ca. 1 Minute durchgemischt werden. Erst dann erfolgt die Injektion.
Eine **Zusatztherapie** wie unter „Eigenblutinjektion" ist sinnvoll.

Herpesneigung

Durch eine gezielte Eigenblutbehandlung kann bei disponierten Personen die Immunitätslage wesentlich verbessert und somit die immer wieder auftretenden Herpesinfektionen unterbunden werden.

▶ Eigenblutinjektion

1.–4. Woche Injektion am Montag und Freitag	2,0 ml Eigenblut plus 1 Ampulle Latensin® mittel
5.–6. Woche Injektion am Freitag	2,0 ml Eigenblut plus 1 Ampulle Latensin® mittel

Zusatztherapie

- **Latensin® Kps. schwach–stark:** montags 1 Kps. nüchtern einnehmen und drei Stunden nüchtern bleiben
- **L-Lysine Kps. 500 mg:.** 1 × tgl. 1 Kps. nach dem Frühstück einnehmen
- **Vitamin C:** 1 TL Ascorbinsäure Plv. über den Tag verteilt mit Saft einnehmen
- **Tropfenmischung:** Rhus toxicodendron D4, Thuja D4, Lithium D3 aa 10.0, M. D. S. 3 × tgl. 20 gtt. mit Flüssigkeit einnehmen

▶ Eigenblutbehandlung mit dem Hämoaktivator-N nach Dr. med. Höveler

1.–4. Woche Injektion am Montag und Freitag	8,0 ml aktivierte Eigenblutlösung 1 Ampulle Latensin® mittel
5.–6. Woche Injektion am Freitag	8,0 ml aktivierte Eigenblutlösung 1 Ampulle Latensin® mittel

Eine **Zusatztherapie** wie unter „Eigenblutinjektion" ist sinnvoll.

Herpes zoster (Gürtelrose)

Die gruppiert auftretenden Bläschen des Herpes zoster entstehen durch eine Reaktivierung endogener Varicella-Zoster-Viren oder durch eine Reinfektion mit Varicella-Zoster-Viren bei vorliegender Teilimmunität. Die Virusreplikation erfolgt in einem Spinalganglion. Dadurch kommt es zu einer Ausbreitung entlang der Nervenfasern im entsprechenden Hautsegment.

Klinisches Bild: Neben einem allgemeinen Krankheitsgefühl mit Fieber, Müdigkeit und Brennen in den betroffenen Hautarealen treten nach wenigen Tagen mehrere erythematöse entzündliche Herde auf. In der Folge erscheinen kleine hellrote Knötchen, die bereits nach wenigen Stunden in Bläschen übergehen. Die stecknadelkopfgroßen Bläschen sind von einem entzündlichen Hof umgeben. Der Bläscheninhalt verändert sich nach einigen Tagen, er wird trübe oder eitrig. Bei geschwächten Patienten kann es zum Gangrän kommen. Die häufigste Lokalisation beim Herpes zoster ist die Interkostalregion. Die Schmerzen, können je nach Allgemeinzustand des Patienten, nur gering vorhanden sein, sie können aber auch zur Qual werden.

Komplikation: Besonders gefürchtet sind die postzosterischen Neuralgien. Durch eine umfassende Eigenbluttherapie kann diesen Komplikationen entgegengewirkt und der Krankheitsverlauf wesentlich verkürzt werden.

▶ Eigenblutinjektion

Schema A:

1., 2., 3. und 5. Tag: Mischinjektion intramuskulär
          1 Ampulle Traumeel® S
          1 Ampulle Engystol® N
          1 Ampulle Variolinum Injeel
          1 Ampulle Vaccininum Injeel
          $2/3$ dieser Mischung wird intravenös injiziert
          $1/3$ dieser Mischung wird mit 2,0 ml Eigenblut
          vermischt intramuskulär verabfolgt

Weitere Injektionen werden 2mal wöchentlich verabfolgt, bis der Abheilungsprozeß auf der Haut abgeschlossen ist.

Schema B:

1., 2., 3. und 5. Tag: 1–2 Ampullen Quentakehl® D5 intravenös
gleichzeitig
1 Ampulle Quentakehl® D5 plus
0,5 ml Nativblut intramuskulär

Weitere Injektionen werden 2mal wöchentlich verabfolgt, bis der Abheilungsprozeß auf der Haut abgeschlossen ist.

Schema C:

Wenn bereits seit längerem Zeitraum ein Herpes zoster besteht oder wenn die Patienten sehr geschwächt sind, ist die Anti-Virus-Therapie nach *Dr. med. Kastner* angezeigt. Eine Therapie, die in aussichtslosen Fällen sehr hilfreich ist.
Die Ampullen der **Ziffer I** werden in einer 10 ml-Spritze aufgezogen und zur Hälfte langsam intravenös injiziert. Dann werden ca. 0,3 ml Eigenblut aufgezogen und die verbleibende Hälfte mit dem Blut kräftig vermischt und intraglutäal injiziert. Durch die noch liegende Kanüle wird anschließend eine Ampulle der **Ziffer II** (getrennt von den übrigen Injektionen) verabfolgt.

Anti-Virus-Therapie nach Dr. med. Kastner										
Präparate	**Tage**									
I.	1.	2.	3.	4.	5.	6.	7.	8.	9.	10.
Engystol® N	x	x	x	x	x	x	x	x	x	x
Gripp-Heel®	x	x	x	x	x	x	x	x	x	x
Galium Heel®	x	x	x	x	x	x	x	x	x	x
Phosphor Injeel	x	x	x	x	x	x	x	x	x	x
Lac caninum Injeel	x	x	x	x	x	x	x	x	x	x
Conium Injeel	x	x	x	x	x	x	x	x	x	x
Manganum phosph. Injeel	x						x			
Natrium pyruvicum Injeel	x						x			
Natr. oxalaceticum Injeel	x						x			
Acid. citricum Injeel		x						x		
Acid. cis-aconiticum Injeel		x						x		
Baryum oxalsuccinicum Injeel			x						x	
Acid. a-ketoglutaricum Injeel			x						x	
Acid. succinicum Injeel				x						x
Acid. fumaricum Injeel				x						x
Acid. DL-malicum Injeel				x						x
Hydrochinon Injeel	x					x				
Anthrachinon Injeel		x					x			
Glyoxal Injeel			x					x		
Trichinoyl Injeel				x					x	
Para-Benzochinon Injeel					x					x
II.										
Funiculus umbilicalis suis Injeel	x	x	x	x	x	x	x	x	x	x

Zusatztherapie für Schema A, B und C

- **Quentakehl® D4 Kps.:** 3 × tgl. 1–2 Kps. vor den Mahlzeiten
- **L-Lysine Kps. 500 mg:** 3 × tgl. 2 Kps. einnehmen, später 3 × tgl. 1 Kps.
- **Vitamin C:** 3 × tgl. 1 Messerspitze voll Ascorbinsäure Plv. über den Tag verteilt mit Saft einnehmen
- **Enzymtherapie:** hochdosierte orale und rektale Enzymtherapie mit Wobe-Mugos®
- **lokale Therapie**
  - **Tegarome du Docteur Valnet®:** diese Mischung aus ätherischen Ölen wird mehrmals täglich auf die befallenen Stellen aufgetragen; sie nimmt sehr schnell den Schmerzreiz und wirkt vor allen Dingen Sekundärinfektionen entgegen oder
  - **Saxifragae D1 Tropfen:** mehrmals täglich auf die schmerzenden Stellen auftragen

▶ Vitamin-C-Infusion

Wegen der schlechten Immunlage des Patienten ist die Zwischenschaltung von Vitamin-C-Infusionen sehr wirkungsvoll. Allerdings sei darauf hingewiesen, daß bei intravenöser Verabfolgung von Vitamin C als Infusion kurzzeitig ein Temperaturanstieg auftritt, der die Wirkung von Vitamin C beim Herpes zoster deutlich macht.

Wochentag	1. Woche	2. Woche	3. Woche	4. Woche
Montag, Mittwoch und Freitag	400 ml 0,9 % NaCl plus 200 ml Vitamin C Injektopas® (= 30 g Vitamin C)	400 ml 0,9 % NaCl plus 200 ml Vitamin C Injektopas® (= 30 g Vitamin C)	600 ml 0,9 % NaCl plus 300 ml Vitamin C Injektopas® (= 45 g Vitamin C)	600 ml 0,9 % NaCl plus 300 ml Vitamin C Injektopas® (= 45 g Vitamin C)

Wichtig:
Zur Vitamin-C-Infusionstherapie grundsätzlich nur das Vitamin C der Firma Pascoe verwenden, da hier weder Stabilisatoren noch Konservierungsstoffe zugesetzt sind. Bitte grundsätzlich nach jeder Vitamin-C-Infusion die höher als 15 g verabfolgt wurde, nach Beendigung der Infusion eine Ampulle Ubichinon cps Heel intramuskulär verabreichen. Ubichinon hält die Zellmembranen funktionsfähig, indem es sich direkt in deren Membrandoppelschichten einlagert. Damit Vitamin C in höherer Konzentration auch die Zellen durchdringt und dort seine Wirkung entfalten kann, benötigt man intakte Membranen.

▶ Eigenblutbehandlung mit dem Hämoaktivator-N nach Dr. med. Höveler

1. Woche: Mischinjektion 3 × wöchentlich
                 1 Ampulle Traumeel® S
                 1 Ampulle Engystol® N
                 1 Ampulle Variolinum Injeel
                 1 Ampulle Vaccininum Injeel
                 $\frac{2}{3}$ dieser Mischung wird intravenös injiziert
                 $\frac{1}{3}$ dieser Mischung wird mit 5 ml aktivierter
                 Eigenblutlösung gemischt und intramuskulär injiziert

2.–4. Woche: Mischinjektion wie oben 2 × wöchentlich

ab 5. Woche: Mischinjektion wie oben 1 × wöchentlich

Eine **Zusatztherapie** wie unter „Eigenblutinjektion" ist sinnvoll.

Warzen (Verrucae vulgares)

Multiple Warzen an Handrücken und Fingern sind häufig ein Hinweis auf Immundefekte. Es handelt sich hierbei um viralbedingte, benigne Veränderungen der Haut. Vielfach sind Kinder und Jugendliche davon betroffen.

Klinisches Bild: Anfänglich bildet sich ein unbedeutend, wenige mm großes, kalottenförmig gewölbtes, hautfarbenes hartes Knötchen, dessen Oberseite während des Wachstums durch zunehmende Verhornung schrundig und zerklüftet erscheint. Durch Schmutzeinwirkung oder Blutablagerungen kann die Warze verschiedenartige Färbung annehmen.

Therapie: Die vulgären Hautwarzen sind der Eigenbluttherapie gut zugänglich. So berichten *Sezary* und *Horovitz* über zahlreiche erfolgreiche Warzenbehandlungen durch Eigenblutinjektionen, wobei sie 3mal wöchentlich jeweils 10 ml Eigenblut intramuskulär verabreichten.

▶ **Eigenblutinjektion**

1. Woche: 3 × wöchentlich 3,0 ml Eigenblut intramuskulär

2.–4. Woche: 2 × wöchentlich 3,0 ml Eigenblut intramuskulär

Zusatztherapie

* **Antimonium crudum D6 Globuli:** 3 × tgl. 8 Globuli über einen Zeitraum von drei Monaten einnehmen
* **Thuja occidentalis D6 Dil.:** 3 × tgl. 15 gtt. vor den Mahlzeiten einnehmen
* **Thuja occidentalis Urtinktur:** 4 × tgl. Warze einpinseln
* **Vitamin C:** 1 TL Ascorbinsäure Plv. über den Tag verteilt mit Saft einnehmen

---

Warzen können aufgrund eines Magnesiummangels im Körper entstehen. Daher sollte unter Umständen eine Substitution von Magnesium durchgeführt werden.

Alterswarzen (Verrucae seniles)

Sie treten im späten Lebensalter auf und zwar häufig an Seborrhoe-Prädilektionsstellen. Es handelt sich in den meisten Fällen um gelbliche bis schwarze, scharf begrenzte, breitbasige, stark verhornte Hautgebilde.

Neben der Stärkung des Immunsystems sollte hier auch die Stoffwechselleistung des Körpers und damit die Entgiftungsfunktion angeregt werden.

▶ **Eigenblutbehandlung mit dem Hämoaktivator-N nach Dr. med. Höveler**

1.–6. Woche Injektionen am Montag und Freitag	8,0 ml aktivierte Eigenblutlösung plus 1 Ampulle Cholo II Injektopas® i. m.; gleichzeitig werden nach der Blutentnahme 7,5 g Vitamin C Pascoe infundiert

Zusatztherapie

- **Thuja occidentalis D12 Dil.:** 2 × tgl. 5 gtt. mit etwas Wasser einnehmen
- **Sanuvis® Tropfen:** 3 × tgl. 60 gtt. auf ½ Glas Wasser vor den Mahlzeiten trinken
- **Fortakehl® D5 Tbl.:** 2 × tgl. 1 Tbl. eine Stunde nach dem Essen im Mund zergehen lassen
- **bei bestehenden Gallenblasenbeschwerden:** Phönix Plumbum, 3 × tgl. 30 gtt. mit etwas Wasser verdünnt nach den Mahlzeiten einnehmen
- **evtl. Lycopodium D12 Tbl.:** morgens und abends je 1 Tbl. im Mund zergehen lassen
  bei dunklen, auch gezackt aussehenden Warzen, bei eher dunklen Teint und bestehender Hepatopathie

4.18.3 Insektenstiche

Insektenstiche und hier vor allen Dingen Wespen- oder Bienenstiche können zu einem umschriebenen Ödem an der Einstichstelle führen bzw. eine akute Urtikaria und im schlimmsten Fall einen anaphylaktischen Schock auslösen. Die auslösenden Ursachen der allergischen Reaktion vom Soforttyp sind die Freisetzung von Histamin und Mediatoren.

Klinisches Bild: Typisches Bild der Entzündungszeichen mit Rötung, Schwellung, Hitze und Schmerz. Als systemische Reaktionen können, Diarrhö und Kreislaufversagen auftreten.

Prophylaxe von Komplikationen: Bei gefährdeten und anfälligen Personen können Eigenblutinjektionen dazu beitragen, die gefährlichen Reaktionen und Komplikationen nach Insektenstichen auf ein Minimum von nachfolgenden Beschwerden zu begrenzen. Vor allen Dingen wird die Komplikation des anaphylaktischen Schocks weitgehend ausgeschaltet. Dabei werden zur Stabilisierung der allergischen Situation 12–15 Eigenblutinjektionen verabfolgt.

▶ **Eigenblutinjektion**

Als prophylaktische Maßnahme bei Anfälligkeit zu Komplikationen nach Insektenstichen

1.–2. Woche Injektion am Montag, Mittwoch und Freitag	0,5 ml Eigenblut plus 1 Amp. Apis D6 oder 1 Amp. Acirufan®
3.–5. Woche Injektion am Montag und Freitag	0,5 ml Eigenblut plus 1 Amp. Apis D6 oder 1 Amp. Acirufan®

Zusatztherapie

- **Vitamin C:** 1 TL voll Ascorbinsäure Plv. über den Tag verteilt mit Saft einnehmen
- **Apis Homaccord® Tropfen:** 3 × tgl. 20 gtt. mit Flüssigkeit einnehmen
- **Lymphomyosot® Tropfen:** 3 × tgl. 20 gtt. mit etwas Flüssigkeit einnehmen

Bei infiziertem Insektenstich

1.–3. Woche Injektionen am Montag, Mittwoch und Freitag	0,5 ml Eigenblut plus 1 Ampulle Traumeel® S 1 Ampulle Belladonna-Homaccord® i.m.; nach der Blutentnahme Infusion von Vitamin C-Injektopas® 7,5 g

Zusatztherapie

- **Vitamin C:** 2 TL Ascorbinsäure Plv. über den Tag verteilt mit Saft einnehmen
- **Sanukehl® Pseu D6:** 1 × tgl. 10 gtt. vor dem Schlafengehen einnehmen
- **Homöopathie**
  - **Ledum D6 Tbl.:** 5 × tgl. 1 Tbl. im Mund zergehen lassen bei Mücken- und Bremsenstiche
  - **Apis D6 Tbl.:** 5 × tgl. 1 Tbl. im Mund zergehen lassen bei Bienen und Wespenstichen
- **äußerliche Maßnahme:** Auftragen von Ledum Urtinktur oder Tegarome oder Salbenverband mit Traumeel® S Salbe

▶ Eigenblutbehandlung mit dem Hämoaktivator-N nach Dr. med. Höveler

Als prophylaktische Maßnahme bei Anfälligkeit zu Komplikationen nach Insektenstichen

1.–3. Woche Injektion am Montag, Mittwoch und Freitag	8,0 ml aktivierte Eigenblutlösung plus 1 Amp. Apis D6 oder 1 Amp. Acirufan®
4.–5. Woche Injektion am Montag und Freitag	8,0 ml aktivierte Eigenblutlösung plus 1 Amp. Apis D6 oder 1 Amp. Acirufan®

Bei infiziertem Insektenstich

1.–3. Woche Injektionen am Montag, Mittwoch und Freitag	6,0 ml aktivierte Eigenblutlösung plus 1 Ampulle Traumeel® S 1 Ampulle Belladonna-Homaccord® i.m.; nach der Blutentnahme Infusion von Vitamin C-Injektopas® 7,5 g

▶ **Eigenblutinjektion mit hämolysiertem Eigenblut**

1.–2. Woche Injektion am Montag, Mittwoch und Freitag	0,5 ml Ampuwa® (steriles Aqua destillata) plus 2,0 ml Eigenblut Mischung eine Minute gut durchschütteln

4.18.4 Zeckenbiß (Lyme-Krankheit)

Durch Läuse- oder Zeckenbisse kann durch den übertragenen Erreger Borrelia burgdorferi die Lyme-Krankheit ausgelöst werden.

Klinisches Bild: Das Auftreten der Symptome kann in drei Stadien eingeteilt werden. In einem Zeitraum von etwa ein bis vier Wochen nach Zeckenbiß kann es im ersten Stadium zum Auftreten eines Erythema chronicum migrans kommen. Dabei können zeitweise Kopfschmerzen, Lymphknotenschwellungen, Myalgien und Arthralgien auftreten. Nicht selten wird ein Anstieg der Transaminasen festgestellt, was für eine Leberbeteiligung spricht.

Etwa acht Wochen bis vier Monate später nach Zeckenbiß beginnt das zweite Stadium, wobei hier neurologische und möglicherweise karditische Symptome im Vordergrund stehen. Monate bzw. Jahre nach dem Zeckenbiß kann sich eine „Lyme-Arthritis", die vorwiegend im Kniegelenk auftritt, manifestieren. Außerdem kann sich eine chronische Encephalomyelitis entwickeln, die MS-ähnliche Symptome zeigt. Neben einer peripheren Polyneuritis stellt sich auf der Haut eine Acrodermatitis chronica atrophicans dar.

Therapie: Nach der durchgeführten Antibiotikatherapie ist die Eigenblutbehandlung in Kombination mit Vitamin-C-Infusionen sehr wichtig. Nicht selten kommt es durch die Antibiotikatherapie nur zu einer geringen Verbesserung des Krankheitszustandes und erst nach einer umfassenden Behandlung durch Eigenblut und Vitamin C tritt eine deutliche Besserung der Beschwerden oder eine völlige Genesung ein. Ausschlaggebend ist natürlich auch, in welchem Stadium die Eigenblutbehandlung einsetzt.

▶ **Vitamin-C-Infusionsbehandlung**

Erfahrungsgemäß ist die Infusionstherapie im Stadium 3 angezeigt. Nach Beendigung der Infusionstherapie beginnt die Eigenblutbehandlung unter Einbeziehung der Vitamin-C-Infusionen mit 15 g Vitamin C.

Wochentag	1. Woche	2. Woche	3. Woche	4. Woche
Montag, Mittwoch und Freitag	400 ml 0,9% NaCl plus 200 ml Vitamin C Injektopas® (= 30 g Vitamin C)	400 ml 0,9% NaCl plus 200 ml Vitamin C Injektopas® (= 30 g Vitamin C)	600 ml 0,9% NaCl plus 300 ml Vitamin C Injektopas® (= 45 g Vitamin C)	600 ml 0,9% NaCl plus 300 ml Vitamin C Injektopas® (= 45 g Vitamin C)

Zur Vitamin-C-Infusionstherapie grundsätzlich nur das Vitamin C der Firma Pascoe verwenden, da hier weder Stabilisatoren noch Konservierungsstoffe zugesetzt sind. Bitte grundsätzlich nach jeder Vitamin-C-Infusion die höher als 15 g verabfolgt wurde, nach Beendigung der Infusion eine Ampulle Ubichinon cps Heel intramuskulär verabreichen. Ubichinon hält die Zellmembranen funktionsfähig, indem es sich direkt in deren Membrandoppelschichten einlagert. Damit Vitamin C in höherer Konzentration auch die Zellen durchdringt und dort seine Wirkung entfalten kann, benötigt man intakte Membranen.

▶ Eigenblutinjektion

1.–2. Woche Injektionen am Montag, Mittwoch und Freitag	0,5 ml Eigenblut plus 1 Ampulle Notakehl® D5 1 Ampulle Rebas® D4 i. m.; nach der Blutentnahme Infusion von Vitamin C-Injektopas® 15 g
3.–5. Woche Injektionen am Montag und Freitag	Injektionen wie 1.–2. Woche
6.–8. Woche Injektionen am Freitag	Injektionen wie 1.–2. Woche

Zusatztherapie

- **H15 Tbl.:** 3 × tgl. 2 Tbl., später 3 × tgl. 1 Tbl. mit viel Flüssigkeit einnehmen
- **Vitamin C:** 2 × tgl. 1 TL voll Ascorbinsäure Plv. über den Tag verteilt mit Saft einnehmen
- **Rebas® D4 Kps.:** vor dem Schlafengehen 3 Kps. einnehmen
- **Legalon® Suspension:** 3 × tgl. 1 ML nach den Mahlzeiten einnehmen

▶ Eigenblutbehandlung mit dem Hämoaktivator-N nach Dr. med. Höveler

1.–3. Woche Injektionen am Montag, Mittwoch und Freitag	6,0 ml aktivierte Eigenblutlösung plus 1 Ampulle Notakehl® D5 1 Ampulle Rebas® D4 i. m.; nach der Blutentnahme Infusion von Vitamin C-Injektopas® 15 g
4.–6. Woche Injektionen am Montag und Freitag	Injektionen wie 1.–3. Woche

Anschließend zunächst 14tägig, später drei- bzw. vierwöchentlich eine Wiederholungsinjektion durchführen.

Unter Umständen ist auch die Durchführung einer sehr intensiven Vitamin-C-Infusionstherapie anfangs erforderlich, bevor die Eigenblutbehandlung begonnen wird. Eine **Zusatztherapie** wie unter „Eigenblutinjektion" ist sinnvoll.

4.18.5 Nichtinfektiöse entzündliche Hauterkrankungen

Prurigo simplex acuta infantum

Die immer häufiger bei Kindern auftretende Hauterkrankung beruht auf einer allergischen Reaktion gegenüber Schokoladenprodukten und unreifem Obst. Weitere Ursachen sind Empfindlichkeitsreaktionen gegenüber Flohstichen, Stechmücken oder gegen Milben. Betroffen sind Kinder zwischen dem 2. und 10. Lebensjahr.

Klinisches Bild: An den Extremitäten und am Stamm kommt es zu einem windpockenähnlichen Bild, verbunden mit einem sehr starken Juckreiz. Durch Kratzeffekte kann es zu Sekundärinfektionen kommen.

Therapie: *Spiethoff, Busquet* und *Castellino* konnten durch Eigenblutinjektionen von 8 ml bis 10 ml intramuskulär verabfolgtem Eigenblut Erfolge verzeichnen. Die Behandlungen verliefen ohne Komplikationen. Die anfänglich bestehende Leukozytose mit Eosinophilie begann schon 24 Stunden nach der ersten Injektion zurückzugehen.

▶ **Potenziertes Eigenblut für Kinder**

Im akuten Stadium und zur Rezidivprophylaxe:

Häufigkeit	Eigenblutpotenz	Dosierung
1×/Tag über 6 Tage	Anfertigung einer C7 Potenz	5 Tropfen auf die Zunge
1×/Woche über 6 Wochen	Anfertigung einer C9 Potenz	5 Tropfen auf die Zunge
1×/Woche über 6 Wochen	Anfertigung einer C12 Potenz	5 Tropfen auf die Zunge
1×/Woche über 6 Wochen	Anfertigung einer C15 Potenz	5 Tropfen auf die Zunge

Zusatztherapie

- ◆ **Sanukehl® Pseu D6:** vor dem Schlafengehen 6–10 Tropfen in den Mund geben
- ◆ **Synerga® Lösung:** 3 × tgl. 1 TL mit etwas Flüssigkeit vor den Mahlzeiten einnehmen
- ◆ **Neythymun® Tropfen:** 3 × tgl. 5–15 Tropfen
- ◆ **Kleiebad:** Badetemperatur 33–35 °C, Badedauer 15–20 Minuten
  durch den Zusatz von alkalischen Substanzen wie z. B. Kaiser Natron oder Borax wird die entzündungshemmende und juckreizstillende Wirkung der Kleie noch um ein wesentliches erhöht.
  Nach dem Bad die Haut abtrocknen und auf die befallenen Stellen Lotio zinci auftragen.

▶ **Eigenblutinjektion**

1.–2. Woche Injektion am Montag, Mittwoch und Freitag	0,5 ml Eigenblut plus 1 Ampulle Acirufan®
3.–5. Woche Injektion am Montag und Freitag	0,5 ml Eigenblut plus 1 Ampulle Acirufan®

▶ **Eigenblutbehandlung mit dem Hämoaktivator-N nach Dr. med. Höveler**

1.–2. Woche Injektion am Montag, Mittwoch und Freitag	6,0 ml Eigenblut plus 1 Ampulle Acirufan®
3.–5. Woche Injektion am Montag und Freitag	6,0 ml Eigenblut plus 1 Ampulle Acirufan®

▶ **Eigenblutinjektion mit hämolysiertem Eigenblut**

1.–2. Woche Injektion am Montag, Mittwoch und Freitag	0,5 ml Ampuwa® plus 2,0 ml Eigenblut Mischung eine Minute gut durchschütteln
3.–4. Woche Injektion am Montag und Freitag	0,5 ml Ampuwa® plus 2,0 ml Eigenblut Mischung eine Minute gut durchschütteln

Prurigo simplex chronica

Diese maßlos stark juckende Hauterkrankung beginnt häufig unter dem Bild eines Strophulus infantum an den Streckseiten der oberen Extremitäten, der oberen Rückenpartie, der Brust und hauptsächlich an der Streckseite der unteren Extremitäten. Am häufigsten sind ältere Menschen davon betroffen.

Klinisches Bild: Charakteristische Großknotigkeit der Effloreszenzen, heftiger Juckreiz, Exkoriationen, häufig sekundäre Impetiginisation. Es können durchaus inguinale und axilläre Lymphknotenschwellungen auftreten. Auffallend ist eine erhebliche Bluteosinophilie.

Therapie: Neben dem Aufsuchen der auslösenden Ursachen ist eine Eigenblutbehandlung in Kombination mit Vitamin-C-Infusionen sehr sinnvoll. Da es sich unter Umständen um eine polyätiologisch ausgelöste Allergieform handelt, kommen hier die unterschiedlichen Wirkungsmechanismen der Eigenblutbehandlung und der Vitamin-C-Therapie zum tragen.

▶ **Eigenblutinjektion**

1. Woche Injektionen am Montag, Mittwoch und Freitag	0,5 ml Eigenblut plus 1 Ampulle Acirufan® i. m.; gleichzeitig werden nach der Blutentnahme 7,5 g Vitamin C Pascoe infundiert
2. Woche Injektionen am Montag und Freitag	0,5 ml Eigenblut plus 1 Ampulle Acirufan® i. m.; gleichzeitig werden nach der Blutentnahme 7,5 g Vitamin C Pascoe infundiert
3. Woche Injektionen am Montag und Freitag	1,0 ml Eigenblut plus 1 Ampulle Acirufan® i. m.; gleichzeitig werden nach der Blutentnahme 15 g Vitamin C Pascoe infundiert

→

4. Woche Injektionen am Montag und Freitag	1,5 ml Eigenblut plus 1 Ampulle Acirufan® i. m.; gleichzeitig werden nach der Blutentnahme 15 g Vitamin C Pascoe infundiert
5. Woche Injektionen am Montag und Freitag	2,0 ml Eigenblut plus 1 Ampulle Acirufan® i. m.; gleichzeitig werden nach der Blutentnahme 15 g Vitamin C Pascoe infundiert

Zusatztherapie

- **Vitamin C:** 2 × tgl. 1 Messerspitze voll Ascorbinsäure Plv. mit Flüssigkeit einnehmen
- **Synerga® Lösung:** 4 × tgl. 2 TL vor den Mahlzeiten mit etwas Flüssigkeit einnehmen
- **Rebas® D4 Kps.:** vor dem Schlafengehen 3 Kps. einnehmen
- **Hevert-Dorm:** vorübergehend vor dem Schlafengehen 2–3 Tbl. einnehmen
- **Kleiebad:** Badetemperatur 30–32 °C, Badedauer 15–20 Minuten
  durch den Zusatz von alkalischen Substanzen wie z. B. Kaiser Natron oder Borax
  wird die entzündungshemmende und juckreizstillende Wirkung der Kleie noch
  um ein wesentliches erhöht
  Nach dem Baden die Haut vorsichtig abtrocknen und einreiben mit:
  – Antihistaminikagele
  – Liquor carbonis detergens
  – Lotionen mit Menthol 2 %
  – Lotionen mit Ascorbinsäure 5 %

▶ Eigenblutbehandlung mit dem Hämoaktivator-N nach Dr. med. Höveler

1.–2. Woche Injektionen am Montag, Mittwoch und Freitag	8,0 ml Eigenblutlösung 1 Ampulle Acirufan® i. m.; gleichzeitig werden nach der Blutentnahme 7,5 g Vitamin C Pascoe infundiert
3.–5. Woche Injektionen am Montag und Freitag	Injektionen wie 1.–2. Woche

Vierwöchentlich erfolgt eine Wiederholungsinjektion. Gleichzeitig wird eine Vitamin-C-Infusion verabfolgt.
Eine **Zusatztherapie** wie unter „Eigenblutinjektion" ist sinnvoll.

▶ Eigenblutinjektion mit hämolysiertem Eigenblut

1.–2. Woche Injektion am Montag, Mittwoch und Freitag	0,5 ml Ampuwa® plus 2,0 ml Eigenblut Mischung eine Minute gut durchschütteln
3.–5. Woche Injektion am Montag und Freitag	0,5 ml Ampuwa® plus 2,0 ml Eigenblut Mischung eine Minute gut durchschütteln

Eine **Zusatztherapie** wie unter „Eigenblutinjektion" ist sinnvoll.

▶ Auto-Sanguis-Stufentherapie nach Reckeweg

Injektionstage	Injektionsmenge	Injektionsart
1. Woche Montag und Freitag	Stufe 1–4 nach beschriebenem Schema	intramuskulär oder subkutan
2.–4. Woche Freitag	Stufe 1–4 nach beschriebenem Schema	intramuskulär oder subkutan oder intrakutan z. B. Akupunkturpunkte
nachfolgende Injektionen erfolgen 14tägig	Stufe 1–4 nach beschriebenem Schema	intramuskulär oder subkutan oder intrakutan z. B. Akupunkturpunkte

Die Durchführung erfolgt in der Weise, daß ein Tropfen Eigenblut (z. B. nach einer i.v.-Injektion gewonnen oder bei schlechten Venenverhältnissen genügt ein Bluttropfen aus der Fingerbeere oder aus dem Ohrläppchen mittels einer Lanzette) zur weiteren Potenzierung in derselben Spritze mit verschiedenen Heel-Ampullen nacheinander potenziert, verschüttelt und nach jeder weiteren Verdünnung mit einer entsprechenden Heel-Ampulle dem Patienten subkutan, intramuskulär bzw. intrakutan reinjiziert wird. Die richtige und gezielte Anwendung dieser Eigenbluttherapie bewirkt eine intensive Anregung der Körperentgiftung, eine regenerativ-antiphlogistische Wirkung und eine Stabilisierung der Zellmembran.

Durchführung

Stufe 1:
Nachdem man aus der Vene einen Tropfen Blut entnommen hat, zieht man nun in die gleiche Spritze ein indiziertes Injeel, Suis-Organpräparat oder ein Compositum Präparat auf. Es sollten dabei nicht mehr als höchstens drei Ampullenpräparate aufgezogen werden. Anschließend schüttelt man etwa 15mal, im Sinne des homöopathischen Potenzierens den Spritzeninhalt kräftig durch. Sodann injiziert man die so erhaltene erste Verdünnung subkutan oder intramuskulär.
Folgende Ampullen werden gemischt: Hepar suis Injeel, Coenzyme cps., Ubichinon cps.

Stufe 2:
Anschließend wird die gleiche Spritze so gut wie möglich ausgespritzt, so daß sich im Konus der Spritze nur noch Spuren der Injektionsflüssigkeit der ersten Stufe befinden und nachfolgend 1 bis 2 Ampullen indizierte Präparate, z. B.: Composita oder Injeele, eventuell auch höhere Potenzen, aufgezogen und gleichfalls 15mal kräftig durchgeschüttelt. Die darauffolgende Injektion wird intramuskulär, subkutan oder wenn es erforderlich erscheint auch segmental oder intrakutan in Akupunkturpunkte appliziert.
Folgende Ampullen werden gemischt: Psorinoheel®, Cutis cps.

Stufe 3:
Die gleiche Spritze wird wieder so gut wie möglich ausgespritzt wie bei der Stufe 2.

Abermals werden geeignete Composita-Präparate, Injeel usw. aufgezogen und der Spritzeninhalt wiederum 15mal kräftig geschüttelt. Die anschließende Injektion kann intramuskulär, subkutan oder intrakutan erfolgen.
Folgende Ampulle wird verwendet: Cutis suis Injeel D200

Stufe 4:
Die Stufe 4 wird gleichermaßen mit weiteren geeigneten Ampullen zubereitet und nach dem bereits bekanntem Schema appliziert.
Folgende Ampullen werden gemischt: Histamin D200 Injeel und Acidum formicicum D200 Injeel
Eine **Zusatztherapie** wie unter „Eigenblutinjektion" ist sinnvoll.

Die Injektionsintervalle sollten mindestens 4 – 5 Tage betragen, um dem Körper die Möglichkeit der Reaktion zu geben. Später werden die Wiederholungsinjektionen in noch größeren Zeitabständen durchgeführt. Ausschlaggebend ist auch hier das Krankheitsbild und die Reaktionslage des Patienten.

Prurigo simplex subacuta

Meist im 4.–7. Lebensjahrzehnt auftretende schubweise, über Monate bis Jahre verlaufende Dermatose an den Extremitätenstreckseiten, Stamm, Gesäß, selten im Gesicht. Die Ursache ist bislang unbekannt, möglicherweise liegt eine allergische Disposition vor.
Klinisches Bild: Es kommt zur Ausbildung von Papulo-Vesikeln mit urtikariellem Hof, starker Juckreiz der Effloreszenzen, Exkoreationen mit hämorrhagischer Kruste im Zentrum. Die Abheilung erfolgt mit geringgradiger Pigmentierung und Narbenbildung.
Typisch für die Erkrankung ist die Juckreizanamnese: Zerkratzen der Primäreffloreszenz bis sie blutet, damit Aufhören des quälenden Juckreizes.
Therapie: Die unterschiedlichen Formen der Eigenbluttherapie sind hier sehr hilfreich. Vor allen Dingen kann dadurch der unangenehme Juckreiz gemildert werden.

▶ **Eigenblutinjektion**

1. Woche Injektionen am Montag, Mittwoch und Freitag	0,5 ml Eigenblut plus 1 Ampulle Acirufan® i. m.; gleichzeitig werden nach der Blutentnahme 7,5 g Vitamin C Pascoe infundiert
2. Woche Injektionen am Montag und Freitag	0,5 ml Eigenblut plus 1 Ampulle Acirufan® i. m.; gleichzeitig werden nach der Blutentnahme 7,5 g Vitamin C Pascoe infundiert

3. Woche Injektionen am Montag und Freitag	1,0 ml Eigenblut plus 1 Ampulle Acirufan® i. m.; gleichzeitig werden nach der Blutentnahme 15 g Vitamin C Pascoe infundiert
4. Woche Injektionen am Montag und Freitag	1,5 ml Eigenblut plus 1 Ampulle Acirufan® i. m.; gleichzeitig werden nach der Blutentnahme 15 g Vitamin C Pascoe infundiert
5. Woche Injektionen am Montag und Freitag	2,0 ml Eigenblut plus 1 Ampulle Acirufan® i. m.; gleichzeitig werden nach der Blutentnahme 15 g Vitamin C Pascoe infundiert

Zusatztherapie

- **Vitamin C:** 2 × tgl. 1 Messerspitze voll Ascorbinsäure Plv. mit Flüssigkeit einnehmen
- **Synerga® Lösung:** 4 × tgl. 2 TL vor den Mahlzeiten mit etwas Flüssigkeit einnehmen
- **Rebas® D4 Kps.:** vor dem Schlafengehen 3 Kps. einnehmen
- **Hevert-Dorm:** vorübergehend vor dem Schlafengehen 2–3 Tbl. einnehmen
- **Kleiebad:** Badetemperatur 30–32 °C, Badedauer 15–20 Minuten
  durch den Zusatz von alkalischen Substanzen wie z. B. Kaiser Natron oder Borax wird die entzündungshemmende und juckreizstillende Wirkung der Kleie noch um ein wesentliches erhöht
  Nach dem Baden die Haut vorsichtig abtrocknen und einreiben mit:
  – Antihistaminikagele
  – Liquor carbonis detergens
  – Lotionen mit Menthol 2 %
  – Lotionen mit Ascorbinsäure 5 %

▶ Eigenblutbehandlung mit dem Hämoaktivator-N nach Dr. med. Höveler

1.–2. Woche Injektionen am Montag, Mittwoch und Freitag	8,0 ml Eigenblutlösung 1 Ampulle Acirufan® i. m.; gleichzeitig werden nach der Blutentnahme 7,5 g Vitamin C Pascoe infundiert
3.–5. Woche Injektionen am Montag und Freitag	Injektionen wie 1.–2. Woche

Vierwöchentlich erfolgt eine Wiederholungsinjektion. Gleichzeitig wird eine Vitamin-C-Infusion verabfolgt.
Eine **Zusatztherapie** wie unter „Eigenblutinjektion" ist sinnvoll.

▶ Eigenblutinjektion mit hämolysiertem Eigenblut

1.–2. Woche Injektion am Montag, Mittwoch und Freitag	0,5 ml Ampuwa® plus 2,0 ml Eigenblut Mischung eine Minute gut durchschütteln
3.–5. Woche Injektion am Montag und Freitag	0,5 ml Ampuwa® plus 2,0 ml Eigenblut Mischung eine Minute gut durchschütteln

Eine **Zusatztherapie** wie unter „Eigenblutinjektion" ist sinnvoll.

▶ Auto-Sanguis-Stufentherapie nach Reckeweg

Injektionstage	Injektionsmenge	Injektionsart
1. Woche Montag und Freitag	Stufe 1–4 nach beschriebenem Schema	intramuskulär oder subkutan
2.–4. Woche Freitag	Stufe 1–4 nach beschriebenem Schema	intramuskulär oder subkutan oder intrakutan z. B. Aku- punkturpunkte
nachfolgende Injektionen erfolgen 14tägig	Stufe 1–4 nach beschriebenem Schema	intramuskulär oder subkutan oder intrakutan z. B. Aku- punkturpunkte

Die Durchführung erfolgt in der Weise, daß ein Tropfen Eigenblut (z. B. nach einer i. v.-Injektion gewonnen oder bei schlechten Venenverhältnissen genügt ein Bluttropfen aus der Fingerbeere oder aus dem Ohrläppchen mittels einer Lanzette) zur weiteren Potenzierung in derselben Spritze mit verschiedenen Heel-Ampullen nacheinander potenziert, verschüttelt und nach jeder weiteren Verdünnung mit einer entsprechenden Heel-Ampulle dem Patienten subkutan, intramuskulär bzw. intrakutan reinjiziert wird. Die richtige und gezielte Anwendung dieser Eigenbluttherapie bewirkt eine intensive Anregung der Körperentgiftung, eine regenerativ-antiphlogistische Wirkung und eine Stabilisierung der Zellmembran.

Durchführung

Stufe 1:
Nachdem man aus der Vene einen Tropfen Blut entnommen hat, zieht man nun in die gleiche Spritze ein indiziertes Injeel, Suis-Organpräparat oder ein Compositum Präparat auf. Es sollten dabei nicht mehr als höchstens drei Ampullenpräparate aufgezogen werden. Anschließend schüttelt man etwa 15mal, im Sinne des homöopathischen Potenzierens den Spritzeninhalt kräftig durch. Sodann injiziert man die so erhaltene erste Verdünnung subkutan oder intramuskulär.
Folgende Ampullen werden gemischt: Hepar suis Injeel, Coenzyme cps., Ubichinon cps.

Stufe 2:
Anschließend wird die gleiche Spritze so gut wie möglich ausgespritzt, so daß sich im Konus der Spritze nur noch Spuren der Injektionsflüssigkeit der ersten Stufe be-

finden und nachfolgend 1 bis 2 Ampullen indizierte Präparate, z. B.: Composita oder Injeele, eventuell auch höhere Potenzen, aufgezogen und gleichfalls 15mal kräftig durchgeschüttelt. Die darauffolgende Injektion wird intramuskulär, subkutan oder wenn es erforderlich erscheint auch segmental oder intrakutan in Akupunkturpunkte appliziert.

Folgende Ampullen werden gemischt: Psorinoheel®, Cutis cps.

Stufe 3:

Die gleiche Spritze wird wieder so gut wie möglich ausgespritzt wie bei der Stufe 2. Abermals werden geeignete Composita-Präparate, Injeel usw. aufgezogen und der Spritzeninhalt wiederum 15mal kräftig geschüttelt. Die anschließende Injektion kann intramuskulär, subkutan oder intrakutan erfolgen.

Folgende Ampulle wird verwendet: Cutis suis Injeel D200

Stufe 4:

Die Stufe 4 wird gleichermaßen mit weiteren geeigneten Ampullen zubereitet und nach dem bereits bekanntem Schema appliziert.

Folgende Ampullen werden gemischt: Histamin D200 Injeel und Acidum formicicum D200 Injeel

Eine **Zusatztherapie** wie unter „Eigenblutinjektion" ist sinnvoll.

Die Injektionsintervalle sollten mindestens 4–5 Tage betragen, um dem Körper die Möglichkeit der Reaktion zu geben. Später werden die Wiederholungsinjektionen in noch größeren Zeitabständen durchgeführt. Ausschlaggebend ist auch hier das Krankheitsbild und die Reaktionslage des Patienten.

4.18.6 Allergische Erkrankungen und atopischer Formenkreis

Atopisches Ekzem

Für dieses Hautleiden gibt es in der Literatur zahlreiche Namen:
- Neurodermitis constitutionalis
- Atopikerekzem
- Säuglingsekzem
- spätexudatives Ekzematoid

Beim endogenen Ekzem spielt die allergische Reaktionsbereitschaft eine dominierende Rolle. Aus der Anamnese geht bereits die familiäre Belastung mit Kinderekzem, Asthma, Migräne, Heuschnupfen deutlich hervor. Der IgE-Spiegel ist oft im Blutserum erhöht. Dies bewirkt wiederum eine Hemmung der Leukozytenfunktion und damit der zellulären Abwehr. Demzufolge sind die Patienten für bestimmte Virusinfektionen, z. B. Warzen, Herpes, besonders anfällig. Aber

auch die Gefahr der bakteriellen Infektion ist gegeben. Interessant ist die Feststellung, daß gegenüber Kontaktnoxen keine erhöhte Empfindlichkeit besteht.
Auffällig ist jedoch die häufige Unverträglichkeit gegenüber Hausstaub und Tier-
haaren wie z. B. Wolle.

Häufig findet man bei diesen Patienten auch Hepato- bzw. Cholecystopathien, Verdauungsstörungen mit und ohne Obstipation.

Klinisches Bild: Bereits im Säuglingsalter (3.–4. Lebensmonat) treten die ersten
Anzeichen der Neurodermitis in Form von weißlicher Schuppung als Milchschorf
auf dem behaarten Kopf, aber auch im Gesicht auf. Es besteht eine ausgesprochene
Neigung zur Sekundärinfektion.

Im ersten Lebensjahrzehnt bleibt eine gewisse Neigung zum Ekzem bestehen. Nach
Ablauf des 1.–3. Lebensjahres findet man das typische lichenifizierte Ekzem der
Ellenbeugen und Kniekehlen, aber auch in der Inguinalgegend sowie im Nacken
und Gesicht.

Das Zustandsbild des heftig juckenden Ekzems wird von akuten Schüben mit Knöt-
chenbildung und Bläschen oder hirsekorngroßen Papeln und nässenden Flechten
unterbrochen. Nicht selten tritt die Neurodermitis in generalisierter Form auf, was
mit außerordentlich heftigen Juckkrisen verbunden ist.

Nach der Pubertät kommt es häufig zu einer Verschlimmerung. Man findet eine ausgeprägte Lichenifikation vorwiegend in Kniekehlen, Ellenbeugen und Halspartien.
Durch die immer wieder auftretenden heftigen Juckanfälle wirken die Patienten ge-
reizt und nervös, und nicht selten treten durch diese enorme Belastung psychische
Veränderungen ein. Das ständige Kratzen führt zu Sekundärinfektionen mit Anschwellung der regionären Lymphknoten.

Therapie: *Hansen* und *Bronzi* stellten unabhängig voneinander fest, daß Eigenblutinjektionen in den meisten Fällen die Alkalireserve und den ph-Wert des Bluters
erhöhen und begründeten damit die gute Wirksamkeit des Eigenblutes bei der Behandlung des chronischen Ekzems, vornehmlich der Neurodermitis. Entscheidend
für eine erfolgversprechende Behandlung ist die Verabreichung der richtigen
Eigenblutdosierung. Es gibt kein Injektionsschema wie bei den übrigen Erkrankungen. Ausgehend von dem augenblicklichen Zustand des Kranken, muß die
Dosierung einschleichend beginnen, nur dadurch können Überempfindlichkeits-
reaktionen oder starke Erstverschlimmerungen unterbunden werden. Das bedeutet
unter Umständen, daß die zuerst verabfolgte Dosierung auch für die nächste Injektion beibehalten wird und erst dann eine langsame Steigerung der Eigenblutmenge
erfolgt.

Namentlich bei der Neurodermitis muß berücksichtigt werden, daß nicht selten psychische Belastungen und Konfliktsituationen das Hautgeschehen ungünstig beeinflussen. Infolgedessen ist in manchen Fällen eine psychotherapeutische Behandlung
angezeigt.

Ernährungsmäßig muß eine Umstellung vorgenommen werden. Fette werden erheblich reduziert und Kuhmilch, einschließlich Kuhmilchprodukte, müssen zunächst
weggelassen werden. Erwähnt sei besonders die Unverträglichkeit der Milch bei
Kleinkindern. Lediglich Ziegenmilch wird ohne Komplikationen vertragen. Weitere
Ersatzprodukte sind Mandelmilch und Töpferpräparate.

Zu vermeiden sind stärkere körperliche Anstrengungen, Aufenthalt in überhitzten
Räumen, heiße Bäder, plötzliche Abkühlung, Tragen wollener Kleidung auf der
Haut.

▶ Potenziertes Eigenblut für Kinder

Die potenzierte Eigenblutbehandlung bewirkt eine Reduzierung von der hyperergischen zur normergischen Reaktion.
Gemäß dem Grundsatz „im akuten Stadium öfters geben und im chronischen Stadium seltener verabreichen" wird die potenzierte Eigenbluttherapie durchgeführt.

Häufigkeit	Eigenblutpotenz	Dosierung
1×/Woche über 6 Wochen	Anfertigung einer C7 Potenz	5 Tropfen auf die Zunge
1×/Woche über 6 Wochen	Anfertigung einer C9 Potenz	5 Tropfen auf die Zunge
1×/Woche über 6 Wochen	Anfertigung einer C10 Potenz	5 Tropfen auf die Zunge
1×/Woche über 6 Wochen	Anfertigung einer C12 Potenz	5 Tropfen auf die Zunge

Zusatztherapie für Kinder

- ◆ **Basistherapie** (für drei bis sechs Monate):
  - **Sankombi® D5 Tropfen:** 1 × tgl. 5 – 10 gtt. vor einer Mahlzeit
  - **Synerga® Lösung:** 3 × tgl. 1 TL voll mit Flüssigkeit vor dem Essen einnehmen
  - **Neythymun® Tropfen:** 3 × tgl. 5 – 15 gtt. einnehmen
- ◆ **Kleiebad:** Badetemperatur 30–32 °C, Badedauer 15–20 Minuten
  Durch den Zusatz von alkalischen Substanzen wie z. B. Kaiser Natron oder Borax wird die entzündungshemmende und juckreizstillende Wirkung der Kleie noch um ein wesentliches erhöht.
- ◆ **kalte, feuchte Umschläge:** in der akuten Phase mit nässenden, hochentzündlichen Erscheinungen und bei Juckkrisen
  Zusätze:
  - feuchte Umschläge mit physiologischer Kochsalzlösung
  - feuchte Umschläge mit Chinosol® (1 Tbl. 0,5 g auf 1 Liter abgekochtes Wasser) in ¼ stdl. Abständen wechseln, später in ½ stdl. Abständen bis die Haut abgetrocknet ist
  - feuchte Umschläge mit Magnesium sulfuricum (8 TL auf 1 Liter abgekochtes Wasser)
  - feuchte Umschläge mit Flor. Malvae 75.0, Rhizoma Tormentillae 25.0 M. f. spec. D. S. 2 EL auf 1 Liter Wasser als Abkochung, abkühlen lassen (nach F. Weis)
  Anwendungsformen:
  - feuchte Verbände bei umschriebenen Veränderungen; hierzu nimmt man von Flüssigkeit völlig durchfeuchtete Frottiertücher
  - offene Verbände mit Kompressen, wenn eine besonders ausgeprägte, reinigende und kühlende Wirkung angestrebt wird, wie es z. B. bei sehr akuten Prozessen erforderlich ist
  - Hand- und Fußbäder mit Töpfer Kleiebad, zweimal täglich 15 Minuten
- ◆ **Zinköl:** über Nacht werden die befallenen Stellen eingerieben
- ◆ **Lotionen, Salben und Cremes**

Die äußere Behandlung des endogenen Ekzems mit Lotionen, Salben oder Cremes ist nicht einfach. Wichtig sind bei allen Anwendungen die Empfindungen und der subjektive Eindruck des Patienten. Einige vertragen normal fettende Cremegrundlagen ausgezeichnet, andere sprechen wesentlich besser auf fettige oder überfettete Salbengrundlagen an. Bewährt haben sich zur Anfangsbehandlung Salben mit entzündungshemmenden Charakter wie z. B. Halicar® Salbe oder Halicar® Creme, Cefabene® Salbe oder Capsoft® Salbe usw.

Nachbehandlung des endogenen Ekzems

Die sebostatische Haut neigt zur Austrocknung und Irritation. Zu häufiges Baden oder Duschen unter Verwendung alkalischer Seifen ist später zu vermeiden. Statt dessen sollen Badezusätze wie z. B. Balneum Hermal® F, Ölbad Cordes® usw. dem Badewasser zugefügt werden. Auch die Durchführung des sogenannten „Kleopatrabades" ($\frac{1}{4}$ l Milch wird mit zwei EL Olivenöl vermischt und dem Badewasser zugefügt) wird von dem Kranken als sehr wohltuend und angenehm empfunden. Schaumbäder oder Duftbäder jeglicher Art sollten von dem Patienten vermieden werden.

▶ Eigenblutinjektion

Schema A

Die Eigenblutinjektionen werden in langsam ansteigenden Dosierungen ohne Medikamentenzusätze injiziert:

täglich ansteigend: 0,1; 0,2; 0,3; 0,4; 0,5 ml Eigenblut intrakutan als Quaddel
3tägig ansteigend: 0,6; 0,7; 0,8; 0,9; 1,0 ml Eigenblut subkutan
5tägig ansteigend: 1,0; 1,5; 2,0; 2,5; 3,0 ml Eigenblut intramuskulär
alle 10 Tage: 3,0 ml Eigenblut intramuskulär
all 20 Tage: 5,0 ml Eigenblut intramuskulär

Die Eigenblutbehandlung des endogenen Ekzems verdient Beachtung. Wobei die richtige Dosierung über Erfolg oder Mißerfolg entscheidet. Daher sei noch einmal darauf hingewiesen, daß die ersten Eigenblutinjektionen sehr gering dosiert sein müssen, nicht selten ist eine regelrechte einschleichende Dosierung notwendig.

Schema B

Bei sehr empfindlich reagierenden Patienten kann das Blut durch destilliertes Wasser (Ampuwa®) verdünnt werden z. B.:

1. Injektion: 0,2 ml Eigenblut plus
               0,8 ml Ampuwa® i. m.

2. Injektion: 0,3 ml Eigenblut plus
               0,7 ml Ampuwa® i. m.

3. Injektion: 0,4 ml Eigenblut plus
               0,6 ml Ampuwa® i. m.

4. Injektion: 0,5 ml Eigenblut plus
               0,5 ml Ampuwa® i. m.

5. Injektion: 0,6 ml Eigenblut plus
0,4 ml Ampuwa® i. m.

6. Injektion: 0,7 ml Eigenblut plus
0,3 ml Ampuwa® i. m.

7. Injektion: 0,8 ml Eigenblut plus
0,2 ml Ampuwa® i. m.

8. Injektion: 0,9 ml Eigenblut plus
0,1 ml Ampuwa® i. m.

Cave: Die Injektionsintervalle hängen von der Reaktionsweise des Patienten ab. Erfahrungsgemäß werden die Injektionen 2–3mal wöchentlich intramuskulär verabfolgt.

Schema C

Ruge und auch *Haferkamp* verabreichten bei jeglichen Formen von Ekzemen zunächst die Eigenblutinjektionen intrakutan über die Haut verteilt, erst später wurden auch intramuskuläre Injektionen von Eigenblut verabfolgt. Beide Autoren waren der Meinung, daß durch die Quaddelung eine besondere Umstimmung der Haut zu erzielen sei. Nach heutigen Überlegungen muß davon ausgegangen werden, daß nicht nur das Eigenblut allein, sondern vielmehr die in der Haut liegenden immunisatorischen (Stachelschicht) oder reflektorischen Momente eine wichtige Rolle spielen. Der hier mehrfach gesetzte Reiz durch 6 bis 8 intrakutane Quaddelungen läßt zunächst die Hauterscheinung schlimmer werden, um dann letztlich abzuheilen.

Behandlungsbeispiel:

1. Injektion: 6–8 intrakutane Eigenblutquaddeln über die betroffenen Hautstellen
zwei bis drei Tage später:

2. Injektion: 6–8 intrakutane Eigenblutquaddeln über die betroffenen Hautstellen
zwei bis drei Tage später:

3. Injektion: 6–8 intrakutane Eigenblutquaddeln über die betroffenen Hautstellen
Gleichzeitig Verabfolgung von 3 ml Eigenblut intramuskulär
zwei bis drei Tage später:

4. Injektion: 6–8 intrakutane Eigenblutquaddeln über die betroffenen Hautstellen
Gleichzeitig Verabfolgung von 3 ml Eigenblut intramuskulär

Zusatztherapie für Erwachsene für Schema A, B und C

* **Basistherapie** (für drei bis sechs Monate)
  – **Synerga® Lösung** 3 × tgl. 1 TL voll mit Flüssigkeit vor dem Essen einnehmen
  – **Neythymun® Tropfen** 3 × tgl. 5 – 15 gtt. einnehmen
  – **Utilin® Kps. schwach–stark** montags 1 Kps. nüchtern einnehmen und drei Stunden nüchtern bleiben, später werden anstelle von Utilin® Kps.
  Utilin® „S" schwach–stark über mehrere Monate eingesetzt, montags 1 Kps. nüchtern einnehmen und drei Stunden nüchtern bleiben
  – **Latensin® Kps. schwach–stark** freitags 1 Kps. nüchtern einnehmen und drei Stunden nüchtern bleiben

▶ Eigenblutbehandlung mit dem Hämoaktivator-N nach Dr. med. Höveler

Bei besonders therapieresistenten Fällen ist die Injektion von aktiviertem Eigenblut angezeigt. Je akuter der Zustand, desto öfter, je chronischer, desto seltener erfolgen die Injektionen.

1. Woche: 3×/Woche 6,0 ml aktivierte Eigenblutlösung i. m.

2.–4. Woche: 2×/Woche 6,0 ml aktivierte Eigenblutlösung i. m.

ab 5. Woche: 1×/Woche 6,0 ml aktivierte Eigenblutlösung i. m.

Die Injektionsdauer ist vom Gesamtzustand abhängig. Die spätere monatliche Wiederholungsinjektion mit aktiviertem Eigenblut wird beibehalten.

Neben der aktivierten Eigenbluttherapie werden an injektionsfreien Tagen folgende Injektionen intramuskulär appliziert:

   1. Tag: 1 Ampulle Utilin® „S" schwach
              1 Ampulle Mucokehl® D5
              1 Ampulle Sanuvis®

   8. Tag: 1 Ampulle Utilin® „S" schwach
              1 Ampulle Notakehl® D5
              1 Ampulle Sanuvis®

 14. Tag: 1 Ampulle Latensin® schwach
              1 Ampulle Mucokehl® D5
              1 Ampulle Sanuvis®

 21. Tag: 1 Ampulle Latensin® schwach
              1 Ampulle Notakehl® D5
              1 Ampulle Sanuvis®

Eine **Zusatztherapie** wie unter „Eigenblutinjektion" ist sinnvoll.

▶ Eigenblutinjektion mit hämolysiertem Eigenblut

1. Woche Injektion am Montag, Mittwoch und Freitag	0,5 ml Ampuwa® plus 2,0 ml Eigenblut Mischung 1–2 Minuten gut durchschütteln*
2.–6. Woche Injektion am Montag und Freitag	0,5 ml Ampuwa® plus 2,0 ml Eigenblut Mischung 1–2 Minuten gut durchschütteln*

* Durchschütteln bedeutet in diesem Fall, das Wasser mit dem Blut gut durchzumischen, was durch mehrmaliges langsames Drehen der Spritze um ihre Längsachse und Kippen zu erreichen ist. Dieser Vorgang muß 1 bis 2 Minuten wiederholt werden, bis das Blut fast schwarz und Ausdruck der Hämolyse ist.

Eine **Zusatztherapie** wie unter „Eigenblutinjektion" ist sinnvoll.

Urtikaria

Die Urtikaria kann als der Prototyp der allergischen Hautkrankheiten bezeichnet werden. Sie ist ein vielschichtiges Problem. Nach ihrem Verlauf teilt man die Urtikaria in eine akute und in eine chronische Verlaufsform ein. Die auslösenden Ursachen können eine Unzahl von Allergenen sein. Daher machte man sich folgende Faustregel zu eigen:

Akute Urtikaria (plötzlicher Beginn, Abklingen nach Tagen) Ursachen meist exogene Noxen.

Chronische Urtikaria (mehrere Wochen unverändertes Krankheitsbild) Ursachen meist endogene Noxen.

Klinisches Bild: Die Erkrankung ist durch typische schubweise auftretende Quaddeln ausgezeichnet, die an jeder Körperstelle urplötzlich auftreten, um nach kurzer Zeit wieder zu verschwinden. Es besteht immer heftiger Juckreiz, Hitzegefühl oder Ameisenkriechen, was den Kranken zum Kratzen veranlaßt.

Therapie: Zunächst kommt es darauf an, die auslösende Noxe zu eliminieren. Hauptsächlich bei der chronischen Urtikaria ist die Mitbehandlung von Magen, Darm und Leber zwingend, um einen evtl. bestehenden Fokus zu eliminieren.

Bei allen Formen der akuten und chronischen Urtikaria haben sich Eigenblutinjektionen bewährt. Auf diese erfolgreiche Eigenblutbehandlung wiesen schon *Tenckhoff, Balyat, Busquet* u. a. hin, die aufgrund eigener Erfahrungen bei einem umfassenden Patientengut, die Eigenblutinjektionen der Calciumtherapie vorzogen.

▶ Eigenblutinjektion

Akute Urtikaria

1. Tag: 3,0 ml Eigenblut intramuskulär
2. und 3. Tag: 5,0 ml Eigenblut intramuskulär

Chronische Urtikaria

1., 3. und 5. Tag: Mischinjektion intramuskulär
                              2,0 ml Eigenblut
                              1 Ampulle Injectio dermatica
                              1 Ampulle Injectio gastrohepatica

Die weiteren Injektionen werden 2mal wöchentlich bis zur Behebung des Zustandes injiziert.

Neben den aufgeführten Ampullen haben sich auch Acirufan® Ampullen, Cardiospermum D4 Ampullen oder Histamin D30 Ampullen zur Eigenblutmischung für die Behandlung der chronischen Urtikaria bewährt.

Zusatztherapie

- **Apis D6 Tropfen:** 3 × tgl. 20 gtt. mit etwas Flüssigkeit nach dem Essen einnehmen
- **Synerga® Lösung:** 4 × tgl. 2 TL mit Flüssigkeit verdünnt vor den Mahlzeiten einnehmen
- **Kalziumascorbat:** 2 TL voll über den Tag verteilt einnehmen

▶ Eigenblutbehandlung mit dem Hämoaktivator-N nach Dr. med. Höveler

Akute Urtikaria

1.–3. Tag: 10 ml aktivierte Eigenblutlösung intramuskulär

Chronische Urtikaria

1., 2. und 5. Tag: 10 ml aktivierte Eigenblutlösung intramuskulär

Die weiteren Injektionen werden 2mal wöchentlich appliziert. Ampullenzusätze sind weder bei der akuten noch bei der chronischen Urtikaria erforderlich, da durch die spezifische Wirksamkeit des aktivierten Eigenblutes die Injektionen wirksam sind.
Eine **Zusatztherapie** wie unter „Eigenblutinjektion" ist sinnvoll.

▶ **Eigenblutinjektion mit hämolysiertem Eigenblut**

Akute Urtikaria

| 1. Woche
Injektion am Montag, Mittwoch und Freitag | 0,5 ml Ampuwa® plus 2,0 ml Eigenblut
Mischung eine Minute gut durchschütteln* |
| 2. Woche
Injektion am Montag und Freitag | 0,5 ml Ampuwa® plus 2,0 ml Eigenblut
Mischung eine Minute gut durchschütteln* |

* Durchschütteln bedeutet in diesem Fall, das Wasser mit dem Blut gut durchzumischen, was durch mehrmaliges langsames Drehen der Spritze um ihre Längsachse und Kippen zu erreichen ist. Dieser Vorgang muß 1 bis 2 Minuten wiederholt werden, bis das Blut als Ausdruck der Hämolyse fast schwarz ist.

Eine **Zusatztherapie** wie unter „Eigenblutinjektion" ist sinnvoll.

Chronische Urtikaria

| 1.–3. Woche
Injektion am Montag und Freitag | 0,5 ml Ampuwa® plus 2,0 ml Eigenblut
Mischung eine Minute gut durchschütteln* |
| 4.–6. Woche
Injektion am Montag und Freitag | 0,5 ml Ampuwa® plus 2,0 ml Eigenblut
Mischung eine Minute gut durchschütteln* |

Eine **Zusatztherapie** wie unter „Eigenblutinjektion" ist sinnvoll.

Quincke-Ödem

Durch eine allergische Sofortreaktion vom Typ I kann ein Quincke-Ödem auftreten. Ausgelöst durch unterschiedliche Allergene wie z. B. Nahrungsmittelzusatzstoffe, eiweißhaltige Nahrungsmittel, Inhalationsallergene oder Medikamente.
Es kommt zu rezidivierenden Hautschwellungen durch Ödembildung im subkutanen Gewebe und hier vor allem im Gesichts- und Extremitätenbereich. Durch Ausbildung eines Larynxödems kann Erstickung drohen. Es besteht kein Juckreiz.

❗ Ein akutes Quincke-Ödem muß u. a. mit Glukokortikoiden behandelt werden. Die Eigenblutbehandlung wird eingesetzt, um Rezidive zu vermeiden.

▶ Eigenblutinjektion

1. Woche Injektion am Montag, Mittwoch und Freitag	0,5 ml Eigenblut plus 1 Amp. Acirufan® oder Synerga® Lösung
2.–4. Woche Injektion am Montag und Freitag	0,5 ml Eigenblut plus 1 Amp. Acirufan® oder Synerga® Lösung
5.–6. Woche Injektion am Freitag	0,5 ml Eigenblut plus 1 Amp. Acirufan® oder Synerga® Lösung

Koschade behandelte eine Unzahl von Urtikariafällen und Quincke-Ödem ausschließlich mit Eigenblut. Er konnte immer wieder beobachten, daß nach 1, 2 oder 6 Injektionen von 2–5 ml Nativblut subkutan verabfolgt eine Ausheilung erfolgte.

Zusatztherapie

- ◆ **Synerga® Lösung:** 4 × tgl. 2 TL mit Flüssigkeit verdünnt vor den Mahlzeiten einnehmen
- ◆ **Kalziumascorbat:** 2 TL voll über den Tag verteilt einnehmen

▶ Eigenblutbehandlung mit dem Hämoaktivator-N nach Dr. med. Höveler

1. Woche Injektion am Montag, Mittwoch und Freitag	8,0 ml aktivierte Eigenblutlösung 1 Amp. Acirufan® oder Synerga® Lösung
2.–4. Woche Injektion am Montag und Freitag	8,0 ml aktivierte Eigenblutlösung 1 Amp. Acirufan® oder Synerga® Lösung
5.–6. Woche Injektion am Freitag	8,0 ml aktivierte Eigenblutlösung 1 Amp. Acirufan® oder Synerga® Lösung

Eine **Zusatztherapie** wie unter „Eigenblutinjektion" ist sinnvoll.

Allergisches Kontaktekzem

Diese akute Dermatitis ist eine Allergie vom Typ IV-Spätreaktion, d. h. die klinische Manifestation tritt 24–72 Stunden nach Allergenkontakt auf. Die auslösenden Ursachen sind sehr komplex. Es können berufliche Expositionen sein (medizinische Berufe, Bäcker, Friseur, Metallarbeiter usw.). Daneben können auch Kosmetika, Detergenzien, Reinigungsmittel usw. eine Kontaktallergie bewirken.

Klinisches Bild: Der Verlauf der Erkrankung ist vorwiegend von Juckreiz geprägt. Das Krankheitsgeschehen ist ausgesprochen polymorph. Die Hauterscheinungen können maculösen und bullösen Charakter haben. Unter Schuppenbildung kommt es zur Regeneration der Haut.

Therapie: Zunächst ist es wichtig die auslösende Noxe zu ermitteln und auszuschalten. Die Eigenbluttherapie, in ihren unterschiedlichen Anwendungsmethoden, ist hier ein sehr wertvolles Therapeutikum. Vor allen Dingen kommt es durch Eigenblutbehandlung sehr schnell zur Aufhebung des Juckreizes und Behebung der Allgemeinsymptome.

▶ Eigenblutinjektion

1. Woche Injektion am Montag, Mittwoch und Freitag	0,5 ml Eigenblut plus 1 Ampulle Allergie-Injektopas® oder 1 Ampulle Synerga® Lösung
2.–4. Woche Injektion am Montag und Freitag	Injektion wie 1. Woche
5.–6. Woche Injektion am Freitag	Injektion wie 1. Woche

Zusatztherapie

- **Synerga® Lösung:** 3 × tgl. 2 TL mit Wasser verdünnt vor den Mahlzeiten einnehmen
- **Kalziumascorbat:** 2 TL über den Tag verteilt mit Flüssigkeit einnehmen
- **Pascallerg® Tbl.:** 4 × tgl. 2 Tbl. nach den Mahlzeiten einnehmen

▶ Eigenblutbehandlung mit dem Hämoaktivator-N nach Dr. med. Höveler

1. Woche Injektion am Montag, Mittwoch und Freitag	8,0 ml aktivierte Eigenblutlösung 1 Ampulle Allergie-Injektopas® oder 1 Ampulle Synerga® Lösung
2.–4. Woche Injektion am Montag und Freitag	Injektion wie 1. Woche
5.–6. Woche Injektion am Freitag	Injektion wie 1. Woche

Eine **Zusatztherapie** wie unter „Eigenblutinjektion" ist sinnvoll.

▶ Eigenblutinjektion mit hämolysiertem Eigenblut

Neben den entzündlichen Hauterkrankungen sind es vor allen Dingen auch die allergischen Dermatosen, die sehr gut auf die Verabreichung von hämolysiertem Eigenblut ansprechen.

1. Woche Injektion am Montag, Dienstag, Donnerstag und Freitag	0,5 ml Ampuwa® plus 2,0 ml Eigenblut Mischung eine Minute gut durchschütteln*
2. Woche Injektion am Montag, Mittwoch und Freitag	0,5 ml Ampuwa® plus 2,0 ml Eigenblut Mischung eine Minute gut durchschütteln*

* Durchschütteln bedeutet in diesem Fall, das Wasser mit dem Blut gut durchzumischen, was durch mehrmaliges langsames Drehen der Spritze um ihre Längsachse und Kippen zu erreichen ist. Dieser Vorgang muß 1 bis 2 Minuten wiederholt werden, bis das Blut als Ausdruck der Hämolyse fast schwarz ist.

Eine **Zusatztherapie** wie unter „Eigenblutinjektion" ist sinnvoll.

Dyshidrotisches Ekzem

Bei diesem allergischen Kontaktekzem auf der Grundlage einer Dyshidrose kommt es zu sargoartigen, juckenden Bläschen und Pusteln oder Sekundäreffloreszenzen an den Fußsohlen und insbesondere an den Handtellern, die vorwiegend in der warmen Jahreszeit gehäuft auftreten.

Ätiologie: Die Ursache ist bis heute nicht ganz geklärt. In der Mehrzahl der Fälle handelt es sich um eine auslösende allergische Ursache in Kombination mit einer mykotischen Affektion oder einer bakteriellen Entzündung. Begünstigt wird diese Hauterkrankung durch eine bestehende Hyperhidrosis.

Klinisches Bild: Im Vordergrund steht der intensive Juckreiz. Es kommt zur Ausbildung von sargoartigen, juckenden Bläschen und Pusteln. Durch den intensiven Juckreiz können sich die Effloreszenzen nässend, eitrig oder krustig verbreiten und Sekundärinfektionen bewirken. Der Verlauf ist unter Umständen sehr langwierig und die Rezidivneigung groß.

▶ Eigenblutinjektion

Als Umstimmungsmaßnahme ist die Behandlung mit Eigenblut effizient.
Die Eigenblutinjektionen werden in langsam ansteigenden Dosierungen ohne Medikamentenzusätze injiziert:

täglich ansteigend:	0,1; 0,2; 0,3; 0,4; 0,5 ml Eigenblut intrakutan als Quaddel
3tägig ansteigend:	0,6; 0,7; 0,8; 0,9; 1,0 ml Eigenblut subkutan
5tägig ansteigend:	1,0; 1,5; 2,0; 2,5; 3,0 ml Eigenblut intramuskulär
alle 10 Tage:	3,0 ml Eigenblut intramuskulär
alle 20 Tage:	5,0 ml Eigenblut intramuskulär

Den aufgeführten Eigenblutinjektionen werden keinerlei Ampullenpräparate hinzugefügt.

Zusatztherapie

- **Legalon® Suspension:** 3 × tgl. 1 ML nach den Mahlzeiten
- **Homöopathie**
  - Rhus toxicodendron D12 Dil., 2 × tgl. 5 gtt.
    bei wasserklaren Bläschen mit Neigung zur Pustelbildung:
  - Mezereum D6, 2 × tgl. 5 gtt.
    bei mit heller Flüssigkeit gefüllten Bläschen, die sich öffnen und Krusten bilden; es besteht starker Juckreiz und brennende Schmerzen
  - Psorinum-Nosode D30, 1 × wöchentlich 5 Globuli oder seltener bei kleinen Bläschen mit Eiterungstendenz und extremem Juckreiz; es besteht starke Schweißbildung
- **Phönix-Entgiftungstherapie**
  Sehr wichtig ist die Darm- und Stoffwechselsanierung, da möglicherweise auch Darmallergene die auslösenden Ursachen sein können.
- **äußere Maßnahmen**
  - gerbende Hand- oder Fußbäder mit Eichenrinde oder Tannolact® Pulver
  - Salbenanwendungen sind äußerst kritisch zu bewerten
    versuchsweise Sanuvis® D1 Salbe, Halicar® Salbe, Tannolact® Salbe oder Calmurid® Creme

▶ Eigenblutbehandlung mit dem Hämoaktivator-N nach Dr. med. Höveler

1.–3. Woche Injektionen am Montag, Mittwoch und Freitag	8,0 ml aktivierte Eigenblutlösung plus 1 Ampulle Acirufan® i. m.; gleichzeitg 3 Ampullen Notakehl® D5 nach der Blutentnahme intravenös
4.–6. Woche Injektion am Montag und Freitag	8,0 ml aktivierte Eigenblutlösung plus 1 Ampulle Acirufan® i. m.

Besteht das dyshidrotische Ekzem bereits sehr lange, wird nachfolgendes Injektionsschema angewendet:

Montag: 8,0 ml aktivierte Eigenblutlösung plus
1 Ampulle Acirufan® i. m.
gleichzeitig auf die andere Gesäßseite intramuskulär
1 Ampulle Latensin® mittel

Freitag: 8,0 ml aktivierte Eigenblutlösung plus
1 Ampulle Acirufan® i. m.
gleichzeitig auf die andere Gesäßseite intramuskulär
1 Ampulle Sanukehl® Strep D5

Montag: 8,0 ml aktivierte Eigenblutlösung plus
1 Ampulle Acirufan® i. m.
gleichzeitig auf die andere Gesäßseite intramuskulär
1 Ampulle Latensin® mittel

Freitag: 8,0 ml aktivierte Eigenblutlösung plus
1 Ampulle Acirufan® i. m.
gleichzeitig auf die andere Gesäßseite intramuskulär
1 Ampulle Sanukehl® Cand D5

Montag: 8,0 ml aktivierte Eigenblutlösung plus
1 Ampulle Acirufan® i. m.
gleichzeitig auf die andere Gesäßseite intramuskulär
1 Ampulle Latensin® stark

Freitag: 8,0 ml aktivierte Eigenblutlösung plus
1 Ampulle Acirufan® i. m.
gleichzeitig auf die andere Gesäßseite intramuskulär
1 Ampulle Sanukehl® Pseu D5

Die nachfolgenden Injektionen, die weiterhin 2mal wöchentlich erfolgen, bestehen aus 8,0 ml aktivierter Eigenblutlösung plus Zusatz von einer Ampulle Acirufan®. Eine **Zusatztherapie** wie unter „Eigenblutinjektion" ist sinnvoll.

Toxisches Kontaktekzem

Bedingt durch den laufenden Kontakt mit einer für den Organismus toxisch reagierenden Noxe kommt es zu einer chronischen Dermatitis. Das Ausmaß der Hautschädigung ist abhängig von der Einwirkungszeit und der Konzentration der Noxe aber auch von der individuellen Hautbeschaffenheit des Betroffenen. Als Noxen kommen die unterschiedlichsten Substanzen in Betracht wie z.B. Seifen, Fettlösungs- und Waschmittel, Mineralöle oder physikalische Reize wie z.B. Strahlung in einem Solarium.

Im Vordergrund steht der Juckreiz in Verbindung mit einem mehr oder weniger ausgedehntem Erythem. Es kommt gleichzeitig zur Hautverdickung und Schuppung und oftmalig zur sekundären Lichenifikation. Die Hautveränderungen treten vorwiegend an den Extremitäten auf.

▶ Eigenblutinjektion

Die geschädigte Hautflora wird durch die Eigenbluttherapie günstig beeinflußt, so daß sich die Überempfindlichkeit gegenüber Noxen zurückbildet.

Die Eigenblutinjektionen werden in langsam ansteigenden Dosierungen ohne Medikamentenzusätze injiziert:

täglich ansteigend:	0,1; 0,2; 0,3; 0,4; 0,5 ml Eigenblut intrakutan als Quaddel
3tägig ansteigend:	0,6; 0,7; 0,8; 0,9; 1,0 ml Eigenblut subkutan
5tägig ansteigend:	1,0; 1,5; 2,0; 2,5; 3,0 ml Eigenblut intramuskulär
alle 10 Tage:	3,0 ml Eigenblut intramuskulär
alle 20 Tage:	5,0 ml Eigenblut intramuskulär

Den aufgeführten Eigenblutinjektionen werden keinerlei Ampullenpräparate hinzugefügt.

Allerdings sollte der Patient neben der Eigenblutbehandlung einmal wöchentlich 7,5 g Vitamin C der Firma Pascoe infundiert bekommen.

Zusatztherapie

* **Legalon® Suspension:** 3 × tgl. 1 ML nach den Mahlzeiten
* **Cistus Similiaplex N Tropfen:** 3 × tgl. 20 gtt. mit etwas Flüssigkeit einnehmen
* **Viola tricolor Similiaplex Tropfen:** 3 × tgl. 20 gtt. mit etwas Flüssigkeit einnehmen
* **Halicar® Salbe:** 3 × tgl. auftragen
  im Wechsel mit
  Sanuvis® D1 Salbe

Empfehlungen für den Patienten

Händewaschen
Hände grundsätzlich nur mit lauwarmen Wasser reinigen unter Verwendung von Baby Seife
Hände müssen nach jedem Waschen sehr gut abgetrocknet werden
Direkten Kontak meiden mit:
Möbelpolituren, Schuhcreme, Bohnerwachs, Autopolituren
Lösungsmitteln (Nitroverdünner, Terpentin, Benzin, Alkohol, Tetrachlorkohlenstoff, Aceton)
Starken Reinigungsmitteln wie z.B. Toilettenreinigern, Rohrfrei, Desinektionsmitteln
Tragen von Handschuhen
Grundsätzlich unter den Gummihandschuhen dünne Stoffhandschuhe tragen
oder nur Plastikhandschuhe verwenden

▶ **Eigenblutbehandlung mit dem Hämoaktivator-N nach Dr. med. Höveler**

1.–3. Woche Injektion am Montag, Mittwoch und Freitag	8,0 ml aktivierte Eigenblutlösung plus 1 Ampulle Acirufan®
4.–6. Woche Injektion am Montag und Freitag	8,0 ml aktivierte Eigenblutlösung plus 1 Ampulle Acirufan®

Zusatztherapie und **Empfehlungen für den Patienten** wie unter „Eigenblutinjektion".

▶ **Eigenblutinjektion mit hämolysiertem Eigenblut**

1. Woche Injektion am Montag, Mittwoch und Freitag	0,5 ml Ampuwa® plus 2,0 ml Eigenblut Mischung eine Minute gut durchschütteln*
2. Woche Injektion am Montag und Freitag	0,5 ml Ampuwa® plus 2,0 ml Eigenblut Mischung eine Minute gut durchschütteln*

* Durchschütteln bedeutet in diesem Fall, das Wasser mit dem Blut gut durchzumischen, was durch mehrmaliges langsames Drehen der Spritze um ihre Längsachse und Kippen zu erreichen ist. Dieser Vorgang muß 1 bis 2 Minuten wiederholt werden, bis das Blut als Ausdruck der Hämolyse fast schwarz ist.

Zusatztherapie und **Empfehlungen für den Patienten** wie unter „Eigenblutinjektion".

4.18.7 Seborrhoisches Ekzem

Hierbei handelt es sich um eine chronische Entzündung der Haut, eine ekzematöse Erkrankungsform des konstitutionellen Seborrhoikers. Die auslösenden Ursachen sind weitgehend unbekannt.

Klinisches Bild: Es kommt zu scharf begrenzten erythematosquamösen, gelb-bräunlichen, lang andauernden Hautveränderungen; nur selten randständige Knötchen- oder Bläschenbildung und Neigung zur kleinfleckigen Generalisierung. Vorkommen vor allem am behaarten Kopf, an mittleren Gesichtspartien, vordere und hintere Schweißrinne und im Bereich größerer Hautfalten.

Therapie: Die Erkrankung ist langwierig und erfordert von Seiten des Patienten und auch des Behandlers Geduld. Die Eigenblutbehandlung des Ekzems ist nachweislich eine hervorragende Methode, Heilungsprozesse wieder in Gang zu setzen. Hier ist es weniger das akute Ekzem, das auf die Eigenblutbehandlung anspricht, als vielmehr das chronische oft therapieresistente Ekzem, das sich oftmals nach wenigen Injektionen deutlich bessert. Bereits *Spiethoff* konnte diese Beobachtung an einer Vielzahl von Patienten mit chronischen Ekzemen beobachten.

▶ **Potenziertes Eigenblut für Kinder**

Gemäß dem Grundsatz „im akuten Stadium öfters geben und im chronischen Stadium seltener verabreichen" wird die potenzierte Eigenbluttherapie durchgeführt.

Häufigkeit	Eigenblutpotenz	Dosierung
1×/Woche über 6 Wochen	Anfertigung einer C7 Potenz	5 Tropfen auf die Zunge
1×/Woche über 6 Wochen	Anfertigung einer C9 Potenz	5 Tropfen auf die Zunge
1×/Woche über 6 Wochen	Anfertigung einer C10 Potenz	5 Tropfen auf die Zunge
1×/Woche über 6 Wochen	Anfertigung einer C12 Potenz	5 Tropfen auf die Zunge

Zur Anfertigung der jeweiligen Potenz sollte versucht werden, das Blut aus der Vene zu entnehmen. Weiterhin ist zu bedenken, daß zur Erzielung eines Erfolges die Einnahme im gleichbleibenden Rhythmus erfolgen muß. Bei der Anfertigung einer höheren Potenz muß erneut Blut entnommen werden, denn der Organismus, insbesondere das Blut, hat durch Umstimmungsmaßnahmen eine Änderung erfahren, das heißt, die zuerst angefertigte Bluturtinktur ist nicht mehr adäquat.

▶ **Eigenblutinjektion**

Während beim akuten Ekzem die Wirkung der Eigenblutbehandlung unterschiedlich beurteilt wird, zeigt die Behandlung der chronischen Form des Ekzems gute Ergebnisse. Oft ist zu beobachten, daß durch die Behandlung mit Eigenblut die äußere Anwendung von Salben und Pasten viel deutlicher und intensiver anspricht. Festzustellen ist ferner, namentlich bei ausgedehnte Fällen, daß vorhandener Juckreiz gelindert und Heilungsprozesse der Haut beschleunigt werden. Hauptsächlich dann, wenn andere Behandlungsmethoden bereits ausgeschöpft sind, kann durch eine sachgemäß durchgeführte Eigenblutbehandlung zumindest eine Linderung des Leidens erreicht werden.

Zur Vermeidung von aggressiven und unangenehmen Erstverschlimmerungen hat sich das von *Haferkamp* empfohlene Injektionsschema vortrefflich bewährt.

Die Eigenblutinjektionen werden in langsam ansteigenden Dosierungen ohne Medikamentenzusätze injiziert:

täglich ansteigend: 0,1; 0,2; 0,3; 0,4; 0,5 ml Eigenblut intrakutan als Quaddel
3tägig ansteigend: 0,6; 0,7; 0,8; 0,9; 1,0 ml Eigenblut subkutan
5tägig ansteigend: 1,0; 1,5; 2,0; 2,5; 3,0 ml Eigenblut intramuskulär
alle 10 Tage: 3,0 ml Eigenblut intramuskulär
alle 20 Tage: 5,0 ml Eigenblut intramuskulär

Den aufgeführten Eigenblutinjektionen werden keinerlei Ampullenpräparate hinzugefügt.

Zusatztherapie

- **Legalon® Suspension:** 3 × tgl. 1 ML nach den Mahlzeiten
- **Cistus Similiaplex N Tropfen:** 3 × tgl. 20 gtt. mit etwas Flüssigkeit einnehmen
- **Viola tricolor Similiaplex Tropfen:** 3 × tgl. 20 gtt. mit etwas Flüssigkeit einnehmen
- **Latensin® Kps. schwach–stark:** montags 1 Kps. nüchtern einnehmen und drei Stunden nüchtern bleiben
- **Sanuvis® Tropfen:** 3 × tgl. 60 Tropfen mit ½ Glas Wasser verdünnt einnehmen

* **Bäder oder Ganzwaschungen**

  Bäder oder Ganzwaschungen sind dem Patienten mit Ekzemen angenehm, insbesondere stillen sie den unangenehmen Juckreiz. Allerdings sollte die Badetemperatur nicht mehr als 30 °C betragen. Jede höhere Badetemperatur verstärkt
  erneut den Juckreiz. Angezeigt sind Zusätze von Zinnkraut oder Eichenrinde.
  Als besonders angenehme werden Kleiebäder empfunden wie z. B. Töpfer®
  Kleie Hautbad, Silvapin® Weizenkleie-Extrakt. Häufiges Baden kann trotz rückfettender Substanzen zur Hautaustrocknung führen. Aber schon die Zugabe von
  $\frac{1}{4}$ Liter Milch zusammen mit 2 EL Olivenöl auf ein Vollbad vermag davor zu
  schützen, daß die Haut auch bei frequentem Bad weniger rauh wird. Nach solch
  einem Bad muß die Haut im Bett „nachtrocknen" und sie darf nicht eingefettet
  werden.

* **Ernährung**

  Jeder Ekzematiker ist reizarm und entquellend zu ernähren. Das Einlegen von
  Fasttagen und anschließender vorübergehender Umstellung auf Rohkosternäh-
  rung trägt zum Erfolg bei. Am ersten Fastentag wird der Darm gründlich entleert.
  Dies geschieht durch die Einnahme von Magnesium sulfur. (20 g auf $\frac{1}{2}$ Glas Wasser) morgens nüchtern getrunken.

  Für die Ernährungsumstellung ist für den Kranken das von Bircher-Benner geschriebene „Handbuch für Hautkranke", erschienen im Bircher-Benner Verlag
  Zürich, eine wertvolle Hilfe.

  Alkohol, vor allem Cognac, Obstwässer, starker Kaffee oder Tee und reichlicher Nikotinkonsum, Süßigkeiten und Zitrusfrüchte sind zunächst nicht erlaubt.
  Es sind Reizstoffe, die nicht selten Juckkrisen auslösen oder unterhalten. So ist
  z. B. bekannt, daß Cognac Scrotalpruritus und starker Kaffee Afterjuckreiz auslöst.

▶ **Eigenblutbehandlung mit dem Hämoaktivator-N nach Dr. med. Höveler**

Aktiviertes Eigenblut wirkt stets dort angemessen, wo es die Situation erfordert.
Dabei kommt es nie zu einer Überforderung des Scavengersystems (nach *Prof. Dr.
Popp*), welches von der Natur dazu bestimmt ist, Überreaktionen im Organismus zu
verhindern. Dieser von Höveler immer wieder vorgetragene Grundsatz bietet u. a.
die Grundlage für die Behandlung chronischer Ekzeme.

1. Woche Injektionen am Montag, Mittwoch und Freitag	8,0 ml aktivierte Eigenblutlösung plus 1 Ampulle Acirufan® jeweils freitags 1 Ampulle Latensin® schwach–stark intramuskulär
2.–4. Woche Injektionen am Montag und Freitag	Injektionen wie 1. Woche
5.–8. Woche Injektionen am Freitag	Injektionen wie 1. Woche

Monatlich erfolgt eine Wiederholungsinjektion bis zur vollständigen Behebung der
Dermatose.

Eine **Zusatztherapie** wie unter „Eigenblutinjektion" ist sinnvoll.

Ekzempatienten benötigen Ruhe! Unnötige physische und psychische Reize müssen ausgeschaltet werden. Die Betreuung der Seele ist für den Hautpatienten eine zwingende Notwendigkeit, denn innere Konflikte haben großen Anteil an der Erkrankung der Haut. Vor allen Dingen muß der Patient begreifen, daß sein Leben mit soviel unwesentlichen Dingen belastet ist. Er muß lernen, das Wesentliche vom Unwesentlichen zu trennen. Klimawechsel ist meistens von Nutzen, wobei See- oder Höhenklima über 1500 m häufig erscheinungsfrei machen.

Weichspüler und Waschmittel mit starken Aufhellern sollten von Patienten mit Hautkrankheiten grundsätzlich gemieden werden.

4.18.8 Akneartige Hauterkrankungen

Akne vulgaris

Die Akne ist die häufigste Erkrankung der Entwicklungsjahre. Sie beginnt in der Pubertät und tritt am häufigsten zwischen dem 18. und 21. Lebensjahr auf. Gelegentlich findet man sie auch noch um das 30. Lebensjahr. Es handelt sich um Talgsekretionsstörungen, bei der es nachfolgend zu entzündlichen Prozessen am Follikel kommt. Untersuchungen haben gezeigt, daß für das Entstehungsbild der Akne auch gewisse Beziehungen zum endokrinen System, insbesondere zu den Gonaden und der Hypophyse, eine Rolle spielen. Auffallend ist auch die schubweise Verschlimmerung im Frühjahr und Winter und vor allem nach Schlemmermahlzeiten. Hauptsitz der Akne sind die talgdrüsenreichen Gebiete, also Gesicht, Brust, Nacken, Rücken. Sie kann von einer sichtbar vermehrten Talgsekretion und einem seborrhoischen Ekzem begleitet sein.

Klinisches Bild: Die Akne setzt sich aus sehr unterschiedlichen polymorphen Effloreszenzen zusammen und zwar aus: Comedomen, Papeln, papulo-pustulösen Herden, oberflächlichen und tiefen follikulären Pusteln, Krusten und Narben. Die Akne sitzt vorwiegend im Gesicht und kann in schweren Fällen stark entstellen, so daß sich bei den Betroffenen erhebliche psychische Belastungen bemerkbar machen. Auffallend ist übrigens, daß bei einer stattlichen Anzahl von Aknepatienten Störungen im Magen-Darm-Kanal vorliegen.

Therapie: Die Akne vulgaris war schon immer ein dankbares Gebiet für die Eigenbluttherapie, obwohl der Erfolg sehr wechselhaft ist. Vor allen Dingen kann die Rückenakne durch intrakutane und gleichzeitig durchgeführte intramuskuläre Eigenblutinjektionen gut beeinflußt werden, während die Ergebnisse im Gesichtsbereich nicht immer zufriedenstellend sind.

Die teilweise auftretenden Mißerfolge bei der Aknetherapie sind nicht auf einen mangelnden Erfolg der Eigenblutbehandlung zurückzuführen, sondern sehr häufig auf undiszipliniertes Verhalten des Patienten in Bezug auf Ernährung, Trinkgewohnheiten, Medikamenteneinnahme und Hautpflege.

▶ **Eigenblutinjektion**

1. Woche Injektionen am Montag, Mittwoch und Freitag	0,5 ml Eigenblut plus 1 Ampulle Pascotox® forte jeweils freitags 1 Ampulle Latensin® schwach–stark intramuskulär
2.–4. Woche Injektionen am Montag und Freitag	Injektionen wie 1. Woche
5.–7. Woche Injektionen am Freitag	Injektionen wie 1. Woche

Zusatztherapie

1. Phase

Die Erfahrungen haben deutlich gezeigt, daß nach vorausgegangener Mesenchymentschlackung und Stoffwechselaktivierung die nachfolgenden Behandlungsmethoden wesentlich besser und wirkungsvoll zum Tragen kommen.

Phönix-Entgiftungstherapie:

drei Tage Anregung der Leber-Galle-Funktion und Ausleitung über den Darm durch Phönix Phönohepan

drei Tage Aktivierung der Nierenfunktion durch Phönix Solidago

drei Tage Steigerung der körpereigenen Abwehr und verstärkte Ausscheidung über die Haut durch Phönix Antitox

Dieser Zyklus ist bis zu einer Gesamtdauer von 45 Tagen zu wiederholen.

2. Phase

10 Tage lang:

- **Sulfur oplx:** 3 × tgl. 1 Tbl. im Mund zergehen lassen
  oder
  Sulfur colloid. D6–D4: 3 × tgl. 1 Tbl. im Mund zergehen lassen
  anschließend
- **Euphorbia oplx Tropfen:** 3 × tgl. 15 gtt. auf 1 EL Wasser geben und vor dem Essen einnehmen
  oder
  Ichthyolum dil. D2–D1: 3 × tgl. 5 gtt. mit etwas Wasser einnehmen
- **Levurinetten® N:** 2 × tgl. 12 Stück über 3 Monate einnehmen
- **bei prämenstrueller Verschlimmerung:**
  Agnolyt®, 1 × tgl. 60 gtt. morgens nüchtern einnehmen (evtl. auch bei jungen Männern günstige Wirkung)

Pflege

- keine fetten Salben verwenden, sondern Lotionen wie z. B. Aknichthol® N Lotio oder Jaikal® Akne-Lotion
- die Haut nicht zu stark entfetten, es kommt ansonsten zu einer stärkeren Talgsekretion
- zur milden Entfettung der Haut Kernseife verwenden, alkoholische Lösungen oder Syndets wie z. B. Satina, Eubos

Allgemeine Maßnahmen

- Viel Bewegung an frischer Luft und auf ausreichende Flüssigkeitszufuhr achten.
- Eier, Süßigkeiten, Schweinefleisch, Kuchen, Schlagsahne, stark gebratene Nahrungsmittel, Soßen, Mayonnaise, jodierte Salze, Nüsse und alle Käsesorten müssen vorübergehend gemieden werden. Während der Behandlung sollte der Patient viel pflanzliche Frischkost in Form von Gemüsen, Salaten und Früchten zu sich nehmen. Bei ausgeprägter Akne ist eine vegetabile Vollrohkost vorübergehend notwendig.

▶ **Eigenblutbehandlung mit dem Hämoaktivator-N nach Dr. med. Höveler**

1. Woche Injektionen am Montag, Mittwoch und Freitag	8,0 ml aktivierte Eigenblutlösung plus 1 Ampulle Pascotox forte-Injektopas® jeweils freitags 1 Ampulle Latensin® schwach–stark intramuskulär
2.–4. Woche Injektionen am Montag und Freitag	Injektionen wie 1. Woche

Im Anschluß daran erfolgt monatlich eine Auffrischungsinjektion, bis der Hautzustand gut oder zufriedenstellend ist.

Zusatztherapie, Pflege und **Allgemeine Maßnahmen** wie unter „Eigenblutinjektion".

▶ **Eigenblutinjektion mit hämolysiertem Eigenblut**

Die hämolysierte Eigenbluttherapie bewährt sich bei der Akne vulgaris in hervorragender Art und Weise. Nicht selten treten innerhalb kürzester Zeit deutliche Besserungen ein.

1. Woche Injektion am Montag, Mittwoch und Freitag	0,5 ml Ampuwa® plus 2,0 ml Eigenblut Mischung eine Minute gut durchschütteln*
2.–4. Woche Injektion am Montag und Freitag	0,5 ml Ampuwa® plus 2,0 ml Eigenblut Mischung eine Minute gut durchschütteln*

* Durchschütteln bedeutet in diesem Fall, das Wasser mit dem Blut gut durchzumischen, was durch mehrmaliges langsames Drehen der Spritze um ihre Längsachse und Kippen zu erreichen ist. Dieser Vorgang muß 1 bis 2 Minuten wiederholt werden, bis das Blut als Ausdruck der Hämolyse fast schwarz ist.

Zusatztherapie, Pflege und **Allgemeine Maßnahmen** wie unter „Eigenblutinjektion".

Akne rosazea

Beim Zustandekommen der Rosazea spielen einerseits konstitutionell erbliche Faktoren eine Rolle, andererseits sind gastrointestinale Störungen weitere begünstigende Faktoren. Die Krankheit tritt vorwiegend bei Frauen zu Beginn des Klimakteriums auf.

Klinisches Bild: Wesentliche Symptome sind senfkorn- bis erbsgroße ekzematoide, akneiforme oder lupoide Knötchen und Pusteln, die gemeinsam oder isoliert im Gesicht, hauptsächlich an der Nase und an den Wangenpartien, in zweiter Linie an Stirn und Kinn, auftreten können. Vereinzelt kann es zu entzündlichen Veränderungen im Augenbereich kommen (Konjunktivitis, Blepharitis, Keratitis). In manchen Fällen, vorwiegend bei Männern, kommen hypertrophische Hautprozesse hinzu. Es entstehen Hautverdickungen und knollenartige Wucherungen und zwar vorwiegend an der Nase. Es kommt zur Ausbildung eines Rhinophym.

Therapie: Bei der Behandlung dieses Krankheitsbildes ist die aktivierte Eigenbluttherapie wesentlich effizienter wie die Behandlung mit Nativblut, denn aktiviertes Eigenblut besitzt einen erheblich höheren Stimulationseffekt auf das ganze Immunsystem als unverändertes Eigenblut. Eine Ausnahme stellt die hämolysierte Eigenbluttherapie dar.

▶ **Eigenblutinjektion mit hämolysiertem Eigenblut**

Manchmal gelingt es, daß mit wenigen Injektionen von hämolysiertem Eigenblut eine zunehmende Besserung des Krankheitsbildes auftritt.

1.–3. Woche Injektion am Montag, Mittwoch und Freitag	0,5 ml Ampuwa® plus 2,0 ml Eigenblut Mischung eine Minute gut durchschütteln
4.–6. Woche Injektion am Montag und Freitag	0,5 ml Ampuwa® plus 2,0 ml Eigenblut Mischung eine Minute gut durchschütteln*
ab 7. Woche Injektion einmal wöchentlich, später in größeren Intervallen	0,5 ml Ampuwa® plus 2,0 ml Eigenblut Mischung eine Minute gut durchschütteln*

* Durchschütteln bedeutet in diesem Fall, das Wasser mit dem Blut gut durchzumischen, was durch mehrmaliges langsames Drehen der Spritze um ihre Längsachse und Kippen zu erreichen ist. Dieser Vorgang muß 1 bis 2 Minuten wiederholt werden, bis das Blut fast schwarz als Ausdruck der Hämolyse ist.

Neben der Eigenblutbehandlung werden 2mal wöchentlich folgende Injektionen verabfolgt:

> Mischinjektion intramuskulär:
> 1 Ampulle Pefrakehl® D6
> 1 Ampulle Notakehl® D5
> 1 Ampulle Sanuvis®

Wichtig ist die Zwischenschaltung von nachfolgenden Injektionen entweder wöchentlich oder 14tägig als alleinige Injektion:

> 1 Ampulle Sanukehl® Staph D5 intramuskulär
> im Wechsel mit
> 1 Ampulle Sanukehl® Myc D5

Wie häufig und in welchen Zeitabständen Sanukehl® Staph bzw. Sanukehl® Myc verabfolgt werden, ist abhängig davon, wie stark die Reaktionen sind. Bei starken Erstverschlimmerungen werden die Injektionsabstände vergrößert. Dabei ist auf eine gute Ausleitung zu achten, d. h. der Patient muß täglich mindestens 2 Liter Flüssigkeit zu sich nehmen.

Zusatztherapie

Bei diesem Krankheitsbild ist immer eine Infektion mit Candida albicans in Betracht zu ziehen. Daher müssen bei bestehendem Verdacht entsprechende Therapiemaßnahmen ergriffen werden (➜ 4.18.14, Mykosen der Haut).

*   **Homöopathie**
    *   **Aurum metallicum D12** Tbl., 3 × tgl. 1 Tbl. im Mund zergehen lassen
        bei ausgeprägter Neigung zu Papel- und Pustelbildung
    *   **Arnica montana D12 Dil.** 3 × tgl. 5 gtt. Einnehmen
        bei symmetrischer Lokalisation und Teleangiektasien
    *   **Lachesis mutus D12** 2 × tgl. 1 Tbl. im Mund zergehen lassen
        bei Neigung zu Zyanose, Rhinophym und Alkoholabusus
*   **Stoffwechseltee** zur Ausleitung
    Stipit Dulcamarae 20.0, Radix Taraxaci cum herba 30.0, Herba Urticae 50.0, Rhizoma Graminis 20.0, Fructus Cynosbati 30.0 M. f. spec. D. S. 1 TL auf 1 Tasse als Aufguß, 5 Minuten ziehen lassen, täglich 2 Tassen ungesüßt trinken

Zur weiteren Zusatztherapie wahlweise:

Schema A

*   **Utilin® „S" Kps. schwach–stark:** montags 1 Kps. nüchtern einnehmen und drei Stunden nüchtern bleiben
*   **Latensin® Kps. schwach–stark:** freitags 1 Kps. nüchtern einnehmen und drei Stunden nüchtern bleiben
*   **Sanuvis® Tropfen:** 3 × tgl. 40–60 gtt. mit einem $\frac{1}{2}$ Glas Wasser vor den Mahlzeiten einnehmen

Schema B

*   **Horvi-Crotalus®-Reintoxin:** 3 × tgl. 6 gtt. perlingual $\frac{1}{2}$ Stunde vor den Mahlzeiten
*   **Horviton® Drg.:** 3 × tgl. 2 Drg. nach den Mahlzeiten
*   **Phönix Antitox:** mit einschleichender Dosierung beginnen, z. B. 3 × tgl. 5 gtt. und langsam auf 3 × tgl. 20 gtt. steigern
*   **Legalon® Suspension:** 3 × tgl. 1 ML nach den Mahlzeiten einnehmen

Pflege

*   Die Reinigung erfolgt mit ausgesprochen milden Seifen oder Syndets.
*   Kamillendampfbäder für das Gesicht sollen zunächst täglich, später weniger häufig durchgeführt werden.

4.18.9 Erythemato-squamöse und hyperkeratotische Hauterkrankungen

Psoriasis vulgaris (Schuppenflechte)

Die Psoriasis vulgaris ist eine sehr häufig vorkommende Dermatose, die wegen ihres hartnäckigen Charakters zu den wichtigsten Hauterkrankungen zählt.

Ätiologie: In den letzten Jahren ist eine deutliche Zunahme dieser Erkrankung festzustellen, so daß man sich des Eindrucks nicht erwehren kann, daß Umwelteinflüsse, Streßfaktoren und auch veränderte Ernährungsweisen einen Einfluß auf die Entstehung der Psoriasis haben. Man schätzt derzeit in der Bundesrepublik ca 1,5 bis 2 Millionen Patienten.

Es handelt sich hierbei um eine familiär gehäuft auftretende, gutartige Krankheit der Haut, Schleimhaut, Gelenke und Nägel, die durch unterschiedliche Irritationen, psychische Belastung, Stoffwechselstörung, Infektionen, Menopause auftreten kann. Wir kennen zwei Erkrankungsgipfel: zwischen dem 15. und 30. Lebensjahr und zwischen dem 50. und 60. Lebensjahr.

Klinisches Bild: Durch eine gesteigerte Proliferation der Epidermis kommt es zur Bildung eines scharf begrenztem Erythems mit einer silbrig-glänzenden Schuppung, einer erythemato-squamösen Läsion. Bevorzugte Lokalisation an Ellenbogen, Knien, behaartem Kopf, Handtellern, Fußsohlen, Körperfalten und Schleimhäuten. Oftmals vergesellschaftet mit einer Haut- oder Schleimhautmykose.

Die eindeutigen Psoriasis-Phänomene, die durch Abkratzen der Hautveränderungen sichtbar werden, sichern die Diagnose:

Kerzenfleckphänomen:
durch Abkratzen einer Schuppe tritt ein silbrig-weiß-glänzender Fleck in Erscheinung

Phänomen des letzten Häutchens:
durch weiteres Abkratzen der Läsion erscheint ein dünnes Häutchen über den Papillenspitzen

Zeichen des „blutigen Taus":
es kommt zu punktförmigen Blutaustrittsstellen

Die Psoriasis ist eine chronische Krankheit, welche in mehr oder weniger häufigen Schüben verläuft die von unterschiedlicher Dauer sein können. Zuweilen treten auch Gelenkbeschwerden auf. Dabei können ein oder mehrere Gelenke befallen sein, so daß das klinische Erscheinungsbild dem einer Arthritis rheumatica entspricht.

Therapie: Eine Unzahl von Dermatologen haben die Auswirkung von Eigenblutbehandlungen bei der Psoriasis untersucht. Die Ergebnisse reichen von sehr guten Heilerfolgen bis hin zu totalen Mißerfolgen. Da die Erkrankung in Schüben verläuft, ist eine Erfolgsauswertung nach Eigenblutinjektionen nicht so ohne weiteres möglich. Hinzu kommt außerdem, daß Spontanheilungen oder Besserungen auch ohne große Behandlung eintreten können, so daß es unmöglich erscheint, eine objektive Auswertung durchzuführen. Während *Spiethoff, Menschow* u. a. über gute Erfahrungen mit der intramuskulär verabfolgten Eigenbluttherapie bei Psoriasis berichteten, sahen *Königsberger, Weiß* u. a. keinerlei Erfolge. *Alexander* machte die Feststellung, daß insbesondere die von *Weitgasser* empfohlene intrakutane Anwendung von Eigenblut bei Psoriasis weitaus größere Erfolge bringt, wie z. B. intramuskulär applizierte Eigenblutinjektionen. Dies wurde von *Cohn* bestätigt. Es hat nicht an Versuchen gefehlt, durch verschiedene modifizierte Eigenblutbehandlungen die Psoriasis erfolgreich zu therapieren. Bei den meisten Patienten trat zunächst eine deutliche Besserung ein, doch die Rezidivneigung war bei vielen geblieben.

Dessen ungeachtet sollten bei jeder Psoriasistherapie die unterschiedlichen Eigenblutanwendungen zum Einsatz kommen. Durch den Zusatz verschiedener Ampullenpräparate kann die Wirkung der Eigenblutapplikation um ein wesentliches erhöht und somit die Erfolgsaussichten gesteigert werden.

▶ Eigenblutinjektion mit hämolysiertem Eigenblut

1.–3. Woche Injektion am Montag, Mittwoch und Freitag	0,5 ml Ampuwa® (steriles Aqua destillata) plus 2,0 ml Eigenblut Mischung eine Minute gut durchschütteln*
4.–8. Woche Injektion am Montag und Freitag	0,5 ml Ampuwa® (steriles Aqua destillata) plus 2,0 ml Eigenblut Mischung eine Minute gut durchschütteln*

* Durchschütteln bedeutet in diesem Fall, das Wasser mit dem Blut gut durchzumischen, was durch mehrmaliges langsames Drehen der Spritze um ihre Längsachse und Kippen zu erreichen ist. Dieser Vorgang muß 1 bis 2 Minuten wiederholt werden, bis das Blut fast schwarz als Ausdruck der Hämolyse ist.

Die nachfolgenden Injektionen werden zunächst 14tägig, später drei- oder vierwöchentlich fortgeführt.

▶ Eigenblutinjektion

Schema A

Bei den übrigen Eigenblutanwendungen beginnen wir zunächst als Basistherapie mit einer Injektionsbehandlung ohne Zusatz von Eigenblut:

Injektionsbehandlung

1. Injektion: Mischinjektion intramuskulär
1 Ampulle Mucokehl® D5
1 Ampulle Utilin® schwach
1 Ampulle Ubichinon cps. Heel

drei bis vier Tage später

2. Injektion: Mischinjektion intramuskulär
1 Ampulle Recarcin® schwach
1 Ampulle Utilin® stark
1 Ampulle Ubichinon cps. Heel

zwei bis drei Wochen später

3. Injektion: Mischinjektion intramuskulär
1 Ampulle Recacin® stark
1 Ampulle Utilin® stark
1 Ampulle Ubichinon cps. Heel

Die zweite und dritte Injektion kann an der Injektionsstelle für ein bis zwei Tage eine Rötung und einen leichten Schmerz bewirken. Diese Reaktionen sind nach einigen Tagen wieder verschwunden.
10 Tage nach der dritten Injektion beginnt die Eigenbluttherapie.

Eigenblutinjektionen

Die Eigenblutinjektionen werden in langsam ansteigenden Dosierungen ohne Medikamentenzusätze injiziert:

täglich ansteigend: 0,1; 0,2; 0,3; 0,4; 0,5 ml Eigenblut intrakutan als Quaddel

3tägig ansteigend: 0,6; 0,7; 0,8; 0,9; 1,0 ml Eigenblut subkutan
5tägig ansteigend: 1,0; 1,5; 2,0; 2,5; 3,0 ml Eigenblut intramuskulär
alle 10 Tage: 3,0 ml Eigenblut intramuskulär
alle 20 Tage: 5,0 ml Eigenblut intramuskulär

In diesem Fall werden keine Ampullenpräparate hinzugefügt.

Schema B

Eine Alternativtherapie wäre folgende Injektionstherapie, die sich ebenso in der Praxis bewährt hat:

Injektionsbehandlung

Montag: Mischinjektion intramuskulär
          1 Ampulle Utilin® schwach–stark
          1 Ampulle Sanuvis®

Freitag: Mischinjektion intramuskulär
          1 Ampulle Recarcin® schwach–stark
          1 Ampulle Sanuvis®

Diese Injektionskur wird vier Wochen durchgeführt. Anschließend beginnt die Eigenbluttherapie.

Eigenblutinjektionen

1.–2. Woche Injektion am Montag, Mittwoch und Freitag	0,5 ml Eigenblut plus 1 Amp. Sanuvis® oder Acirufan®
3.–6. Woche Injektion am Montag und Freitag	0,5 ml Eigenblut plus 1 Amp. Sanuvis® oder Acirufan®

Die weiteren Injektionen werden in größeren Intervallen verabfolgt, maßgebend ist die Reaktionslage des Patienten.

Zusatztherapie für Schema A und B

- **Phönix Antitox:** 3 × tgl. 5 gtt., langsame Steigerung auf 3 × tgl. 20 gtt. mit Flüssigkeit einnehmen
- **Utilin® Kps. schwach–stark:** montags 1 Kps. nüchtern einnehmen und drei Stunden nüchtern bleiben
- **Recarcin® Kps.:** freitags 1 Kps. nüchtern einnehmen und drei Stunden nüchtern bleiben
- **Sanuvis® Tropfen:** 3 × tgl. 1 TL voll vor dem Essen mit Flüssigkeit einnehmen
- **Bäder**
  - APS® Balneum Bad nach Vorschrift anwenden
    oder
  - Lösung mit Badesalz vom Toten Meer, 4–5 EL auf ein Wannenbad
- **Salben und Einreibungen**
  - **Sanuvis® D1 Salbe** oder **Rubisan® Salbe** 3–4mal täglich auftragen
  - **bei ausgeprägten Kopfschuppen:**
    Acidum salicyl. 2.5, Resorcinum 1.5, Glycerinum 10.0, Spiritus dil. ad 50.0
    M. D. S. 2 × tgl. Kopfhaut einreiben

- **bei Psoriasis plantaris mit starker Schuppenbildung:**
  Acidum salicyl. 0.2, Lanolin Vaseline aa ad 100.0 M. f. ungt. Salbe 2 × tgl. auf befallene Hautstellen auftragen
- **bei ausgeprägter Krustenbildung auf dem Kopf:**
  Rizinusöl auf die Kopfhaut auftragen und 6–8 Stunden einwirken lassen. Anschließend mit einem Kindershampoo die Haare waschen und für den letzten Spülgang verdünntes Essigwasser nehmen.
- ♦ **bei psoriatischer Arthritis:**
  - Latensin® Kps. schwach–stark, montags 1 Kps. nüchtern einnehmen und drei Stunden nüchtern bleiben
  - Recarcin® Kps., freitags 1 Kps. nüchtern einnehmen und drei Stunden nüchtern bleiben
  - Utilin® „S" stark, 14tägig anstelle von Latensin® 1 Kps. Utilin® „S" stark einnehmen

---

Wichtig:
Wenn es aufgrund der Laborbefunde erforderlich erscheint, müssen Zink, Folsäure, Eisen oder Vitamin B_{12} substituiert werden!
Ebenso wichtig ist eine konsequente Nahrungsumstellung auf Frischkost nach den Empfehlungen von Bircher-Benner (siehe Handbuch für Hautkranke, Bircher-Benner Verlag in Zürich). Ferner ist auf eine geregelte Verdauung zu achten, evtl. muß eine Darmsymbioselenkung durchgeführt werden. Orts- und Klimawechsel in Verbindung mit Meerwassertherapie können den Heilungsprozeß beschleunigen, vor allen Dingen ist die Wirkung sehr nachhaltig.

▶ **Eigenblutbehandlung mit dem Hämoaktivator-N nach Dr. med. Höveler**

Beachtliche Erfolge erzielt man bei der Therapie mit aktiviertem Eigenblut. Schon *Höveler* weist in seiner Fibel „Eigenbluttherapie", Haug Verlag, Heidelberg, auf die gute Wirksamkeit seiner Therapie hin. Die Praxis hat diese Erfolge bestätigt. Natürlich sind auch hier Fehlschläge zu verzeichnen, aber sie sind im Vergleich zu anderen Therapiemöglichkeiten wesentlich geringer.

1.–2. Woche Injektion am Montag, Mittwoch und Freitag	8,0 ml aktivierte Eigenblutlösung plus 1 Amp. Acirufan® oder Sanuvis®
3.–6. Woche Injektion am Montag und Freitag	8,0 ml aktivierte Eigenblutlösung plus 1 Amp. Acirufan® oder Sanuvis®
Weiterhin wird monatlich eine Wiederholungsinjektion durchgeführt.	

Eine **Zusatztherapie** wie unter „Eigenblutinjektion" ist sinnvoll.

Parapsoriasis en plaques

Diese chronisch-atrophische Hauterkrankung, mit Neigung zur Mycosis fungoides, findet sich am häufigsten bei Männern. Die auslösenden Ursachen sind unbekannt.

Es kommt zu 5–15 cm großen, unregelmäßig und unscharf begrenzten atrophischen Herden mit erheblicher Pigmentverschiebung, Teleangiektasien, teilweise mit kleieförmiger Schuppung und runzeliger Oberfläche. Sehr oft besteht ein ausgeprägter Juckreiz. Besonders betroffen sind die seitlichen Rumpfpartien und die Extremitäten.

▶ Eigenblutinjektion mit hämolysiertem Eigenblut

Dieses chronische Krankheitsgeschehen läßt sich nur sehr schwer beeinflussen. Hilfreich ist die Eigenbluttherapie insofern, daß dadurch der Juckreiz und das Allgemeinbefinden deutlich gebessert wird.

Zunächst findet eine Vorbehandlung statt, an die sich die Eigenblutbehandlung anschließt.

Injektionsbehandlung ohne Eigenblut

1. Injektion: Mischinjektion intramuskulär
                1 Ampulle Mucokehl® D5
                1 Ampulle Utilin® schwach
                1 Ampulle Ubichinon cps. Heel

drei bis vier Tage später

2. Injektion: Mischinjektion intramuskulär
                1 Ampulle Recarcin® schwach
                1 Ampulle Utilin® stark
                1 Ampulle Ubichinon cps. Heel

zwei bis drei Wochen später

3. Injektion: Mischinjektion intramuskulär
                1 Ampulle Recacin® stark
                1 Ampulle Utilin® stark
                1 Ampulle Ubichinon cps. Heel

Die zweite und dritte Injektion kann an der Injektionsstelle für ein bis zwei Tage eine Rötung und einen leichten Schmerz bewirken. Diese Reaktionen sind nach einigen Tagen wieder verschwunden.

10 Tage nach der dritten Injektion beginnt die Eigenbluttherapie.

Eigenbluttherapie

1.–3. Woche Injektion am Montag, Mittwoch und Freitag	0,5 ml Ampuwa® plus 2,0 ml Eigenblut Mischung eine Minute gut durchschütteln*
4.–8. Woche Injektion am Montag und Freitag	0,5 ml Ampuwa® plus 2,0 ml Eigenblut Mischung eine Minute gut durchschütteln*

* Durchschütteln bedeutet in diesem Fall, das Wasser mit dem Blut gut durchzumischen, was durch mehrmaliges langsames Drehen der Spritze um ihre Längsachse und Kippen zu erreichen ist. Dieser Vorgang muß 1 bis 2 Minuten wiederholt werden, bis das Blut fast schwarz als Ausdruck der Hämolyse ist.

Die nachfolgenden Injektionen werden zunächst 14tägig, später drei- oder vierwöchentlich fortgeführt.

Zusatztherapie

- **Phönix Antitox:** 3 × tgl. 5 gtt., langsame Steigerung auf 3 × tgl. 20 gtt. mit Flüssigkeit einnehmen
- **Utilin® „S" Kps. schwach–stark:** montags 1 Kps. nüchtern einnehmen und drei Stunden nüchtern bleiben
- **Recarcin® Kps.:** freitags 1 Kps. nüchtern einnehmen und drei Stunden nüchtern bleiben
- **Sanuvis® Tropfen:** 3 × tgl. 1 TL voll vor dem Essen mit Flüssigkeit einnehmen

4.18.10 Mechanische Traumen und postoperative Zustände

Zur Behebung von Hautirritationen nach Traumen oder operativen Maßnahmen und auch zur besseren Wundheilung und Narbenbildung, ist die Eigenblutbehandlung eine wertvolle Hilfe.

▶ Eigenblutinjektion

1.–3. Woche Injektionen am Montag, Mittwoch und Freitag	0,5 ml Eigenblut plus 2 Ampullen Traumeel® S i. m.; gleichzeitig werden nach der Blutentnahme 7,5 g Vitamin C Pascoe infundiert
4.–6. Woche Injektionen am Montag und Freitag	Injektionen wie 1.–3. Woche

Zusatztherapie

- **alph-intern® Drg.:** 4 × tgl. 2 Drg., nach einigen Tagen 3 × tgl. 2 Drg.
- **Tropfenmischung:** Ruta D4, Arnica D4, Hypericum D3 aa 50.0, M. D. S. prä- und postoperativ 3 × tgl. 20–30 gtt. mit Flüssigkeit einnehmen; nach Hautverletzungen durch Unfall usw. 5 × tgl. 20 gtt.
- **Phönix Kalophön Salbe:** 2 × tgl. dünn auf das Narbengewebe auftragen. Ausgezeichnete Wirkung zur Nachbehandlung von stumpfen oder spitzen Traumen im Gesichtsbereich.
- **bei stumpfen Traumen:**
  Auftragen von Spolera® Salbe und darüber eine Kompresse mit Enelbin®-Paste N. Den Verband über Nacht einwirken lassen.

4.18.11 Alopecia diffusa

Ältere Menschen klagen häufig über Haarausfall und gleichzeitig auch über Brüchigkeit der Fingernägel. Während bei den meisten männlichen Patienten der Verlust der Haarpracht als „Zeichen der Würde und des Alters" leidlich ertragen wird, nehmen ältere Patientinnen diese Symptome nicht so ohne weiteres hin. Es kommt zu Minderwertigkeitskomplexen, man verschließt sich gegenüber seiner Umwelt und meidet den Umgang mit anderen Menschen.

Entstehung: Die Ursachen können vielfältiger Natur sein, so spielen z. B. endokrine oder postinfektiöse Ursachen oftmals eine Rolle, aber auch Erkrankungen des Zentralnervensystems können Haarausfall bewirken. Nicht zu vergessen ist die konstitutionell oder familiär bedingte Disposition. In den letzten Jahren ist auch zu beobachten, daß Schwermetallbelastungen oder Umweltgifte im menschlichen Organismus einen Haarausfall auslösen können. Daher sollte auf jeden Fall das Blut auf Umweltgifte untersucht werden.

Therapie: Neben den bereits durchgeführten therapeutischen Maßnahmen sollte als unterstützende Aktion die Eigenblutbehandlung mit aktiviertem Eigenblut durchgeführt werden. Sie ist in manchen Fällen sehr hilfreich. Zumindest wird erreicht, daß die Haare kräftiger werden und der Haarausfall gestoppt wird.

▶ **Eigenblutbehandlung mit dem Hämoaktivator-N nach Dr. med. Höveler**

1.–2. Woche Injektionen am Montag, Mittwoch und Freitag	8,0 ml aktivierte Eigenblutlösung plus 1 Ampulle Mucokehl® D5 i. m.; gleichzeitig werden nach der Blutentnahme 7,5 g Vitamin C Pascoe infundiert
3.–6. Woche Injektionen am Montag und Freitag	Injektionen wie 1.–2. Woche
Monatlich erfolgt zunächst bis auf weiteres eine Wiederholungsinjektion.	

Zusatztherapie

* **Mucokehl® D5 Tbl.:** 3 × tgl. 1 Tbl. im Mund zergehen lassen
* **Zinkorotat-POS® Tbl.:** vor dem Schlafengehen 1 Tbl. (mindestens 6 Monate)
* **Cetebe® Kps.:** 3 × tgl. 1 Kps.
* **Multivitamin-Dragees-Pascoe®:** 3 × tgl. 1–2 Drg. n. d. E.
* **Teemischung:** acht Wochen trinken
  Herba Urtica, Herba Equiseti, Folia Rosmarini, Radix Bardanae aa 20.0, M. f. spec. D. S. 1 TL auf 1 Tasse Wasser als Aufguß, 5 Minuten ziehen lassen, 3 Tassen tgl. trinken
* **Einreibungen:** Zinnkrautessenz 40.0, Brennesselessenz 20.0, Klettenwurzelessenz 20.0, Arnikaessenz 20.0, Rosmarinöl 3 gtt. M. D. S. 2 × tgl. Kopfhaut einmassieren
* **bei brüchigen Fingernägeln:** 2 × tgl. mit Mandelöl einreiben;
  Zur Einnahme verabfolgt man 1 × tgl. 1 TL voll Kieselsäure in Joghurt oder Quark.

4.18.12 Ulcus cruris

Infolge trophischer Störungen der Haut bei chronisch venöser Insuffizienz können Läsionen im Unterschenkelbereich auftreten. Die Ursachen für ein Ulkus sind tiefe Beinvenenthrombosen, eine ausgeprägte Varikosis oder insuffiziente Vv. perforantes. Ausgelöst wird ein Ulkus häufig durch harmlose Hautdefekte, die sich aufgrund schlechter Heilungstendenz zum Ulcus cruris entwickeln.

Klinisches Bild: Besonders im distalen Unterschenkelbereich entsteht plötzlich ein scharf begrenztes Ulkus, das sich langsam münzgroß entwickelt. Durch Superinfektion kann auf dem Ulkus ein stinkender Belag, mit Tendenz zur Gangränbildung auftreten. Der Patient kann schmerzfrei sein oder hochgradig Schmerzen empfinden.

Therapie: Schon in früheren Zeiten haben *Nourney* und *Richter* über positive Erfahrungen bei der Behandlung der entzündlichen Ulcera cruris durch Eigenblut berichtet. Sie injizierten das Eigenblut teilweise intramuskulär und teilweise gaben sie 10–20 ml Eigenblut auf eine Mullkompresse bis sie richtig durchfeuchtet war und legten diese Kompresse auf die Wunde. Mit einer Binde wurde die Kompresse fixiert und für 3 Tage auf der Wunde belassen. Nach Abnahme des Verbandes zeigte sich eine starke Randepithelisierung und auch die Granulation in der Wunde selbst war deutlich besser geworden. Wir konnten bislang ähnliches beobachten.

Vorgehensweise bei stark verschmutzten oder schmierigen Wunden:

▶ Eigenblutinjektion

1.–3. Woche Injektionen am Montag, Mittwoch und Freitag	0,5 ml Eigenblut plus 1 Ampulle Notakehl® D5 i.m.; gleichzeitig werden nach der Blutentnahme 7,5 g Vitamin C Pascoe infundiert
4.–6. Woche Injektionen am Montag und Freitag	Injektionen wie 1.–3. Woche

Später, wenn die Wunde sauber aussieht, 2mal wöchentlich 1 Ampulle Mucokehl® D5 i.v. und gleichzeitig 1 Ampulle Mucokehl® D5 intramuskulär.

Mucokehl® D5 einmal wöchentlich oder 14tägig Mucokehl® D6 Ausleitung intramuskulär applizieren. Bei therapieresistentem Ulcus cruris ist die monatliche Zwischenschaltung von Sanukehl® Pseu als intramuskuläre Injektion notwendig.

Zusatztherapie

- **Mucokehl® D4 Kps.:** Montag bis Freitag 2 × tgl. 1 Kps. vor dem Frühstück und 1 Kps. vor dem Schlafengehen einnehmen
- **Mucokehl® D6 Ausleitung Tropfen:** Samstag und Sonntag 1 × 10 gtt. vor dem Essen einnehmen
- **Vitamin C:** 3 × tgl. 1 TL voll Ascorbinsäure Plv. über den Tag verteilt mit Saft einnehmen
- **Phönix Antimonium:** 4 × tgl. 20 gtt.
  oder
  Apis D3, Echinacea Urtinktur, Calendula D3 aa 30.0, M. D. S. 3 × tgl. 30 gtt. mit etwas Flüssigkeit einnehmen

Wundbehandlung

- **bei stark verschmutzter Wunde:**
  - Umschläge oder Spülungen mit Kaliumpermanganat Lösung, Rivanol® Lösung oder Zinnkrautee

– Calendula Urtinktur, Echinacea Urtinktur, Hydrastis Urtinktur, Arnica Urtinktur aa 15.0 M. D. S. mit ½ Liter abgekochtem Wasser verdünnen und Umschläge durchführen
• **wechselnde Salbenverbände**

Durchführung:
täglich um den Wundrand auftragen: Mucokehl® D3 Salbe
vier Tage täglich auf die Wundinnenfläche: Actovegin® 800 Gelee auftragen
anschließend
vier Tage täglich auf die Wundinnenfläche: Grüne Salbe „Schmidt"® N auftragen
anschließend
für einen Tag auf die Wundinnenfläche: 2–4 gtt. Mucokehl® D5 Tropfen in die Wunde geben und mit Mucokehl® D3 Salbenkompresse abdecken
anschließend
für einen Tag auf die Wundinnenfläche: Dermazellon® Puder in die Wunde geben und mit Robuvalen®-Heilpaste abdecken (Kompresse)
anschließend
für einen Tag auf die Wundinnenfläche: 1–2 gtt. Balsamum peruvian. verum geben, dabei wird die Wunde mit einer Mucokehl® D3 Salbe bestrichenen Kompresse bedeckt.
Die Wundbehandlung kann beliebig oft bis zur Epithelisierung des Gewebes wiederholt werden.

▶ Eigenblutbehandlung mit dem Hämoaktivator-N nach Dr. med. Höveler

1.–3. Woche Injektionen am Montag, Mittwoch und Freitag	8,0 ml aktivierte Eigenblutlösung plus 1 Ampulle Notakehl® D5 i. m.; gleichzeitig werden nach der Blutentnahme 7,5 g Vitamin C Pascoe infundiert
4.–6. Woche Injektionen am Montag und Freitag	Injektionen wie 1.–3. Woche

Zur Stabilisierung des Zustandes wird monatlich eine Auffrischungsinjektion wiederholt. Ebenso wird die Vitamin-C-Infusion beibehalten.
Eine **Zusatztherapie** und **Wundbehandlung** wie unter „Eigenblutinjektion" ist sinnvoll.

4.18.13 Dekubitusbehandlung

Von jeher ist die Verhütung von Druckwunden oder Wundliegen eines der Hauptanliegen guter Pflege. Gefährdet sind vorwiegend solche Patienten, die aufgrund chronischer Erkrankungen ständig im Bett verbleiben müssen.
Ursachen: Durch eine Störung im Hautstoffwechsel können örtliche Durchblutungsstörungen entstehen, so daß sich zunächst eine Rötung, später eine kleine offene Stelle bildet, die sich sehr rasch vergrößern kann. Prädestiniert für Haut-

stoffwechselstörungen und damit dekubitusgefährdet sind bettlägerige Patienten mit Durchblutungs- und Kreislaufstörungen sowie neurologischen Ausfallserscheinungen. Weiter können Feuchtigkeit, Alkalität und Bakterien durch Inkontinenz verursacht und hinzukommende Druckstellen eine Dekubitusbildung beschleunigen. Etwa 75 % der Dekubitalgeschwüre entwickeln sich in absteigender Reihenfolge am Kreuzbein, Fersen, Knöcheln und Hüften.

Therapie: Ein Dekubitalgeschwür stellt einen Infektionsherd dar, der einen geschwächten Organismus zusätzlich erheblich belasten kann. Neben den üblichen pflegerischen Maßnahmen muß daher versucht werden, eine möglichst rasche Abheilung des Dekubitalgeschwüres zu erreichen.

Alle Wundheilungsvorgänge werden durch Eigenblutinjektionen positiv beeinflußt. In Kombination mit Vitamin C als Infusion in Megadosierung haben wir eine weitere Möglichkeit zur schnellen und problemlosen Wundheilung.

▶ Eigenblutinjektion

Lokale Eigenblutanwendung:
Man entnimmt aus der Vene 2,0 ml Eigenblut und fügt 1 Ampulle Mucokehl® D5 bei. Nachdem die Mischung von Hand verschüttelt wurde, gibt man die kombinierte Eigenblutlösung vorsichtig in die Wunde hinein und deckt die Wunde z. B. mit Actihaemyl® Wundgaze und Mullkompressen ab. Die Wundränder werden zuvor etwa 0,5 cm breit mit Zinkpaste dick bestrichen, so daß sich in der Wunde ein richtiger Blutsee bilden kann.

Der Verbandswechsel erfolgt zunächst täglich, später nur jeden zweiten Tag. Bereits nach wenigen örtlichen Eigenblutanwendungen sieht man eine stärkere Randepithelisierung und in der Wunde eine zunehmende Granulationsbildung. Die Eigenblutbehandlung kann bis zur Wundschließung weiter durchgeführt werden.

Sobald die Granulation eingesetzt hat, können auch Salben in Anwendung kommen, z. B. Phönix Kalophön Salbe, Calendula-Salbe usw.

Statt Nativblut kann im gleichen Verfahren auch aktiviertes Eigenblut verwendet werden. Es ist schon erstaunlich, wie bereits nach wenigen Behandlungen ein großartiger Erfolg zu verzeichnen ist. Auch *Haferkamp* weist auf die ausgezeichnete Wirkung von UV-bestrahlten Eigenblutverbänden hin. Daher ist es unverständlich, daß die Methode der „Eigenblutverbände" bei der Behandlung infizierter oder granulationsgeschädigter Wunden so wenig Anwendung findet. Sicherlich ist es einfacher und weniger aufwendig eine Salbe in die Wund zu schmieren ohne darüber nachzudenken, ob dies für die Wundheilung förderlich ist.

Intramuskuläre Eigenblutanwendung:

1.–3. Woche Injektionen am Montag, Mittwoch und Freitag	0,5 ml Eigenblut plus 1 Ampulle Mucokehl® D5 i. m.; gleichzeitig werden nach der Blutentnahme 7,5 g Vitamin C Pascoe infundiert
4.–6. Woche Injektionen am Montag und Freitag	Injektionen wie 1.–3. Woche

Monatlich kann eine Wiederholungsinjektion erfolgen – einschließlich Vitamin-C-Infusion.

Zusatztherapie

- **Mucokehl® D5 Tbl.:** 3 × tgl. 1 Tbl. im Mund zergehen lassen
- **Cetebe® Kps.:** 3 × tgl. 1 Kps. einnehmen
- **Tropfenmischung:**
  - Phönix Cruriphön, Phönix Antimonium aa 50.0. M. D. S. 3 × tgl. 30 gtt. mit etwas Wasser einnehmen
  - Apis D3, Echinacea Urtinktur, Calendula D3 aa 30.0. M. D. S. 3 × tgl. 20 gtt. mit etwas Wasser einnehmen

Wundbehandlung

Wundreinigung:
Zur Behebung der örtlichen Infektion ist zunächst die Wundreinigung notwendig. Dies geschieht, wenn Sitzbäder nicht möglich sind, durch lokale Umschläge bzw. Wundspülungen. Diese Verfahren müssen gegebenenfalls mehrmals wiederholt werden.
- **Rivanol®-Lösung**
- **Kaliumpermanganat-Lösung**
- **physiologische Kochsalzlösung**
- **Teeabkochungen,** die zu Umschlägen oder als Badezusatz verwendet werden
  - Radix Bardanae, Herba Galii apar., Fol. Rumicist acet., Fol. Juglandis aa 10.0, Fol. Rubi frut., Cort. Quercus, Hb. Verbenae, Flor. Rosae aa 15.0, M f. spec. D. S. 60 g in 2 Liter Wasser abkochen und Umschläge auf der erkrankten Stelle durchführen oder den Absud dem Badewasser zufügen
  - Bei stark verunreinigtem Dekubitalgeschwür:
    Calendula Urtinktur, Echinacea Urtinktur, Hydrastis Urtinktur, Arnica Urtinktur aa 15.0, M. D. S. mit ½ Liter abgekochtem Wasser verdünnen und Umschläge durchführen
  - Abkochungen von Zinnkraut oder Kamillentee

Durch all diese Maßnahmen können schlecht heilende Geschwürsbildungen mit schmierigen Belägen in kurzer Zeit sauber werden und damit kann eine gesunde Granulation einsetzen. Bei schlechter Granulationsbildung wird durch die lokale Eigenblutanwendung die Granulationsförderung angeregt.

Wundheilung:
Wechselnde Salbenverbände begünstigen den Heilungsvorgang:
täglich um den Wundrand auftragen: Mucokehl® D3 Salbe
vier Tage täglich auf die Wundinnenfläche: Actovegin® 800 Gelee auftragen
anschließend
vier Tage täglich auf die Wundinnenfläche: Grüne Salbe „Schmidt"® N auftragen
anschließend
für einen Tag auf die Wundinnenfläche: 2–4 gtt. Mucokehl® D5 Tropfen in die Wunde geben und mit Mucokehl® D3 Salbenkompresse abdecken
anschließend
für einen Tag auf die Wundinnenfläche: Dermazellon® Puder in die Wunde geben und mit Robuvalen®-Heilpaste abdecken (Kompresse)
anschließend
für einen Tag auf die Wundinnenfläche: 1–2 gtt. Balsamum peruvian. verum geben, dabei wird die Wunde mit einer Mucokehl® D3 Salbe bestrichenen Kompresse bedeckt.

Die Wundbehandlung kann beliebig oft bis zur Epithelisierung des Gewebes wiederholt werden.

▶ **Eigenblutbehandlung mit dem Hämoaktivator-N nach Dr. med. Höveler**

1.–3. Woche Injektionen am Montag, Mittwoch und Freitag	8,0 ml aktivierte Eigenblutlösung plus 1 Ampulle Mucokehl® D5 i.m.; gleichzeitig werden nach der Blutentnahme 7,5 g Vitamin C Pascoe infundiert
4.–6. Woche Injektionen am Montag und Freitag	8,0 ml aktivierte Eigenblutlösung plus 1 Ampulle Notakehl® D5 i.m.; gleichzeitig werden nach der Blutentnahme 7,5 g Vitamin C Pascoe infundiert

Zur Stabilisierung des Zustandes wird monatlich eine Auffrischungsinjektion wiederholt. Ebenso wird die Vitamin-C-Infusion beibehalten.
Eine **Zusatztherapie** und **Wundbehandlung** wie unter „Eigenblutinjektion" ist sinnvoll.

4.18.14 Mykosen der Haut und Schleimhaut

Candidiasis

Die feuchtwarmen Faltenregionen des Körpers sind hauptsächlich im Sommer oder bei unzureichender Hygiene Ausgangspunkt von Candidainfektionen. Bei systemischen oder ausgedehnten Pilzherden muß immer an ein defektes Immunsystem oder eine schlechte Abwehrsituation aufgrund chronischer Erkrankungen gedacht werden wie z. B. Leukämien, Lymphome, Aids. Ebenso kann ein bestehender Diabetes Ursache für eine Candidiasis sein.
Klinisches Bild: Es kommt zur Ausbildung oberflächlicher Pustulationen mit entzündlichem Hof, die letztendlich platzen und sich in kreisrunde Erosionen umwandeln, die jeweils von einer nach innen gerichteten weißen Schuppenkrause begrenzt werden. Es besteht einer sehr starker Juckreiz und durch das ständige Kratzen die Gefahr von Sekundärinfektionen.
Therapie: Zunächst muß das Grundleiden gesucht und die auslösende Ursache therapiert werden. Zur Behandlung der Mykose und vor allen Dingen zur Rezidivprophylaxe ist die Eigenbluttherapie eine sinnvolle Ergänzung.

▶ **Eigenblutinjektion**

Vor jeder Eigenblutbehandlung wird folgende Injektionstherapie durchgeführt:
Für die Dauer von drei Tagen wird jeweils eine Vitamin-C-Infusion mit 15 g Vitamin C durchgeführt, dann beginnt das nachfolgende Behandlungsschema.

Erste Mischinjektion intramuskulär:
1 Ampulle Mucokehl® D5
1 Ampulle Utilin® schwach
1 Ampulle Ubichinon cps. Heel

Drei bis vier Tage nach der ersten Mischinjektion:
1 Ampulle Utilin® stark
1 Ampulle Recarcin® schwach
1 Ampulle Ubichinon cps. Heel

Zwei bis drei Wochen nach der zweiten Mischinjektion:
1 Ampulle Utilin® stark
1 Ampulle Recarcin® stark
1 Ampulle Ubichinon cps. Heel

Wichtig ist den Patienten darauf hinzuweisen, daß nach der zweiten bzw. dritten Mischinjektion durchaus Reaktionen auf der Haut und auch leichte Schmerzen an der Injektionsstelle auftreten können. Nach zwei bis drei Tagen sind diese Beschwerden wieder verschwunden.
Etwa drei Wochen nach obiger Injektionstherapie beginnt die Eigenblutbehandlung.

1.–3. Woche Injektionen am Montag, Mittwoch und Freitag	0,5 ml Eigenblut plus 1 Ampulle Rebas® D4 i.m.; gleichzeitig werden nach der Blutentnahme 7,5 g Vitamin C Pascoe infundiert
4.–6. Woche Injektionen am Montag und Freitag	Injektionen wie 1.–3. Woche
Es kann über eine gewisse Zeit monatlich eine Wiederholungsinjektion erfolgen.	

Zusatztherapie

- **Fortakehl® D5 Tbl.:** drei Tage nach der ersten Mischinjektion 2 × tgl. 1 Tbl. eine Stunde nach den Mahlzeiten im Mund zergehen lassen, für die Dauer von 14 Tagen
zwei Wochen später Fortakehl® D5 Tbl. absetzen und ersetzen durch:
Pefrakehl® D5 Tropfen: 1 × tgl. 10 gtt. einnehmen für die Dauer von acht Wochen
- **lokale Maßnahmen**
  - morgens die Hautstellen mit Wasser unter Hinzufügung von Obstessig reinigen, anschließend Haut gut trocknen (fönen)
  - Auftragen von Antimykotika-haltiger Cremes wie z. B. Albicansan® D3 Salbe, Pefrakehl® D3 Salbe, Tonoftal® Lösung usw.
  - Sitzbäder: Durchführung von Sitzbädern ist bei intertriginöser Candidiasis sehr hilfreich;
  Cortex Quercus 200.0, eine Handvoll Rinde oder mehr auf 1 Liter Wasser, ½ Stunde kochen, anschließend durchfiltern und dem Wasser in der Sitzbadewanne zufügen
  alternativ:
  Tannolact® Pulver, morgens und abends für 15 Minuten ein Sitzbad durchführen

▶ **Eigenblutbehandlung mit dem Hämoaktivator-N nach Dr. med. Höveler**

1.–3. Woche Injektionen am Montag, Mittwoch und Freitag	8,0 ml Eigenblutlösung plus 1 Ampulle Rebas® D4 i. m.; gleichzeitig auf die andere Gesäßseite 2 Ampullen Citrokehl® intramuskulär
4.–6. Woche Injektionen am Montag und Freitag	Injektionen wie 1.–3. Woche
Monatlich erfolgt über einen gewissen Zeitraum eine Wiederholungsinjektion.	

Eine **Zusatztherapie** wie unter „Eigenblutinjektion" ist sinnvoll.

Trichomykosen

Eine schlechte Immunlage sowie unzureichende hygienische Maßnahmen können zu einer Fadenpilzerkrankung der behaarten Haut führen, zu einer Trichophytie. Es kann durchaus eine Ausbreitung des Erregers in die Hornschicht der Epidermis und in den Follikeln erfolgen.

Klinisches Bild: Bei einer oberflächlichen Trichomykose finden sich erythemato-papulöse, kreisförmige, manchmal verkrustete, scharf begrenzte Herde. Die Entzündungsreaktionen sind am Rande am stärksten wahrnehmbar und breiten sich zentrifugal aus. Eine tiefe Trichomykose zeigt sehr oft knotige Infiltrate mit kleinen oberflächlichen Pusteln. Es kommt außerdem zu regionären Lymphknotenschwellungen. Bevorzugte Lokalisation ist der Bartbereich der Männer und der Kinderkopf. Es besteht ein heftiger Juckreiz.

Therapie: Neben einer antimykotischen Therapie ist die nachfolgende Eigenblutbehandlung sehr empfehlenswert. Dadurch werden immunologische Schwächen ausgeglichen und Rezidive vermieden.

▶ **Eigenblutinjektion**

Vor jeder Eigenblutbehandlung wird folgende Injektionstherapie durchgeführt: Für die Dauer von drei Tagen wird jeweils eine Vitamin-C-Infusion mit 15 g Vitamin C durchgeführt, dann beginnt das nachfolgende Behandlungsschema.

Erste Mischinjektion intramuskulär:
1 Ampulle Mucokehl® D5
1 Ampulle Utilin® schwach
1 Ampulle Ubichinon cps. Heel

Drei bis vier Tage nach der ersten Mischinjektion:
1 Ampulle Utilin® stark
1 Ampulle Recarcin® schwach
1 Ampulle Ubichinon cps. Heel

Zwei bis drei Wochen nach der zweiten Mischinjektion:
1 Ampulle Utilin® stark
1 Ampulle Recarcin® stark
1 Ampulle Ubichinon cps. Heel

Wichtig ist den Patienten darauf hinzuweisen, daß nach der zweiten bzw. dritten Mischinjektion durchaus Reaktionen auf der Haut und auch leichte Schmerzen an der Injektionsstelle auftreten können. Nach zwei bis drei Tagen sind diese Beschwerden wieder verschwunden.

14 Tage nach der letzten Injektion einmal wöchentlich 1 Ampulle Sanukehl® Trich D5 intramuskulär injizieren, später 14tägig bzw. dreiwöchentlich. Die Injektionsdauer und die Injektionsintervalle sind vom Zustand des Patienten und dem Ansprechen der Medikamente abhängig.

Vier Wochen nach Behandlungsbeginnn wird die Eigenblutbehandlung begonnen:

1.–3. Woche Injektionen am Montag, Mittwoch und Freitag	0,5 ml Eigenblut plus 1 Ampulle Rebas® D4 i. m.; gleichzeitig auf die andere Gesäßseite 2 Ampullen Citrokehl® intramuskulär
4.–6. Woche Injektionen am Montag und Freitag	Injektionen wie 1.–3. Woche
Es kann über eine gewisse Zeit monatlich eine Wiederholungsinjektion erfolgen.	

Zusatztherapie

 * **Fortakehl® D5 Tbl.:** drei Tage nach der ersten Mischinjektion 2 × tgl. 1 Tbl. eine Stunde nach den Mahlzeiten im Mund zergehen lassen, für die Dauer von 14 Tagen zwei Wochen später Fortakehl® D5 Tbl. absetzen und ersetzen durch:
   Pefrakehl® D5 Tropfen: 1 × tgl. 10 gtt. einnehmen für die Dauer von acht Wochen
 * **Phönix-Entgiftungstherapie:**
   drei Tage Anregung der Leber-Galle-Funktion und Ausleitung über den Darm durch Phönix Phönohepan
   drei Tage Aktivierung der Nierenfunktion durch Phönix Solidago
   drei Tage Steigerung der körpereigenen Abwehr und verstärkte Ausscheidung über die Haut durch Phönix Antitox
   Dieser Zyklus ist bis zu einer Gesamtdauer von 45 Tagen zu wiederholen.
 * **lokale Maßnahme:** Tonoftal® Lösung, mehrfach täglich auf die befallenen Stellen dünn auftragen

▶ Eigenblutbehandlung mit dem Hämoaktivator-N nach Dr. med. Höveler

1.–3. Woche Injektionen am Montag, Mittwoch und Freitag	8,0 ml Eigenblutlösung plus 1 Ampulle Rebas® D4 gleichzeitig auf die andere Gesäßseite 2 Ampullen Citrokehl® intramuskulär
4.–6. Woche Injektionen am Montag und Freitag	Injektionen wie 1.–3. Woche
Monatlich erfolgt über einen gewissen Zeitraum eine Wiederholungsinjektion.	

Eine **Zusatztherapie** wie unter „Eigenblutinjektion" ist sinnvoll.

Windeldermatitis bei inkontinenten Patienten

Ursachen können Pflegefehler durch zu seltenen Windelwechsel sein, dadurch verlängerter Kontakt mit Stuhl und Urin, außerdem durch Infekte oder systemische Behandlung mit Antibiotika. Fast 75 % aller Windeldermatitiden sind mit Hefepilzen besiedelt.

Klinisches Bild: Hauterscheinungen beginnen meist perianal und breiten sich über Gesäß- und Genitalregion aus. Das Krankheitsbild ähnelt oft einer Psoriasis oder einer seborrhoischen Dermatitis. Es besteht ein sehr starker Juckreiz, Brennen und zeitweise Schmerzen.

Therapie: Die Eigenblutbehandlung ist als unterstützende Maßnahme gedacht, um vor allen Dingen das geschädigte Immunsystem wieder zu aktivieren und Rezidive zu vermeiden. Zunächst wird mit einer gezielten antimykotischen Therapie begonnen, dann schließt sich die Eigenblutbehandlung an.

▶ Injektionsbehandlung ohne Eigenblut

Für die Dauer von drei Tagen wird jeweils eine Vitamin-C-Infusion mit 15 g Vitamin C durchgeführt, dann beginnt das nachfolgende Behandlungsschema.

Erste Mischinjektion intramuskulär:
1 Ampulle Mucokehl® D5
1 Ampulle Utilin® schwach
1 Ampulle Ubichinon cps. Heel

Drei bis vier Tage nach der ersten Mischinjektion:
1 Ampulle Utilin® stark
1 Ampulle Recarcin® schwach
1 Ampulle Ubichinon cps. Heel

Zwei bis drei Wochen nach der zweiten Mischinjektion:
1 Ampulle Utilin® stark
1 Ampulle Recarcin® stark
1 Ampulle Ubichinon cps. Heel

Wichtig ist den Patienten darauf hinzuweisen, daß nach der zweiten bzw. dritten Mischinjektion durchaus Reaktionen auf der Haut und auch leichte Schmerzen an der Injektionsstelle auftreten können. Nach zwei bis drei Tagen sind diese Beschwerden wieder verschwunden.

Zusatztherapie

* **Fortakehl® D5 Tbl.:** drei Tage nach der ersten Mischinjektion 2 × tgl. 1 Tbl. eine Stunde nach den Mahlzeiten im Mund zergehen lassen, für die Dauer von 14 Tagen zwei Wochen später Fortakehl® D5 Tbl. absetzen und ersetzen durch:
Pefrakehl® D5 Tropfen: 1 × tgl. 10 gtt. einnehmen für die Dauer von acht Wochen
* bei nässenden Entzündungen: zunächst mit 1 % Eosinlösung behandeln und dadurch trockenlegen; auf die trockene Haut wird Zinköl aufgetragen und nach Behebung der akuten Hauterscheinungen Albicansan® D3 Salbe

- **juckreizstillende Bäder**
  - **Kleiebad:** Badetemperatur 33–35 °C, Badedauer 15–30 Minuten
    Durch den Zusatz von alkalischen Substanzen wie z. B. Kaiser Natron oder Borax wird die Wirkung der Kleie noch wesentlich erhöht.
  - **Sitzbad in Viola tricoloris:** 2–3 EL Viola tricoloris mit 1 Liter kochendem Wasser übergießen und 15 Minuten ziehen lassen; den Aufguß dem Badewasser zufügen
- **bei vereinzelt auftretenden Entzündungsherden:** 10 Tropfen Calendula Urtinktur auf $\frac{1}{2}$ Tasse lauwarmes, abgekochtes Wasser geben; Hautstellen vorsichtig abtupfen und anschließend trockenfönen

---

Konsequente Hygiene beachten! Beim Waschen der Leibwäsche in den letzten Spülgang 1 Tasse Essig hinzufügen. Keine Weichspüler verwenden.

▶ Eigenblutinjektion

1.–3. Woche Injektionen am Montag, Mittwoch und Freitag	0,5 ml Eigenblut plus 1 Ampulle Rebas® D4 i. m.; gleichzeitig auf die andere Gesäßseite 2 Ampullen Citrokehl® intramuskulär
4.–6. Woche Injektionen am Montag und Freitag	Injektionen wie 1.–3. Woche
Es kann über eine gewisse Zeit monatlich eine Wiederholungsinjektion erfolgen.	

▶ Eigenblutbehandlung mit dem Hämoaktivator-N nach Dr. med. Höveler

1.–3. Woche Injektionen am Montag, Mittwoch und Freitag	8,0 ml Eigenblutlösung plus 1 Ampulle Rebas® D4 i. m.; gleichzeitig auf die andere Gesäßseite 2 Ampullen Citrokehl® intramuskulär
4.–6. Woche Injektionen am Montag und Freitag	Injektionen wie 1.–3. Woche
Insbesondere bei pflegebedürftigen Patienten ist es empfehlenswert, monatlich eine Wiederholungsinjektion zu verabfolgen.	

4.19 Erkrankungen beim alten Menschen

Die Geriatrie ist ein sehr dankbares Gebiet für die Eigenbluttherapie. Gerade weil mit dem zunehmendem Alter die Abwehrbereitschaft des Organismus reduziert wird und damit die Bereitschaft zu erkranken wesentlich größer ist, haben wir durch die Eigenbluttherapie die Möglichkeit, in das Immungeschehen des alternden Organismus einzugreifen.

Das Altern

Seitdem es Menschen auf der Erde gibt, lieben sie das Leben und grollen dem Altsein, und nur wenige sind es, die ohne Hadern Abschied nehmen von den Freuden der Jugend und den dritten Lebensabschnitt mit Sinn und Erfülltheit leben. Schon immer war die Menschheit von dem Gedanken nach wiederkehrender Jugend und Verjüngung besessen. Jedoch alles Lebende altert – und stirbt. Ein unerbittliches Naturgesetz, dem keiner zu entrinnen vermag. Und dennoch hat der Mensch die Hoffnung und das Bestreben niemals aufgegeben, durch das was die Natur und phantasiereicher Geist bieten und ersinnen kann, dieser unvermeidlichen Bestimmung zu entkommen. Altern ist keine Krankheit, wie man einst gesagt hat, es kann aber zu mancherlei Krankheiten und Gebrechen führen. Altern ist ein langsamer Prozeß der Veränderung und der Wandlung innerhalb eines lebensgeschichtlichen Ablaufs. Altern bedeutet aber auch, daß früher oder später im Leben ein Zeitpunkt eintritt, wo all die vielen Regulationsmechanismen der körperlichen Funktionen nicht mehr in optimaler Harmonie ineinandergreifen und somit zu einer Störung der Homöostase führen. Wenn Altern beginnt, setzt eine Veränderung der Adaptionsfähigkeit des Organismus ein, d. h., daß Anpassungsmechanismen erlöschen oder funktionsgemindert sind, daß aber gleichzeitig neue Adaptionsmechanismen ausgebildet werden oder eine neue Qualität erhalten.

Es gibt zahlreiche Vorstellungen über die Ursachen des Alterns. Teils sind sie begründet durch experimentell durchgeführte Tierversuche, teils haben sie auch spekulativen Charakter. Jedoch steht fest, daß im Organismus nicht alles gleichmäßig altert. So gibt es Organgewebe, die durch ständige Erneuerungsprozesse gewissermaßen nicht altern. Ein Beispiel dafür sind die Epithelien des Darmkanals, die täglich in Millionenzahl neu gebildet werden. Und das ist gut so, denn was wird diesem Organ über den gesamten Lebensbereich an Mißhandlungen nicht alles zugemutet:

- Schädigung der Darmflora durch ballaststoffarme Ernährungsweisen und denaturierten Nahrungsmitteln
- Schädigung der Darmflora durch Umweltgifte wie z. B. Cadmium, Quecksilber
- Schädigung der Darmflora durch Arzneimittel wie z. B. Abführmittel, Antibiotika, Immunsupressiva, Kortikosteroide
- Demgegenüber gibt es Zellen, die keinem Regenerationsprozeß unterliegen wie z. B. die Ganglienzellen des Zentralnervensystems. Sie haben keine Mitose, keine Zellteilung, und ihre Zahl nimmt im Alter stark ab. Ein Vorgang, der bestimmte Alterungsvorgänge erklärt.

Alter und Krankheit

Unser Leben ist ein ständiger Anpassungsprozeß an unsere Umwelt. Kommt es zum Verlust dieser Anpassungsfähigkeit bedeutet dies Tod, kommt es zur Reduzierung, ist es gleichzusetzen mit Krankheit. Mit fortschreitendem Alter vermindert sich die Adaptionsfähigkeit und führt somit zu einem Anstieg der Morbidität, die bei den über 65jährigen den Höchststand erreicht. Ein Charakteristikum der Alterskrankheit besteht darin, daß sie vorwiegend multipel auftreten. Die Multimorbidität nimmt mit dem steigenden Lebensalter zu, so daß bei über siebzigjährigen Patienten vier bis

acht verschiedene Erkrankungen gleichzeitig bestehen können. Dieses multiple Krankheitsgeschehen bei älteren Menschen rührt teilweise daher, daß oft degenerative, nichtletale Krankheiten sich anhäufen so z. B. Katarakt, Osteoporose, Coxarthrosen, Varizen. Mit zunehmendem Alter kommen weitere gefährliche degenerative Erkrankungen hinzu z. B. Gefäßerkrankungen, psychische Veränderungen und Emphyseme. Die multiplen Krankheitsbilder erfordern nicht selten eine Mehrfachtherapie und bringen damit häufig Behandler und noch mehr den Patienten in therapeutische Bedrängnis. Denn die unterschiedlich wirkenden Medikamenten können ihre Wirksamkeit gegenseitig aufheben, ebenso ihre Wirkung extrem steigern und durch Metabolisierungsprozesse zur Intoxikation mit letalem Ausgang führen.
Der Basler Mediziner *Prof. Dr. Otto Gsell* spricht von acht alterstypischen Krankheiten:

* Arteriosklerose
* Arthrose
* Lungenemphysem
* Altersdiabetes
* Prostatahypertrophie
* Krebserkrankungen
* senile Demenz
* Altersveränderungen an den Sinnesorganen

Die meisten der hier aufgeführten Erkrankungen gehören zu den sogenannten „ruhenden Leiden", die durch körperliche oder seelische Belastung sehr schnell dekompensieren und lebensbedrohliche Formen annehmen können.
Nicht selten verschweigen älterer Menschen ihre Krankheit oder Behinderung und gestehen nicht ein, daß die Sehkraft und das Gehör nachgelassen haben, daß beim Wasserlassen Schwierigkeiten auftreten oder zeitweise depressive Stimmungslagen den Tag bestimmen. Man kann andererseits verstehen, daß ältere Menschen mit fortschreitendem Alter eine pessimistische Einstellung gegenüber dem Leben und der Medizin einnehmen, wenn sie mit den Worten „was wollen Sie den, Sie sind ja schließlich 70 Jahre alt" oder „Sie haben Ihr Leben gelebt" in der Sprechstunde abgefertigt werden.

Abwehrschwäche im Alter

Durch das Alter tritt eine veränderte Infektionsbereitschaft ein, d. h. die Möglichkeit an bestimmten bakteriellen und virusbedingten Leiden zu erkranken, ist im höheren Lebensalter um ein vielfaches größer. Die Ursache ist darin zu suchen, daß durch altersbedingte Veränderungen im RES die Bildung von Immunkörpern reduziert ist. Außerdem ist zu bedenken, daß im Alter bei vielen Menschen zahlreiche resistenzmindernde Faktoren vorliegen wie z. B. Stoffwechselkrankheiten, degenerative Leiden oder konsumierende Erkrankungen, die zwangsläufig eine Resistenzabnahme bewirken. Auffallend ist auch die mangelhafte Fieber und Leukozytenreaktion bei Infektionen und die Zunahme der Autoimmunkrankheiten.
Diese zunehmende Reaktionsstarre im Organismus wurde durch die Wissenschaftler Pischinger und Keller untersucht und dafür der Begriff „Mesenchymblockade" geprägt. Sie haben nachgewiesen, daß das Bindegewebsorgan Mesenchym eine Vielzahl von Aufgaben zu erfüllen hat. Eine der wesentlichen Aufgaben des Mesenchyms besteht darin, durch den ständigen Austausch der Stoffe zwischen Blut

und Parenchymzelle, den osmotischen Druck, die günstigste Ionenmischung und das Säure-Basen-Gleichgewicht aufrechtzuerhalten. Nach *Pischinger* ist das Mesenchym Träger „der undifferenzierten und unbewußten Lebensfunktionen und bestimmt primär die physikochemische und bioelektrische Situation".
Es ist Träger der Ganzheitsfunktion im Organismus und stellt damit die Grundlage der allgemeinen und unspezifischen Abwehrregulationen dar.

Toxische Belastung

Der ältere Mensch war im Laufe seines Lebens einer Vielzahl von exogenen Noxen ausgesetzt. Durch die Atemluft, über den Magen-Darm-Kanal und die Haut hat er ein Durcheinander an Giftstoffen aufgenommen. Das bedeutet für den Organismus täglich eine erhebliche Belastung, denn körperfremde Stoffe, seien sie chemischer Art, seien es Bakterien oder Viren, seien es Zellen, wurden durch den Abwehrmechanismus des Organismus vernichtet und zwar in der Gestalt, daß durch eigens dafür bestimmte, aus dem RES bzw. Bindegewebe gebildeten Abwehrzellen den Fremdstoff einkreisen und unschädlich machten. Wie jede andere Zelle, so wird auch die RES-Zelle durch ständige Belastung, hinzukommende Mangelzustände und Giftstoffe strukturell und leistungsmäßig geschädigt. Die mesenchymalen Schutzstoffe können dann nicht mehr in ausreichender Menge und Qualität erzeugt werden. Auch die Phagozytosenaktivität gegenüber kranken Zellen und die Entgiftungspotenz der RES-Zellen werden geringer. Es kommt zwangsläufig zu einer Ansammlung von Zelltrümmern, Stoffwechselmetaboliten und Toxinen. Die unbewältigten Gifte können zwar zunächst in der Mesenchymzelle gespeichert werden. Wenn aber auf Dauer der Schlackenanfall größer ist als das Entgiftungsvermögen, so wird die Speicherkapazität schließlich erschöpfen und die Gifte können dann ungehindert in Blut und Gewebe übertreten, was zu einer pathologischen Lage des Gesamtstoffwechsels führt. Dadurch ist eine wesentliche Voraussetzung für die Entwicklung chronischer Erkrankungen geschaffen.

Mesenchymentschlackung

Es ist daher das oberste Gebot für den älteren Patienten die vernachlässigten „Kanäle" des Körpers zu öffnen, um die Mesenchymentschlackung zu erreichen und dadurch eine Entlastung des überforderten Gesamtstoffwechsels herbeizuführen. Dies geschieht durch:
- Entgiftung und Terrainsanierung
- Steigerung der körpereigenen Abwehrkäfte und damit
- Belebung der Immunstimulisierung

Diese zusammengetragenen Fakten rechtfertigen die Eigenblutbehandlung im Alter.

4.19.1 Altersdepression

Die Flucht in die Altersdepression ist wohl die häufigste psychische Erkrankung im fortschreitendem Alter. Man findet sie vorwiegend bei Männern vor dem 60. Lebensjahr und zwar meistens bei Menschen, die von jeher still, zurückhaltend und verschlossen waren.

Klinisches Bild: Depressive Erscheinungen können akut aber auch schleichend beginnen und bestehen zunächst aus Leistungsminderung, Verstimmungen und sehr schnelle Erschöpfbarkeit. Bei genauer Betrachtung dieser Patienten fallen die müden, gequälten Gesichtsausdrücke auf, die Haut wirkt fahl und blaß. Der Mund ist trocken und die Zunge ständig belegt. Durch unregelmäßige Nahrungsaufnahme kommt es zu einer verlangsamten Darmperistaltik und schließlich zu hartnäckiger Obstipation. Bei vielen Depressiven im mittleren und höheren Lebensalter werden auch Konzentrations- und Erinnerungsfähigkeit mehr oder weniger reduziert. Manche depressive Kranke geben Tagesschwankungen an, Symptome, die auch viele Gesunde kennen. So ist das Befinden in den Vormittagsstunden bis etwas zum Nachmittag besonders schlecht, um gegen Abend aufzuhellen. In vielen Fällen bestehen Einschlaf- oder Durchschlafstörungen. Manche Depressiven neigen zum abendlichen Grübeln. Die Frage nach dem Sinn des Lebens wird dadurch häufig zum quälenden Grundproblem. Mit Zunahme der depressiven Zustände kommt es immer mehr zur Isolation, zur Selbstvernachlässigung und Abmagerung, schließlich zur ängstlichen Unruhe oder reaktiven Aggressivität. Die Ängstlichkeit kann sich hochgradig steigern, sie finden keine Ruhe mehr und laufen, über viele Körperbeschwerden klagend, umher.

Therapie: Bei diesen Patienten stellt die kombinierte Eigenblutbehandlung mit Phytopharmaka und Vitamin-C-Infusionen eine milde Form der Umstimmung dar. Sowohl auf humoralen Wege wie auch über das vegetative Nervensystem wird eine Beeinflussung der Reaktionslage im Organismus bewirkt und somit eine Besserung des Geamtzustandes erreicht.

▶ Eigenblutinjektion

1.–2. Woche Injektionen am Montag, Mittwoch und Freitag	0,5 ml Eigenblut plus 1 Ampulle Hyperforat® i. m.; gleichzeitig werden nach der Blutentnahme 7,5 g Vitamin C Pascoe infundiert
3.–6. Woche Injektionen am Montag und Freitag	Injektionen wie 1.–2. Woche
Anschließend wird monatlich eine Wiederholungsinjektion verabreicht.	

Zusatztherapie

* **Vitamin C:** 1–2 TL Ascorbinsäure Plv. über den Tag verteilt mit Saft einnehmen
* **Hyperforat® Tropfen:** 3 Tage 3 × tgl. 50 gtt. vor dem Essen, ab 4. Tag fortlaufend 3 × tgl. 30 gtt. vor dem Essen
* **Acidum phosphoricum D4 Tbl.:** 3 × tgl. 1 Tbl. im Mund zergehen lassen bei zunehmender Gleichgültigkeit, Konzentrationsschwäche und Niedergeschlagenheit in Folge von Kummer
* **Teemischungen** im Wechsel getrunken
  – Herba Equiseti, Herba Urticae, Herba Hyperici, Herba Millefolii aa 30.0, M. f. spec. D. S. 2 TL auf ¼ l Wasser als Aufguß 5 Minuten ziehen lassen, 2 × tgl. 1 Tasse

- Radix Valerianae, Herba Hyperici aa 25.0, Strobuli Lupuli, Flores Primulae, Flores Lavendulae, Radix Gei urbani aa 10.0, M. f. spec. D. S. 1 TL auf 1 Tasse Wasser als Aufguß, 5 Minuten ziehen lassen, 2 × tgl. 1 Tasse trinken

Viel wichtiger als die genannten therapeutischen Empfehlungen ist das verstehende und teilnehmende Gespräch mit den Patienten. Die Behandlung der Altersdepression erfordert einerseits sehr viel Geduld und Verständnis von Seiten des Behandlers, andererseits Einfühlungsgabe, Liebe, Zuneigung gegenüber dem alten Menschen von Seiten der Angehörigen.

▶ **Eigenblutbehandlung mit dem Hämoaktivator-N nach Dr. med. Höveler**

1.–2. Woche Injektionen am Montag, Mittwoch und Freitag	8,0 ml Eigenblutlösung plus 1 Ampulle Hyperforat® i. m.; gleichzeitig werden nach der Blutentnahme 7,5 g Vitamin C Pascoe infundiert
3.–6. Woche Injektionen am Montag und Freitag	Injektionen wie 1.–2. Woche
Zur Stabilisierung des Patienten wird monatlich eine Wiederholungsinjektion verabfolgt.	

Eine **Zusatztherapie** wie unter „Eigenblutinjektion" ist sinnvoll.

4.19.2 Allgemeine Regeneration und Revitalisierung

Die Sehnsucht, ein hohes Alter in Gesundheit zu erleben, war stets ein zentrales Problem der Menschheit. Es hat nie an Versuchen gefehlt, dieses Ziel zu verwirklichen. Doch bis heute ist es noch nicht geglückt, durch eine Spezialinjektion oder ein Spezialmedikament eine Verjüngung oder eine Lebensverlängerung zu erreichen. Was wir heute allerdings bewerkstelligen können, ist eine Prophylaxe des Alterns. Prophylaxe in diesem Falle kann aber nur so verstanden werden, daß man ein vorzeitiges und krankhaftes Altern zu verhindern sucht. Um dieses Ziel zu erreichen, sollte die Menschheit in früher Jugend schon das beherzigen, was *Horaz* vor 2000 Jahren aussprach und *Hufeland* vor über 180 Jahren empfahl:
„Geistige und seelische Ausgeglichenheit, die Vermeidung aller plötzlicher Erregungen, die Unterlassung von Exzesse jeglicher Art, die Fähigkeit über sich selbst zu lachen und das tägliche Leben mit einer gewissen Distanz betrachten."
Für den älteren Menschen, wo eine fortschreitende Adaptions- oder Anpassungsminderung feststellbar ist, kann die Eigenblutbehandlung zur allgemeinen Adaptionssteigerung und damit zum Wohlbefinden des Patienten beitragen.
So fordert *Höveler* von einem Geriatrikum:
• Die Bioverfügbarkeit muß optimal sein.
• Es darf zu keiner zusätzlichen Belastung des alternden Organismus führen.
• Die Methode muß praktikabel sein.
• Die Belastbarkeit durch externe Faktoren, also die Streßtoleranz muß vergrößert werden (Adaptogenität).

All diese Forderungen werden hauptsächlich durch die aktivierte Eigenbluttherapie nach der Methode *Dr. Höveler* erfüllt.

▶ **Eigenblutbehandlung mit dem Hämoaktivator-N nach Dr. med. Höveler**

1.–2. Woche Injektion am Montag, Mittwoch und Freitag	8,0 ml Eigenblutlösung
3.–6. Woche Injektion am Montag und Freitag	8,0 ml Eigenblutlösung

Die vierwöchentlichen Wiederholungsinjektionen sind für den Erhalt des Erfolges wesentlich.

Zusätze zur Eigenblutbehandlung: Je nach Ausgangssituation bietet sich eine kombinierte Herz-Kreislauf-Behandlung mit Weißdorn- oder Ginkgopräparaten an oder man legt das Schwergewicht auf die Abwehrsteigerung durch Zusätze von Thymuspräparaten. Andererseits können auch Stoffwechselprobleme im Vordergrund stehen, dann werden die erforderlichen Präparate hinzugefügt, die den jeweiligen Bedürfnissen des Patienten gerecht werden.

Vitamin-C-Infusionen: Die jeweiligen Eigenblutbehandlungen können mit Vitamin-C-Infusionen kombiniert werden. Denn wie man weiß, fehlt dem älteren Menschen sehr häufig daß so wichtige Vitamin C. Wir haben heute sehr gute Möglichkeiten, das Alter erträglich und bei guter Gesundheit und Rüstigkeit zu gestalten. Es ist und bleibt eine Frage des Geldes, denn all diese Therapiemöglichkeiten muß der Patient, wenn er nicht in einer Privatkasse ist, aus eigener Tasche finanzieren. Und dann gewinnt der Satz „wenn du arm bist, muß du früher sterben" an gewisser Bedeutung.

Ausreichende Flüssigkeitsaufnahme: Im Hinblick auf eine beharrliche „Organpflege" bietet sich folgende Teemischung an:

Rhiz. Hellebori nigri 15.0, Herba Urticae 20.0, Herba Equiseti 20.0, Herba Absinthii 5.0, Folia Melissae 20.0, Herba Meliloti 15.0, Flores Caryophylli plv. 3.0, Flores Calendulae 2.0, M. f. spec. D. S. 1 TL auf 1 Tasse als Aufguß und 3 Minuten ziehen lassen.

Kurmäßige Anwendung und zwar für 4 Wochen 2 × tgl. 1 Tasse.

4.19.3 Pruritus senilis (Altersjuckreiz)

Rückbildungserscheinungen der Haut, aber auch Gefäß- und Stoffwechselleiden können einen generalisierten Juckreiz auslösen. In Frage kommen:

- Arteriosklerose
- Hypertonie
- Leber- und Galleerkrankungen
- Diabetes mellitus
- Lymphogranulomatose
- Tumoren

Der quälende Juckreiz beginnt an umschriebenen Stellen und breitet sich im Laufe der Zeit auf den ganzen Organismus aus. Von Monat zu Monat nimmt der Juckreiz an Stärke und Heftigkeit zu, so daß der ältere Mensch nicht mehr zur Ruhe kommt. Der Zustand kann unter Umständen so quälend und unerträglich werden, daß die Betroffenen suizidgefährdet sind.

Bei vielen älteren Menschen ist eine zu trockene und spröde Haut die Ursache des Juckreizes. Das läßt sich durch Verordnung von entsprechenden Fettsalben und die Anweisung zu Bädern und anschließender Hautpflege schnell abklären.

▶ Konservative Therapie

Bäder

Bäder oder Ganzwaschungen werden von Patienten mit chronischem Juckreiz als sehr wohltuend empfunden. Häufiges Baden kann trotz rückfettender Substanzen zur Hautaustrocknung führen. Aber schon die Zugabe von $\frac{1}{4}$ Liter Milch zusammen mit 2 EL Olivenöl auf ein Vollbad vermag davor zu schützen, daß die Haut austrocknet. Bäder und Waschungen sollen nur mit lauwarmem Wasser durchgeführt werden, da sonst der Juckreiz verstärkt wird.
Angezeigt sind folgende Zusätze:
- **Zinnkraut-** oder **Kamillenextrakt**
- **Kleie-Bäder** wie z. B. Töpfer® Kleiebad

Juckreizmildernd sind außerdem Bäder mit entsprechenden Detergentien wie z. B. Ölbad Cordes®, Balneum Hermal® F Bad usw.

Hautpflege

Besonders die alternde Haut benötigt viel Fett, daher ist an den Tagen, an denen kein Ölbad genommen wird, das Einfetten der Haut angezeigt.
- **Rp. für trockene Gesichtshaut**
  Cetiol, Lanette N aa 1.2, Aqua dest. ad 100.0, M. D. S. Reinigungsmilch 2 × tgl. im Gesicht auftragen, einwirken lassen und mit Wasser wieder abwaschen
- **Rp. nach der Reinigung**
  Zinci oxydat., Bismutum subnitric. aa 1.2, Ungt. leniens ad 30.0, M. D. S. Gesichtscreme nach der Reinigung auftragen
- **Rp. für die trockene Körperhaut**
  Eucerin cum aqua 75.0, Ungt. cereum ad 125.0, M. D. S. Hautcreme 1–2 × tgl. den Körper einreiben

Tritt nach Anwendung dieser Rezepturen keine merkliche Besserung des Juckreizes ein, dann ist an das Vorliegen einer Stoffwechsel- oder Gefäßerkrankung zu denken und die primäre Ursache zunächst zu therapieren. In diesem Fall werden die juckreizstillenden Maßnahmen therapiebegleitend durchgeführt.

▶ Eigenblutinjektion

Eine konsequent durchgeführte Eigenbluttherapie, mit kleinen Dosen beginnend, kann eine wesentliche Erleichterung bringen.

❗ Hohe Dosen Eigenblut ergeben eher eine Verschlechterung des Zustandes!

Bewährt haben sich folgende Verfahrensweisen:

Schema A

3 × wöchentlich intramuskulär:

    1. Injektion 0,5 ml Nativblut
    2. Injektion 1,0 ml Nativblut
    3. Injektion 1,5 ml Nativblut
    4. Injektion 2,0 ml Nativblut
    5. Injektion 2,5 ml Nativblut
    ab 6. Injektion sehr langsame Steigerung auf 3,0 ml Nativblut

Die Injektionen werden ab 6. Injektion nur noch 1mal wöchentlich appliziert.

Schema B

Die Eigenblutinjektionen werden in langsam ansteigenden Dosierungen ohne Medikamentenzusätze injiziert:

täglich ansteigend:	0,1; 0,2; 0,3; 0,4; 0,5 ml Eigenblut intrakutan als Quaddel
3tägig ansteigend:	0,6; 0,7; 0,8; 0,9; 1,0 ml Eigenblut subkutan
5tägig ansteigend:	1,0; 1,5; 2,0; 2,5; 3,0 ml Eigenblut intramuskulär
alle 10 Tage:	3,0 ml Eigenblut intramuskulär
danach	
alle 20 Tage:	3,0 ml Eigenblut intramuskulär

Bei ausgeprägtem Pruritus wird durch Hinzufügung bestimmter Präparate die Wirkung verstärkt. Bewährt haben sich Acidum formicium D6 Ampullen, Dolichos pruriens D4 Ampullen oder Acirufan® Ampullen.

Zusatztherapie für Schema A und B

- **Phönix-Entgiftungstherapie:**
  drei Tage Anregung der Leber-Galle-Funktion und Ausleitung über den Darm durch Phönix Phönohepan
  drei Tage Aktivierung der Nierenfunktion durch Phönix Solidago
  drei Tage Steigerung der körpereigenen Abwehr und verstärkte Ausscheidung über die Haut durch Phönix Antitox
  Dieser Zyklus ist bis zu einer Gesamtdauer von 45 Tagen zu wiederholen.
- **bei Pruritus diabeticorum:**
  Myrtillus Similiaplex Tropfen 3 × tgl. 20 gtt.
  im täglichen Wechsel mit
  Quassia Similiaplex Tropfen 3 × 20 gtt.
- **bei trockenem Ekzem:** Cistus Similiaplex Tropfen, 3 × tgl. 20 gtt.
- **bei nässendem Ekzem:** Viola tricolor Similiaplex Tropfen, 3 × tgl. 20 gtt.
- **Tees:** auf eine ausreichende Flüssigkeitszufuhr ist zu achten
  - Herba Veronicae D. S. 1 TL auf 1 Tasse als Aufguß, 5 Minuten ziehen lassen, 4 Tassen täglich trinken
  - Herba Veronicae, Herba Violae tricoloris aa 50.0, M. f. spec. D. S. 1 TL auf 1 Tasse als Aufguß, 5 Minuten ziehen lassen, 3 Tassen täglich trinken

▶ Eigenblutinjektion mit hämolysiertem Eigenblut

1.–3. Woche Injektion am Montag, Mittwoch und Freitag	0,5 ml Ampuwa® plus 2,0 ml Eigenblut Mischung eine Minute gut durchschütteln
4.–6. Woche Injektion am Montag und Freitag	0,5 ml Ampuwa® plus 2,0 ml Eigenblut Mischung eine Minute gut durchschütteln
7.–10. Woche Injektion am Montag	0,5 ml Ampuwa® plus 2,0 ml Eigenblut Mischung eine Minute gut durchschütteln

Durchschütteln bedeutet in diesem Fall, das Wasser mit dem Blut gut durchzumischen, was durch mehrmaliges langsames Drehen der Spritze um ihre Längsachse und Kippen zu erreichen ist. Dieser Vorgang muß 1 bis 2 Minuten wiederholt werden, bis das Blut fast schwarz als Ausdruck der Hämolyse ist.

Eine **Zusatztherapie** wie unter „Eigenblutinjektion" ist sinnvoll.

▶ Eigenblutbehandlung mit dem Hämoaktivator-N nach Dr. med. Höveler

1.–2. Woche Injektion am Montag, Mittwoch und Freitag	8,0 ml Eigenblutlösung plus 1 Ampulle Sanukehl® Pseu D5
3.–6. Woche Injektion am Montag und Freitag	8,0 ml Eigenblutlösung plus 1 Ampulle Sanukehl® Pseu D5

Monatlich erfolgt eine Wiederholungsinjektion, um den Zustand stabil zu halten und Rückfälle zu vermeiden.

Es gibt durchaus seltene Fälle von Pruritus die keineswegs auf Eigenbluttherapie ansprechen. Hier wird zur Ausleitung eine Infusionstherapie mit Vitamin C empfohlen, an die sich eine Eigenbluttherapie anschließt.

Eine **Zusatztherapie** wie unter „Eigenblutinjektion" ist sinnvoll.

▶ Vitamin-C-Infusion

Wochentag	1. Woche	2. Woche	3. Woche	4. Woche
Montag, Mittwoch und Freitag	200 ml 0,9% NaCl plus 100 ml Vitamin C Injektopas® (= 15 g Vitamin C)	400 ml 0,9% NaCl plus 200 ml Vitamin C Injektopas® (= 30 g Vitamin C)	400 ml 0,9% NaCl plus 200 ml Vitamin C Injektopas® (= 30 g Vitamin C)	400 ml 0,9% NaCl plus 200 ml Vitamin C Injektopas® (= 30 g Vitamin C)

Zur Vitamin-C-Infusionstherapie grundsätzlich nur das Vitamin C der Firma Pascoe verwenden, da hier weder Stabilisatoren noch Konservierungsstoffe zugesetzt sind. Bitte grundsätzlich nach jeder Vitamin-C-Infusion die höher als 15 g verabfolgt wurde, nach Beendigung der Infusion eine Ampulle Ubichinon cps Heel intramuskulär verabreichen. Ubichinon hält die Zellmembranen funktionsfähig, indem es sich direkt in deren Membrandoppelschichten einlagert. Damit Vitamin C in höherer Konzentration auch die Zellen durchdringt und dort seine Wirkung entfalten kann, benötigt man intakte Membranen.

4.19.4 Katarakt (grauer Star)

Durch degenerative Alterserscheinungen kann es u.a. zu einem fortschreitenden Schwinden der Transparenz in einer normal entwickelten Linse kommen. Dadurch tritt eine Verminderung der Sehschärfe ein. Verschiedene weitere Ursachen wie z. B. Diabetes mellitus, Störungen im Leber-Galle-Stoffwechsel, Einwirkung von Schadstoffen usw. können diesen Vorgang beschleunigen.

Bewährt hat sich eine kombinierte Vitamin C (➜ 5.3.9) und Eigenblutbehandlung in Verbindung mit der sogenannten Waterloh-Kur (siehe unter „Eigenblutinjektion"), benannt nach einem homöopathischen Arzt aus Bonn.

S. D. Varma u.a. haben bereits 1984 festgestellt, daß eine nicht ausreichende Versorgung des Organismus mit Vitamin C den grauen Star fördert. Sie haben eine Vielzahl von Patienten beobachtet, daß geringe Vitamin-C-Konzentrationen in den Linsen der Bildung des Katarakt vorausgingen.

▶ **Eigenblutinjektion**

Die Infusionstherapie mit Vitamin C (➜ 5.3.9) geht der Eigenblutbehandlung voraus.

1.–3. Woche Injektionen am Montag, Mittwoch und Freitag	2,0 ml Eigenblut plus 1 Ampulle Mucokehl® D5 i.m.; gleichzeitig wird nach der Blutentnahme 1 Ampulle Mucokehl® D5 intravenös verabfolgt
4.–6. Woche Injektionen am Montag und Freitag	Injektionen wie 1.–3. Woche

Zusatztherapie

◆ **Mucokehl® D5 Tbl.:** vor dem Frühstück und vor dem Schlafengehen jeweils 1 Tbl. einnehmen
◆ **Vitamin C:** 2 TL Ascorbinsäure Plv. über den Tag verteilt mit Saft einnehmen
◆ **Mucokehl® D5 Augentropfen:** 2 × tgl. je 2 gtt. in jedes Auge geben
◆ **Waterloh-Kur**
Sie besteht in einer alternierenden Verordnung von Calcium fluoratum, Magnesium fluoratum und Magnesium carbonicum und wird in folgender Weise durchgeführt:
17 Tage lang morgens 1 Tablette Calcium fluoratum D12
17 Tage lang morgens 1 Tablette Calcium fluoratum D6
17 Tage lang morgens 1 Tablette Magnesium fluoratum D12
4 Wochen lang morgens 5 gtt. Magnesium carbonicum D8
Die Kur wird im Anschluß, je nach Erfolg, 4–5mal wiederholt.

▶ **Eigenblutbehandlung mit dem Hämoaktivator-N nach Dr. med. Höveler**

1.–3. Woche Injektionen am Montag, Mittwoch und Freitag	8,0 ml Eigenblut plus 1 Ampulle Mucokehl® D5 i.m.; gleichzeitig wird nach der Blutentnahme 1 Ampulle Mucokehl® D5 intravenös verabfolgt
4.–6. Woche Injektionen am Montag und Freitag	Injektionen wie 1.–3. Woche

Eine **Zusatztherapie** wie unter „Eigenblutinjektion" ist sinnvoll.

4.19.5 Glaukom (grüner Star)

Die Ursachen eines Glaukoms sind vielschichtiger Natur, so z. B. Abflußbehinderung des Kammerwassers, als Folge einer Linsenluxation oder einer Uveitis, ferner ausgelöst durch Gefäßveränderungen, Verletzungen oder Tumoren.

Klinisches Bild: dauernd erhöhter Augeninndruck, Gesichtsfeldausfälle, Minderung der Sehkraft, Gefahr eines Glaukomanfalls.

Therapie: Es wurde mehrfach darüber berichtet und geschrieben, daß durch Einnahme von Vitamin C der stark erhöhte intraokuläre Augendruck bei einer täglichen Aufnahme von 1–3 g erheblich zurückging. Bietti, Virno u. a. verabreichten ihren Patienten mit stark erhöhtem intraokuläre Augendruck täglich Vitamin C Dosen von 30–40 g. Dabei konnte festgestellt werden, daß der zu Beginn der Behandlung erhöhte intraokuläre Augendruck von 30–70 mm/Hg sich in den meisten Fällen auf die Hälfte der gemessenen Werte verringerte (➔ 5.3.10, Infusionstherapie mit Vitamin C).

▶ **Eigenblutinjektion**

Die Infusionstherapie mit Vitamin C (➔ 5.3.10) geht der Eigenblutbehandlung voraus.

1.–3. Woche Injektionen am Montag, Mittwoch und Freitag	2,0 ml Eigenblut plus 1 Ampulle Mucokehl® D5 i.m.; gleichzeitig wird nach der Blutentnahme 1 Ampulle Mucokehl® D5 intravenös verabfolgt
4.–6. Woche Injektionen am Montag und Freitag	Injektionen wie 1.–3. Woche

Zusatztherapie

* **Mucokehl® D5 Tbl.:** vor dem Frühstück und vor dem Schlafengehen jeweils 1 Tbl. einnehmen
* **Vitamin C:** 2 TL Ascorbinsäure Plv. über den Tag verteilt mit Saft einnehmen
* **Mucokehl® D5 Augentropfen:** 2 × tgl. je 2 gtt. in jedes Auge geben

4.19.6 Schlafstörungen

Sie treten beim älteren Menschen isoliert oder als Krankheitsfolge häufig auf. Zwangsläufig kommt es dadurch zur Herabsetzung der Leistungsfähigkeit und zudem zur Abhängigkeit und Mißbrauch von Schlaf- und Beruhigungsmitteln unterschiedlicher Art.

Ursachen: Tatsache ist, daß die physiologische Schlafdauer beim Menschen im Laufe des Lebens abnimmt. Während der Neugeborene über 16 Stunden am Tag schläft, beträgt die durchschnittliche Schlafdauer eines Greises nur $5\frac{1}{2}$ Stunden. Neben der Verkürzung der Schlafzeit, kann auch die Schlaftiefe abnehmen oder der Schlafrhythmus sich verändern. Das führt dazu, daß der ältere Mensch in der Nacht schlaflos wacht und tagsüber müde und abgeschlagen ist.

Schlafstörungen und Schlaflosigkeit sind Symptome, die unter Umständen sehr verschiedene Ursachen haben können:

- fremde Umgebung
- klimatische Einflüsse
- Angstvorstellungen
- Konfliktsituationen
- häufig im Gefolge von Depressionen
- arteriosklerotische Durchblutungsstörungen des Hirns
- schmerzhafte Störungen im Bewegungsapparat
- Herz- und Kreislaufstörungen

Die häufig verordneten Schlafmittel können statt der erwünschten schlaffördernden Wirkung auch einen sogenannten Paradoxeffekt bewirken, was zu nächtlichen Erregungszuständen und starker Unruhe führen kann. Daneben ist die Suchtgefahr auch beim älteren Patienten nicht unerheblich.

Therapie: Neben der ausführlichen Bewegung am Tage und dem Versuch, die Aktivität durch eine entsprechende Beschäftigung zu fördern, können Eigenblutinjektionen sehr förderlich sein. Bereits in den dreißiger Jahren wurde bei Verabfolgung von UV-bestrahltem Eigenblut beobachtet, daß der Schlaf länger und tiefer wurde und dadurch die Patienten morgens frischer und leistungsfähiger waren.

▶ Eigenblutbehandlung mit dem Hämoaktivator-N nach Dr. med. Höveler

1.–3. Woche Injektion am Montag, Mittwoch und Freitag	10 ml Eigenblutlösung intramuskulär
4.–6. Woche Injektion am Montag und Freitag	10 ml Eigenblutlösung intramuskulär

Gemäß der auslösenden Ursache der Schlaflosigkeit werden den Eigenblutinjektionen die notwendigen Präparate zugefügt. Insgesamt sollten 15 Injektionen verabfolgt werden. Bereits zwischen der 6. und 8. Injektion berichtet der Patient über eine wesentliche Verbesserung des Schlafes und auch über eine Zunahme der Schlaftiefe.

Zusatztherapie

- **Tropfenmischung:** Passiflora D12, Avena sativa, Zincum valerianicum D4 M. D. S. vor dem Schlafengehen 20 gtt. mit etwas Wasser einnehmen
- **Teemischungen:**
  - Radix Valerianae, Herba Hyperici aa 25.0, Strobuli Lupuli, Herba Betonicae, Flores Primulae, Flores Lavendulae, Radix Gei urbani aa 10.0, M. f. spec. D. S. 1 TL auf 1 Tasse als Aufguß, 5 Minuten ziehen lassen und 1 Tasse $\frac{1}{2}$ Stunde vor dem Schlafengehen trinken
  - Rp. (nach *O. Schmidt*)
    Herba Violae odorat. c. rad. 10.0, Herba Melissae, Radix Valerianae, Herba Millefolii aa 20.0, M. f. spec. D. S. 1 TL auf 1 Tasse als Aufguß, 5 Minuten ziehen lassen und 1 Tasse $\frac{1}{2}$ Stunde vor dem Schlafengehen trinken
  - Radix Valerianae, Strobuli Lupuli aa 25.0 M. f. spec. D. S. 1 TL auf 1 Tasse als Aufguß, 5 Minuten ziehen lassen und 1 Tasse $\frac{1}{2}$ Stunde vor dem Schlafengehen trinken unter Hinzufügung von 10 gtt. Passiflora D2 Dil.

4.19.7 Appetitlosigkeit

Das Wohlbefinden und auch die Leistungsfähigkeit des älteren Menschen hängt unter anderem auch von einer ausreichenden gesunden Ernährung ab. Es gibt eine Unmenge von Literatur über gesunde Ernährung des älteren Menschen mit mehr oder weniger sinnvollen Ernährungsweisen. Viele chronische Leiden bewirken aber, nicht zuletzt durch eine Vielzahl von Medikamenten, daß der Patient keinen Appetit verspürt. Die Angehörigen sind sehr ratlos und suchen in der Praxis Hilfe.

Neben den verschiedenen Organleiden, die Appetitlosigkeit bewirken können, ist auch häufig Magensaftmangel und verlangsamte Stoffwechselabläufe die Ursache. Zur Beeinflussung der Appetitlosigkeit werden Eigenblutinjektionen verabfolgt, wobei die Applikation von aktiviertem Eigenblut sehr schnell eine deutliche Zunahme des Appetits zu verzeichnen hat.

▶ **Eigenblutbehandlung mit dem Hämoaktivator-N nach Dr. med. Höveler**

1.–3. Woche Injektion am Montag, Mittwoch und Freitag	10 ml Eigenblutlösung intramuskulär
4.–6. Woche Injektion am Montag und Freitag	10 ml Eigenblutlösung intramuskulär

Zusatztherapie

- **Amara-Tropfen-Pascoe®:** 3 × tgl. 20 gtt. mit Wasser verdünnt vor dem Essen einnehmen
- **Multivitamin Dragees-Pascoe®:** 3 × tgl. 2 Drg. nach dem Essen einnehmen
- **Pepsin-Wein:** jeweils vor den Mahlzeiten einnehmen
- **Mulgatol® Multivitamin Gelee N:** 3 × tgl. 2 TL voll vor den Mahlzeiten

◆ **Teemischungen:**
  – Folia Menthae piperitae 25.0, Fructus Carvi 25.0, Radix Gentianae 15.0, Radix Liquiritiae 20.0, Herba Absinthii 10.0 M. f. spec. D. S. 1 EL der Mischung mit $\frac{1}{4}$ Liter kochendem Wasser übergießen, 10 Minuten ziehen lassen; 1 Tasse $\frac{1}{2}$ Stunde vor dem Essen trinken
  – Fructus Anisi, Herba Thymi, Herba Equiseti, Herba Absinthii aa 25.0, M. f. spec. D. S. 1 TL auf 1 Tasse als Aufguß, 5 Minuten ziehen lassen und $\frac{1}{2}$ Stunde vor dem Essen 1 Tasse trinken

4.20 Erkrankungen im Kindesalter

Ein Reihe von Infektionskrankheiten die vorwiegend im Kindesalter auftreten, lassen sich durch zusätzliche begleitende Maßnahmen wie z. B. Verabreichung von potenziertem Eigenblut, sehr gut beeinflussen. Vor allen Dingen werden Komplikationen vermieden und es tritt eine rasche Erholungsphase ein. Die von der Kinderärztin *Imhäuser* empfohlenen Anwendungen von potenziertem Eigenblut haben sich in der Praxis immer wieder bewährt.

4.20.1 Infektanfälligkeit

Diese Kinder befinden sich häufig in einem schlechten Allgemeinzustand, sie wirken blaß und fahl, sind müde und lustlos. Ihr Gesicht ist überzogen von einem Schleier von Traurigkeit und Teilnahmslosigkeit. Ihre körperliche Haltung wirkt schlaff und schwach. Es sind Kinder, die häufig an Bronchitis, Laryngitis, Pseudokrupp, Entzündungen der Bindehäute oder an Entzündungen des Magen-Darm-Kanals leiden, es sind Kindern mit einem minderwertigen Lymphsystem. Die Minderwertigkeit des Lymphapparates kann vererbt sein, wir sprechen dann von einer lymphatischen Diathese.
Ursachen: Die Ursachen für rezidivierende Infekte im Kindesalter sind vielfältiger Natur.
• familiäre Disposition
• Fokalherde wie z. B. Nebenhöhlen, Tonsillen, Zähne, Urogenitaltrakt oder Darm
• einseitige Ernährungsweise
• chronische Erkrankungen
• schlechte Immunlage durch Streßsituationen oder Umweltbelastungen

Therapie: Im Kleinkindalter kann man durch gezielte Maßnahmen noch recht gut eine organkonstitutionelle Verbesserung auf medikamentösem Wege erreichen. Bei älteren Kindern und später bei Erwachsenen offenbart sich die lymphatische Diathese oft dadurch, daß der Patient an seiner Krankheit regelrecht klebt. Hier ist es dann sehr langwierig, wenn überhaupt möglich, den Patienten von seinem chronischen Leiden zu befreien.
Anders im Kleinkindalter. Hier muß man – neben der spezifischen Arznei – das gesamte Lymphsystem regenerierende Mittel verabfolgen. Durch eine gezielte Auf-

bautherapie für Kinder in Kombination mit potenziertem Eigenblut kann man den kindlichen Abwehrmechanismus in beeindruckender Weise stabilisieren.

▶ **Potenziertes Eigenblut für Kinder**

Häufigkeit	Eigenblutpotenz	Dosierung
1×/Woche über 6 Wochen	Anfertigung einer C7 Potenz	5 Tropfen auf die Zunge
1×/Woche über 6 Wochen	Anfertigung einer C9 Potenz	5 Tropfen auf die Zunge
1×/Woche über 6 Wochen	Anfertigung einer C12 Potenz	5 Tropfen auf die Zunge
1×/Woche über 6 Wochen	Anfertigung einer C15 Potenz	5 Tropfen auf die Zunge

Zusatztherapie

- ◆ **Aufbautherapie für Kinder**
  Im dreitägigen Wechsel werden insgesamt 3 Monate verabreicht:
  – **Mercurius solubilis Phcp** 3 Tage 3 × tgl. 5/10/15 Globuli
    im Anschluß
  – **Dulcamara S Phcp** 3 Tage 3 × tgl. 5/10/15 Globuli
    im Anschluß
  – **Acidum nitricum S Phcp** 3 Tage 3 × tgl. 5/10/15 Globuli
- ◆ **Sankombi® D5 Tropfen:** 1 × tgl. 5–10 gtt. für die Dauer von 3 Monaten
- ◆ **Mulgatol® Multivitamin Gelee N:** 1–2 TL vor den Mahlzeiten geben bei bestehender Appetitlosigkeit

4.20.2 Infektionskrankheiten

Ohne auf die Krankheitsbilder im Einzelnen einzugehen, möchte ich die Möglichkeiten der potenzierten Eigenbluttherapie für die unterschiedlichen Infektionskrankheiten aufzeigen.
Cave: Es sei noch einmal deutlich dargestellt, daß es sich hier um eine Begleittherapie handelt, die unabhängig jeglicher anderen Heilmethode, eingesetzt werden kann. Man wird immer wieder von der Einfachheit dieser Methode überrascht sein, insbesondere dann, wenn der Erfolg sich in aller Deutlichkeit zeigt und wenn man erlebt, wie die Kinder nach schweren Infektionskrankheiten sich rasch erholen.

Windpocken (Varicellen)

▶ **Potenziertes Eigenblut für Kinder**

Anfertigung einer Eigenblutpotenz C7 – zunächst einen Tag lang 2stündlich 2 gtt. auf die Zunge geben. Der unangenehme Juckreiz läßt nach wenigen Stunden bereits nach.

Die weiteren Eigenblutgaben erfolgen gemäß dem nachfolgenden Schema.

Häufigkeit	Eigenblutpotenz	Dosierung
3×/Woche über 3 Wochen	Anfertigung einer C9 Potenz	5 Tropfen auf die Zunge
1×/Woche über 4 Wochen	Anfertigung einer C12 Potenz	5 Tropfen auf die Zunge

Zusatztherapie

- **Quentakehl® D4 Kps.:** morgens 2 Kps. nüchtern einnehmen und 1 Kps. vor dem Schlafengehen
- **Aufbautherapie für Kinder**
  Im dreitägigen Wechsel werden insgesamt 3 Monate verabreicht:
  - **Mercurius solubilis Phcp** 3 Tage 3 × tgl. 5/10/15 Globuli
    im Anschluß
  - **Dulcamara S Phcp** 3 Tage 3 × tgl. 5/10/15 Globuli
    im Anschluß
  - **Acidum nitricum S Phcp** 3 Tage 3 × tgl. 5/10/15 Globuli
- **Sankombi® D5 Tropfen:** morgens und mittags je 5 gtt. auf die Zunge geben
- **Mulgatol® Multivitamin Gelee N:** 3 × tgl. 1 TL vor dem Essen einnehmen

Pfeiffer-Drüsenfieber (Mononucleosis infectiosa)

▶ Potenziertes Eigenblut für Kinder

Während des akuten Krankheitsverlaufs Anfertigung einer Eigenblutpotenz C7 – *jeden 2. Tag 5 Tropfen auf die Zunge geben* und zwar solange, bis eine deutliche Besserung der Erkrankung eintritt.
Im Anschluß daran erfolgt eine konsequente Nachbehandlung (siehe „Eigenblutinjektion"), um Spätfolgen wie zeitweilig auftretendes Fieber, Leber- oder Milzschwellungen, Infektanfälligkeit oder vegetative Störungen zu unterbinden.

Zusatztherapie

Wochentag	1. Woche	2. Woche	3. Woche	4. Woche	5. Woche
Montag	Utilin® Kps.	Latensin® Kps.	Utilin® Kps.	Latensin® Kps.	Utilin® Kps.
Freitag	Recarcin® Kps.	Recarcin® Kps.	Recarcin® Kps.	Recarcin® Kps.	Recarcin® Kps.

▶ Eigenblutinjektion

Ältere Kinder erhalten zur Regeneration und Nachbehandlung Eigenblutinjektionen.

1.–3. Woche Injektion am Montag, Mittwoch und Freitag	0,5 ml Eigenblut plus 1 Ampulle Rebas® D4
4.–6. Woche Injektion am Montag und Freitag	0,5 ml Eigenblut plus 1 Ampulle Rebas® D4
Über einen gewissen Zeitraum erfolgt monatlich eine Wiederholungsinjektion.	

▶ Eigenblutbehandlung mit dem Hämoaktivator-N nach Dr. med. Höveler

1.–3. Woche Injektion am Montag, Mittwoch und Freitag	8,0 ml Eigenblut plus 1 Ampulle Rebas® D4
4.–6. Woche Injektion am Montag und Freitag	8,0 ml Eigenblut plus 1 Ampulle Rebas® D4
Über einen gewissen Zeitraum erfolgt monatlich eine Wiederholungsinjektion.	

Keuchhusten (Pertussis)

▶ Potenziertes Eigenblut für Kinder

Anfertigung einer Eigenblutpotenz C5 – *zunächst jeden 2. Tag 5 Tropfen auf die Zunge geben* – etwa 5mal.
Die weiteren Eigenblutgaben erfolgen gemäß dem nachfolgenden Schema.

Häufigkeit	Eigenblutpotenz	Dosierung
1×/Woche über 5 Wochen	Anfertigung einer C7 Potenz	5 Tropfen auf die Zunge
1×/Woche über 5 Wochen	Anfertigung einer C9 Potenz	5 Tropfen auf die Zunge

Zusatztherapie

Zur Rekonvaleszenz nach einer Keuchhusteninfektion
- **Aufbautherapie für Kinder**
  Im dreitägigen Wechsel werden insgesamt 3 Monate verabreicht:
  - **Mercurius solubilis Phcp** 3 Tage 3 × tgl. 5/10/15 Globuli
    im Anschluß
  - **Dulcamara S Phcp** 3 Tage 3 × tgl. 5/10/15 Globuli
    im Anschluß
  - **Acidum nitricum S Phcp** 3 Tage 3 × tgl. 5/10/15 Globuli
- **Sankombi® D5 Tropfen:** morgens und mittags je 5 gtt. auf die Zunge geben
- **Mulgatol® Multivitamin Gelee N:** 3 × tgl. 1 TL vor dem Essen einnehmen

Masern (Morbilli)

▶ Potenziertes Eigenblut für Kinder

Anfertigung einer Eigenblutpotenz C7 – *zunächst jeden 2. Tag 5 Tropfen auf die Zunge geben* – etwa 5mal.
Die weiteren Eigenblutgaben erfolgen gemäß dem nachfolgenden Schema.

Häufigkeit	Eigenblutpotenz	Dosierung
1×/Woche über 5 Wochen	Anfertigung einer C9 Potenz	5 Tropfen auf die Zunge
1×/Woche über 5 Wochen	Anfertigung einer C12 Potenz	5 Tropfen auf die Zunge

Zusatztherapie

- ◆ **Aufbautherapie für Kinder**
  Im dreitägigen Wechsel werden insgesamt 3 Monate verabreicht:
  - – **Mercurius solubilis Phcp** 3 Tage 3 × tgl. 5/10/15 Globuli
    im Anschluß
  - – **Dulcamara S Phcp** 3 Tage 3 × tgl. 5/10/15 Globuli
    im Anschluß
  - – **Acidum nitricum S Phcp** 3 Tage 3 × tgl. 5/10/15 Globuli
- ◆ **Sankombi® D5 Tropfen:** morgens und mittags je 5 gtt. auf die Zunge geben
- ◆ **Mulgatol® Multivitamin Gelee N:** 3 × tgl. 1 TL vor dem Essen einnehmen

Scharlach

▶ Potenziertes Eigenblut für Kinder

Anfertigung einer Eigenblutpotenz C5 – *jeden 2. Tag 5 Tropfen auf die Zunge geben* – etwa 5mal.
Die weiteren Eigenblutgaben erfolgen gemäß dem nachfolgenden Schema.

Häufigkeit	Eigenblutpotenz	Dosierung
1×/Woche über 5 Wochen	Anfertigung einer C7 Potenz	5 Tropfen auf die Zunge
1×/Woche über 5 Wochen	Anfertigung einer C9 Potenz	5 Tropfen auf die Zunge

Zusatztherapie

Zur Rekonvaleszenz nach einer Scharlachinfektion
- ◆ **Aufbautherapie für Kinder**
  Im dreitägigen Wechsel werden insgesamt 3 Monate verabreicht:
  - – **Mercurius solubilis Phcp** 3 Tage 3 × tgl. 5/10/15 Globuli
    im Anschluß
  - – **Dulcamara S Phcp** 3 Tage 3 × tgl. 5/10/15 Globuli
    im Anschluß
  - – **Acidum nitricum S Phcp** 3 Tage 3 × tgl. 5/10/15 Globuli

- **Sankombi® D5 Tropfen:** morgens und mittags je 5 gtt. auf die Zunge geben
- **Mulgatol® Multivitamin Gelee N:** 3 × tgl. 1 TL vor dem Essen einnehmen

Meningitis

Treten nach einer Meningitis vermehrt Kopfschmerzen, Wetterfühligkeit oder Konzentrationsstörungen auf, sollten den Kindern über einen längeren Zeitraum Eigenblutpotenzen verabfolgt werden.

▶ **Potenziertes Eigenblut für Kinder**

Häufigkeit	Eigenblutpotenz	Dosierung
1×/Woche über 5 Wochen	Anfertigung einer C7 Potenz	5 Tropfen auf die Zunge
1×/Woche über 5 Wochen	Anfertigung einer C9 Potenz	5 Tropfen auf die Zunge
1×/Woche über 5 Wochen	Anfertigung einer C15 Potenz	5 Tropfen auf die Zunge

Zusatztherapie

- **Latensin® Kps. stark:** 1 × wöchentlich 1 Kps. nüchtern einnehmen und drei Stunden nüchtern bleiben (Einnahme sollte mindestens 6–12 Monate erfolgen)
- **Tropfenmischung:** Traumeel® S, Graphites-Homaccord® aa 50.0, M. D. S. 3 × tgl. 10 gtt. für die Dauer von acht Wochen

Mumps (Parotitis epidemica)

▶ **Potenziertes Eigenblut für Kinder**

Anfertigung einer Eigenblutpotenz C5 – *jeden 2. Tag 5 Tropfen auf die Zunge geben* – etwa 5mal.
Die weiteren Eigenblutgaben erfolgen gemäß dem nachfolgenden Schema.

Häufigkeit	Eigenblutpotenz	Dosierung
1×/Woche über 4 Wochen	Anfertigung einer C7 Potenz	5 Tropfen auf die Zunge
1×/Woche über 4 Wochen	Anfertigung einer C9 Potenz	5 Tropfen auf die Zunge

Zusatztherapie

- **Aufbautherapie für Kinder**
  Im dreitägigen Wechsel werden insgesamt 3 Monate verabreicht:
  - **Mercurius solubilis Phcp** 3 Tage 3 × tgl. 5/10/15 Globuli
    im Anschluß
  - **Dulcamara S Phcp** 3 Tage 3 × tgl. 5/10/15 Globuli
    im Anschluß
  - **Acidum nitricum S Phcp** 3 Tage 3 × tgl. 5/10/15 Globuli

- **Sankombi® D5 Tropfen:** morgens und mittags je 5 gtt. auf die Zunge geben
- **Mulgatol® Multivitamin Gelee N:** 3 × tgl. 1 TL vor dem Essen einnehmen
- **Plumbum metallicum D6 Tbl.,** 2 × tgl. 1 Tbl. im Mund zergehen lassen bei auftretender Orchitis
- **Pulsatilla D4 Tbl.,** 3 × tgl. 1 Tbl. im Mund zergehen lassen bei auftretender Adnexitis

4.21 Sport und Eigenblut

Seit Jahren wird immer wieder versucht, durch modifizierte Eigenblutinjektionen Leistungssteigerungen bei Wettkämpfen zu erzielen. Tatsächlich bewirkt die aktivierte Eigenblutinjektion eine Ökonomisierung des Energieumsatzes und somit eine Leistungssteigerung im entscheidenden Augenblick. Auch zur Regeneration und Reparation nach sportlichen Höchstleistungen haben wir in der aktivierten Eigenbluttherapie ein hervorragendes therapeutisches Mittel.

Leistungssteigerung: Durch eine Kombination von z. B. Actovegin® pro injectione und aktiviertem Eigenblut kann der zelluläre Energiestoffwechsel durch vermehrte Einschleusung und Utilisation von Glukose und Sauerstoff weiterhin sehr günstig beeinflußt werden und damit auch gleichzeitig eine positive Wirkung auf den Erhaltungs- und Funktionsstoffwechsel ausüben.

Eine weitere wertvolle Hilfe zur Leistungssteigerung ist die Durchführung von Vitamin-C-Infusionen in Kombination mit aktiviertem Eigenblut. Durch die Kombination beider Möglichkeiten kann das Leistungsvermögen eines Menschen beträchtlich gesteigert werden, so daß der Betreffende durchaus in der Lage ist, Höchstleistungen zu erbringen.

Abwehrsteigerung: Neben der allgemeinen Leistungssteigerung, können vor allen Dingen auch Anfälligkeit gegenüber Erkältungen oder sonstigen Infekten sowie auch Verletzungsfolgen erheblich reduziert werden. Denn Eigenblut stärkt die Eigenabwehr durch Auslösung spezifischer Reize im Sinne einer verstärkten vegetativen Umschaltung des Organismus. Ich denke hier hauptsächlich an den Profisport im Fußball, wo durch Spielerausfälle empfindliche Einbußen in der Vereinskasse entstehen.

Sportverletzungen: Auch bei traumatischen Sportverletzungen, dabei spielt es keine Rolle ob es sich um Hautverletzungen, Kontussionen, Distorsionen oder Frakturen handelt, kann neben den üblichen chirurgischen Maßnahmen die aktivierte Eigenbluttherapie bedenkenlos eingesetzt werden, denn die Eigenblutbehandlung ist eine regulierende Therapie.

4.21.1 Sportverletzungen

Hautverletzungen

Neben den eventuell chirurgischen Maßnahmen können Eigenblutbehandlungen mit aktiviertem Eigenblut den Heilungsprozeß abkürzen und vor allen Dingen Komplikationen entgegenwirken. Unter gleichzeitiger Gabe von Vitamin C wird hauptsächlich bei großflächigen Verletzungen der schnelle Heilungsverlauf deutlich.

▶ **Eigenblutbehandlung mit dem Hämoaktivator-N nach Dr. med. Höveler**

1.–3. Woche Injektionen am Montag, Mittwoch und Freitag	8,0 ml aktivierte Eigenblutlösung 1 Ampulle Traumeel® S i. m., gleichzeitig nach der Blutentnahme Vitamin C 7,5g/50ml Pascoe intravenös
4. Woche Injektionen am Montag und Freitag	Injektionen wie 1.–3. Woche

Muskelzerrung

Neben den üblichen Sofortmaßnahmen wie sofortiges Kühlen mit Eis usw. kann unmittelbar danach die Eigenbluttherapie mit aktiviertem Eigenblut beginnen:

▶ **Eigenblutbehandlung mit dem Hämoaktivator-N nach Dr. med. Höveler**

1.–3. Tag: Mischinjektion intramuskulär
        5,0 ml aktivierte Eigenblutlösung
        2 Ampullen Traumeel® S

Anschließend erfolgt 2mal wöchentlich eine Injektion mit aktiviertem Eigenblut und Traumeel® S, bis die Beschwerden behoben sind. Liegt eine Verletzung größeren Ausmaßes vor, wird nach der Blutentnahme 15 g Vitamin C Pascoe infundiert.

Muskelprellung

Mit der Eigenblutbehandlung wird unmittelbar nach dem Trauma begonnen. Je früher die Therapie einsetzt, um so schneller werden Heilungsprozesse in Gang gesetzt.

▶ **Eigenblutbehandlung mit dem Hämoaktivator-N nach Dr. med. Höveler**

1.–3. Tag: Mischinjektion intramuskulär
        5,0 ml aktivierte Eigenblutlösung
        2 Ampullen Traumeel® S

Anschließend erfolgt 2mal wöchentlich eine Injektion mit aktiviertem Eigenblut und Traumeel® S, bis die Beschwerden behoben sind. Liegt eine Verletzung größeren Ausmaßes vor, wird nach der Blutentnahme 15 g Vitamin C Pascoe infundiert.

Knochenhautentzündung

Die Kombination von aktiviertem Eigenblut und Vitamin C kann den Heilungsverlauf sehr gut beeinflussen. Es ist bedauerlich, daß diese Form der Therapie bei der sehr schmerzhaften Knochenhautentzündung zu wenig Anwendung findet.

▶ **Eigenblutbehandlung mit dem Hämoaktivator-N nach Dr. med. Höveler**

1., 2. und 5. Tag: Mischinjektion intramuskulär
5,0 ml aktivierte Eigenblutlösung
1 Ampulle Traumeel® S
1 Ampulle Kalmia cps.
1 Ampulle Mercurius praecipitatus ruber Injeel

Nach der Blutentnahme wird jeweils 15 g Vitamin C Pascoe infundiert. Die weiteren Eigenblutinjektionen erfolgen 2mal wöchentlich bis zum Abklingen der akuten Erscheinungen. Die Vitamin-C-Infusionen werden ebenfalls beibehalten.

Muskelfaserriß

Schmerzhafte Muskelfaserrisse werden umgehend mit aktiviertem Eigenblut und Vitamin-C-Infusionen behandelt, unabhängig von sonstigen therapeutischen Vorgehensweisen.

▶ **Eigenblutbehandlung mit dem Hämoaktivator-N nach Dr. med. Höveler**

1.–3. Tag: Mischinjektion intramuskulär
5,0 ml aktivierte Eigenblutlösung
2 Ampullen Traumeel® S

Anschließend erfolgt 2mal wöchentlich eine Injektion mit aktiviertem Eigenblut und Traumeel® S. Nach jeder Blutentnahme wird 15 g Vitamin C Pascoe infundiert.

4.21.2 Erschöpfungszustände

Jeder Hochleistungs- oder Extremsport führt zu Erschöpfungszuständen wenn der Organismus keine Zeit zur Regeneration findet. Außerdem ist hinreichend bekannt, daß der Vitamin-C-Verlust des menschlichen Organismus in Extremsituationen sehr hoch ist. Es ist auch unbestritten, daß Vitamin C unzählige Funktionen im menschlichen Organismus erfüllen muß bzw. für die Aufrechterhaltung verschiedener Systeme verantwortlich ist. Bei ständiger Überbeanspruchung des Vitamin-C-Haushaltes im Körper, kann es zu erheblichen Störungen und Ausfällen kommen. Durch die aktivierte Eigenbluttherapie nach Dr. Höveler und die gleichzeitige Verabfolgung von Vitamin C in Megadosierung, kann dem strapazierten und erschöpften Organismus die erforderliche Energie wieder zugeführt werden.

▶ **Eigenblutbehandlung mit dem Hämoaktivator-N nach Dr. med. Höveler**

1.–3. Woche Injektionen am Montag, Mittwoch und Freitag	10,0 ml aktivierte Eigenblutlösung i. m. gleichzeitig nach der Blutentnahme Vitamin C 15 g Pascoe intravenös
4.–6. Woche Injektionen am Montag und Freitag	10,0 ml aktivierte Eigenblutlösung i. m. gleichzeitig nach der Blutentnahme Vitamin C 15 g Pascoe intravenös

Über einen gewissen Zeitraum kann monatlich eine Wiederholungsinjektion erfolgen. Diese wenigen Beispiele aus der Sportmedizin mögen Ansporn sein, um dieses sehr wertvolle ergänzende Therapieverfahren im großen Stil einzusetzen, um weitere Erfahrungen zu sammeln und den Anwendungsbereich zu erweitern. Die Ungefährlichkeit, die Einfachheit und trotzdem Wirksamkeit dieser Methode sollte für die Leistungssportler, im Interesse ihrer körperlichen Gesunderhaltung, bei den Sportmedizinern und Betreuern weitaus mehr Beachtung finden.

4.22 Maligne Erkrankungen

Bei einer umfassenden immunstimulierenden Krebstherapie sollte zum richtigen Zeitpunkt, hauptsächlich nach Operationen und Bestrahlungen, die Behandlung mit aktiviertem Eigenblut als flankierende Maßnahme erfolgen. Denn nach *P. G. Seeger* ist „ohne Angebot von utilisierfähigem, reaktionsaktivem Sauerstoff jede biologische Krebstherapie zum Scheitern verurteilt".

Von diesen Überlegungen ausgehend kommt dem Hämoaktivator eine außerordentliche, praktische Bedeutung zu. Die aktivierte Eigenbluttherapie bewirkt eine:

- Erhöhung der Zelloxydation
- Stimulierung der allgemeinen Abwehr
- Aktivierung des gesamten lymphatischen Systems
- Anregung der allgemeinen Entgiftung
- Steigerung der Erythrozytenzahl im Blutbild
- Besserung des Allgemeinbefindens und damit Appetit- und Gewichtszunahme
- Reduzierung von Schmerzzuständen
- Behebung depressiver Stimmungslagen

Als Basistherapie hat sich sowohl prä- wie auch postoperativ folgendes bewährt:

▶ **Eigenblutbehandlung mit dem Hämoaktivator-N nach Dr. med. Höveler**

1.–3. Woche Injektion am Montag, Mittwoch und Freitag	10 ml Eigenblutlösung intramuskulär
4.–6. Woche Injektion am Montag und Freitag	10 ml Eigenblutlösung intramuskulär

Insgesamt werden 12–15 Injektionen mit aktiviertem Eigenblut durchgeführt. Die weiteren Injektionen werden je nach Befinden des Patienten zunächst einmal wöchentlich, dann 14tägig und schließlich zweimal oder einmal monatlich wiederholt. Dem aktivierten Eigenblut können unterschiedliche Präparate, die zur Tumortherapie geeignet sind, beigefügt werden.

Die Behandlung mit aktiviertem Eigenblut kann in Kombination mit anderen Therapieverfahren eingesetzt oder im Wechsel mit weiteren Behandlungsmöglichkeiten durchgeführt werden.

Sehr gut bewährt hat sich auch der wechselnde Einsatz von aktivierter Eigenbluttherapie und Vitamin-C-Infusionen wie es das nachfolgende Beispiel zeigt:

▶ Vitamin-C-Infusionsbehandlung

Wochentag	1. Woche	2. Woche	3. Woche	4. Woche
Montag, Mittwoch und Freitag	400 ml NaCl plus 30 g Vitam. C	400 ml NaCl plus 30 g Vitam. C	600 ml NaCl plus 45 g Vitam. C	600 ml NaCl plus 45 g Vitam. C

Infusionslösung kurz vor der Verabreichung unter Beachtung der Sterilität zubereiten. Anstelle von physiologischer Kochsalzlösung kann zur Infusion auch Ringer-Lactat-Lösung verwendet werden. Die Vitamin-C-Zugabe erfolgt immer durch Zugabe der jeweiligen Menge von Vitamin C-Injektopas® 7,5 g/50 ml zur jeweiligen Infusionslösung. Ab 5. Woche werden 2mal wöchentlich 800 ml NaCl plus 60 g Vitamin C verabfolgt. Ab 7. oder 8. Woche nur noch eine Infusion wöchentlich, dann langsame Reduzierung der Vitamindosis bis zum Ausgangswert zurück. Diese Vitamin-C-Kur sollte nach sechs Monaten wiederholt werden, später einmal jährlich.

Bei inoperablen Patienten werden die hohen Dosierungen (eine Infusion pro Woche mit 60 g Vitamin C beibehalten. Dadurch können Schmerzzustände reduziert oder ganz behoben werden. Zur Vitamin-C-Therapie sollten grundsätzlich nur Vitamin-C-Ampullen der Fa. Pascoe verwendet werden, da wir hier einen konzentrierten Wirkstoff von 7,5 g Vitamin auf 50 ml vorfinden und zum anderen ein Vitamin-C-Präparat haben, daß ohne jeglichen Konservierungsstoff ist.

Sobald die Dosis von 15 g Vitamin C überschritten wird, muß nach jeder Infusion 1 Ampulle Ubichinon cps intramuskulär verabreicht werden. Das auch als Coenzym Q bezeichnete Mittel entwickelt in Verbindung mit hochdosiertem Vitamin C einen kräftigen Regenerationseffekt auf blockierte Atmungsfermente und ist in der Lage Fermentblockaden auszukompensieren.

▶ Injektionstherapie ohne Eigenblut

Phönix Juv 110 Injektionskur

Phönix Juv 110 ist ein Kombinationspräparat, das aufgrund seiner Zusammensetzung nicht nur bei Stoffwechselerkrankungen, Belastungen des Immunsystems, sondern auch bei Geschwulsterkrankungen sehr wirkungsvoll ist. Neben Viscum album finden wir Bestandteile, die ganz gezielt bei tumorösen Veränderungen Anwendung finden, wie z. B. Thuja, Fraxinus americana, Ulmus campetris usw.

Wochentag	1. Woche	2. Woche	3. Woche	4. Woche
Montag und Dienstag	1 Ampulle Juv 110 i.m.	3 Ampullen Juv 110 i.m.	3 Ampullen Juv 110 i.m.	3 Ampullen Juv 110 i.m.
Mittwoch bis Freitag	2 Ampullen Juv 110 i.m.	3 Ampullen Juv 110 i.m.	3 Ampullen Juv 110 i.m.	3 Ampullen Juv 110 i.m.

Die weiteren Injektionen mit jeweils 3 Ampullen pro Injektion werden 2–3mal wöchentlich durchgeführt. Wobei Angehörige oder der Patient selbst die Injektionen durchführen können. Injektionsdauer sollte je nach Ausgangslage zehn bis zwölf Wochen betragen.

Zusammenfassung der Phönix Juv 110 Injektionskur:

1. Injektionsserie	Dauer 10–12 Wochen
Injektionspause	3 Monate
2. Injektionsserie	Dauer 10–12 Wochen
Injektionspause	3 Monate

Lebertherapie

Bei allen Injektionsanwendungen, insbesondere bei Einsatz von Mistelpräparaten oder ähnlich wirkenden Substanzen, ist die begleitende Lebertherapie sehr wichtig. Eine fehlende Begleittherapie der Leber kann als Fahrlässigkeit betrachtet werden, die sich für den Patienten in jeder Hinsicht ungünstig auswirkt.

Zur Lebertherapie eignen sich in erster Linie solche Präparate, die konsequent eine Leberentgiftung bewirken:

- Legalon® Suspension oder Polilevo® Trinkampullen
- Infusionen
  zwischendurch zur Leberregeneration durchführen:
  - 250 ml Ringer-Lösung plus 2 Ampullen Polilevo®
    oder
  - bei bereits bestehenden chronischen Leberschäden
    250 ml Ringer-Lösung plus Vitamin C in ansteigender Dosierung
- Mischinjektionen zur Ausleitung über die Leber:
  - 2mal wöchentlich jeweils 1 Ampulle i.m.
    Rebas® D4, Thymokehl® D6, Heepel® Heel, Galium-Heel®
  - 2mal wöchentlich jeweils 1 Ampulle i.m.
    Cholo 1-Injektopas®, Cholo 2-Injektopas®, STO III – Injektionslösung

Mögliche Anwendungen, die in der Praxis durchgeführt werden						
Maßnahmen	**Anzahl**	**pro Woche**	**Stärke**	**Dauer**	**Beginn**	**Ende**
Eigenbluttherapie nach Dr. Höveler						
Sauerstofftherapie nach Ardenne						
Überwärmungstherapie						
Magnetfeldtherapie						
Infusionstherapie mit Vitamin C						

→

Infusionstherapie zum Leberschutz				
Infusionstherapie mit Infi-Tormen-tilla-Inj.				
Rebas® D4 Injek-tionskur Sanum				
Thymokehl® D6 Injektionskur Sanum				
THX-Kur nach Dr. Sandberg				
Juv 110 Injek-tionskur Phönix				
PPX-Kur nach Dr. Zoubek				
Magnesium Tonil® Injektion				
Lebermisch-injektion: Rebas® D4 Thymokehl® D6 Hepeel® Galium Heel®				

Tab. 4.22.1

▶ **Orale Basistherapie für Tumorpatienten**

Sanum-Therapie

Durch den Einsatz der Sanum Kps. erreichen wir auf lange Sicht gesehen, eine Immun-stimulierung durch Aktivierung des gesamten RES. Hauptsächlich in der Krebs-therapie hat sich diese Form der vorsichtigen Biomodulation sehr gut bewährt. Aller-dings beschränken wir uns bei den meisten Krebspatienten auf die orale Sanummedi-kation, in einzelnen Fällen werden auch die Injektionen verabreicht. Bei Verab-folgung von Sanuminjektionen sollte grundsätzlich mit der schwächsten Dosierung begonnen werden, um eine zu heftige Reaktion des Organismus zu vermeiden. Die nachfolgenden Injektionen werden in 14tägigen bzw. 3–6wöchigen Abständen appli-ziert. Ausschlaggebend ist die jeweilige Reaktion des Patienten auf die Injektion. Orale Sanummedikation:

Wochentag	über 5 Wochen	über 5 Wochen	über 5 Wochen	über 5 Wochen
Montag	Latensin® Kps. schwach	Latensin® Kps. stark	Latensin® Kps. stark	Latensin® Kps. stark
Mittwoch	Utilin® Kps. schwach	Utilin® Kps. stark	Utilin® Kps. schwach	Utilin® Kps. stark
Freitag	Recarcin® Kps	Recarcin® Kps	Recarcin® Kps	Recarcin® Kps

Anschließend können die Sanumpräparate in 14tägigen Abständen verabfolgt werden. Man kann je nach Ausgangslage der Situation entscheiden, ob die Sanum-Therapie zunächst als alleinige Therapie begonnen wird oder ob eine Kombination mit anderen Medikationen sinnvoll ist.
Weitere orale Medikationen:

Beta-Carotin

Es handelt sich hierbei um eine nicht toxische Form von Vitamin A, d. h. es ist ein Vorläufer von Vitamin A. Die Leber ist in der Lage, das Beta-Carotin aufzuspalten, in zwei Vitamin-A-Moleküle (Retinol). Aus diesem Grund wird Beta-Carotin auch häufig als Provitamin A bezeichnet. Mit 15 mg Beta-Carotin, dem Inhalt einer mittleren Karotte, kann man den normalen täglichen Bedarf decken. Neben den Mohrrüben sind auch grüne und gelbe Blattgemüsearten reich an Beta-Carotin. Es kann auch Karottensaft genommen werden, den man mit anderen Säften, z. B. rote Beete Saft oder Sanddornsaft Kneipp, 1–2mal tgl. jeweils ein Glas voll trinken kann (mit Dunaris Sprudel verdünnen).

Vitamin Bombe:
in Entsafter oder Frucht- und Gemüsepresse folgendes hineingeben:
$\frac{1}{2}$ bis 1 Apfel (Boscop oder ähnliches), $\frac{1}{2}$ ungespritzte Zitrone, 1 ungespritzte Apfelsine, 3 Mohrrüben, $\frac{1}{2}$ rote Beete, Früchte je nach Jahreszeit

ferner kann man je nach Geschmack und Bedürfnis folgendes hinzugeben:
1 geschälte Tomate, etwas Fenchel, etwas Sellerie

Frischkornbrei:
pro Person ca. 60–80 Gramm Getreidekörner (Weizen, Gerste, Roggen usw. oder als Sechskorn aus dem Reformhaus) zu mittelgrobem Schrot gemahlen. Anschließend mit 110 Gramm Wasser vermischen, einige Minuten stehen lassen, dann hinzugeben:
Saft einer frisch gepreßten Zitrone
2 EL Sauerrahm
1 geriebener Apfel
das Ganze mit einer geraspelten Möhre garnieren

Der wirkungsvolle Schutz von Beta-Carotin gegen Krebs ist erwiesen. Klinische Versuche haben gezeigt, daß Beta-Carotin das Risiko von Lungenkrebs bei Männern reduziert, nicht aber bei Frauen. Untersuchungen haben bewiesen, daß bei Frauen Beta-Carotin das Risiko von Brustkrebs erheblich verringert. Was bedeutet, daß bei gefährdeten Frauen bereits prophylaktisch Beta-Carotin indiziert ist.
Was bewirkt Beta-Carotin? Beta-Carotin bricht die Hülle auf, mit der sich die Krebszelle meist umgibt. Durch die das Carcinom umgebende Hülle sind die Lymphozyten nicht in der Lage, eine Krebszelle als solche zu identifizieren, noch weniger anzugreifen und zu vernichten. Wird die umgebende Hülle durch Gaben von Beta-Carotin jedoch durchlässig, wird die Krebszelle für das Immunsystem entzifferbar und angreifbar. Auch von Vitamin A weiß man, daß es antikarzinogene Wirkungen hat. Doch dieses Vitamin ist in hohen Dosierungen äußerst toxisch. Aus diesem Grunde sollte man vordringlich das Provitamin Beta-Carotin geben, wenn hohe Dosen erforderlich sind.

Vitamin E

Beta-Carotin und Vitamin E sind in der Lage, bereits an der Eintrittspforte der Zelle toxische Stoffe und organschädigende Elemente abzufangen, mit diesen Bindungsreaktionen einzugehen und somit die schädigenden Substanzen zu inaktivieren. Ferner entfaltet Vitamin E eine ausgeprägte antithrombotische und thrombolytische Wirkung, was seinen Einsatz bei Zerebralsklerose, Durchblutungsstörungen usw. rechtfertigt. Außerdem ist Vitamin E als ein vorbeugendes Mittel gegen allgemeine vorzeitige Alterserscheinungen anzusehen, insbesondere dann wenn die Alterserscheinungen auf schädliche Umwelteinflüsse wie z. B. Auto- und Industrieabgase, Lebensmittelzusatzstoffe, Rauchen usw. zurückzuführen sind.

Da Vitamin E zu den fettlöslichen Vitaminen zählt, soll die Einnahme nach den Mahlzeiten erfolgen, da zu seiner Resorption Gallenfluß nötig ist, welcher durch das Fett in der Nahrung ausgelöst wird.

Selen

Selen ist ein wichtiges in der Nahrung enthaltenes Spurenelement. Es besitzt zellschützende Qualitäten gegenüber Schwermetallen wie Blei, Cadmium, Quecksilber und vieles mehr. Es schützt auch in gewisser Weise vor radioaktiven Strahlen. Selen besitzt antimutagene Fähigkeiten, es ist ein sehr stark wirkendes Antioxidans.

Die Wirkung von Selen wird um ein vielfaches erhöht, wenn man es in Verbindung mit Vitamin E einnimmt. Nach amerikanischen Untersuchungen ergänzen sich Vitamin E und Selen in hervorragender Weise.

Selenwirkung auf einen Blick:
- Selen hat eine günstige Wirkung auf alle Muskelfunktionen, eine Unterversorgung führt zu Muskelschmerzen und Muskelschwund.
- Selenmangel bewirkt eine Herzhypertrophie und begünstigt die Entstehung einer Hypertonie und eines Infarktes.
- Selen unterstützt in hervorragender Weise die Entgiftungsfunktion des Organismus.
- Selen wirkt als Leberparenchymschutz und bewahrt die Leber vor Überlastung.
- Selen reduziert das Krebsrisiko bei Brust-, Magen-, Kolon- und Rektumca. Daher sehr wichtig zur Einnahme bei familiärer Disposition.
- Selen entgiftet Schwermetalle wie Blei und Cadmium, indem es mit diesen unlösbare Verbindungen eingeht und sie eliminiert.
- Selen baut Strahlenschäden ab.

Germanium

Seitdem der Japaner *Dr. K. Asai* in den 50er Jahren weitreichende Untersuchungen mit zunächst aus Kohle extrahiertem Germanium einleitete und danach auch entdeckte, daß Germanium in nahezu allen Nahrungsmitteln sowie auch in einigen Heilpflanzen und Heilwässern zu finden ist, stieg das Engagement für die pharmakologische Wirkung von Germanium überraschend. Die durchschnittliche alltägliche Nahrungszufuhr von Germanium beträgt beim Menschen etwa 1–3 mg. Germanium gelangt über den Dünndarm sehr schnell, innerhalb von 3 Stunden in die Blutbahn und wird von da aus zügig über den ganzen Organismus verteilt. Da nach 12 Stunden der größte Teil, nach 1–1,5 Tagen 100 % des Germaniums über den Urin eliminiert werden, sind keine überschüssigen Körperspeicherungen von Germanium zu erwarten. Verträglichkeitsstudien bestätigen die hervorragende Bekömmlichkeit von organischen Germaniumverbindungen. Inzwischen wurde Germanium in vielen Kliniken bei der Krebsbehandlung und zur Verhinderung von Metastasen eingesetzt, zum Teil auch in Verbindung mit anderen Therapiemaßnahmen. Allerdings sei darauf hingewiesen, daß durch Germanium sehr viele Giftstoffe auch über die Niere ausgeschwemmt werden, das bedeutet, daß die Nierenfunktion einwandfrei funktionieren muß.

Bedeutung des Germanium für den Organismus:

- Aktivierung und Stimulierung der körpereigenen Interferonbildung (auch wenn bereits eine Schädigung des Immunsystems durch vorausgegangene Chemotherapie oder Bestrahlung existiert)
- Germanium wirkt sich sehr günstig auf die Neubildung der Blutzellen aus, sowohl rotes, wie auch weißes Blutbild.
- Durch Bindung der Wasserstoffionen schafft Germanium die Voraussetzung, die Sauerstoffversorgung des Körpers zu steigern.

Die Dosierung für Germanium als Nahrungsergänzung liegt bei täglich etwa 6 mg elementarem Germanium. Bei einer therapeutischen Anwendung werden durchschnittlich 60–240 mg Germanium während einiger Wochen bis Monaten eingesetzt. In der japanischen Medizin liegen bereits sehr gute Erfahrungen mit Germanium vor, vorwiegend in der Krebsbehandlung.

Cave: Germanium ist derzeit in Deutschland noch nicht zugelassen.

Zink

Neben den vielen Wirkungsmechanismen, die durch Zink in Gang gesetzt werden, möchte ich eines herausgreifen, nämlich die günstige Einflußnahme auf das Immunsystem und hier insbesondere die Wirkung auf den lymphozytären Bereich.

Bei der Spezialisierung der Lymphozyten und der Erhaltung des Gleichgewichtes zwischen den verschiedenen T-Zellen spielt Zink eine sehr entscheidende Rolle. Trägt es doch zu einem wohlproportioniertem Verhältnis der verschiedenen Lymphozytenarten bei. Zahllose Erkrankungen, die mit einem Immundefekt einhergehen, bedürfen einer Zinksubstitution. Desweiteren ist eine Zinksubstitution bei Quecksilberbelastung angezeigt, vorwiegend nach Amalgansanierung.

Molybdän

Kommt vorwiegend im Vollgetreide, Sojabohnen, Reis, Mais, Leber und Eier vor. Es ist ein sehr wichtiges Spurenelement, bei dessen Mangel Haarverlust, Müdigkeit, Impotenz und Ösophaguskrebs eintreten kann. Molybdän wirkt regulierend auf das Mineralgleichgewicht und protegiert den Zellstoffwechsel.

Cave: Auf die Dosierung ist sehr gewissenhaft zu achten, denn eine Überdosierung kann sich nachteilig auswirken. Spurenelemente können durchaus toxisch wirken, wenn sie längere Zeit eingenommen werden.

Magnesium

Magnesium ist ein Mineralstoff mit mannigfaltigen Funktionen im menschlichen Organismus. So wird u. a. Magnesium in zahlreichen Enzymen des Körpers gebraucht. Außerdem spielt Magnesium eine bedeutungsvolle Rolle beim Zusammenspiel von Nerven und Muskeln. Zudem stärkt Magnesium das Immunsystem und beugt daher auch der Krebsentstehung vor.

Thymushormon

Zur Tumortherapie gehört u. a. auch die Thymustherapie. Forschungen auf dem Gebiet der Thymustherapie haben gezeigt, daß durch THX eine Aktivierung des lymphozytären Abwehrsystems erfolgt.
Die T-Lymphozyten besitzen im gesunden Organismus die Fähigkeit, sich unter dem Einfluß der Transfer-Faktoren-Mediatoren, die sich im inneren der Lymphozyten befinden, in aktive Lymphoplasten zu transformieren, die nach der Sensibilisierung maximale Aktivität zeigen. Diese sensibilisierten T-Lymphozyten produzieren durch den immunologischen Mechanismus eine zytotoxische Substanz – das Lymphotoxin –, welches zur Zytolyse und Destruktion der malignen Zellen führt. Diese Lymphozyten werden aufgrund ihrer Aktivitäten auch Killerzellen genannt. Ihre Betriebsamkeit verdanken die T-Lymphozyten den Impulsen, die sie vom Thymus bekommen bzw. den hormonalen Faktoren, der aus dieser Drüse stammt.
Neben den oralen Medikationen sind je nach Tumorart die unterschiedlichen Injektionsmöglichkeiten angezeigt. Sie können ebenfalls im Wechsel oder in Kombination mit aktiviertem Eigenblut durchgeführt werden.

Glutathion

Sehr gute klinische Ergebnisse liegen aus dem In- und Ausland über den Wirkstoff reduziertes Glutathion vor, dessen Einsatz zur Zeit im Bundesgebiet kontrovers diskutiert wird. Es gibt unterschiedliche Produkte, wobei eines dieser Präparate, das Recancostat® über eine hervorragende Substanzkombination verfügt:
        reduziertem Glutathion (G-SH)
        Anthocyane
        L-Cystein

Bei Recancostat® handelt es sich in erster Linie um das Tripeptid Glutathion in seiner reduzierten Form. Es ist eine körpereigene, in jeder Zelle vorkommenden Substanz, die wesentlich an allen wichtigen Prozessen im Körper beteiligt ist, so auch an dem Reparatursystem der Gene. Reduziertes Glutathion ist durchaus in der Lage täglich bis zu 10000 Zell-Mutationen zu regulieren, zu reparieren und damit genetisch bedingte Krankheiten zu verhindern.
Umweltbelastungen, Nahrungsmittelzusatzstoffe, toxische Belastungen am Arbeitsplatz usw. führen zu einem beschleunigten Aufzehren von reduziertem Gluthaion, was letztendlich dazu führt, daß das Reparatursystem der Gene, das wohl eher am Ende der Versorgungskette des Glutathionsystems liegt, unterversorgt ist und dadurch Mutationsprozesse nicht ausreichend reguliert werden können. Die Folgen dieser Unterversorgung sind Krebserkrankungen, die sich ungehindert ausbreiten können. Durch verstärkte Zufuhr von bioverfügbarem reduziertem Glutathion wird der Körper durch Reaktivierung des Reparatursystems der Gene wieder in die Lage versetzt, mutierte Zelle zu reparieren.

Einnahmeschema für Recancostat® (reduziertes Glutathion):								
Vor und nach der Einnahme mindestens 1 Stunde nüchtern sein! Dauer der Einnahme: 14 Tage 1,5–2 g reduziertes Glutathion								
6.00	8.00	10.00	12.00	14.00	16.00	18.00	20.00	22.00
weiße Tbl. 3	weiße Tbl.	weiße Tbl. 3	weiße Tbl.	weiße Tbl. 3	weiße Tbl.	weiße Tbl. 3	weiße Tbl.	weiße Tbl. 3
rote Tbl. 1	rote Tbl.	rote Tbl. 1	rote Tbl.	rote Tbl. 1	rote Tbl.	rote Tbl. 1	rote Tbl.	rote Tbl. 1
Dauer der Einnahme: die weiteren 6–8 Wochen								
6.00	8.00	10.00	12.00	14.00	16.00	18.00	20.00	22.00
weiße Tbl. 2	weiße Tbl.	weiße Tbl. 2	weiße Tbl.	weiße Tbl. 2	weiße Tbl.	weiße Tbl. 2	weiße Tbl.	weiße Tbl. 2
rote Tbl. 1	rote Tbl.	rote Tbl. 1	rote Tbl.	rote Tbl. 1	rote Tbl.	rote Tbl. 1	rote Tbl.	rote Tbl. 1
Die weitere Dosierung richtet sich nach dem Zustand des Patienten und den Laborparametern.								

Tab. 4.22.2

Die nachfolgende Tabelle soll Aufschluß darüber geben, welche Medikationen in der biologischen Krebstherapie in unserer Praxis eingesetzt werden. Dabei wird je nach Ausgangssituation und Tumorart die einzelne Medikation über einen bestimmten Zeitraum verordnet. Ich möchte aber darauf hinweisen, daß diese Tabelle all die Medikamente aufzeigt, die wir in der Praxis anwenden und daß in der Tumortherapie nur die dafür vorgesehenen Medikamente aus der vorliegenden Tabelle verordnet und angekreuzt werden, damit ein Gesamtüberblick besteht. Außerdem begeht man nicht den Fehler, daß im Verlauf der Tumortherapie ein Medikament vergessen bzw. nicht ausgetauscht wird:

Tabelle zur oralen Medikation						
Medikamente	morgens	mittags	abends	v. d. Schlafen	Beginn	Ende
Ascorbinsäure Pulver						
Vitamin C 1000 mg Tbl.						
Beta-Carotin 15 mg Kps.						
Pexan® E 600 Kps. Wörwag						

→

magnerot® Classic Tbl. Wörwag					
Zinkokehl® D3 dil. Sanum					
Zinkit® 20 Tbl. Wörwag					
Niacinamide 500 mg Kps. Douglas					
Legalon® Suspension Madaus					
Thym-Uvokal® Drg.					
Ferro-Folgamma® Kps. Wörwag					
Molybdenum 500 mg Douglas					
Selenium Chelate Tbl. Douglas					
Utilin® Kps. schwach Sanum					
Utilin® Kps. stark Sanum					
Recarcin® Kps. Sanum					
Latensin® Kps. schwach Sanum					
Nigersan® D4 Kps. Sanum					
Exmykehl® D3 Supp. Sanum					
Mucokehl® D3 Supp. Sanum					
Nigersan® D3 Supp. Sanum					
Pefrakehl® D3 Supp. Sanum					
Sanuvis® Tropfen Sanum					
Albicansan® D4 Kps. Sanum					
Rebas® D4 Kps.® Sanum					
Thymokehl® D6 Kps. Sanum					
Thymokehl® D6 Supp. Sanum					
Vitamin Getränk nach Rezeptur					
Mulgatol® Multivitamin Gelee N					

→

Folgamma® Tbl. Wörwag						
Ultra Preventive III Tbl. Douglas						
Phönix Juv 110 als Trinkampulle						
Pycnogenol 25 mg Kps. Douglas						
Dunaris Sprudel Daun/Eifel						

Tab. 4.22.3

Ich weiße noch einmal darauf hin, daß nicht alle aufgeführten Medikamente auf einmal verordnet werden, sondern aus der Vielzahl der Medikationen die tumorspezifischen Medikamente angekreuzt werden. Ausschlaggebend für die Verordnungen sind ferner die Aussagen der Laborparameter.

▶ Zusatztherapie

Anwendungen, die vom Patienten zu Hause durchgeführt werden sollen						
Aufgaben	morgens	mittags	abends	Zeit-dauer	Beginn	Ende
Wassertreten in der Wanne						
Waschungen mit Obstessig, Ober/Unterkörper						
Güsse kalter Guß Wechselguß Knie/Schenkel/Arm/Gesicht/ Brustguß						
Bürstenmassage mit Kernseife						
Spazieren oder Radfahren						
Sonnenbad im Freien						
Astronautenkost Stutenmilch						
Aromainhalation mit ätherischer Ölmischung						
Kieselsteintreten kirschkerngroße Kieselsteine						

Tab. 4.22.4

Diese Liste ist mit Sicherheit nicht vollständig und kann nach Belieben erweitert werden. Die Erfahrungen haben gezeigt, daß Anwendungen zu Hause nur dann korrekt durchgeführt werden, wenn der Patient oder seine Angehörigen die Anweisungen schriftlich erhalten.

Einreibungen von Rücken und unteren Extremitäten					
Hautöle	morgens	mittags	abends	Beginn	Ende
Birkenhautöl Wala					
Citronenhautöl Wala					
Eukalyptushautöl Wala					
Latschenkieferhautöl Wala					
Lavendelhautöl Wala					
Malvenhautöl Wala					
Melissenhautöl Wala					
Moor-Lavendel-Hautöl Wala					
Rosenhautöl Wala					
Rosmarinhautöl Wala					
Roßkastanienhautöl Wala					
Schlehenblütenhautöl Wala					
Schlüsselblumenhautöl Wala					
Hautfunktionsöl Phönix					
Johanniskrautöl ohne Zusatz					

Tab. 4.22.5

Einreibungen bewirken nicht nur eine Hyperämie oder eine Entspannung der Muskulatur, sondern sie haben auch etwas mit „Streicheleinheiten" zu tun, die das allgemeine Wohlbefinden des Patienten fördern. Aus der Vielzahl der zur Verfügung stehenden Einreibungen sucht man das für den Kranken geeignete Einreibemittel heraus.

Polycythaemia vera

Durch Veränderungen im Knochenmark kommt es bei diesem Krankheitsbild zu einer sehr starken Vermehrung der Erythrozyten, Leukozyten und Thrombozyten. Aufgrund des hohen Hämatokritwertes besteht die Gefahr folgender Komplikationen:
- Thrombose und Blutungsneigung
- Herzinfarkt

- zerebraler Insult
- Gicht
- Magen- und Darmulzera

▶ Infusionstherapie

Wochentag	1. Woche	2. Woche	3. Woche	4. Woche
Montag, Mittwoch und Freitag	200 ml 0,9% NaCl-Lsg. plus 100 ml Vitamin C Injektopas® (= 15 g Vitamin C)	400 ml 0,9% NaCl-Lsg. plus 200 ml Vitamin C Injektopas® (= 30 g Vitamin C)	600 ml 0,9% NaCl-Lsg. plus 300 ml Vitamin C Injektopas® (= 45 g Vitamin C)	600 ml 0,9% NaCl-Lsg. plus 300 ml Vitamin C Injektopas® (= 45 g Vitamin C)

Bereits nach wenigen Vitamin-C-Applikationen ist eine deutliche Besserung des Blutbildes zu beobachten. Die weiteren Infusionen erfolgen dann mit 600 ml physiologischer NaCl-Lösung und 300 ml (45 g) Vitamin C Pascoe. Je nach Blutbildbefund wird die Häufigkeit der Vitamin-C-Infusion mit 300 ml (45 g) Vitamin C Pascoe langsam reduziert. Schließlich wird 14tägig oder 3wöchentlich 1 Infusion verabreicht. In gewissen Zeitabständen wird vor der Infusion ein Aderlaß durchgeführt, wo je nach Blutbefund 300–350 ml Blut abgelassen werden.

Zusatztherapie

- **Vitamin C:** 3 TL Ascorbinsäure Plv. über den Tag verteilt in Saft einnehmen
- **Mucokehl® D5 Tbl. Sanum:** 3 × tgl. 1 Tbl. vor den Mahlzeiten im Mund zergehen lassen
- **Recarcin® Kps. Sanum:** 3 × wöchentlich 1 Kps. vor dem Schlafengehen einnehmen
- **Zinkit® 10 Tbl. Wörwag:** vor dem Schlafengehen 2 Tbl. einnehmen

Recarcin® Kps. Sanum haben eine antibiotische Wirkung gegenüber pathogenen Erregern, außerdem bewirken sie eine unspezifische abwehrsteigernde Immunisierung. Besonders bei Veränderungen der Blutzusammensetzung sowie bei entzündlichen Prozessen der Schleimhäute ist dieses Präparat in seiner Wirkung unübertrefflich.

▶ Injektionsbehandlung

Neben der Vitamin-C-Infusionstherapie kann unterstützend auch folgende Injektionskur durchgeführt werden:
Mischinjektion intramuskulär
Utilin® schwach
Recarcin® schwach (später stark)
Ubichinon Heel
Diese Injektion wird einmal wöchentlich, später 14tägig bzw. einmal monatlich intramuskulär verabreicht. Dabei kann, je nach Reaktionslage des Patienten, bei weiteren Injektionen Utilin® stark und Recarcin® stark gemischt werden. Ubichinon cps. Heel wirkt als Katalysator. Es macht den Weg in die Zellen frei, so daß die Sanummischung ihre Wirkung dort entfalten kann. Utilin® ruft eine Überschwem-

mung des Blutes mit Abbaustoffen hervor, während Recarcin® die toxischen und belastenden Elemente aufnimmt und eliminiert.

Postoperative Maßnahmen nach Karzinomen im weiblichen Genitalbereich

▶ **Infusionstherapie**

Vitamin-C-Infusionen mit 15 g beginnen und langsame Steigerung bis auf 45 g Vitamin C Pascoe. Die Infusionen werden über einen Zeitraum von 6–8 Wochen verabreicht. Dann erfolgt ein langsamer Rückgang der Vitamin-C-Dosis bis zum Ausgangswert von 15 g. Es schließt sich eine aktivierte Eigenbluttherapie an.

▶ **Eigenblutbehandlung mit dem Hämoaktivator-N nach Dr. med. Höveler**

1.–3. Woche Injektion am Montag, Mittwoch und Freitag	10 ml Eigenblutlösung intramuskulär
4.–6. Woche Injektion am Montag und Freitag	10 ml Eigenblutlösung intramuskulär

Insgesamt werden 12–15 Injektionen mit aktiviertem Eigenblut durchgeführt. Die weiteren Injektionen werden je nach Befinden des Patienten zunächst einmal wöchentlich, dann 14tägig und schließlich zweimal oder einmal monatlich wiederholt. Dem aktivierten Eigenblut können die unterschiedlichen Präparate, die zur Tumortherapie geeignet sind, beigefügt werden.

Zusatztherapie

* **Recarcin® Kps.:** freitags 1 Kps. nüchtern einnehmen und 3 Stunden nüchtern bleiben
* **Vitamin C:** 2 TL Ascorbinsäure Plv. über den Tag verteilt in Saft einnehmen
* **Zinkokehl® D3 Tropfen:** vor dem Schlafengehen 10 gtt.
* **reduziertes Glutathion**
  Bei metastasierenden Karzinomen ist stets ein Versuch ratsam. Die regelmäßige Kontrolle der Tumormaker und weiterer Laborparameter zeigt den Erfolg oder den Mißerfolg dieser Therapie.
* **Bacillus subtilis D5 Sanum:** montags und mittwochs je 1 Kps. nüchtern einnehmen und 3 Stunden nüchtern bleiben

Der Bacillus subtilis ist als Bestandteil der Utilin® Kps. bereits bekannt. Durch diese erweiterte Wirkungsform (es handelt sich um isolierte Zellwände) konnte die Phagozytoseaktivität der Makrophagen (aus Blutmonozyten hervorgehende Abwehrzellen) um ein wesentliches gesteigert werden. Es wurde vor allen Dingen eine deutliche Wirkung auf die Adnexen festgestellt, desweiteren eine günstige Wirkung auf tumoröses Geschehen im weiblichen Genitaltrakt. Es ist ein Präparat, was auch bei auftretenden klimakterischen Beschwerden sehr gute Wirkung zeigt.

Die weiteren Therapiemaßnahmen müssen individuell, gemäß den angegebenen Verordnungsplänen (➔ Tab. 4.22.1–4.22.5) erarbeitet, verabreicht und durchgeführt werden.

Rektumkarzinom – postoperative Maßnahmen

Die Prognose des Rektumkarzinoms ist heute sehr günstig. Durch frühzeitige gezielte Diagnostik ist eine Früherkennung und damit ein rechtzeitiges und erfolgreiches therapieren möglich.

▶ Infusionstherapie

Vitamin-C-Infusionen mit 15 g beginnen und langsame Steigerung bis auf 45 g Vitamin C Pascoe. Die Infusionen werden über einen Zeitraum von 6–8 Wochen verabreicht. Dann erfolgt ein langsamer Rückgang der Vitamin-C-Dosis bis zum Ausgangswert von 15 g. Es schließt sich eine aktivierte Eigenbluttherapie an.

▶ Eigenblutbehandlung mit dem Hämoaktivator-N nach Dr. med. Höveler

1.–3. Woche Injektion am Montag, Mittwoch und Freitag	10 ml Eigenblutlösung intramuskulär
4.–6. Woche Injektion am Montag und Freitag	10 ml Eigenblutlösung intramuskulär

Insgesamt werden 12–15 Injektionen mit aktiviertem Eigenblut durchgeführt. Die weiteren Injektionen werden je nach Befinden des Patienten zunächst einmal wöchentlich, dann 14tägig und schließlich zweimal oder einmal monatlich wiederholt.
Dem aktivierten Eigenblut können die unterschiedlichen Präparate, die zur Tumortherapie geeignet sind, beigefügt werden.

Zusatztherapie

Die oralen Therapiemaßnahmen müssen individuell, gemäß dem angegebenen Verordnungsplan (➔ Tab. 4.22.3) erarbeitet, verabreicht und durchgeführt werden.
- ◆ **rektale Medikation** (wenn möglich):
  Im tgl. Wechsel 1 Supp. vor dem Schlafengehen einführen.
  - **Mucokehl® D3 Supp.**
    Mucokehl® wirkt auf die Sauerstoffversorgung des Kolons und begünstigt dadurch den Heilungsprozeß, gleichzeitig wirkt es einer Venostase entgegen.
  - **Nigersan® D3 Supp.**
    Nigersan® – Aspergillus Niger – wirkt in erster Linie auf den gesamten lymphatischen Apparat. Auch entzündliche Veränderungen der Darmschleimhaut sprechen sehr gut auf Nigersan® an.
  - **Pefrakehl® D3 Supp.**
    Pefrakehl® – Candida parapsilosis – ebenfalls ein stark wirkendes Schleimhautmittel was gleichzeitig auch einer veränderten Darmflora entgegenwirkt.

- **reduziertes Glutathion**
  Bei metastasierenden Karzinomen ist stets ein Versuch ratsam. Die regelmäßige Kontrolle der Tumormaker und weiterer Laborparameter zeigt den Erfolg oder den Mißerfolg dieser Therapie.
- **Sanuvis®** oder **Acidum lacticum**
  Eine rechtsdrehende Milchsäure, kann ohne zu erwartende Komplikationen verabreicht werden. Die rechtsdrehende Milchsäure ist ein normaler Bestandteil des menschlichen Körpers, vor allem des Blutes und der Muskeln. Sie nimmt einen zentralen Platz im Energieumsatz des Organismus ein. So ist sie zur Nachbehandlung der Geschwulstkrankheiten, zum Abbau der in erkrankten Organen z. B. Krebszellen, entstehenden schädlichen D(–)-Milchsäure wichtig. Nach Seeger wird durch die rechtsdrehende Milchsäure die Zellatmung der Krebszellen um 80–110 aktiviert.

Kolonkarzinom – postoperativ

Das Kolonkarzinom ist bei beiden Geschlechtern der zweithäufigste Krebs. Vermutlich entstehen über 90 % aller Kolonkarzinome aus Adenomen. Alle Kolonadenome müssen deshalb rechtzeitig entfernt werden. Begünstigende Faktoren sind weiterhin Colitis ulcerosa, M. Crohn, Zustand nach Appendektomie oder Zustand nach Cholezystektomie. Karzinome des Dickdarms wachsen relativ langsam, machen aber frühzeitig Symptome wie z. B. plötzliche Änderung der Stuhlgewohnheiten, Blut im Stuhl, unklare Anämie, unklare abdominelle Schmerzen, evtl. kann ein akuter Ileus auftreten. Allerdings besteht eine hohe Rezidiv- und Zweittumorrate. Daher ist nach dem operativen Eingriff eine intensive Nachsorge nötig.

▶ Infusionstherapie

Vitamin-C-Infusionen mit 15 g beginnen und langsame Steigerung bis auf 45 g Vitamin C Pascoe. Die Infusionen werden über einen Zeitraum von 6–8 Wochen verabreicht. Dann erfolgt ein langsamer Rückgang der Vitamin-C-Dosis bis zum Ausgangswert von 15 g. Es schließt sich eine aktivierte Eigenbluttherapie an.

▶ Eigenblutbehandlung mit dem Hämoaktivator-N nach Dr. med. Höveler

1.–3. Woche Injektion am Montag, Mittwoch und Freitag	10 ml Eigenblutlösung intramuskulär
4.–6. Woche Injektion am Montag und Freitag	10 ml Eigenblutlösung intramuskulär

Insgesamt werden 12–15 Injektionen mit aktiviertem Eigenblut durchgeführt. Die weiteren Injektionen werden je nach Befinden des Patienten zunächst einmal wöchentlich, dann 14tägig und schließlich zweimal oder einmal monatlich wiederholt. Dem aktivierten Eigenblut können die unterschiedlichen Präparate, die zur Tumortherapie geeignet sind, beigefügt werden.

Zusatztherapie

Die oralen Therapiemaßnahmen müssen individuell, gemäß dem angegebenen Verordnungsplan (→ Tab. 4.22.3) erarbeitet, verabreicht und durchgeführt werden.

* **rektale Medikation** (wenn möglich):
  Im tgl. Wechsel 1 Supp. vor dem Schlafengehen einführen.
  – **Mucokehl® D3 Supp.**
    Mucokehl® wirkt auf die Sauerstoffversorgung des Kolons und begünstigt dadurch den Heilungsprozeß, gleichzeitig wirkt es einer Venostase entgegen.
  – **Nigersan® D3 Supp.**
    Nigersan® – Aspergillus Niger – wirkt in erster Linie auf den gesamten lymphatischen Apparat. Auch entzündliche Veränderungen der Darmschleimhaut sprechen sehr gut auf Nigersan® an.
  – **Pefrakehl® D3 Supp.**
    Pefrakehl® – Candida parapsilosis – ebenfalls ein stark wirkendes Schleimhautmittel was gleichzeitig auch einer veränderten Darmflora entgegenwirkt.
* **reduziertes Glutathion**
  Bei metastasierenden Karzinomen ist stets ein Versuch ratsam. Die regelmäßige Kontrolle der Tumormaker und weiterer Laborparameter zeigt den Erfolg oder den Mißerfolg dieser Therapie.
* **Sanuvis®** oder **Acidum lacticum**
  Eine rechtsdrehende Milchsäure, kann ohne zu erwartende Komplikationen verabreicht werden. Die rechtsdrehende Milchsäure ist ein normaler Bestandteil des menschlichen Körpers, vor allem des Blutes und der Muskeln. Sie nimmt einen zentralen Platz im Energieumsatz des Organismus ein. So ist sie zur Nachbehandlung der Geschwulstkrankheiten, zum Abbau der in erkrankten Organen z. B. Krebszellen, entstehenden schädlichen D(–)-Milchsäure wichtig. Nach Seeger wird durch die rechtsdrehende Milchsäure die Zellatmung der Krebszellen um 80–110 aktiviert.

Mammakarzinom – postoperativ

Auch hier ist die Prognose heute viel günstiger. Durch Aufklärung der Bevölkerung und Vorsorgeuntersuchungen können viele Mammacarcinome rechtzeitig erkannt und operativ versorgt werden. Wobei heute die brustschonende Operationsmethode im Vordergrund steht.

▶ Injektionstherapie

In der prä- oder postoperativen Behandlungsphase ist die Injektionstherapie mit Phönix Juv 110 sehr wirkungsvoll. Später können die Injektionen in Kombination mit aktiviertem Eigenblut injiziert werden.

Wochentag	1. Woche	2. Woche	3. Woche	4. Woche
Montag und Dienstag	1 Ampulle Juv 110 i.m.	3 Ampullen Juv 110 i.m.	3 Ampullen Juv 110 i.m.	3 Ampullen Juv 110 i.m.
Mittwoch bis Freitag	2 Ampullen Juv 110 i.m.	3 Ampullen Juv 110 i.m.	3 Ampullen Juv 110 i.m.	3 Ampullen Juv 110 i.m.

Die weiteren Injektionen kann der Patient oder dessen Angehörige selbst durchführen. Wobei die Injektionsmengen auf 2 und später auf 1 Ampulle reduziert werden können. Die Injektionsdauer ist abhängig von Allgemeinzustand des Patienten. Sobald eine Besserung des Gesamtzustandes eintritt, können die Injektionsintervalle vergrößert werden und schließlich auf die orale Verabfolgung von Phönix Juv 110 übergegangen werden.

▶ **Infusionstherapie**

Vitamin-C-Infusionen mit 15 g beginnen und langsame Steigerung bis auf 45 g Vitamin C Pascoe. Die Infusionen werden über einen Zeitraum von 6–8 Wochen verabreicht. Dann erfolgt ein langsamer Rückgang der Vitamin-C-Dosis bis zum Ausgangswert von 15 g. Es schließt sich eine aktivierte Eigenbluttherapie an.

▶ **Eigenblutbehandlung mit dem Hämoaktivator-N nach Dr. med. Höveler**

1.–3. Woche Injektion am Montag, Mittwoch und Freitag	10 ml Eigenblutlösung intramuskulär
4.–6. Woche Injektion am Montag und Freitag	10 ml Eigenblutlösung intramuskulär

Insgesamt werden 12–15 Injektionen mit aktiviertem Eigenblut durchgeführt. Die weiteren Injektionen werden je nach Befinden des Patienten zunächst einmal wöchentlich, dann 14tägig und schließlich zweimal oder einmal monatlich wiederholt. Dem aktivierten Eigenblut können die unterschiedlichen Präparate, die zur Tumortherapie geeignet sind, beigefügt werden.

Zusatztherapie

* **reduziertes Glutathion**
  Bei metastasierenden Karzinomen ist stets ein Versuch ratsam. Die regelmäßige Kontrolle der Tumormaker und weiterer Laborparameter zeigt den Erfolg oder den Mißerfolg dieser Therapie.
* **Utilin® Kps. schwach–stark:** montags 1 Kps nüchtern einnehmen und 3 Stunden nüchtern bleiben
* **Recarcin® Kps.:** freitags 1 Kps nüchtern einnehmen und 3 Stunden nüchtern bleiben

Die weiteren Therapiemaßnahmen müssen individuell, gemäß den angegebenen Verordnungsplänen (➔ Tab. 4.22.1–4.22.5) erarbeitet, verabreicht und durchgeführt werden.

Morbus Hodgkin (Lymphogranulomatose)

Eine bis heute ätiologisch ungeklärte Erkrankung, die ihren Ausgang von den Lymphknoten nimmt. Sie nimmt einen typischen Verlauf:

I. Stadium Schwellung einzelner Lymphknotenregionen
II. Stadium Befall von zwei oder mehr Lymphknotenregionen

| III. Stadium | Befall von Lymphknotenregionen auf beiden Seiten des Zwerchfells, Milzbefall |
| IV. Stadium | diffuser Befall von Lymphknotenregionen und Organbefall |

ferner kommt es zu Fieber und Nachtschweiß, Gewichtsverlust und Hautjucken. Bei konsequenter Therapie haben Patienten mit diesem Krankheitsbild im Stadium I und Stadium II eine gute Prognose. Regelmäßige Kontrolluntersuchungen sind unbedingt angezeigt.

▶ Injektionstherapie

Wir konnten die Erfahrung machen, daß bei diesem Krankheitsbild die Misteltherapie, dabei spielt es keine Rolle welches Mistelpräparat eingesetzt wird, sich sehr gut bewährt. Im Stadium I und Stadium II kann das Krankheitsbild durchaus zum Stillstand gebracht werden, unter der Voraussetzung, daß die Misteltherapie über Monate und Jahre durchgeführt wird.

In Verbindung mit jeglicher Misteltherapie ist eine gleichzeitige Leberbehandlung unbedingt notwendig, denn durch die cytostatische Wirkungsweise der Mistel entstehen sehr viele Abbauprodukte, die von der Leber metabolisiert werden müssen. Gleichzeitig ist in Verbindung mit der Misteltherapie die Blutdruck- und Temperaturkontrolle wichtig.

Neben den Mistelinjektionen ist folgende Begleittherapie sinnvoll:

▶ Infusionstherapie

Vitamin-C-Infusionen mit 15 g beginnen und langsame Steigerung bis auf 45 g Vitamin C Pascoe. Die Infusionen werden über einen Zeitraum von 6–8 Wochen verabreicht. Dann erfolgt ein langsamer Rückgang der Vitamin-C-Dosis bis zum Ausgangswert von 15 g. Es schließt sich eine aktivierte Eigenbluttherapie an.

▶ Eigenblutbehandlung mit dem Hämoaktivator-N nach Dr. med. Höveler

| 1.–3. Woche Injektion am Montag, Mittwoch und Freitag | 10 ml Eigenblutlösung intramuskulär |
| 4.–6. Woche Injektion am Montag und Freitag | 10 ml Eigenblutlösung intramuskulär |

Insgesamt werden 12–15 Injektionen mit aktiviertem Eigenblut durchgeführt. Die weiteren Injektionen werden je nach Befinden des Patienten zunächst einmal wöchentlich, dann 14tägig und schließlich zweimal oder einmal monatlich wiederholt.
Dem aktivierten Eigenblut können die unterschiedlichen Präparate, die zur Tumortherapie geeignet sind, beigefügt werden.

Zusatztherapie

- **Utilin® Kps. schwach–stark:** montags 1 Kps. nüchtern einnehmen und 3 Stunden nüchtern bleiben
- **Recarcin® Kps.:** freitags 1 Kps. nüchtern einnehmen und 3 Stunden nüchtern bleiben
- **Legalon® Suspension:** 3 × tgl. 1 ML nach den Mahlzeiten
- **Sanuvis® Tropfen:** 3 × tgl. 60 Tropfen mit Wasser einnehmen

Die weiteren Therapiemaßnahmen müssen individuell, gemäß den angegebenen Verordnungsplänen (➔ Tab. 4.22.1–4.22.5) erarbeitet, verabreicht und durchgeführt werden.

Melanom

Etwa 10 Prozent aller Hauttumoren sind Melanome, wobei eine Zunahme in den letzten Jahren zu beobachten ist. Die meisten Melanome entstehen aus Neueffloreszenzen, wobei jede Veränderung von Pigmentmälern zu beobachten ist.

 Bei geringstem Verdacht sofort Überweisung an Dermatologen.

Falls sich bei der operativen Entfernung eines verdächtigen Naevi die Diagnose „Melanom" bestätigt hat, ist die Prognose nur dann günstig, wenn tief aus dem gesunden Gewebe herausgeschnitten wurde. Zur Nachbehandlung ist meiner Meinung nach eine 6wöchige THX-Kur (S. 167) mit Frischextrakt notwendig. Ferner sollte über einen längeren Zeitraum die Verabfolgung von hohen Dosen Vitamin C zur oralen Gabe und als Infusion erfolgen.

▶ **Infusionstherapie**

Vitamin-C-Infusionen mit 15 g beginnen und langsame Steigerung bis auf 45 g Vitamin C Pascoe. Die Infusionen werden über einen Zeitraum von 6–8 Wochen verabreicht. Dann erfolgt ein langsamer Rückgang der Vitamin-C-Dosis bis zum Ausgangswert von 15 g. Es schließt sich eine aktivierte Eigenbluttherapie an.

▶ **Eigenblutbehandlung mit dem Hämoaktivator-N nach Dr. med. Höveler**

1.–3. Woche Injektion am Montag, Mittwoch und Freitag	10 ml Eigenblutlösung intramuskulär
4.–6. Woche Injektion am Montag und Freitag	10 ml Eigenblutlösung intramuskulär

Insgesamt werden 12–15 Injektionen mit aktiviertem Eigenblut durchgeführt. Die weiteren Injektionen werden je nach Befinden des Patienten zunächst einmal wöchentlich, dann 14tägig und schließlich zweimal oder einmal monatlich wiederholt. Dem aktivierten Eigenblut können die unterschiedlichen Thymuspräparate, die zur Eigenbluttherapie geeignet sind, beigefügt werden.

4.23 Herderkrankungen

Vor jeder Therapie sollte eine Ausschaltung von eventuell vorhandenen Störfeldern und eine Herdsanierung, wenn notwendig, erfolgen.

Zu den wichtigsten Störfaktoren zählen:

- chronische Tonsillitis
- Zahnherde
- chronische Sinusitis
- Dysbiosen und chronische Appendizitis
- chronische Cholecystitis
- chronische Entzündungen des Urogenitalbereichs

Tonsillen

Sie können äußerlich ganz gesund aussehen und doch gefährliche Krankheitskeime beherbergen. Sie bilden nicht selten die Grundlage schwelender, chronisch entzündlicher tonsillärer und paratonsillärer Herderkrankungen und sind somit Wegbereiter manch chronischer Erkrankungen. (Kontrolle durch den HNO-Arzt)

Zahnherde

Neben den Tonsillen sind möglicherweise in den Zähnen gefährliche Fokalherde zu suchen. In jedem Fall muß, wenn auch nur der geringste Verdacht besteht, eine gründliche und sachgemäße Untersuchung durch den Zahnarzt erfolgen. Schlechte Zähne müssen saniert, Wurzelentzündungen behoben und tote Zähne restlos entfernt werden. Bei vorliegenden dentogenen Fokaltoxikosen ist die chirurgische Sanierung wesentlich Bestandteil der Therapie. Zur prä- und postoperativen Behandlung können eingesetzt werden:

Rp.
Phönix Antitox
Phönix Lymphophön aa 50.0
M. D. S. 3 × tgl. 30 gtt. mit etwas Flüssigkeit einnehmen

Nasennebenhöhlen

Den dritten Platz unter den fokalen Infektionsherden nehmen die Nebenhöhlen der Nase ein. Bevorzugt sind die Kieferhöhle und das Siebbein, weniger häufig befallen die Stirnhöhle, selten die Keilbeinhöhle.

Sie ist sehr häufig und wird nur allzuoft übersehen! Neben den üblichen Dampfinhalationen mit folgender Teemischung:

Rp.
Fol. Menthae pip.
Fol. Salviae
Flor. Violae odoratae
Herb. Basilici aa 30.0
M. f. spec.
D. S. 1 EL auf 1 Liter Wasser, kurz aufkochen und 3 Minuten ziehen lassen. Anschließend 1 Tropfen Pfefferminzöl hinzugeben und 2 × tgl. 10 Minuten inhalieren.

Verdauungsapparat

Chronisch entzündliche Prozesse im Verdauungskanal können ebenfalls Ausgangspunkt und Ursache von Erkrankungen sein. Starke Blähungen, Obstipation, unregelmäßige Stuhlgänge – schaumig oder penetrant riechend mit Schleimbeimengungen – Anazidität, Störungen der Leber und Gallenblasenfunktion, Pankreopathien sind ebenso zu beachten und zu therapieren wie eine rezidivierende Appendizitis. Für die Grundlagentherapie und die Regeneration gestörter Darmverhältnisse ist die Nährflüssigkeit Microflorana®-F von eminenter Bedeutung. Zur Aktivierung des Leberparenchyms und zur Entgiftung der aus dem Darm stammenden toxischen Stoffwechselmetaboliten ist die Durchführung der Phönix-Entgiftungstherapie notwendig:
Drei Tage Anregung der Leber-Galle-Funktion und Ausleitung über den Darm durch Phönix Phönohepan
drei Tage Aktivierung der Nierenfunktion durch Phönix Solidago
drei Tage Steigerung der körpereigenen Abwehr und verstärkte Ausscheidung über die Haut durch Phönix Antitox
Dieser Zyklus ist bis zu einer Gesamtdauer von 45 Tagen zu wiederholen.
Therapie der chronischen Appendizitis: Therapeuten, die Ganzheitsmedizin betreiben, sind sich einig darüber, daß Darmherde als allergisierende Faktoren ernst genommen werden müssen. Das bedeutet, daß unter Umständen eine chirurgische Sanierung indiziert ist.

Gallenwege

Sie ist häufig die Ursache einer Dysbiose und verantwortlich dafür, daß das gesamte Abwehrsystem blockiert ist. In der praktischen Anwendung haben sich bewährt:
• Phönix Plumbum, 3 × tgl. 30 gtt. mit Flüssigkeit nach den Mahlzeiten
• Gallopas® Tbl., 3 × tgl. 2 Tbl. mit etwas heißem Wasser nach den Mahlzeiten einnehmen

Urogenitalbereich

Infektionsquellen, ausgehend vom Nieren-Blasensystem werden häufig angetroffen, jedoch wird ihnen viel zu wenig Bedeutung beigemessen. Die Urinuntersuchung sollte zur Routineuntersuchung gehören und zwar durch Teststreifen und wenn erforderlich durch Anlegen einer Urinkultur. Bei vorliegenden Befunden muß entsprechend therapiert werden.
Der Genitalbereich, eigens bei Frauen, bleibt nur allzuoft unbeachtet, obwohl feststeht, daß eine Reihe chronischer Krankheitsprozesse hier ihren Ursprung haben. Es bedarf im Zweifelsfall einer sorgfältigen ärztlichen Fachuntersuchung.

5 Vitamin C zur Immunmodulation

Vitamin C mit seinen vielfältigen Funktionen im menschlichen Organismus und Eigenbluttherapie mit seinem breiten Wirkungsspektrum bewerkstelligen, in Kombination oder im Wechsel dem Patienten verabreicht, Heilung oder wo keine Heilung mehr möglich schien, Linderung wo jegliches therapeutisches Bemühen bereits aufgegeben war.

Vitamin C ist ein Nährstoff der in der orthomolekularen Heilkunde bei sehr vielen Erkrankungen verabreicht wird und dessen ausgezeichnete Wirksamkeit und Verträglichkeit den wenigsten geläufig oder nur vage bekannt ist. Ich möchte nur einige namhafte Pioniere der Vitamin-C-Therapie nennen, die durch tausendfache Therapieerfolge bei vielen lebensbedrohlichen Erkrankungen die Wirkung von Vitamin C unter Beweis gestellt haben:

- Dr. Linus Pauling
- Dr. F. R. Klenner (Poliobehandlung)
- Dr. Cameron (Nachweis der Wirksamkeit von Vitamin C bei Krebskranken)
- Dr. R. Cathcart (Behandlung mit Vitamin C im Megabereich bei Aids)
- Dr. J. Issels (Vitamin-C-Infusionen bei Krebskranken)
- Dr. P. G. Seeger (Hinweis zur Krebsbehandlung Vitamin C einzusetzen)

5.1 Grundlagen

5.1.1 Physiologische Bedeutung von Vitamin C

Die Ascorbinsäure ist ein Abkömmling der Kohlenhydrate und für den Menschen ein essentieller Nahrungsbestandteil, zu dessen Biosynthese er selbst nicht mehr imstande ist. Fast alle pflanzlichen und tierischen Lebewesen können aus der Glucose über mehrere enzymatische Stufen Ascorbinsäure synthetisieren. Im Laufe der Evolution hat der Mensch neben einigen wenigen Spezies, wie z. B. den Primaten und den Meerschweinchen, durch eine Genmutation die Fähigkeit ver-loren, die letzte Stufe der Ascorbinsäuresynthese und zwar die Oxidation des L-Gulonsäurelactons durch die L-Gulonlactonoxidase durchzuführen. Durch diesen mutationsbedingten Verlust eines Enzyms ist die Ascorbinsäure für den Menschen zu einem „Vitamin" geworden, dessen Substitution über die Nahrung geschehen muß.

Schon bald nach der Isolierung des Vitamin C hatte man erkannt, daß Ascorbinsäure ein chemisches Redoxsystem darstellt, das leicht und reversibel unter Wasserstoffabgabe zu Dehydro-L-ascorbinsäure oxidiert werden kann. Die Möglichkeit, als Wasserstoffdonator bei enzymatischen Hydroxylierungen aktiv zu werden, bewirkt eine Vielzahl enzymatischer Prozesse des Intermediärstoffwechsels wie z. B. die Noradrenalin-, Adrenalin- und Corticosteroidsynthese, den Cholesterinabbau, die Kollagensynthese usw.

Ascorbinsäure spielt eine nicht unbedeutende Rolle bei der Reifung der Erythrozyten und ist außerdem an der Resorption und Verwertung des Eisens beteiligt. Untersuchungen zeigen ferner, daß Vitamin C einen günstigen Einfluß auf die Metabolisierung von Pharmaka und anderen körperfremden Stoffen in den Mikrosomen der Leberzellen ausübt. Auch der ausgesprochen positive Einfluß von Vitamin C auf die Immunmodulation des menschlichen Organismus ist vielfach nachgewiesen. So erfolgt durch Ascorbinsäure eine Steigerung der Abwehrmechanismen durch Einflußnahme auf die Phagozytosefähigkeit der weißen Blutzellen und durch eine Anregung der körpereigenen Interferonsynthese.

Viele Fragen hinsichtlich der Wirkungsweise von Vitamin C sind auch heute noch ungelöst. Dennoch ist inzwischen erkannt worden, daß Vitamin C in erheblich mehr Stoffwechselvorgänge regulierend eingreift als ursprünglich vermutet werden konnte und somit auch einem größeren therapeutischen Wirkungsspektrum offen steht.

Stimulierung der Leukozyten

Leukozyten bedürfen zur Entfaltung ihrer Phagozytosenaktivität einen bestimmten Anteil an Ascorbinsäure. Wenn das vorhandene Kontingent an Ascorbinsäure in den Zellen nicht vorhanden ist, wird die Beweglichkeit der Leukozyten und damit die Phagocytosenaktivität erheblich eingeschränkt. Das bedeutet, daß sie dort, wo sie dringend benötigt werden, nämlich im Bereich von Infektionsherden oder Tumoren nur in unzureichender Anzahl verfügbar sind. Krebspatienten weisen stets einen erheblichen Mangel an Vitamin C auf.

Stimulierung der Immunglobulin-Synthese

Immunglobuline sind Antikörper der spezifischen körpereigenen Abwehr, die der Organismus bildet, um bestimmte Eindringlinge, Antigene, unschädlich zu machen. Für eine Stimulierung des Immunsystems sprechen Untersuchungen, die ein Anstieg der Serumkonzentrationen von IgA, IgM und C 3-Komplement sowie der chemotaktischen Aktivität unter der Gabe von 1–3 g Vitamin C pro Tag ergaben. (K.-H. Bässler et al. Vitamin Lexikon, Gustav Fischer Verlag Stuttgart, Jena) Die Applikation von hohen Dosen Vitamin C hat eine Zunahme der Immunglobulinsynsthese zur Folge und damit eine Steigerung der körpereigenen Abwehr.

Stimulierung des Komplement-Systems

Es handelt sich hierbei um ein kompliziertes System von Plasmaproteinen, die in unterschiedlicher Menge, Zusammensetzung und Wirksamkeit im menschlichen Organismus vorhanden sind und deren Hauptaufgabe in der Vernichtung von fremden Eindringlingen in den menschlichen Organismus besteht. Die drei wichtigsten biologischen Aktivitäten des Komplementsystems bestehen in der Aktivierung von Phagozyten, in der Zytolyse von Zielzellen und in der Opsonierung von Mikroorganismen und Immunkomplexen. Die Funktionstüchtigkeit und die Stimulierung des Komplementsystems wird u. a. durch den Gehalt an Ascorbinsäure im Körper gesteuert. Dabei wird das Komplement-System durch die C_1-Esterase initiiert Aktivitäten zu entfalten, die ihrerseits Vitamin C zur Synthese der C_1-Esterase benötigt.

Stimulierung der Interferon-Synthese

Unter Interferon versteht man eine Anzahl von Proteinen, die im menschlichen Organismus gebildet werden und die eine Vielzahl immunregulatorischer Wirkungen entfalten. Es sind Eiweißstoffe mit antiviraler und antiproliferativer Wirkung. Werden Zellen von einem Virus befallen, bilden sie ein spezielles für diesen Virus bestimmtes Inteferon. Auf diese Art und Weise sind Zellen in der Lage, sich vor der schädlichen Einwirkung von Viren zu schützen. Der Mensch produziert etwa 20 verschiedene Arten von Inteferonmolekülen mit unterschiedlichen Wirkungen in den verschiedenen Zellen des Körpers. Vitamin C spielt bei der Synthese dieser Interferone ein wichtige Rolle. So hat u. a. *Linus Pauling* nachgewiesen, daß durch Applikation von höheren Dosen Vitamin C, größere Mengen körpereigener Interferone produziert werden. Interferone spielen bei der Behandlung von Krebs und Infektionskrankheiten eine bedeutende Rolle.

Stimulierung der Prostaglandin-Synthese

Die Prostaglandine sind kleine Moleküle, die eine wesentliche Rolle bei den menschlichen Organfunktionen spielen. Ihre Funktionen sind ähnlich der Hormone. Sie sind beteiligt an der Regulierung des Herz-Kreislauf-Systems, der endo- und exogenen Drüsenfunktion und tragen zur Schadensbegrenzung bei, wenn Körperzellen durch Einfluß von Medikamenten Schaden erleiden. Weiterhin üben die Prostaglandine einen Einfluß auf das Immunsystem aus, indem sie bei Gewebszerstörungen freigesetzt werden, den typischen Vorgang der Entzündung bewirken und somit die Synthese der T-Lymphozyten stimulieren. Durch die Verabreichung von Vitamin C kann die Prostaglandin-Synthese gesteigert und damit die Freisetzung von T-Lymphozyten gefördert werden.

Unschädlichmachen von karzinogenen und toxischen Substanzen

Ascorbinsäure ist durchaus in der Lage, karzinogene Substanzen zu oxydieren und zu eliminieren. Dazu gehören hauptsächlich Schwermetalle wie z. B. Blei, Quecksilber, Cadmium usw.
Ferner kann die toxische Wirkung von hochtoxischem Chrom erheblich verringert werden.
Auch bei Nikotinbelastung oder Arzneimittelabusus ist die Verabfolgung von Ascorbinsäure sehr hilfreich, da wir dadurch eine Ausschwemmung dieser belastenden toxischen Stoffe erreichen. Überdies ist Ascorbinsäure durchaus in der Lage, die Bildung von Nitrosaminen aus Nitrtit zu verhindern. Durch die Überdüngung der Felder und Konservierung der Lebensmittel gelangen täglich mehr oder weniger große Mengen von Nitrat über die Nahrung in das Verdauungssystem. Die Umwandlung von Nitrat in Nitrit erfolgt im Verdauungsapparat durch Bakterien, wobei dieser Umbauprozeß bereits in der Speiseröhre beginnt und im Dickdarm endet. Wenn im menschlichen Organismus ausreichend Ascorbinsäure vorhanden ist, kann eine Freisetzung von karzinogenen N-Nitroso-Verbindungen aus Nitrit nicht statt-

finden. Dies bedeutet, daß Vitamin C auch als ein Schutz gegen Tumorbildung im gesamten Verdauungsapparat angesehen werden kann.

Durch seine biochemischen Eigenschaften kann Vitamin C eine Reihe von Hydroxylierungsreaktionen bewirken und dadurch eine Vielzahl von organischen und anorganischen Giftstoffen unschädlich machen. Infolgedessen können neben den bereits erwähnten Schwermetallen und Nitrosaminen auch Belastungen durch andere Umweltgifte, Lebensmittelzusatzstoffen, Suchtdrogen, Kohlenmonoxid und Schwefeldioxid beeinflußt werden und zwar in der Gestalt, daß die Toxizität dieser Stoffe im Körper abgebaut werden.

Fänger von freien Radikalen (Anti-Oxidant)

Ein Anti-Oxidant schützt Substanzen vor der schädlichen Einwirkung von Sauerstoff, indem es selbst mit Sauerstoff reagiert. So enthalten tierische als auch pflanzliche Elemente Anti-Oxidantien, um die eigenen Zellstrukturen vor den schädlichen Einflüssen des Sauerstoffs zu schützen. Desgleichen werden Lebensmittel häufig Anti-Oxidantien zugefügt, um ihre Haltbarkeit zu steigern. Neben Vitamin C besitzen auch Vitamin E und Vitamin A antioxidative Eigenschaften. Der große Vorteil von Vitamin C ist sein Vermögen, Zellen zu penetrieren, d. h. durchzubrechen und so als Anti-Oxidant seine Aufgabe direkt am Ort des Geschehens zu erfüllen.

Als Anti-Oxidant unterbindet Ascorbinsäure die Bildung von freien Radikalen. Freie Radikale sind äußerst reaktive Teilchen, die u. a. aus Sauerstoffmolekülen oder aus mehrfach ungesättigten Fettsäuren entstehen können. Wenn sich diese freien Radikalen in den Körperzellen entwickeln, reagieren sie mit vielen Elementen der Zellstruktur, wodurch diese zerstört wird. Dadurch wird die Widerstandskraft einer derartigen Zelle so geschwächt, daß als Folge davon, die Sensibilität gegenüber Einflüssen von außen um ein vielfaches erhöht wird. Nicht selten resultieren aus diesem Vorgang eine Reihe degenerativer Erkrankungen.

Aufbau von Kollagen

Ascorbinsäure ist für die Biosynthese des Kollagens, einem wichtigen Bestandteil des Bindegewebes, von außerordentlicher Wichtigkeit. Wenn eine Unterversorgung von Vitamin C im menschlichen Organismus vorliegt, erfolgt eine reduzierte Umsetzung der Aminosäure Prolin in das Hydroxyprolin, dem Baustein für das Kollagen. Bei Fehlen von Vitamin C kann die Kollagensytesestörung so gewaltig sein, daß Skorbut die Folge ist.

Kollagen ist zur Entwicklung und zum Aufbau der Knochen, der Muskulatur und Blutgefäße erforderlich. Tritt ein Ascorbinsäuredefizit ein, erfolgt zwangsläufig eine Reduzierung der Kollagensynthese mit der Konsequenz, daß das Bindegewebe geschwächt wird. Durch die Schwächung des Kollagens ist nach Untersuchungen von Pauling und Cameron, das Gewebe auch für Krankheitskeime viel durchlässiger und damit krankheitsanfälliger, in demselben Maße auch für den Befall von Metastasen. In einer Vitro-Studie hat S. Murad[1] nachgewiesen, das hohe Konzentrationen von Ascorbinsäure die Festigkeit des Kollagens achtmal erhöhen.

---

[1] Barton-Wright., Medical World News, October 7, 1978

Senkung des LDL-Cholesterols

Vitamin C aktiviert den Cholesterinabbau in der Leber und senkt den Cholesterinspiegel im Blut. Das Cholesterol ist im Blut an high density Lipoproteine (HDLs) und low density Lipoproteine (LDLs) gebunden. Durch die HDLs wird das Cholesterol über die Leber in die Gallenblase transportiert, wo ein Umbau in Gallensäure erfolgt. Die Ausscheidung der Gallensäure erfolgt zum größten Teil über den Darm durch die Faeces. Ein erhöhter HDL-Spiegel im Blut vermindert das Risiko einer Arteriosklerose und verhindert dadurch eine zunehmende Belastung von Herz-, Kreislauf- und Gefäßsystem. Die LDLs dagegen bewirken eine Anlagerung von Cholesterol an Zellsysteme, was letztendlich zu Bildung von athereosklerotischen Plättchen führt, die sich als Plaques in den Gefäßwänden ansiedeln. Dadurch steigt das Risiko von arteriosklerotischen Herz- und Gefäßerkrankungen beträchtlich an. Ascorbinsäure bewirkt eine Steigerung der HDL-Fraktion der Blutfette bei gleichzeitiger Senkung der LDL-Fraktion. Ebenso wird der Triglyceridspiegel durch Vitamin C gesenkt. Dies bedeutet, auf das Herz- und Kreislaufsystem übertragen, daß durch Ascorbinsäure sklerotischen Gefäßveränderungen wie z. B. Angina pectoris, Zerebralsklerosen usw. vorgebeugt werden kann. Durch zahlreiche Untersuchungen an der pharmazeutischen Universität in Rom konnte bestätigt werden, daß hohe Dosen Ascorbinsäure die Gesamtmenge an Cholesterol, LDL-Cholesterol und der Triglyceride im Plasma senkt und das HDL-Cholesterol vermehrt.

Stimulierung der Produktion von Nebennierenhormonen

Ein Mangel an Vitamin C bewirkt eine verminderte Freisetzung von Glukokortikoiden.
Adrenalin und Cortisol werden in den Nebennieren produziert. Bei plötzlich einsetzenden Streßsituationen wird Adrenalin freigesetzt. Cortisol dagegen ist ein Hormon, das Streßsituationen über einen längeren Zeitraum reguliert und steuert. Bei fortdauernder Streßsituation ist der Adrenalin- und Cortisolvorrat in den Nebennieren schnell verbraucht und eine körperliche Schädigung nicht mehr abwendbar. Gemeinsam mit der Pantothensäure kann die Ascorbinsäure die Nebenniere vor einem „Erschöpfungszustand" regelrecht bewahren.

Abbau und Ausscheidung von Histamin

Im Histaminstoffwechsel spielt Vitamin C eine nicht unbedeutende Rolle. Es wurde beobachtet, daß Ascorbinsäure in den Abbau und die Ausscheidung von Histamin eingreift, denn sobald der Vitamin-C-Gehalt im Organismus herabgesetzt ist, werden erhöhte Plasmaspiegel an Histamin gefunden.

Synthese des Carnitins

Carnitin wird in der Leber und der Niere aus den Aminosäuren Lysin und Methionin synthetisiert und ist für sehr viele Stoffwechselprozesse eine essentielle Verbindung. Eine sehr kostbare Eigenschaft von Carnitin ist die Unterstützung der Fettoxidation. So ist Carnitin u. a. für die Energiebereitstellung im Myokard durch den Transport von Fettsäuren in die Mitochondrien verantwortlich, was seine Bedeutung bei myokardialer Ischämie unterstreicht. Ferner ist Carnitin für die Reifung der Spermatozoen in der Epididymis verantwortlich. Allerdings ist die Biosynthese des Carnitins aus den beiden erwähnten Aminosäuren Vitamin C-abhängig, was bedeutet, daß bei einem Vitamin-C-Mangel einer erheblicher Carnitinmangel in kürzester Zeit auftreten kann. Hinweise für eine verminderte Carnitinsynthese sind Leistungsabfall, zunehmende Müdigkeit, später Angina pectoris Beschwerden.

5.1.2 Vitamin-C-Bedarf

Der empfohlene Bedarf von Vitamin C beim Menschen zur Vermeidung des Skorbuts liegt bei etwa 10 mg pro Tag. Bei einer Unterversorgung mit weniger als 10 mg Ascorbinsäure täglich kommt es nach einigen Wochen oder Monaten zum typischen Erscheinungsbild des akuten Skorbut beim Erwachsenen bzw. dem Morbus Möller-Barlow des Säuglings. Als Maß für den optimalen Bedarf an Vitamin C dient diejenige Menge, die notwendig ist, um den Menschen in einem Sättigungszustand zu erhalten, wie er auch bei den Vitamin-C-synthetisierenden Tieren normalerweise vorliegt. Aus den Beobachtungen der verschiedenen Tierarten schwankt die Sättigungsdosis von Vitamin C zwischen 70–250 mg tgl. und kann unter Streßbedingungen wie Infektionen, Verletzungen, Steßsituationen, Umweltverschmutzung, usw. sich bis auf 10 g tgl. steigern.

Gesteigerter Bedarf an Vitamin C

Ein gesteigerter Bedarf an Vitamin C besteht bei:
- Rauchern
- Dialysepatienten
- Hochleistungssport
- starke körperliche Beanspruchung
- Alkoholabusus
- ständigen Streßsituationen
- intestinaler Malabsorbtion und Steatorrhoe
- Schwangerschaft und Laktation
- extremen psychischen Leistungsanforderungen
- Fehl- oder Mangelernährung, z. B. Extremdiäten

Folgende Medikamentenwirkstoffe machen eine gesteigerte Zufuhr an Vitamin C notwendig:
- orale Antikonzeptiva
- Barbiturate
- Acetylsalicilsäure
- Kortikoide
- Tetrazykline

Vitamin-C-Mangel

Der Anteil von Vitamin C in der Durchschnittskost verhindert zwar eine Erkrankung am akuten Skorbut, jedoch deuten viele Symptome auf einen erheblichen Vitamin-C-Defizit hin, so daß sich bei manchen Patienten das Krankheitsbild eines „chronischen subklinischen Skorbut" darstellt, der je nach Ausmaß die unterschiedlichen Symptome aufzeigt:

- verminderte Leistungsfähigkeit, Appetitlosigkeit, bei geringer Belastung Müdigkeit
- Blutungsbereitschaft, z. B. Zahnfleischbluten, Nasenbluten
- Parodontose
- Neigung zu grippalen Infekten
- schlechte Wundheilung bei Hautverletzungen
- reduzierte Eisenresorption

Ein Vitamin-C-Defizit kann auch schwerwiegende Spätfolgen haben.
- frühzeitig einsetzende kardiale und zerebrale Gefäßsklerosen
- Neigung zur Arthritiden
- Tendenz zu Frakturen
- frühzeitig beginnende Senilität

5.2 Vitamin-C-Behandlung

5.2.1 Durchführung der Vitamin-C-Behandlung

Dosierung

Dosierung von Vitamin C zur oralen Substitutionsbehandlung:

75 mg bis 200 mg/Tag

Dosierung von Vitamin C zur oralen therapeutischen Anwendung:

- je nach Ausgangssituation des Kranken 300 mg bis 3 g/Tag
- höhere Dosen werden über den Tag verteilt in mehrfachen Einzeldosen mit Saft verabreicht

Dosierung von Vitamin C zur Infusion:

Bei der Vitamin-C-Hochdosistherapie empfiehlt es sich mit einer Vitamin-C-Dosierung von 7,5 g Vitamin C pro Infusion zu beginnen. Nach höheren Vitamin-C-Dosierungen sollten die Vitamin-C-Gaben ausschleichend bis zu diesem Ausgangswert reduziert werden. An den Tagen zwischen den Vitamin-C-Infusionen ist die tägliche orale Gabe von Vitamin C (bis zu 1 g Vitamin-C-Pulver) zu empfehlen.

Infusionszubereitung

Die Infusionszubereitung muß selbstverständlich unter sterilen Kautelen erfolgen. Die Infusionslösung darf nicht kalt verabreicht werden (Zimmertemperatur ist optimal).
Die 50 ml Injektionsflasche Vitamin C-Injektopas® ist durch die Zugabe von Natriumhydrogencarbonat auf einen physiologischen ph-Wert zwischen 6 und 7

eingestellt. Die peripher-venöse Infusion ist auf Lösungen mit einer Osmolalität bis circa 800 mOsmol/kg begrenzt. Die Osmolalität von Vitamin C-Injektopas® 7,5 g/50 ml beträgt ca. 1600 mOsmol. Zur Herstellung einer gut verträglichen Infusionslösung (< 800 mOsmol/kg) bietet sich eine Verdünnung mit einer geeigneten Trägerlösung wie z. B. isotonische Kochsalzlösung, Ringer-Lösung oder Glukose 5 %-Lösung an.

Vitamin C-Injektopas® 7,5 g/50 ml + Isotonische Natriumchloridlösung (0,9 %)
1 Teil + 2 Teile

Vitamin C-Injektopas® 7,5 g/50 ml	Isotonische NaCl Lösung 0,9 %	Infusionszeit	Tropfen/Minute
50 ml (= 7,5 g Vitamin C)	100 ml	$\frac{1}{2}$ h	66 Tr./Min.
100 ml (= 15 g Vitamin C)	200 ml	1,5 h	66 Tr./Min.
150 ml (= 22,5 g Vitamin C)	300 ml	2 h	75 Tr./Min.
200 ml (= 30 g Vitamin C)	400 ml	3 h	66 Tr./Min.
300 ml (= 45 g Vitamin C)	600 ml	4 h	75 Tr./Min.
400 ml (= 60 g Vitamin C)	800 ml	5,5 h	72 Tr./Min.

Kombination mit anderen Präparaten

Bei der Zubereitung von Vitamin-C-Infusionen sollten zur Vermeidung von Wechselwirkungen keine weiteren Präparate hinzugefügt werden.

Vitamin-C-Infusionslösung

Bei höheren Vitamin-C-Dosierungen, die parenteral verabreicht werden, sollen nur solche Präparate zur Anwendung kommen, die keine *Konservierungsstoffe* oder *Stabilisatoren* enthalten.

Beendigung der Infusion

Nach Entfernung der Infusionskanüle aus der Armvene sollte für die Dauer von drei Minuten ein Druck auf die Injektionsstelle bei hochgestrecktem Arm ausgeübt werden.

Zur Regulation oxidativer Prozesse bei höheren Vitamin-C-Gaben (ab 15 g i. v.) ist die Gabe einer Ampulle Ubichinon cps. i. m. oder einer Kapsel reduzierten Glutathions (mind. 200 mg) notwendig.

Risiken und Kontraindikationen

Einschränkungen

Bei folgenden Erkrankungen oder Störungen ist die Vitamin-C-Infusionsbehandlung nur eingeschränkt und mit besonderer Vorsicht durchzuführen:

Diabetes mellitus

Patienten mit Diabetes mellitus weisen oftmals eine individuell unterschiedliche Stoffwechsellage auf. Diese ist jedoch meistens durch einen niedrigen Vitamin-C-Spiegel und einen hohen oxidativen Streß gekennzeichnet. Aus diesem Grunde haben sich in vielen Fällen Vitamin-C-Gaben bewährt. Da es durch zu hohe Vitamin-C-Gaben zu einer Verschlechterung der Stoffwechselsituation kommen kann, sollte die erste Dosierung 7,5 g Vitamin C nicht überschreiten. Stellt sich bei dieser Dosierung ein allgemeines Wohlbefinden und eine Verbesserung der Stoffwechsellage ein, kann die Dosis bis maximal 15 g Vitamin C erhöht werden.

Es sollte jedoch beachtet werden, daß nach parenteraler Gabe von Ascorbinsäure die Nachweisreaktion von Glucose im Blut bei verschiedenen Testsystemen gestört wird.

Oxalatsteine

Patienten mit Oxalatsteinanamnese sollten nur eingeschränkt Vitamin-C-Infusionen erhalten. Man beginnt mit einer Anfangsdosierung von 7,5 g und steigert bei allgemeinem Wohlbefinden auf maximal 15 g. Untersuchungen von *Heckers* und *Schmidt* haben gezeigt, daß Vitamin-C-Gaben von 1 g i.v. bzw. 15 g oral bei gesunden Probanden und bei Steinträgern zu keiner Veränderung der Oxalatkonzentration im Urin führen. Bei Patienten, die genetisch bedingt zu einer höheren Oxalatbildung neigen, oder bei Patienten mit Neigung zu rezidivierenden Nierensteinen, sollte auf höhere Vitamin-C-Applikationen jedoch verzichtet werden.

Patienten mit natriumreduzierter Diät

Bei Patienten mit natriumreduzierter Diät muß der Anteil an Natriumionen in der Infusionslösung berücksichtigt werden (0,97 g Na^+-Ionen pro 50 ml Injektionslösung). Bei diesen Patienten sollte eine Hochdosistherapie nicht durchgeführt werden.

Kontraindikation

Folgende Erkrankungen stellen eine Kontraindikation für eine Vitamin-C-Infusionsbehandlung dar:

Antikoagulantien-Therapie

Vitamin C beeinflußt möglicherweise die Wirkung von Antikoagulantien. Aus diesem Grunde sollten Vitamin-C-Infusionen nicht begleitend zu einer Antikoagulantien-Therapie durchgeführt werden.

Schilddrüsenerkrankungen

Bei Patienten mit Schilddrüsenerkrankungen liegen bislang keine Erfahrungen vor, eine orale Substitution sollte bevorzugt werden.

Netzhautblutungen

Da der Wirkungsmechanismus von Vitamin C bei Patienten mit Netzhautblutungen in der Anamnese noch nicht vollständig geklärt ist, sollte bei diesem Krankheitsgeschehen auf Vitamin-C-Infusionen verzichtet werden.

Komplikationen

Schmerzen

Plötzlich auftretende Schmerzen an der Einstichstelle während der Infusion mit Vitamin C deuten auf eine schlechte Lage der Verweilkanüle hin. Sofortige Maßnahmen: Kanüle entfernen und Eispackung auflegen.

Schwindel

Wenn die Infusionsgeschwindigkeit zu stark erhöht wird oder bei Durstgefühl keine orale Flüssigkeitszufuhr erfolgt, kann es kurzfristig zu Schwindel kommen, der durch Reduzierung der Tropfenzahl bzw. oraler Zufuhr von Mineralwasser, Tee oder Saft schnell abklingt.

Schüttelfrost

Plötzlich einsetzender Schüttelfrost ist bei alleiniger Vitamin-C-Gabe unbedenklich. Ursachen können sein:
- Infusionslösung ist zu kalt
- Tropfgeschwindigkeit zu hoch
- Vorliegen eines akuten viralen Infektes (insbesondere bei Herpes zoster)

Durstgefühl

Bei Infusionen von mehr als 15 g Vitamin C pro Infusion ist während der Infusion auf ausreichende orale Flüssigkeitszufuhr zu achten (Mineralwasser, Saft, Tee).

5.2.2 Indikationen

Aufgrund seiner vielfältigen Funktionen im menschlichen Organismus, kann Vitamin C bei einer Vielzahl von akuten und chronischen Erkrankungen bzw. Befindensstörungen als orale bzw. parenterale Applikation eingesetzt werden:
- verminderte Leistungsfähigkeit, Frühjahrsmüdigkeit, Appetitlosigkeit, physischer und psychischer Streß
- bei Ängsten und Depressionen, zur Substitution bei Schizophrenie
- Neigung zu Nasen- und Zahnfleischblutungen
- Infektanfälligkeit; schlechte Wundheilung, z. B. Dekubitalgeschwüre, Ulcus cruris usw.; Verbrennungen
- bei Drogenentzug, Alkoholabusus, Nikotinabusus
- enterale Resorptionsstörungen
- Senkung von Blutfett und Blutcholesterin
- Mykosen im Verdauungstrakt
- Angina pectoris (auch zur Prophylaxe), Herzinfarkt (auch zur Prophylaxe und in der Nachsorge)
- Zerebralsklerose (auch zur Prophylaxe), Apoplexie (auch zur Prophylaxe und in der Nachsorge)
- bei Thrombose und Emboliegefährdung

- virale und bakterielle Infekte wie z. B. grippale Infekte, Pneumonien, Hepatitis, Masern, Mumps, Meningitis, Morbus Pfeiffer, bakterielle Superinfektionen
- allergische Diathese
- Asthma bronchiale, chronische Bronchitis
- Menstruationsbeschwerden
- Katarakt
- Erkrankungen des rheumatischen Formenkreises; Bandscheibenschäden
- Prophylaxe und Therapie von Belastungen mit organischen Stoffen, z. B. Lösungsstoffe, Cancerogene, Pharmaka
- Prophylaxe und Therapie von Belastungen mit anorganischen Stoffen, z. B. Blei, Cadmium, Quecksilber
- Prophylaxe und Therapie von Belastungen mit Lebensmittelzusatzstoffen, z. B. Enzyme, Konservierungstoffe, Farbstoffe, Aromastoffe, Pestizide, Insektizide, Nitrosamine
- bei frühzeitig einsetzenden Alterungsprozessen
- Diabetes mellitus
- Skorbut des Erwachsenen, Morbus Möller-Barlow

Bei all den angegebenen Indikationen hat sich der Einsatz von Vitamin C als weitere Therapiemaßnahme ausgezeichnet bewährt, allerdings immer unter der Voraussetzung, daß die Dosierung der Vitamin-C-Gaben im Megabereich erfolgen muß, da sonst die zu erwartende Wirkung ausbleibt.

Weitere Indikationen

Aids: In den USA werden seit einigen Jahren Ascorbinsäureinfusionen in sehr hoher Konzentration (50–200 g/24 Std.) in der Aidsbehandlung eingesetzt. In Kombination mit den sonst üblichen Behandlungsmaßnahmen für sekundäre Infektionen, verursachen hohe Dosen Ascorbinsäure oft eine klinische Remission. Es konnte weiterhin beobachtet werden, daß die Remission anhält, wenn die Behandlung mit hohen Dosen Ascorbinsäure fortgesetzt wird.

Maligne Tumore: Ein sehr interessantes Einsatzgebiet von Ascorbinsäure ist die Prophylaxe und adjuvante Therapie von malignen Tumoren. Die ausgesprochen positive Wirkung hoher Dosen Ascorbinsäure bei den unterschiedlichen Krebsarten ist durch zahlreiche Arbeiten namhafter Wissenschaftler belegt. Dr. Pauling, Dr. Cameron und Dr. Leibovitz veröffentlichten 1979 in der Zeitschrift „Cancer Research" einen zusammenfassenden Artikel mit dem Titel „Ascorbic acid and cancer. a review". Studien von Schlegel belegen, daß Ascorbinsäure den Verlauf von Blasenkrebs deutlich verzögert. De Cosse stellte fest, daß Ascorbinsäure eine regressive Wirkung bei colorektaler Polyposis hat, eine Erkrankung, die als Präcancerose einem Kolonkarzinom häufig vorausgeht.

Untersuchungen haben gezeigt, daß maligne Tumoren verstärkt Hyaluronidase produzieren und dadurch eine Ausbreitung des Tumors in gesundes Gewebe ermöglicht wird. Durch erhöhte Zufuhr von Ascorbinsäure wird eine Festigung des Bindegewebes erreicht und gleichzeitig die Hyaluronidaseproduktion der Krebszellen reduziert. Somit wird das Vordringen von Krebszellen einerseits und die Ausbreitung von Metastasen andererseits eingeschränkt oder verhindert.

Andere Studien aus England und USA belegen, daß durch Applikation von hohen Dosen Vitamin C, innerhalb weniger Tage vollständige Schmerzfreiheit erlangt wurde. Weiterhin konnte beobachtet werden, daß bei durchgeführter Chemotherapie oder Bestrahlung, unter gleichzeitig durchgeführter Vitamin-C-Applikation, die sonst üblichen Begleiterscheinungen reduziert oder überhaupt nicht auftraten. Es gibt u. a. drei wichtige klinische Untersuchungen, die eindeutig beweisen, daß eine hochdosierte Vitamin-C-Therapie sich auf den Allgemeinzustand des Patienten günstig auswirkt, der Metastasenbildung entgegenwirkt und außerdem eine analgetische Wirkung eintritt. Die Ergebnisse sind nachzulesen:

Cameron, E., Pauling, L., „Supplemental ascorbate in the supportive treatment of cancer: prolongation of survival times in terminal human cancer. Proc. Natl. Acad. Sci, 73 (1976) p. 3685–3689

Die Wirksamkeit einer hochdosierten Vitamin-C-Therapie bei Tumorerkrankungen wird auch weiterhin sehr kontrovers diskutiert. Eines steht jedoch fest, wenn Vitamin C das Leben von Krebspatienten erträglicher macht, Schmerzzustände reduziert oder beseitigt, der Kranke wieder am täglichen Geschehen seiner unmittelbaren Umgebung teilhaben kann, der Allgemein- und Ernährungszustand sich bessert und stabilisiert, dann kann eine Anwendung von Ascorbinsäure in der Tumortherapie nicht per se abgelehnt werden.

5.2.3 Toxizität und Nebenwirkungen

Vitamin C wird sowohl bei oraler Applikation als auch bei parenteraler Verabreichung ohne irgendeine unerwünschte Nebenwirkung immer gut vertragen.

Diarrhoe

Auf nüchternen Magen genommen, können Vitamin-C-Dosen zwischen 8–10 g/Tag eine abführende Wirkung entfalten. Bei Bestimmung der oralen Verträglichkeit von Vitamin C, wird jene Menge als richtige Dosierung angesehen, die beim Patienten zwar einen etwas sämigen Stuhl, aber keine Diarrhoe auslöst.

Blähungen

Zu Beginn einer oralen Vitamin-C-Therapie wurden vereinzelt Blähungen von Seiten des Patienten angegeben. Hier sollte die Anfangsdosis gering gehalten werden und eine langsame Steigerung der Dosierung erfolgen. Wobei der Hinweis für den Patienten wichtig ist, die verordnete tägliche Gesamtmenge nicht auf einmal einzunehmen, sondern über den Tag verteilt.

Übersäuerung des Magens

Eine Übersäuerung des Magens kann nicht eintreten, da die Ascorbinsäure eine weitaus schwächere Säure als die Magensäure ist. Evtl. ist ein Ausweichen auf Natriumascorbat notwendig.

Einfluß von Vitamin C auf Vitamin B_{12}

In einigen medizinischen Publikationen wurde eine Arbeit aus dem Jahre 1974 publiziert in der behauptet wurde, daß durch Vitamin C Vitamin B_{12} in der Nahrung zerstört wird. Diese Behauptung ist falsch und kam durch eine unrichtige Analysenmethode zustande bei der nur das in freier Form vorkommende Vitamin B_{12} bestimmt wurde. Der größere Anteil des in der Nahrung enthaltenen Vitamin

B_{12} ist an Protein gebunden, dessen Bestimmung andere Analysenmethoden erfordert. Durch eine weitere durchgeführte Untersuchung mit mikrobiologischen und radiochemischen Untersuchungsmethoden konnte zweifelsfrei festgestellt werden, daß durch Vitamin C keine Zerstörung von Vitamin B_{12} in der Nahrung erfolgt.

Oxalasteinbildung

Es ist eindeutig bewiesen, daß die Befürchtung, nach Einnahme von Vitamin C könnte eine Förderung der Harnsteinbildung erfolgen, unbegründet ist. Die Tatsache, daß Oxalsäure als ein Stoffwechselprodukt der Ascorbinsäure über die Niere ausgeschieden wird, hat verständlicherweise die Vermutung der Harnsteinbildung aufkommen lassen. Viele Untersuchungen in dieser Richtung haben jedoch gezeigt, daß auch unter der Einnahme und nach i. v. Injektionen von Vitamin C in Megadosen die Oxalsäureausscheidung nur geringfügig ansteigt und nach Absetzen von Vitamin C sofort wieder zurückgeht. Es ist jedoch empfehlenswert, bei Patienten die an einer Hyperoxalurie leiden bzw. bei Patienten mit einer Oxalsteinanamnese jegliche Oxalquellen zu vermeiden, nicht nur hinsichtlich der Ernährung, sondern auch im Hinblick auf die Verabreichung von Vitamin C.

Zusammenfassend kann gesagt werden, daß die bislang vorliegenden Ergebnisse über die Anwendung von Vitamin C in oraler oder parenteraler Form, auch im Megadosenbereich, keinen Anhaltspunkt für eine gesundheitsschädigende Nebenwirkung ergeben haben.

5.3 Behandlungsbeispiele

Infusionslösung kurz vor der Verabreichung unter Beachtung der Sterilität zubereiten. Anstelle von physiologischer Kochsalzlösung kann zur Infusion auch Ringer-Lactat-Lösung verwendet werden. Die Vitamin-C-Zugabe erfolgt immer durch Zugabe der jeweiligen Menge von Vitamin C-Injektopas® 7,5 g/50 ml zur jeweiligen Infusionslösung.

Sobald die Dosis von 15 g Vitamin C überschritten wird, muß nach jeder Infusion 1 Ampulle Ubichinon cps intramuskulär verabreicht werden. Das auch als Coenzym Q bezeichnete Mittel entwickelt in Verbindung mit hochdosiertem Vitamin C einen kräftigen Regenerationseffekt auf blockierte Atmungsfermente und ist in der Lage Fermentblockaden auszukompensieren.

5.3.1 Tumorprävention

Bei bestehenden Präcancerosen oder familiären Dispositionen kann 2mal jährlich nachfolgende Infusionstherapie durchgeführt werden. Als Begleitmaßnahme kann die orale Verabreichung von Ascorbinsäure erfolgen.

Wochentag	1. Woche	2. Woche	3. Woche	4. Woche
Montag, Mittwoch und Freitag	200 ml NaCl plus 15 g Vitam. C	400 ml NaCl plus 30 g Vitam. C	400 ml NaCl plus 30 g Vitam. C	400 ml NaCl plus 30 g Vitam. C

5.3.2 Tumorbehandlung

Die vielen aufgezeigten Möglichkeiten der Vitamin-C-Wirkung im menschlichen Organismus machen den Einsatz von Vitamin C in der Tumorbehandlung unerläßlich. Wenn die Möglichkeit der präoperativen Behandlung bereits gegeben ist, wirkt sich das insgesamt auf den gesamten Heilungsverlauf sehr vorteilhaft aus. Anderenfalls sollte die Behandlung postoperativ sofort begonnen werden.

Wochentag	1. Woche	2. Woche	3. Woche	4. Woche
Montag, Mittwoch und Freitag	400 ml NaCl plus 30 g Vitam. C	400 ml NaCl plus 30 g Vitam. C	600 ml NaCl plus 45 g Vitam. C	600 ml NaCl plus 45 g Vitam. C

Ab 5. Woche werden 2mal wöchentlich 800 ml NaCl plus 60 g Vitamin C verabfolgt. Ab 7. oder 8. Woche nur noch eine Infusion wöchentlich, dann langsame Reduzierung der Vitamindosis bis zum Ausgangswert zurück. Diese Vitamin-C-Kur sollte nach sechs Monaten wiederholt werden, später einmal jährlich.
Bei inoperablen Patienten werden die hohen Dosierungen (eine Infusion pro Woche mit 60 g Vitamin C beibehalten. Dadurch können Schmerzzustände reduziert oder ganz behoben werden. Zur Vitamin-C-Therapie sollten grundsätzlich nur Vitamin-C-Ampullen der Fa. Pascoe verwendet werden, da wir hier einen konzentrierten Wirkstoff von 7,5 g Vitamin auf 50 ml vorfinden und zum anderen ein Vitamin-C-Präparat haben, daß ohne jeglichen Konservierungsstoff ist.

5.3.3 Aktivierung oder Stabilisierung sportlicher Leistungen

Vitamin C bewirkt durch Aktivierung der Katecholamine die Bereitstellung der energiereicheren Fettsäuren. Dadurch erreichen wir eine Erhöhung der Leistungskapazität und der O_2-Dauerleistungsgrenze.

Wochentag	1. Woche	2. Woche	3. Woche	4. Woche
Montag, Mittwoch und Freitag	200 ml NaCl plus 15 g Vitam. C	400 ml NaCl plus 30 g Vitam. C	400 ml NaCl plus 30 g Vitam. C	400 ml NaCl plus 30 g Vitam. C

5.3.4 Gefäßerkrankungen

Vitamin C wirkt prophylaktisch bei arteriosklerotischen Gefäßveränderungen, indem es das Cholesterin aus den Gefäßwänden eliminiert, die HDL-Fraktion der Blutfette erhöht und die LDL-Fraktion senkt. Ascorbinsäure kann daher auch prophylaktisch zur Vermeidung ischämischer Herzerkrankungen, Zerebralsklerose oder sklerotischen Veränderungen in den Gefäßen der unteren Extremitäten kurmäßig eingesetzt werden.

Wochentag	1. Woche	2. Woche	3. Woche	4. Woche
Montag, Mittwoch und Freitag	400 ml NaCl plus 30 g Vitam. C	400 ml NaCl plus 30 g Vitam. C	600 ml NaCl plus 45 g Vitam. C	600 ml NaCl plus 45 g Vitam. C

Es ist empfehlenswert, diese Infusionskur 2mal jährlich bei gefärdeten Personen zu wiederholen oder monatlich eine Wiederholungsinfusion mit 600 ml NaCl und 45 g Vitamin C durchzuführen.

5.3.5 Vitamin C als Antidot bei Vergiftungen

Durch eine Vielzahl von Hydroxylierungsreaktionen, die Vitamin C durch seine biochemischen Eigenschaften bewirken kann, werden eine Vielzahl organischer und anorganischer Giftstoffe unschädlich gemacht und aus dem Körper eliminiert. Dies gilt sowohl für die unterschiedlichen Umweltstoffe, die Lebensmitteladditive, die Schwermetallbelastungen sowie für Arzneimittelbelastungen bis hin zu schwersten Suchtdrogen.

Wochentag	1. Woche	2. Woche	3. Woche	4. Woche
Montag, Mittwoch und Freitag	400 ml NaCl plus 30 g Vitam. C	400 ml NaCl plus 30 g Vitam. C	600 ml NaCl plus 45 g Vitam. C	600 ml NaCl plus 45 g Vitam. C

Je nach Zustand des Patient werden die weiteren Dosen gesteigert und die Infusionen auf 2mal wöchentlich reduziert z. B. 5. Woche 2mal wöchentlich 600 ml NaCl plus 45 g Vitamin C, später 1mal wöchentlich 600 ml NaCl plus 45 g Vitamin C.

Wenn sich der Zustand des Patient bessert, die Laborbefunde respektabel werden, können die Infusionen in umgekehrter Reihenfolge langsam reduziert werden bis der Ausgangswert von 30 g erreicht ist. Es ist immer wieder erstaunlich, welch gewaltige Entgiftungsvorgänge durch die Vitamin-C-Infusionstherapie in Gang gesetzt werden.

5.3.6 Rekonvaleszenz nach bakteriellen oder viralen Infektionen

Die günstige Wirkung auf das Immunsystem, die Anregung der Phagozytose, die Anregung der Kollagensynthese und der hilfreiche Einfluß auf die Metabolisierungsprozesse der Leber bewirken einen schnelleren Heilungs- und Genesungsverlauf.

Wochentag	1. Woche	2. Woche	3. Woche	4. Woche
Montag, Mittwoch und Freitag	400 ml NaCl plus 30 g Vitam. C	400 ml NaCl plus 30 g Vitam. C	600 ml NaCl plus 45 g Vitam. C	600 ml NaCl plus 45 g Vitam. C

Anschließend erfolgt eine Behandlungspause von vier Wochen. Wenn erforderlich, kann die Vitamin-C-Infusionstherapie wiederholt werden. Bereits nach wenigen Infusionen kann eine deutliche Besserung erzielt werden. Der Patient fühlt sich allgemein wieder wohler, der Appetit nimmt wieder zu und er beginnt wieder an seiner Umgebung teilzuhaben.

5.3.7 Kollagenaufbau

Bei mehr oder weniger stark geschädigter HWS, BWS oder LWS ist die kurmäßige Durchführung von Vitamin-C-Infusionen angezeigt, denn Vitamin C ist, neben vielen anderen Funktionen, im menschlichen Organismus u. a. für die Kollagensynthese verantwortlich. Wenn ein Mangel an Vitamin C im menschlichen Organismus vorliegt, erfolgt ein dezimiertes Umsetzen der Aminosäure Prolin in Hydroxyprolin, dem Baustein für das Kollagen. Bereits nach der ersten Infusion wird die Kollagen-Produktion bis um das Sechsfache angekurbelt.
(Greenwood, J. (1964): Optimum Vitamin C Intake as a Factor in the Preservation of Disc Integrity. *Medical Annals of the District of Columbia* 33: 274–276)

Wochentag	1. Woche	2. Woche	3. Woche	4. Woche
Montag, Mittwoch und Freitag	200 ml NaCl plus 15 g Vitam. C	400 ml NaCl plus 30 g Vitam. C	600 ml NaCl plus 45 g Vitam. C	600 ml NaCl plus 45 g Vitam. C

Die Infusionstherapie kann nach 2–3 Monaten wiederholt werden.

5.3.8 Lipidämie

Ascorbinsäure aktiviert auch den Cholesterinabbau in der Leber und senkt den Cholesterinspiegel im Blut. Es erhöht die HDL-Fraktion der Blutfette bei gleichzeitiger Senkung der LDL-Fraktion. Hohe HDL-Spiegel reduzieren das Infarktrisiko (Bates, C. J. et al: Lancet, September 17, 1977, S. 211). Ginter in der Tschechoslowakei hat durch Untersuchungen festgestellt, daß hohe Dosen Vitamin C den Abbau des Cholesterins im Blut durch seine Umwandlung in Gallensäure bewirkt (Ginter, E. (1973): Cholesterol: Vitamin C Controls Ist Transformation into Bile Acids. *Science* 179: 702)

Wochentag	1. Woche	2. Woche	3. Woche	4. Woche
Montag, Mittwoch und Freitag	200 ml NaCl plus 15 g Vitam. C	400 ml NaCl plus 30 g Vitam. C	400 ml NaCl plus 30 g Vitam. C	400 ml NaCl plus 30 g Vitam. C

5.3.9 Katarakt

Die Konzentration von Vitamin C im Kammerwasser der Augen ist sehr hoch, etwa fünfundzwanzigmal höher wie im Blutplasma. Das bedeutet, daß Vitamin C ein sehr wichtiger Stoff für die Gesunderhaltung der Augen ist. Eine nicht ausreichende Versorgung des Auges mit Vitamin C führt zum Katarakt (Monjukowa, N. K., Fradkin, M. J. (1935): New Experimental Observations on the Pathogenesis of Cataracts. *Archive of Ophthalmology* 133: 328–338; Lee, P. F., Lam, K. W., Lai, M. M. (1977): Aqueous Humor Ascorbate Concentration and Open-Angle-Glaucoma *Ophthalmology* Archive of 95: 308–310; Richards, R. D. (1982): Photoperoxidation in Lens and Cararact Formation: Prevention Role of Superoxide Dismutase, and Vitamin C, *Ophthalmological Research* 14: 167–175)

Wochentag	1. Woche	2. Woche	3. Woche	4. Woche
Montag, Mittwoch und Freitag	200 ml NaCl plus 15 g Vitam. C	400 ml NaCl plus 30 g Vitam. C	400 ml NaCl plus 30 g Vitam. C	400 ml NaCl plus 30 g Vitam. C

5.3.10 Glaukom

Es wurde mehrfach darüber berichtet und geschrieben, daß durch Einnahme von Vitamin C der stark erhöhte intraokuläre Augendruck bei einer täglichen Aufnahme von 1–3 g erheblich zurückging. Bietti, Virno u. a. verabreichten ihren Patienten mit stark erhöhtem intraokulären Augendruck tgl. Vitamin-C-Dosen von 30–40 g. Dabei konnte festgestellt werden, daß der zu Beginn der Behandlung erhöhte intraokuläre Augendruck von 30–70 mm/Hg sich in den meisten Fällen auf die Hälfte der gemessenen Werte verrringerte.

(Bietti, G. B. (1967): Further Contributions on the Value of Osmotic Substances as Means to Reduce Intra-Ocular Pressure. *Ophthalmological Society of Australia* 26: 61–71; Virno, M., Bucci, M. G., Pecori-Giraldi, J., Missiroli, A. (1967): Oral Treat-ment of Glaucoma with Vitamin C. *The Eye, Ear, Nose and Throat Monthly* 46: 1502–1508)

Wochentag	1. Woche	2. Woche	3. Woche	4. Woche
Montag, Mittwoch und Freitag	200 ml NaCl plus 15 g Vitam. C	400 ml NaCl plus 30 g Vitam. C	400 ml NaCl plus 30 g Vitam. C	400 ml NaCl plus 30 g Vitam. C

5.3.11 Verätzungen der Augen

Zahlreiche Untersuchungen zeigen, daß Ascorbinsäure bei Verätzungen der Hornhaut ein sehr wertvolles Medikament darstellt. Verätzungen bewirken einen verminderten Transport von Vitamin C in das Auge, so daß die Vitamin-C-Konzentration in der Kammerflüssigkeit um eine Drittel ihres normalen Wertes absinkt.
(Boyd, T. A. S., Campbell, F. W. (1950): Influence of Ascorbis Acid on the Healing of Corneal Ulcers in Man. *British Medical Journal* 2: 1145–1148; Krueger, R. (1960): Experimental and Clinical Observations on the Treatment of Alkali Corneal Burns with Ascorbic Acid. *Berichte der Versammlung der deutschen Ophthalmologischen Gesellschaft* 62: 255–258)

Wochentag	1. Woche	2. Woche	3. Woche	4. Woche
Montag, Mittwoch und Freitag	200 ml NaCl plus 15 g Vitam. C	200 ml NaCl plus 15 g Vitam. C	200 ml NaCl plus 15 g Vitam. C	200 ml NaCl plus 15 g Vitam. C

5.3.12 Konjunktivitis

Allergien, Virusinfektionen, intensive Lichteinstrahlung, chemische Reizstoffe usw. können eine Konjunktivits bewirken. Bereits 1986 hat L. Pauling auf die Möglichkeit einer Therapie mit Ascorbinsäure hingewiesen. Als **lokale Maßnahmen** kann eine frisch hergestellte isotonische 3,1prozentige Natriumascorbatlösung in die Augen getropft werden.
(Pauling, L. (1986): *How to live longer and feel better*)

Wochentag	1. Woche	2. Woche	3. Woche	4. Woche
Montag, Mittwoch und Freitag	200 ml NaCl plus 15 g Vitam. C	200 ml NaCl plus 15 g Vitam. C	200 ml NaCl plus 15 g Vitam. C	200 ml NaCl plus 15 g Vitam. C

5.3.13 Akuter Gichtanfall

Aufgrund einer klinischen Studie fand Horrobin heraus, das Vitamin C die Synthese von PGE_2 und PGF_2-Alpha verhindert und das dadurch das Ascorbin eine entzündungshemmende Wirkung entfaltet. (Horrobin, D. F., Oka, M., Manku, M. S. (1979): The Regulation of Prostaglandin E1 Formation: A. Candidate for One of the Fundamental Mechanisms Involed in the Actions of *Vitamin C. Medical Hypotheses* 5: 849–858). Dagegen erfolgt eine verstärkte Synthese von PGE_1, wodurch eine günstige Wirkung auf die Entzündungsparameter erfolgt. Das ist mit Sicherheit einer der Gründe, warum Vitamin-C-Gaben u. a. bei rheumatoider Arthritis entzündungshemmend und schmerzreduzierend wirken.

Wochentag	1. Woche	2. Woche	3. Woche	4. Woche
Montag	200 ml NaCl plus 15 g Vitam. C	300 ml NaCl plus 22,5 g Vitam. C	300 ml NaCl plus 22,5 g Vitam. C	300 ml NaCl plus 22,5 g Vitam. C
Dienstag	200 ml NaCl plus 15 g Vitam. C			
Mittwoch	200 ml NaCl plus 15 g Vitam. C	300 ml NaCl plus 22,5 g Vitam. C	300 ml NaCl plus 22,5 g Vitam. C	300 ml NaCl plus 22,5 g Vitam. C
Donnerstag	200 ml NaCl plus 15 g Vitam. C			
Freitag	200 ml NaCl plus 15 g Vitam. C	300 ml NaCl plus 22,5 g Vitam. C	300 ml NaCl plus 22,5 g Vitam. C	300 ml NaCl plus 22,5 g Vitam. C

5.3.14 Alterungsprozesse

Es ist bekannt, daß jeder Alterungsprozeß durch freie Radikal forciert wird. Durch Vitamin C als Radikalenfänger kann man diesen Alterungsprozeß hemmen. Willis, Fishman, Sokoloff u. a. haben außerdem durch Untersuchungen festgestellt, daß Ascorbinsäure einen günstigen Einfluß auf den Alterungsprozeß der Gefäße ausübt indem es Elastizitätsverlust der Gefäßwände oder Plaquesbildung an der Intima entgegenwirkt.

Wochentag	1. Woche	2. Woche	3. Woche	4. Woche
Montag, Mittwoch und Freitag	200 ml NaCl plus 15 g Vitam. C	400 ml NaCl plus 30 g Vitam. C	400 ml NaCl plus 30 g Vitam. C	400 ml NaCl plus 30 g Vitam. C

5.3.15 Wundheilung

Vitamin C aktiviert die Kollagensynthese, daher ist es sehr wichtig, dieses Vitamin bei der Wundbehandlung unbedingt mit einzubeziehen. Bei der Wundheilung kommt es zu einer sehr hohen Konzentration von Ascorbinsäure im Wundbereich. Ist nur unzureichend Ascorbinsäure im Körper vorhanden, treten massive Wundheilungsstörungen ein.

(Murad, S., Grove, D., Lindberg, K. A., Reynolds, G. u. a. (1981): Regulation of Collagen Synthesis by Ascorbic Acid. *Proceedings of the National Academy of Scienses* USA 78: 2879–2882; Lund, C. C., Gandon, J. H. (1941): Human Experimental Scurvy and the Relation of Vitamin C Deficiency to Postoperative Pneumonia an the Wound Healing. *Journal of the American Medical Association* 116: 663–668)

Wochentag	1. Woche	2. Woche	3. Woche	4. Woche
Montag, Mittwoch und Freitag	200 ml NaCl plus 15 g Vitam. C	400 ml NaCl plus 30 g Vitam. C	400 ml NaCl plus 30 g Vitam. C	400 ml NaCl plus 30 g Vitam. C

5.3.16 Bakterielle Infektionen

Irving Stone konnte aufgrund seiner Studien an Patienten, die infolge bakterieller Infektionen schwer erkrankten und mit Vitamin C behandelt wurden nachfolgende Aussagen treffen:

„1. Es tötet Bakterien ab oder wirkt bakteriostatisch und tötet pathogene Organismen oder

verhindert deren Wachstum.

Es entgiftet die bakteriellen Toxine und Gifte und macht sie unschädlich.

Es lenkt die Phagozytose und hält sie aufrecht.

Es ist harmlos und nicht toxisch, und es kann in großen Dosen verabreicht werden, die notwendig sind, um die oben genannten Wirkungen zu erzielen, ohne den Patienten zu gefährden."

(Stone, I. (1972): The Healing Factor: Vitamin C against Desease. *Grosset and Dunlap, New York*)

Wochentag	1. Woche	2. Woche	3. Woche	4. Woche
Montag, Mittwoch und Freitag	200 ml NaCl plus 15 g Vitam. C	400 ml NaCl plus 30 g Vitam. C	400 ml NaCl plus 30 g Vitam. C	400 ml NaCl plus 30 g Vitam. C

5.3.17 Virale Infektionen

Claus W. Jungblut, der am College of Physicians and Surgeons der Columbia University arbeitete, beobachtete als erster die antivirale Wirkung von hohen Dosen Vitamin C. So konnte er u. a. feststellen, daß hohe Dosen von Ascorbinsäure das Poliomyelitisvirus inaktivieren.
(Jungblut, C. W. (1935): Inactivation of Poliomyelitis Virus by Crystalline Vitamin C *Journal of Experimental Medicine* 62: 517–521). Weitere Untersuchungen ergaben, das auch Herpesviren, Vacciniaviren, Hepatitisviren u. a. mehr durch Vitamin-C-Gaben inaktiviert werden können.

Wochentag	1. Woche	2. Woche	3. Woche	4. Woche
Montag, Mittwoch und Freitag	200 ml NaCl plus 15 g Vitam. C	400 ml NaCl plus 30 g Vitam. C	400 ml NaCl plus 30 g Vitam. C	400 ml NaCl plus 30 g Vitam. C

5.3.18 Leberschutztherapie

Die Verabreichung von Vitamin C bei den unterschiedlichen Lebererkrankungen hat sich als sehr nützlich erwiesen. Es fördert die Entgiftungsleistung der Leber und bewirkt eine antivirale Wirkung z. B. bei den unterschiedlichen Hepatitisformen.
(Cathcart, R. F. (1981): Vitamin C, Titrating do Bowel Tolerance, Anascorbemia, and Acute Induced Scurvy. *Medical Hypotheses* 7: 1359–1376)

Wochentag	1. Woche	2. Woche	3. Woche	4. Woche
Montag, Mittwoch und Freitag	200 ml NaCl plus 15 g Vitam. C	400 ml NaCl plus 30 g Vitam. C	400 ml NaCl plus 30 g Vitam. C	400 ml NaCl plus 30 g Vitam. C

Die Infusionstherapie kann nach 3 Monaten wiederholt werden.

5.3.19 Ulcus ventriculi

Es gibt zahlreiche Untersuchungen die belegen, daß bei bestehendem Ulcus ventriculi ein erheblicher Vitamin-C-Mangel besteht. Patienten die zu Magenulzerationen neigen sollten daher prophylaktisch einmal jährlich eine Vitamin-C-Infusionskur durchführen und täglich mindestens 1 g Vitamin C in Form von Retard-Kps. zuführen.
(Ingalls, T. H., Warren, H. A. (1937): Asymptotic Scurvy. Ist Relation to Wound Healing and Ist Indcidence in Patients with Peptic Ulcer. *New England Journal of Medicine* 217: 443–446; Stone, I. (1972): The Healing Factor: Vitamin C against Disease. *Grosset and Dunlap, New York*)

Wochentag	1. Woche	2. Woche	3. Woche	4. Woche
Montag, Mittwoch und Freitag	200 ml NaCl plus 15 g Vitam. C	200 ml NaCl plus 15 g Vitam. C	200 ml NaCl plus 15 g Vitam. C	200 ml NaCl plus 15 g Vitam. C

5.3.20 Dekubitus (Druckgeschwüre)

Burr und Rajan konnten durch eine klinische Studie belegen, daß durch Vitamin-C-Gaben von mindestens 1 g täglich die Heilung von Druckgeschwüren beschleunigt wird. Je höher die Dosis von Vitamin C, um so schneller die Heilungstendenz der Dekubitalgeschwüre.

(Burr, R. G., Raja, K. T. (1972): Leukocyte Ascorbic Acid and Pressure Sores in Paraplegia. *British Journal of Nutrition* 28: 275–281; Tayler, T. V., Rimmer, S., Day, B., Butcher, J., Dymock, I. W. (1974) Ascorbic Acid Supplementation in the Treatment of Pressure-Sores. *The Lancet*, 7. 9., 544–546)

Wochentag	1. Woche	2. Woche	3. Woche	4. Woche
Montag, Mittwoch und Freitag	200 ml NaCl plus 15 g Vitam. C	400 ml NaCl plus 30 g Vitam. C	400 ml NaCl plus 30 g Vitam. C	400 ml NaCl plus 30 g Vitam. C

5.3.21 Bandscheibenschäden

Bereits 1964 wies James Greenwood jr., Professor für Neurochirurgie am Bylor University College of Medicine, daraufhin, daß Vitamin-C-Substitution zur Stabilität der Zwischenwirbelscheiben führt. Die tägliche orale Zufuhr von mindestens 1 g Vitamin C bewirkt eine Erhaltung der Integrität des Bandscheibenapparates. Demnach wirken hohe Dosen Vitamin C bei vorgeschädigter Bandscheibe zu einer Stabilität, die eine Operation unnötig machen.

(Greenwood, J. (1964): Optimum Vitamin C Intake as a Factor in the Preservation of Disc Integrity. *Medical Annals of the District of Columbia* 33: 274–276)

Wochentag	1. Woche	2. Woche	3. Woche	4. Woche
Montag, Mittwoch und Freitag	200 ml NaCl plus 15 g Vitam. C	400 ml NaCl plus 30 g Vitam. C	400 ml NaCl plus 30 g Vitam. C	400 ml NaCl plus 30 g Vitam. C

5.3.22 Allergie

Pollinosis, Asthma bronchiale, Nahrungsmittelallergien und allergische Dermatosen lassen sich durch Vitamin-C-Gaben günstig beeinflussen. Erfahrene Orthomolekulartherapeuten empfehlen bei allen Betroffenen die unter Allergien leiden täglich bis zu 3 g Vitamin C oral einzunehmen.

Akute Zustände werden durch Vitamin-C-Infusionen dahingehend beeinflußt, daß Ascorbinsäure in den Abbau und die Ausscheidung von Histamin massiv eingreift. Es ist auch durchaus denkbar, daß die durch Vitamin C ausgelöste Reduzierung von Phosphodiesterasen und dem Histaminstoffwechsel ein Zusammenhang besteht.

(Clemetson, C. A. B. (1980): Histamine and Ascorbic Acid in Human Blood. Journal of Nutrition 110: 662–668; Ana, C. O., Jarike, L. N., Baig, H. A. (1980): High Dose Ascorbic Acid in Nigerian Asthmatics. Tropical and Geographical Medicine 32: 132–137)

Wochentag	1. Woche	2. Woche	3. Woche	4. Woche
Montag, Mittwoch und Freitag	200 ml NaCl plus 15 g Vitam. C	400 ml NaCl plus 30 g Vitam. C	400 ml NaCl plus 30 g Vitam. C	400 ml NaCl plus 30 g Vitam. C

5.3.23 Akute Pollinosis

Sofortige intravenöse Applikation von 15 g bis 22,5 g Vitamin C-Injektopas 7,5 g/ 50 ml Pascoe, die an drei aufeinanderfolgenden Tagen wiederholt wird. Im Anschluß daran Durchführung der nachfolgenden Infusion:

Wochentag	1. Woche	2. Woche	3. Woche	4. Woche
Montag, Mittwoch und Freitag	400 ml NaCl plus 30 g Vitam. C	400 ml NaCl plus 30 g Vitam. C	400 ml NaCl plus 30 g Vitam. C	400 ml NaCl plus 30 g Vitam. C

Es ist sinnvoll die Infusionstherapie nach drei Monaten noch einmal zu wiederholen.

5.3.24 Pfeiffer-Drüsenfieber

Cathcart verabfolgte oral bei der Behandlung dieser Erkrankung hohe Dosen von Ascorbinsäure. Insbesondere auch in der Nachbehandlung sollten tgl. 2–3 g Ascorbinsäure über den Tag verteilt eingenommen werden. Sinnvoll ist eine Infusionstherapie, die bereits während der Erkrankung begonnen und zur Nachbehandlung durchgeführt werden soll.

Wochentag	1. Woche	2. Woche	3. Woche	4. Woche
Montag, Mittwoch und Freitag	200 ml NaCl plus 15 g Vitam. C	400 ml NaCl plus 30 g Vitam. C	400 ml NaCl plus 30 g Vitam. C	400 ml NaCl plus 30 g Vitam. C

Die Infusionstherapie kann bis zu acht Wochen durchgeführt werden.

5.3.25 Raucherkur

Rauchen reduziert nicht nur die Makrophagenaktivität in der Lunge sondern erhöht vor allen Dingen die Bildung freier Radikaler im Organismus. Bereits 1939 haben *Strauss* und *Scheer* festgestellt, daß die Vitamin-C-Konzentration im Blut bei Rauchern wesentlich geringer ist als die bei Nichtrauchern. Untersuchungen in den 50er und 70er Jahren gehen davon aus, daß pro Zigarette bis zu 100 mg Vitamin C zerstört werden.
(Strauss, L. H., Scheer, P. (1939): Über die Einwirkung des Nikotins auf den Vitamin-C-Haushalt, Zeitschrift für Vitaminforschung 9: 39–48; Hoefel, O. S. (1977): Plasma Vitamin C Levels in Smokers. Re-evaluation of Vitamin C. Hrsg. A. Hanck und Hans Huber, Bern, S. 127–138; Pelletier, O. (1977): Vitamin C and Tobacco. Re-evaluation of Vitamin C. Hrsg. A. Hanck und Hans Huber, Bern, S. 171–184)

Wochentag	1. Woche	2. Woche	3. Woche	4. Woche
Montag, Mittwoch und Freitag	200 ml NaCl plus 15 g Vitam. C	400 ml NaCl plus 30 g Vitam. C	400 ml NaCl plus 30 g Vitam. C	400 ml NaCl plus 30 g Vitam. C

6 Schlußbetrachtung

Ich habe versucht deutlich zu machen, daß das Wesen der Eigenblutbehandlung darin besteht, die natürlichen Heilbestrebungen des Organismus anzuregen und zu steuern. Es wird manche Skeptiker und Zweifler geben, die vielleicht die hier vorgestellten Therapiekonzepte in Frage stellen. Es sollte aber von jenen Skeptikern, die abfällige Kritik über Heilverfahren der „Außenseitermedizin" vortragen, erwartet werden, daß sie sich zunächst über das Wesen der jeweiligen Heilmethoden eingehend informieren, prüfen und sie praktizieren. Wie oft wurde in der Medizin zunächst nur deshalb eine Methode abgelehnt, weil man sich der Mühe scheute, sich in das „andere Heilverfahren" hineinzudenken und einzuarbeiten oder weil es einfach nicht in das gelernte und einstudierte Schema paßte.

Insgesamt betrachtet stellten die Außenseiterverfahren und dazu zählt zweifelsohne auch die Eigenblutbehandlung, ein über Jahrhunderte gewachsenes Erfahrungsgut dar, das sich im zunehmendem Maße, fußend auf alten humoralen Gedankengängen, neben der Vielfältigkeit naturwissenschaftlicher Medizin behauptet und bei kranken Menschen auf immer größer werdendes Interesse stößt.

7 Literaturverzeichnis

Alexander, L.; Erfolge und Mißerfolge der intracutanen Eigenbluttherapie. Med. Klinik 2, 1678 (1931)

K. H. Bässler et al.; Vitamin Lexikon, Gustav Fischer Verlag, Stuttgart u. Jena (1992)

Bier, A.; Die Bedeutung des Blutergusses für die Heilung des Knochenbruches. Med. Klinik 1, 2 (1905)

Bayer, Wolfgang/Schmidt, Karlheinz; Vitamine in Prävention und Therapie. Hippokrates Verlag Stuttgart (1991)

Burgerstein, Lothar; Heilwirkung von Nährstoffen. Karl F. Haug Verlag Heidelberg, 7. Auflage

Block, G.; J. Clin. Nutr. 53, 82–270 (1991)

Braun, A.; Über Reinjektion bestrahlten Eigenblutes

Davies, M./John Austin u. a.; Royal Society of Chemistry Paperpacks 1984: Vitamin C: Its Chemistry and Biochemistry, Dtsch. med. Wschr., 266 (1936)

Cameron, E./Pauling, Linus; Supplemental ascorbate in the supportive treatment of cancer: prolongation of survival times in terminal human cancer. Proc. Natl. Acad. Sci. 73, 3685–3689 (1976)

Cameron, E./Pauling, Linus; Cancer and Vitamin C. The L. Pauling Institute of Science and Medicine (1979)

Cahill, R. J. u. a.; C. Gut 34, 963–967 (1993)

Clemetson, C. A. B.; J. Nutr. 110, 662–668 (1980)

Cramer; Eigenblut- und Eigenserumtherapie. Mediz. Welt, 438 (1931)

Enzmann, Franz; Schutzfaktoren des Lebens. Intervalor Handels GmbH Frankfurt am Main (1997)

Grüger, A./Grüger, W.; Therapie mit hämolysiertem Eigenblut. Indikation und Technik. Reichl Verlag St. Goar (1992)

De Gosse, J. J. u. a.; Surgery 78, 608–612 (1975)

Diplock, A. T.; Free Radikal Biology & Medicine 3, 199–201 (1987)

Ebers, N.; Über Eigenblutunterspritzungen. Münch. med. Wschr., 565 (1925)

Enkelmann; Intravenöse Injektionen von UV-bestrahltem Eigenblut. Dtsch. Gesdh. wes. 4, 173 (1949)

Felder, Heinz; Eigenblut-Natriumcitrat-Injektionen zur Behandlung des Heufiebers. Med. Klin. 18, 748 (1954)

Fischer, C.; Über Eigenblut, Eigenserum, Fremdblut und Fremdserumbehandlung. Med. Welt, 46 (1936)

Gey, K. F. u. a.; Am J. Clin. Nutr. Nutr. 45, 1368–77 (1987)

Günther, R.; VitaMinSpur 6, 69–74 (1991)

Gleichmann, O.; Eine neuartige Therapie des Asthma bronchiale. Med. Welt., 41 (1936)

Haferkamp, Hans; Die Eigenblutbehandlung. Hippokrates Verlag Marquardt & Cie. Stuttgart (1951)

Hallfrisch, J. u. a.; Supplement American Journal for Clinical Nutrition 19 (1991)

Heilmeyer, L.; Intravenöse Eigenblutbehandlung. Rezepttaschenbuch, 51, Verlag Gustav Fischer, Jena (1950)

Helser, M. A.; D. A. J. Nutr. Biochem. 2/5, 268–273 (1991)

Hirsch, L.; Kritisches Sammelreferat über Eigenbluttherapie. Dtsch. med. Wschr., 551 (1926)

Hoff, F.; Blut und vegetative Regulation. Erg. Innere Medizin 33, 195 (1928)

Hoff, F.; Unspezifische Therapie und natürliche Abwehrvorgänge, Berlin (1930)

Johnston, C. S. u. a.; B. E. J. Nutr. 117, 764–768 (1987)

John, M.; Eigenblutbehandlungen. Müchn. med. Wschr. 5, 177(1934)

König, M.; Furunkulose. Med. Klein., 944 (1949)

Koschade, R.; Erfahrungen mit Eigenblut- und Fremdblutbehandlung. Dtsch. med. Wschr., 178 (1940)

Krebs, H.; Praxis der Sanumtherapie. Semmelweis-Verlag Hoya (1997)

Krebs, H.; Das Vitamin C-Programm. Acta Biologica Pascoe (1994)

Krebs, H.; Eigenblut als Medikament. Phönix Laboratorium 71145 Bondorf

Krebs, H.; Allergie – Krankheit der Gegenwart und Zukunft. Phönix Laboratorium 71145 Bondorf

Krebs, H.; Dermatosen – praxisnah betrachtet. Phönix Laboratorium 71145 Bondorf

Krebs, H.; Das kranke Kind in der Naturheilpraxis. Phönix Laboratorium 71145 Bondorf

Krebs, H.; Biologische Krebstherapie. Phönix Laboratorium 71145 Bondorf

Krebs, H.; Der Mensch im Alter – Aspekte der Geriatrie. Phönix Laboratorium 71145 Bondorf

Krebs, H.; Mutter und Kind – naturheilkundliche Betrachtungen und Therapie. Phönix Laboratorium 71145 Bondorf

Krebs, H.; Entgiftung durch spagyrische Mittel. Phönix Laboratorium 71145 Bondorf

Krebs, H.; HNO-Krankheiten – naturheilkundlich behandelt. Phönix Laboratorium 71145 Bondorf

Krebs, H.; Konfrontation Rheuma. Phönix Laboratorium 71145 Bondorf

Krebs, H.; Erkrankungen der Leber und Gallenblase. Phönix Laboratorium 71145 Bondorf

Karl, Josef; Neue Therapiekonzepte für die Praxis der Naturheilkunde. Pflaum Verlag München (1995)

Leaf, C. D. u. a.; Carcinogenesis 8, 791–795 (1987)

Maletzki, W./Stegmayer-Petry, A.; Klinikleitfaden Krankenpflege. Jungjohann Verlagsgesellschaft Neckarsulm – Stuttgart (1994)

Melvyn, R./Werbach, M. D.; Nutritional Influences on Illnes. A. Sourcebook of Clinical Research Keats Publishing, Inc. New Canaan, Connecticut (1988)

Nourney, A.; Zur Eigenblutbehandlung. Fortschr. der Med., 177 (1924)

Oh, C.; Nakano, K. J. Nutr. 118, 639–644 (1988)

Pauling, Linus; Das Vitamin Programm. Goldmann Verlag, München, 6. Auflage (1992)

Questions & Answers; The Vitamin Controversy Bio-Communications Press. 3100 North Hillside-Avenue Wichita, Kansaas 67219

Rhode, C.; Über die Eigenblutbehandlung innerer Krankheiten. Münch. med. Wschr. 27, 1107 (1925)

Ruge, W.; Indikation und Technik der Eigenblutbehandlung. Zschr. ärztl. Fortbildung, Juniheft (1942)

Seeger, P. G.; Krebs – Problem ohne Ausweg? Verlag für Medizin Dr. E. Fischer, Heidelberg (1974)

Sehrt, E.; Das bestrahlte Eigenblut. Med. Welt 49, 1554 (1939)

Seelert, K.; Deutsche Apotheker Zeitung 132 Nr. 46, 2479–2485 (1992)

Schettler, G.; Innere Medizin. Band I und Band II, Thieme Verlag Stuttgart, 8. Auflage

Stähelin, H. B.; Therapeutische Umschau 43, 771–778 (1986)

Schwendy, J.; Intrakutane Eigenserumtherapie des Asthma bronchiale. DDGW 18, 562 (1954)

Spiethoff, B.; Methode und Wirkung der Eigenblutbehandlung. Med. Klin., 2 (1915)

Subramanian, N./Nandi, B. K./Mujumder, A. K./Chaterjee, I. B.; Biochem. Pharmacol. 22, 1671–1673 (1973)

Tannenbaum, S. R./Wishnok, J. S./Leaf, C. D.; American Society for Clinical Nutrition 53, 247–250 (1991)

Tenckhoff, B.; Technik der Eigenblutkompressen. Med. Klein., 95 (1950)

Tillmann, G.; 10 Jahre Eigenblutbehandlung bei Lungenentzündung. Münch. med. Wschr., 516 (1924)

Von Tolonen, M.; VitaMinSpur 4, 171–178 (1989)

Torday, V.; Über Autohaemotherapie bei Rotlauf. Wiener klein. Wschr., 762 (1923)

Vorschütz, J.; Eigenbluttherapie. Arch. klein. Chirurgie 133, 509 (1924)

Wachsmuth, H. O.; Eigenblutbehandlung stenocardischer Zustände und peripherer Gefäßspasmen. Dtsch. med. Wschr., 1795 (1937)

Weisburger, J. H.; American Society for Clinical Nutrition 53, 226–237 (1991)

Wiesenauer, Markus; Dermatologische und allergologische Praxis der Homöopathie. Hippokrates Verlag

Wittkowski, Z. M.; Technik der Eigenblutkompressen. Med. Klein., 95 (1950)

Wolfer-Biancki, R.; Heufieber und Heuasthma. Med. Klein. 20, 722 (1953)

Zieler, K./Siebert, C.; Behandlung der Haut- und Geschlechtskrankheiten. Urban & Schwarzenberg Berlin (1940)

Register

A

Abszeß 203
Adnexitis, chronische 158
Akne
– rosazea 245
– vulgaris 243
Aktiviertes Eigenbluthämolysat nach Windstosser 29
Alkoholismus 132
Alopecia diffusa 253
Analfissur 122
Angina (tonsillaris)
– catarrhalis 64
– lacunaris 66
Angiopathie
– der Extremitäten 96
– Vitamin C 323
Anti-Pilz-Diät 126
Anti-Virus-Therapie nach Kastner 213
Aphthosis, chronisch rezidivierende 60
Apoplexie
– Nachsorge 95
– Prophylaxe 93
– Vitamin C 323
Appetitlosigkeit, Alter 277
Arthrose 172
– Coxarthrose 173
– der Finger 178
– Gonarthrose 176
– Spondylarthrose (BWS, LWS) 181
– zervikale Spondylarthrose 180
Asthma bronchiale 82
Atopisches Ekzem 227
Augen-Verätzung, Vitamin C 326
Auto-Sanguis-Stufentherapie nach Reckeweg 32

B

Bandscheibenschäden
– Vitamin C 330
Bier, August 2
Blutentnahme 16
Borkenflechte 209
Bronchiektasen 81
Bronchitis
– akute 75
– chronische 78

C

Cholecystitis, chronische 137
Cholelithiasis 135

Colitis ulcerosa 120
Colon irritabile 107
Coxarthrose 173

D

Dekubitus 256
– Vitamin C 330
– Wundbehandlung 258
Depression
– Alter 267
Diabetes mellitus 141
Divertikulitis, Dickdarm 119
Divertikulose, Dickdarm 118
Dumping-Syndrom 106

E

Eigenblut
– aktiviertes 33
Eigenbluttherapie
– aktiviertes Eigenbluthämolysat nach Windstosser 29
– Auto-Sanguis-Stufentherapie 32
– Behandlungsintervalle 20
– defibriniertes Eigenblut 26
– Dosierung 20
– Eigenserumtherapie 26
– Erstverschlimmerung 15
– Geschichte 1
– Grundlagen der 6
– haemolysiertes Eigenblut 24
– Hämoaktivator-N nach Höveler 33
– Indikationen 12
– Kontraindikationen 12
– Kurzwellen-bestrahltes Eigenblut 26
– lokale Anwendung 20
– lokale Wirkung 6
– Methoden 23
– Nebenwirkungen 14
– potenziertes 27
– praktische Durchführung 16
– Regeln der 15
– Sport 284
– ultraviolett-bestrahltes Eigenblut 27
– unverändertes Eigenblut 24
– Wirkungen nach Vorschütz/Löhr 12
– Wirkungsmechanismus 8
Ekzem
– allergisches Kontakt- 235
– atopisches 227
– dyshidrotisches 237
– seborrhoisches 240

Therapie-
handbücher

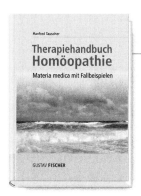
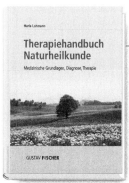
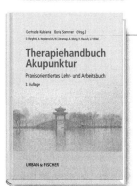